U0396789

# 中医阴阳分药分时服用方剂学

◉ 蒋盛军　主编

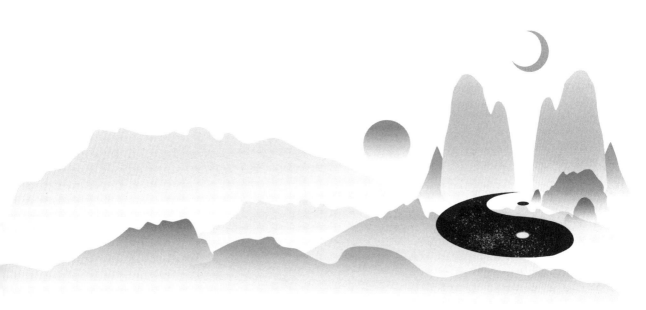

广西科学技术出版社

·南宁·

图书在版编目（CIP）数据

中医阴阳分药分时服用方剂学 / 蒋盛军主编 . —南宁：
广西科学技术出版社，2023.6
ISBN 978-7-5551-1971-5

Ⅰ . ①中… Ⅱ . ①蒋… Ⅲ . ①阴阳（中医）—研究②方
剂学—研究 Ⅳ . ① R226 ② R289

中国国家版本馆 CIP 数据核字（2023）第 104439 号

## 中医阴阳分药分时服用方剂学
ZHONGYI YINYANG FENYAO FENSHI FUYONG FANGJIXUE

蒋盛军　主编

责任编辑：李　媛　　　　　　　　　　装帧设计：梁　良
责任印制：韦文印　　　　　　　　　　责任校对：苏深灿

出 版 人：梁　志
出版发行：广西科学技术出版社
社　　址：广西南宁市东葛路 66 号　　　邮政编码：530023
网　　址：http://www.gxkjs.com

经　　销：全国各地新华书店
印　　刷：广西广大印务有限责任公司

开　　本：787 mm×1092 mm　1/16
字　　数：656 千字　　　　　　　　　印　　张：30.75
版　　次：2023 年 6 月第 1 版
印　　次：2023 年 6 月第 1 次印刷
书　　号：ISBN 978-7-5551-1971-5
定　　价：199.00 元

# 《中医阴阳分药分时服用方剂学》
# 编委会

**主　编**　蒋盛军

**副主编**　董志超　刘华钢　陈　红　刘艳红　蓝宝强　童远明

**编　委**（按姓氏笔画排序）

|  |  |  |  |  |  |
|---|---|---|---|---|---|
| 王　丽 | 王　雄 | 王玉雪 | 韦　玮 | 韦凤巧 | 韦业剑 |
| 韦邦程 | 韦茂盛 | 韦海思 | 韦震红 | 吕春燕 | 朱开璋 |
| 任仲菡 | 刘小梅 | 刘振威 | 刘景杰 | 江林秀 | 许　斌 |
| 农云开 | 农玉莺 | 农州燕 | 农雪理 | 孙　阳 | 阳小荣 |
| 杜俊毅 | 李　妮 | 李　垚 | 李文川 | 李玉姣 | 李巧云 |
| 李红岩 | 李树青 | 李凌云 | 李慧梅 | 杨　柯 | 杨　斌 |
| 吴双伶 | 吴华丽 | 吴俊才 | 吴超伟 | 何际婵 | 沈　沁 |
| 张亚忠 | 张荆柳 | 张婷婷 | 陆燕弘 | 陈　铭 | 陈　鹏 |
| 陈永利 | 陈易佐 | 陈银魁 | 林天东 | 罗秋香 | 周　捷 |
| 赵承聪 | 胡爱花 | 钟捷东 | 饶伟源 | 贺诗寓 | 贺盛发 |
| 莫单丹 | 徐晓玉 | 徐爱英 | 郭太升 | 席岳磊 | 唐炳兰 |
| 黄　厚 | 黄　智 | 黄　蓓 | 黄仁杉 | 黄作醒 | 黄毅芳 |
| 银芳媛 | 符乃方 | 盘叶花 | 梁　冰 | 梁　静 | 彭　宇 |
| 彭燕鸿 | 蒋　丽 | 韩海涛 | 覃　朗 | 曾诗睿 | 翠达康 |
| 蒙柳青 | 黎玉宣 | 潘　东 | 潘　琦 | 潘礼鹊 | 燕　贞 |
| 薛永清 |  |  |  |  |  |

# 目　录

# 各 论

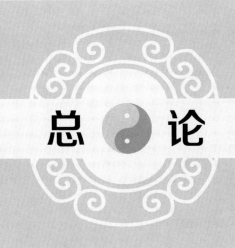

总论

# 第一章 中医疗效快与慢以及解决方案探索

在当今的中国，除了中医界的朋友以及中医爱好者，大部分普通人认为西医见效比较快，中医见效比较慢。但是，从过去三年新冠肺炎疫情防控的情况来看，西医的治疗效果比较差，中医效果好且见效快。因此，人们对中医和西医的治疗效果和疗效快慢的评价是非常矛盾和纠结的。要说中医"慢"，中医治疗瘟疫效果又非常快且好；要说中医"快"，在许多疾病的治疗中，中医又给人以"慢郎中"的印象。中医疗效究竟是慢，还是快？这其中的秘密是什么？为什么中医治疗和预防瘟疫的效果非常明显？围绕这些问题，本文给出一些独特的解决方案和思路。

## 一、中医的起源和疫情防控的突出成就

中医的起源之一就是瘟疫防控，中医用于瘟疫防控的效果既快又好。人类的繁盛导致人口的密集，而人口的密集又造成病原体的富集，这为传染病的产生提供了条件。可以说，有了人类的繁盛，就有了人类瘟疫。最早的医学文献《黄帝内经》中就提到了"疫"，特别是《素问·六元正气大论》中提到的内容比较多，不但提到了疫病，还提到了其传染性。关于疫病的记载，最早见于东汉末年张仲景的《伤寒论》，内容有方有法有治疗。《伤寒论》的《伤寒例》提到："从春分以后，至秋分节前，天有暴寒者，皆为时行寒疫也。三月四月，或有暴寒，其时阳气尚弱，为寒所折，病热犹轻。五月六月，阳气已盛，为寒所折，病热则重。七月八月，阳气已衰，为寒所折，病热亦微，其病与温及暑病相似，但治有殊耳。""春分以后，至秋分节前，天有暴寒者"，就是指天气特别冷，且突然很冷；"皆为时行寒疫也"，这里就提出了"寒疫"这个词；"其病与温及暑病相似"，指寒疫和温病、暑病有相似点，即都有发热。这里提到的寒疫、温疫，类似于近年发生的新冠疫情。张仲景的《伤寒论》总结了前人的医学成就和丰富的实践经验，集汉代以前医学之大成，并结合自己的临床经验，系统地阐述了多种外感疾病及杂病的辨证论治，理法方药俱全，在中医学发展史上具有划时代的意义和承前启后的作用，对中医学的发展做出了重要贡献。

据中国中医研究院主编的《中国疫病史鉴》记载，从西汉到清末，中国至少发生过 321 次大型瘟疫。中医药与各种瘟疫展开了一次又一次的生死对决，在有限的地域和时间内控制住了疫情的蔓延。中国的历史上从来没有出现过像西班牙大流感、欧洲黑死病、全球鼠疫那样一次瘟疫就造成数千万人死亡的悲剧。由于中医在中国历史上有效防御了瘟疫，中华民族繁衍得比较快，中国能够成为世界上人口最多的国家，在

很大程度上依赖于中医的保护和庇佑。在 2003 年"非典"和 2019 年"新冠"疫情防控工作中，中医中药辨证论治、防治时疫的优势再次凸显。这 2 次疫情防控为中医正名——中医在某些方面也是速效的。中医推出了"三方三药"，这些方剂都是从传统的中医方剂中衍生出来的。中医是依靠疫病防控发展起来的，利用中医中药防控大部分疫病，效果又快又好，而且费用低廉。

## 二、中医疗效变慢的原因

### （一）疾病谱、医者以及评价指标的变迁导致中医疗效变慢

在近代以前，中国人的平均寿命在 30 ～ 40 岁之间。大部分人去世前都是正值壮年，所生之病是急性瘟疫，慢性衰老性疾病很少。对于这些急性瘟疫，中医阴阳合药的治疗效果很好。

在古代，对于急性疾病，让病人脱离危险状态，就是治疗成功，对此中医的治疗效果相当显著。反之，到了现代，急性疾病一般都是通过西医急诊治疗，中医负责治疗的大多是西医治疗过的病人，或者慢性疾病者。这些西医治疗过的患者或者慢性疾病患者，接受中医治疗的时间短，很难看到明显的效果。慢性疾病的本质是阴阳分离，而大部分中药都是阴阳合药，利用阴阳合药来调理阴阳分离的疾病，这在理论上也是勉为其难的。对于一个阴阳逐渐分离的病人，一般病因有两种，一种是阳气升发不足，另一种是阳气潜伏不够，阴水上升不足。因此，利用一个方子来治疗阴阳分离，这是很难的。西医对于一类慢性阴阳分离性的疾病，可以细分出许多病种，但是西药之间彼此矛盾，治疗效果也不尽如人意。

对于慢性疾病，西医提出局部功能性药效评价指标，而中医没有标准或者说标准模糊。因此，人们就形成了西医精准、速效而中医慢效或低效的印象。其实，西医的药物在很多时候并没有在治病的层次上显示效果，但是在调整人体的某些局部功能性指标方面效果很好，虽然有些"以偏概全"，但是这样容易获得患者的认同，给人以速效的印象。例如，胰岛素是降低血糖指标的药，注射胰岛素可以降低人体血糖，虽然改善人体的整体机能效果有限，但是患者看到胰岛素能够将血糖指标控制在所谓的"正常范围"，就认同它治疗糖尿病效果良好，忽略了这些药造成的其他功能性伤害。

### （二）中医阴阳合药和不分时用药理论的缺陷导致中药药效变慢

中医理论的根基之一是阴阳五行理论。根据阴阳相生和阴阳互根的理论，中医的大部分方剂都是阴阳合药，纯阴和纯阳的中药非常少。《伤寒论》和《金匮要略》经典方剂中的绝大部分方剂都是阴阳合药方剂，只有小部分是纯阴或者纯阳制剂。由于《伤寒论》中记载的大多是一些急性疾病，需要同时调和阴阳，所以大部分方剂都是阴

阳合药，避免服药后出现过度偏阳或者偏阴的情况。《金匮要略》中的经典方剂虽然治疗的不一定是急性疾病，但是遵循《伤寒论》的组方和用药规律，大部分方剂都是阴阳合药方剂，而且服用时间也是不拘时辰。对于急性疾病，阴阳合药有其优越性和速效性，及时用药，有利于疾病的快速治愈；但是对于阴阳分离的慢性疾病，阴药和阳药彼此中和药性，使药性变得缓和，导致治疗效果变慢。而且，一个阴阳合药方剂一般是一天早中晚三次，这与人体的气血升降以及周围的大气升降是有所矛盾的。假如某个阴阳合药的方剂药性偏温，根据蒋盛军博士提出的中医阴阳分药分时服用方剂学理论，早上和中午服用温性的阴阳合药方剂是比较合理的，晚上服用这个温性阴阳合药合剂就是欠合理的；反之，如果这个阴阳合药的方剂药性偏寒，根据中医阴阳分药分时服用方剂学理论，早上和中午服用寒性的阴阳合药方剂是欠合理的，晚上服用这个寒性阴阳合药合剂就是相对较合理的。如今，大部分中医都开出阴阳合药方剂，一般的服药规律都是一天早中晚三次或早晚两次，导致药效既有正面的治疗作用，也有毒副作用。因此，整个方剂的治疗效果表现较慢或者不明显，甚至出现毒副作用。

## （三）剂量换算错误，药量不足导致中药药效变慢

中医在汉代得到了较大发展，这是因为张仲景将前人的经验融会贯通，撰写成中医经典《伤寒杂病论》。张仲景是民间的中医专家，不是官方主管的太医院专家，因此《伤寒杂病论》* 中的方剂剂量都是临床验方剂量。后来以太医为首的官方中医，为了避免大剂量中医经方带来的风险，多次修改《伤寒论》和《金匮要略》等中医专著，使其在经方剂量上大大减少或降低。明代李时珍在《本草纲目》中提出："古之一两，今用一钱可也。"明清以后，中医大家们形成一个约定俗成的汉代经方剂量换算方法。这个剂量治疗轻症尚可，但是对于危急重症，却是无可奈何。后来，有专家撰文"从李时珍一直错到中国药典"，认为目前《方剂学》教材中按"1 两 =3 克"来折算经方剂量乃因袭李时珍"古之一两，今用一钱可也"之误，而这一错误的折算比例直接导致了当今经方用量的不足，从而无法实现经方临床疗效的最大化与最优化。1981 年考古发现汉代度量衡器"权"，以此推算古方剂量，破解了历史上古方剂量的一大疑案。根据柯雪帆教授整理归纳的有关资料，论证出汉代的一两为 15.625 克，一斤为 250 克。以四逆汤为例，经方剂量的原方为"炙甘草 2 两，干姜两半，生附子 1 枚（破八片）"，按古今剂量换算，则四逆汤剂量是"炙甘草 30 克，干姜 23 克，制附子 60 克（生附子 1枚，大者 20 ～ 30 克，假定生附子的药效为制附子之两倍以上）"，而《中医方剂学》中四逆汤之剂量为"制附子 5 ～ 10 克，干姜 6 ～ 9 克，炙甘草 6 克"。难怪，中医治疗不能见效快。21 世纪，我国著名中医扶阳派一代宗师李可研发出破格救心汤，快速救

---

注 *：《伤寒杂病论》在流传中散佚，经后人整理为《伤寒论》和《金匮要略》两本专著。

治大量心衰病人，这充分说明中医方剂的剂量缩减是中医疗效减慢或低效的重要原因。

## （四）中药熬煮制备时间长导致出现中药药效慢的观感

中药熬煮是一个费时费力且费脑的技术活。一般熬煮中药要先用凉水浸泡 1 小时左右，让中药充分吸水，以利于药物有效成分的析出。煎药最好用砂锅，忌用金属容器。加水后浮在水面上的中药要用筷子上下翻动，使中药完全浸泡于水中，水面高出中药 2 ～ 3 厘米。煎药一般先用大火煮沸，再用文火煮。一般每剂应煎三次，第一次煎制时间为开锅后 30 分钟；第二次用开水量应较第一次少，煎制的时间为开锅后 40 分钟；第三次同第二次。三次各取药汁 150 ～ 200 毫升，混合均匀后，每日饭后半小时服用。这三次熬煮时间，总计 2 ～ 4 个小时。在当今社会，为了避免耗费大量的时间，大部分人都会选择去西医医院进行药物注射，或者口服西药。中药熬煮真是太费时间了，而且其中的加水量、熬煮火候的掌握也是一个技术活。这样一对比，大家对中医的印象就是制备耗时长。

## （五）药材品质不佳导致中药药效变慢

在古代和近代，大部分中药都是天然野生的，极少是人工种植的。即使人工种植，所用肥料也是天然的。因此，这些药材的药效非常好。但是，自新中国成立以来，中药材的大规模使用，野生的中药材资源远远不能满足现实的需求，大规模的人工种植中药材逐渐代替野生中药材。在中药材种植过程中，往往使用大量的现代农药和化肥，导致虽然药材产量直线上升，但是药材品质下降比。因此，开同样的中医方剂，用野生的道地药材药效非常好，但是如果大量用人工种植的中药材，药效就大打折扣。

# 三、提高中医疗效的理论突围

## （一）中医阴阳分药分时方剂学理论

中药和西药的物质起源基本相似，但是西方五行属金，擅长分割、提取、纯化和分析。因此，古代西方盛行的哲学理论是原子和分子理论。在这些理论指导下，西医逐渐解剖分析人体，研究器官、组织、细胞以及分子结构，并在此基础上研制出许多的单分子药物对人体进行营养补充、代谢调控和消杀清除细胞、组织及病原体。但是，任何单分子成分在人体细胞和组织的过度富集都会产生相应的毒副作用。由于西医的靶点和导向明确，西医治疗在对准靶点的时候起效非常快。但是，一旦靶点变异，西药也会无能为力。

东方五行属木，中国先贤提出阴阳五行理论，不涉及分析、提纯，因此现代中医基本上保持着古代中医的原貌。对于急性疾病，中医的疗效还是快且好的。但是，对于大部分慢性疾病，从阴阳理论分析，都是慢性阴阳分离性疾病，利用阴阳合药治疗，难免存在服用偏阳或者偏阴的方剂与人体的气血运行以及周围的环境大气升降不相匹配的情况。

为了解决这一难题和矛盾，蒋盛军博士提出了中医阴阳分药分时服用方剂学理论。该理论是结合中医之大合和西医之大分的理论，根据中医阴阳五行理论，将一个治疗疾病的方剂分成阴药和阳药，根据人体的气血和经络运行以及周围大气环境的升降，将 24 小时简要分为阳时和阴时，使用药药性和时辰相耦合，在阴时用阴药，在阳时用阳药。对于药性平和的中药，根据其归经，将对人体代谢功效是促进合成代谢加快的中药归类为阳性药，对人体代谢的功效是抑制合成代谢或者降低人体的代谢速度的中药归类为阴性药。对于慢性疾病，特别是阴阳分离性疾病，采用阳药、阴药两种方剂，根据每天的时辰变化，一般是早餐、中餐、晚餐和晚上睡觉前各服用一次，依次服用阳药和阴药。为了简便起见，一般情况下只需开出阳药和阴药两种方剂，早上服用阳药，晚上服用阴药。

## （二）中药配方颗粒技术使中药制备快速和方便携带

中药配方颗粒是以传统中药饮片为原料，经过提取、分离、浓缩、干燥、制粒、包装等生产工艺，加工制成的一种统一规格、统一剂量、统一质量标准的新型配方用药。它保留了传统中药饮片的全部特征，能够满足医师辨证论治、随证加减的需求，不仅药性强、药效高，而且又具有不需要煎煮即可直接冲服、服用量少、作用迅速、成分完全、疗效确切、安全卫生、携带保存方便、易于调制和适合工业化生产等许多优点。中药配方颗粒的有效成分、性味、归经、主治、功效和传统中药饮片基本一致，保留了传统中药饮片的全部特征，既能保证中医传统的君、臣、佐、使和辨证论治、灵活加减的特点，优于中成药，又免去了传统煎煮的麻烦，同时还可灵活地单味颗粒冲服，卫生有效。

# 第二章　中医阴阳合药方剂的优越性和局限性

## 一、传统中医方剂学经典中的中医阴阳结合

张仲景是我国东汉末年著名的中医医学家，被后人尊称为医圣。张仲景总结了前人的药物学和方剂学、中医治疗临床理论和实践，写出中药治疗和方剂学集大成者的巅峰之作《伤寒杂病论》(后世分为《伤寒论》和《金匮要略》两本书)。

### (一)《伤寒论》经典方剂的开方和服药规律

中医中药的方剂配伍理论源于中医的阴阳五行理论，中药方剂配伍原则为君臣佐使，一服中药方剂基本上包含阴阳两种类型的中药。因此，传统的大部分中药方剂都是阴阳合药，这合乎中医的阴阳理论，即阴中有阳、阳中有阴、阴阳互生的理念。究其原因，主要是古代的中药方剂都是经熬煮后服用，采用阴阳合药，开方和熬煮也比较方便。

《伤寒论》是对古代中医方剂学的系统总结，共载 113 方，根据汗、吐、下等八种治法提出了完整的组方原则，介绍了伤寒(外邪)侵入人体的病机和病证，以及运用组方治疗的对应方剂，提出了治疗一系列伤寒疾病的桂枝汤、麻黄汤、大青龙汤、小青龙汤、白虎汤、麻黄杏仁石膏甘草汤、葛根黄芩黄连汤、大承气汤、小承气汤、调胃承气汤、大柴胡汤、小柴胡汤等经典名方。这些经典名方流传至今，在临床中广泛应用，卓有成效。2003 年"非典"和 2019 年"新冠"疫情流行时，利用该书中的经典方剂治疗，疗效依然显著。

由于《伤寒论》治疗的都是急性疾病，熬煮好就喝，一般较少考虑喝药的时辰。因此，经典方剂的开方和服药规律是中药阴阳合药和用药不分时辰。下面，就《伤寒论》中的经典方剂逐一进行分析。

### 1. 桂枝汤

功效主治：为解表剂，具有辛温解表、解肌发表、调和营卫之功效，主治头痛发热、汗出恶风、鼻鸣干呕、苔白不渴、脉浮缓或浮弱者，临床常用于治疗感冒、流行性感冒、原因不明的低热、产后或病后低热、妊娠呕吐、多形红斑、冻疮、荨麻疹等营卫不和者。

常用配方剂量：桂枝(去皮)、芍药、生姜、大枣(切)各9克，炙甘草6克。

阴阳合药理论分析：该方由五味药组成，桂枝、生姜、大枣和炙甘草都是阳

药、芍药为阴药。从阴阳药种类比来看，阴药为 1 种，阳药为 4 种，阴阳药种类比为 1 ∶ 4，阴阳药剂量比为 9 ∶ 33（接近 1 ∶ 4）。桂枝汤为群方之祖，是一个典型的具有扶阳效果的阴阳合剂，桂枝、生姜发热散寒，大枣和炙甘草补充津液、调和营卫，芍药益阴敛营。

服药时辰：因急病而抓药，熬制后即服，不拘时辰。

### 2. 麻黄汤

功效主治：为解表剂，具有发汗解表、宣肺平喘之功效，主治外感风寒表实证，症见恶寒发热、头身疼痛、无汗而喘、舌苔薄白、脉浮紧，临床常用于治疗感冒、流行性感冒、急性支气管炎、支气管哮喘等属风寒表实证者。

常用配方剂量：麻黄（去节）9 克，桂枝（去皮）、杏仁（去皮尖）各 6 克，炙甘草 3 克。

阴阳合药理论分析：该方由四味药组成，麻黄、桂枝、炙甘草都是阳药，杏仁为阴药。从阴阳药种类比来看，阴药为 1 种，阳药为 3 种，阴阳药种类比为 1 ∶ 3，阴阳药剂量比为 6 ∶ 18（1 ∶ 3）。麻黄汤是一个典型的具有扶阳效果的阴阳合剂，麻黄、桂枝和炙甘草协同发汗散寒，杏仁止咳平喘、补充肺部津液。

服药时辰：因急病而抓药，熬制后即服，不拘时辰。

### 3. 大青龙汤

功效主治：为解表剂，具有辛温解表之功效，主治外感风寒兼有里热证，症见恶寒发热、全身疼痛、无汗、烦躁、脉浮紧。亦治溢饮，见上述症状而兼喘咳面浮者。临床常用于治疗流感、暑热、急性肾炎、瘾疹、小儿夏季外感高热。

常用配方剂量：麻黄（去节）18 克，桂枝、炙甘草各 6 克，杏仁（去皮、尖）40 个（约 16 克），生姜（切）9 克，大枣（擘）10 枚（约 50 克），石膏（如鸡子大）约 30 克。

阴阳合药理论分析：该方由七味药组成，麻黄、桂枝、炙甘草、生姜和大枣都是阳药，杏仁和石膏为阴药。从阴阳药种类比来看，阴药为 2 种，阳药为 5 种，阴阳药种类比为 2 ∶ 5，阴阳药剂量比为 46 ∶ 89（接近 1 ∶ 2）。大青龙汤是一个典型的具有扶阳效果的阴阳合剂，且是一个阴阳中和去热的合剂，麻黄、桂枝、炙甘草、生姜、大枣协同发汗散寒；杏仁止咳平喘，补充肺部津液；由于外邪化热，需要用石膏中和体热。

服药时辰：因急病而抓药，熬制后即服，不拘时辰。

### 4. 小青龙汤

功效主治：为解表剂，具有辛温解表、解表散寒、温肺化饮之功效，主治外寒里饮证，症见恶寒发热、头身疼痛、无汗、喘咳、痰涎清稀而量多、胸痞、干呕或痰饮喘咳、不得平卧、身体疼痛、头面四肢浮肿、舌苔白滑、脉浮，临床用于治疗慢性阻塞性肺气肿、支气管哮喘、急性支气管炎、肺炎、百日咳、过敏性鼻炎、卡他性眼炎、卡他性中耳炎等属于外寒里饮证者。

常用配方和剂量：麻黄（去节）10～15克，芍药10～15克，细辛3～6克，干姜10～15克，甘草（炙）10～15克，桂枝（去皮）10～15克，五味子3～6克，半夏（洗）10～15克。

阴阳合药理论分析：该方由八味药组成，麻黄、细辛、桂枝、炙甘草、干姜和半夏都是阳药，芍药和五味子为阴药。从阴阳药种类比来看，阴药为2种，阳药为6种，阴阳药种类比为2∶6，阴阳药剂量比为21∶81（接近1∶4）。小青龙汤是一个典型的治水湿的方子，除麻黄、桂枝、干姜外，还加入细辛、半夏来祛湿祛水；阴药比值低，说明药热性强，故用芍药和五味子的收敛发散之气。

服药时辰：因急病而抓药，熬制后即服，不拘时辰。

## 5. 白虎汤

功效主治：为清热剂，具有清气分热、清热生津之功效，主治气分热盛证，症见壮热面赤、烦渴引饮、汗出恶热，脉洪大有力。临床常用于治疗感染性疾病，如大叶性肺炎、流行性乙型脑炎、流行性出血热、牙龈炎等属气分热盛者。

常用配方和剂量：石膏50克，知母18克，甘草6克，粳米9克。

阴阳合药理论分析：该方由四味药组成，石膏、知母、甘草和粳米都是阴药，阴阳药种类比为4∶0，阴阳药剂量比为83∶0。白虎汤是一个典型的纯阴无阳的方子，治人体壮热，石膏、知母清热，粳米、甘草凉润生津。

服药时辰：因急病而抓药，熬制后即服，不拘时辰。

## 6. 麻黄杏仁石膏甘草汤

功效主治：主治风热袭肺，或风寒郁而化热，壅遏于肺。

常用配方和剂量：麻黄、杏仁各9克，炙甘草6克，石膏（绵裹）18克。

阴阳合药理论分析：该方由四味药组成，石膏、杏仁是阴药，麻黄、炙甘草是阳药，阴阳药种类比为1∶1，阴阳药剂量比为27∶15（接近2∶1）。麻黄杏仁石膏甘草汤是一个典型的阴盛于阳的方子，石膏清热，尤其是清人体的肺热，杏仁止咳生津、滋阴润肺，麻黄和炙甘草清寒湿。

服药时辰：因急病而抓药，熬制后即服，不拘时辰。

### 7. 葛根黄芩黄连汤

功效主治：主治外感表证未解、热邪入里、身热，症见下利臭秽、肛门有灼热感、心下痞、胸脘烦热、喘而汗出、口干而渴，苔黄，脉数。

常用配方和剂量：葛根15克，甘草（蜜炙）6克，黄芩、黄连各9克。

阴阳合药理论分析：该方由四味药组成，葛根、黄芩、黄连是苦寒或者凉药，为阴药，甘草为阳药。阴阳药种类比为3∶1，阴阳药剂量比为33∶6（接近5∶1）。葛根黄芩黄连汤是一个典型的阴盛于阳的方子，黄芩和黄连苦寒入心，解体内热毒；葛根引水、滋阴润体；炙甘草甘和苦药，保护脾胃。

服药时辰：因急病而抓药，熬制后即服，不拘时辰。

### 8. 大承气汤

功效主治：为泻下剂，寒下，具有峻下热结之功效，主治阳明腑实证，症见大便不通，频转矢气，脘腹痞满，腹痛拒按或按之则硬，甚或潮热谵语，手足濈然汗出，舌苔黄燥起刺，或焦黑燥裂，脉沉实；热结旁流证，症见下利清谷，色纯青，其气臭秽，脐腹疼痛，按之坚硬有块，口舌干燥，脉滑实；里热实证之热厥、痉病或发狂等。临床常用于治疗急性单纯性肠梗阻、急性胆囊炎、呼吸窘迫综合征、挤压综合征、急性阑尾炎等。

常用配方和剂量：大黄12克，芒硝9克，厚朴24克，枳实12克。

阴阳合药理论分析：该方由四味药组成，其中大黄、芒硝和枳实都是苦寒泻下的阴药，厚朴是宽肠通便的阳药。阴阳药种类比为3∶1，阴阳药剂量比为33∶24（接近1.4∶1）。大承气汤是一个典型的阴阳合药的泄下药，大黄、芒硝苦寒泄下，枳实破气消积，厚朴宽肠通便而不伤身体。

服药时辰：因急病而抓药，熬制后即服，不拘时辰。

### 9. 小承气汤

功效主治：主治痘疹后胃弱不能胜谷，谓之食蒸发搐。其人潮热、大便酸臭、秘泄不调或呕吐肠痛。

常用配方和剂量：大黄（酒洗）12克，厚朴（去皮，炙）6克，枳实（炙）大者三枚（9克）。

阴阳合药理论分析：该方由三味药组成，比大承气汤少一味药，其中的大黄是苦寒泻下的阴药；枳实味苦，性辛寒，破气消积，也是阴药；厚朴是宽肠通便的阳药。阴阳药种类比为2∶1，阴阳药剂量比为21∶6（接近3.5∶1）。小承气汤也是一个典型的阴阳合药的泄下药，大黄苦寒泄下，枳实导气消积，厚朴宽肠通便而不伤身体。

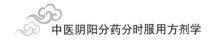

服药时辰：因急病而抓药，熬制后即服，不拘时辰。

## 10. 调胃承气汤

功效主治：调和肠胃，承顺胃气，驱除肠胃积热，使胃气得和、气机相接，从而诸证蠲除。

常用配方和剂量：大黄（去皮，清酒洗）12克，炙甘草6克，芒硝9克。

阴阳合药理论分析：该方由三味药组成，与小承气汤比，枳实、厚朴改成炙甘草，其中芒硝、大黄是苦寒泻下的阴药，炙甘草是调理脾胃的阳药。阴阳药种类比为2∶1，阴阳药剂量比为21∶6（接近3∶1）。从种类和剂量上看，这是一个阴盛于阳的药。调胃承气汤也是一个典型的阴阳合药的泄下药。

服药时辰：因急病而抓药，熬制后即服，不拘时辰。

## 11. 小柴胡汤

功效主治：为和解剂，具有和解少阳之功效，主治伤寒少阳病证，邪在半表半里，症见往来寒热、胸胁苦满、默默不欲饮食、心烦喜呕、口苦、咽干、目眩，舌苔薄白，脉弦；妇人伤寒，热入血室，经水适断，寒热发作有时；疟疾、黄疸等内伤杂病而见以上少阳病证者。临床常用于治疗感冒、流行性感冒、疟疾、慢性肝炎、肝硬化、急慢性胆囊炎、胆结石、急性胰腺炎、胸膜炎、中耳炎等属胆胃不和者。

常用配方和剂量：柴胡30克，黄芩、人参、半夏、炙甘草、生姜（切）各9克，大枣（擘）4枚。

阴阳合药理论分析：该方由七味药组成，柴胡、黄芩是阴药，人参、半夏、炙甘草、生姜和大枣是阳药。阴阳药种类比为2∶5，阴阳药剂量比为39∶56（接近1∶1.4）。从种类上看，这是阳胜于阴的方剂；但是从剂量和功效上看，这是一个阴阳调和、表里双解的方剂，因为君药是柴胡，总体药性偏阴。

服药时辰：因急病而抓药，熬制后即服，不拘时辰。

## 12. 大柴胡汤

功效主治：为表里双解剂，具有和解少阳、内泻热结之功效。主治少阳阳明合病，症见往来寒热、胸胁苦满、呕不止、郁郁微烦、心下痞硬，或心下满痛、大便不解、协热下利，舌苔黄，脉弦数、有力。临床常用于治疗急性胰腺炎、急性胆囊炎、胆石症、胃及十二指肠溃疡等属少阳阳明合病者。

常用配方和剂量：柴胡12克，黄芩、芍药、半夏、枳实各9克，生姜15克，大枣4枚，大黄6克。

阴阳合药理论分析：该方由八味药组成，柴胡、黄芩、芍药、枳实和大黄是阴药，半夏、生姜和大枣是阳药。阴阳药种类比为5：3，阴阳药剂量比为45：44（接近1：1）。从种类上看，这是一个阴阳调和的方剂，阴胜于阳；从剂量上看，阳药略胜于阴药；从功能上看，这是一个泻下表里双解的方剂，略偏阴。

服药时辰：因急病而抓药，熬制后即服，不拘时辰。

【小结】12个《伤寒论》经典方剂中，阴阳合药11个，其中阳胜于阴的方剂4个，阴胜于阳的方剂8个，纯阴之剂1个，扶阳之剂4个，滋阴泻下之剂8个（见表1）。太阳经一般是用偏阳的阴阳合药方剂，阳明和少阳经的方剂一般都是用偏阴的阴阳合药方剂，甚至是纯阴之方剂。因此，可以看出，大部分的中药方剂都是阴阳合药。由于《伤寒论》记载的都是一些急性病，需要同时调和阴阳，所载大部分方剂都是阴阳合药，避免服药后出现过度偏阳或者偏阴的情况。且《伤寒论》方剂的服用时间是不分时辰的，因急病而抓药，熬制后即服，不拘时辰，以治疗和控制病情为主。

**表1 《伤寒论》12个经典方剂的阴阳分析**

| 编号 | 方剂名称 | 阴阳合药 | 纯阴 | 纯阳 | 偏阴 | 偏阳 | 归经 |
|---|---|---|---|---|---|---|---|
| 1 | 桂枝汤 | √ | | | | √ | 太阳 |
| 2 | 麻黄汤 | √ | | | | √ | 太阳 |
| 3 | 大青龙汤 | √ | | | | √ | 太阳 |
| 4 | 小青龙汤 | √ | | | | √ | 太阳 |
| 5 | 白虎汤 | | √ | | √ | | 阳明 |
| 6 | 麻黄杏仁石膏甘草汤 | √ | | | √ | | 阳明 |
| 7 | 葛根黄芩黄连汤 | √ | | | √ | | 阳明 |
| 8 | 大承气汤 | √ | | | √ | | 阳明 |
| 9 | 小承气汤 | √ | | | √ | | 阳明 |
| 10 | 调胃承气汤 | √ | | | √ | | 阳明 |
| 11 | 小柴胡汤 | √ | | | √ | | 少阳 |
| 12 | 大柴胡汤 | √ | | | √ | | 少阳 |

## （二）《金匮要略》经典方剂的阴阳合药理论分析

《金匮要略》是治疗杂病的中药方剂的总结，属人体自身缺陷、治疗失误或与周围环境互感所形成的一些急性或慢性复杂疾病，其中大部分都是一些慢性复杂疾病。该书共收集方剂262个，所载方剂的特点和《伤寒论》一样，辨证施治，依法组方，大部分方剂都是流传千年、疗效确切的经典名方，如泻心汤、大建中汤、黄芪建中汤、防己黄芪汤、防己茯苓汤、鳖甲煎丸、当归生姜羊肉汤、半夏厚朴汤、厚朴七物汤、茵陈蒿汤、茵陈五苓散、甘麦大枣汤、酸枣仁汤、肾气丸、麦冬汤、葶苈大枣泻肺汤、黄土汤、枳术汤、栝蒌薤白白酒汤、桂枝茯苓丸、温经汤、胶艾汤、大黄牡丹汤、薏苡附子败酱散、白头翁汤、苓桂术甘汤、十枣汤等。时至今日，这些经典名方以及偏方均广泛应用于临床。

### 1. 泻心汤

功效主治：为泻下剂，具有泻火燥湿之功效。主治邪火内炽，迫血妄行，吐血、衄血；或湿热内蕴而成黄疸，胸痞烦热；或积热上冲而致目赤肿痛，口舌生疮；或外科疮疡，见有心胸烦热、大便干结者。

常用配方和剂量：大黄 6 克，黄连、黄芩各 3 克。

阴阳合药理论分析：该方由三味药组成，大黄、黄芩和黄连均是苦寒阴药。阴阳药种类比为 3∶0，阴阳药剂量比为 12∶0。从阴阳药种类和剂量上看，这都是一个纯阴无阳的方剂，专泻心火。但是，该方药久服泻火伤脾胃。

服药时辰："上以水三升，煮取一升，顿服之。"可见，此方服用不拘时辰。

### 2. 大建中汤

功效主治：为温里剂，具有温中补虚、降逆止痛之功效。主治中阳衰弱，阴寒内盛之脘腹剧痛证。症见心胸中大寒痛，呕不能食，腹中寒，上冲皮起，出见有头足，上下痛而不可触近，手足厥冷，舌质淡，苔白滑，脉沉迟。

常用配方和剂量：蜀椒 3 克，干姜 12 克，人参 6 克，饴糖 30 克。

阴阳合药理论分析：该方由四味药组成，蜀椒、干姜、人参、饴糖都是辛温或者甘温之阳药。阴阳药种类比为 0∶4，阴阳药剂量比为 0∶51。从阴阳药种类和剂量上看，这都是一个纯阳无阴的补阳药，温中补虚，但是久服容易上火。

服药时辰："上三味，以水四升，煮取二升，去渣，内饴糖（30 克），微火煮取一升半，分温再服，如一炊顷，可饮粥二升，后更服，当每日食糜，温覆之。"可见，该药服用不拘时辰。

### 3. 黄芪建中汤

功效主治：为补益剂，具有温养脾胃之功效，是治疗虚寒性胃痛的主方。主治气虚里寒、腹中拘急疼痛、喜温慰、自汗、脉虚。

常用配方和剂量：黄芪 15 克，桂枝、生姜各 3 克，白芍 6 克，炙甘草 2 克，大枣 12 克，饴糖约 10 克。

阴阳合药理论分析：该方由七味药组成，白芍为阴药，其余六味为阳药。阴阳药种类比为 1∶6，阴阳药剂量比为 6∶45。从阴阳药种类和剂量上看，这都是一个多阳少阴的补阳药，温中补虚，祛寒。

服药时辰："煎汤取汁，兑入饴糖，再以文火缓缓溶化，分2次温服。"可见，该药服用不拘时辰。

## 4. 防己黄芪汤

功效主治：为祛湿剂，具有益气祛风、健脾利水之功效。主治表虚不固之风水或风湿证，症见汗出恶风，身重微肿或肢节疼痛，小便不利，舌淡苔白，脉浮。临床常用于治疗慢性肾小球肾炎、心源性水肿、风湿性关节炎等属风水、风湿而兼表虚证者。

常用配方和剂量：防己12克，黄芪15克，甘草（炒）6克，白术9克。

阴阳合药理论分析：该方由四味药组成，防己为阴药，其余三味为阳药。阴阳药种类比为1∶3，阴阳药剂量比为12∶30。从阴阳药种类和剂量上看，这都是一个多阳少阴的益气祛风、健脾利水药。但是方中防己是君药，该药性寒，因此此方剂阴阳比较平衡，略偏阴。

服药时辰："防己黄芪汤方：防己一两，甘草半两（炒），白术七钱半，黄芪一两一分（去芦）。上锉麻豆大，每抄五钱匕，生姜四片，大枣一枚，水盏半，煎八分，去滓温服，良久再服。喘者加麻黄半两，胃中不和者加芍药三分，气上冲者加桂枝三分，下有陈寒者加细辛三分。服后当如虫行皮中，从腰下如冰，后坐被上，又以一被绕腰以下，温令微汗，差。"可见，该药服用不拘时辰，只因病情而定。

## 5. 防己茯苓汤

功效主治：为祛湿剂，具有益气健脾、温阳利水之功效。主治皮水为病，临床常用于四肢肿、水气在皮肤中、四肢聂聂动者。

常用配方和剂量：防己、黄芪、桂枝各9克，茯苓18克，甘草6克。

阴阳合药理论分析：该方由五味药组成，防己和茯苓二味为阴药，其余三味为阳药。阴阳药种类比为2∶3，阴阳药剂量比为27∶24。从阴阳药种类和剂量上看，这都是一个阴阳比较平衡的益气祛风、健脾利水药，功效类似于防己黄芪汤，总体药性偏阴。防己茯苓汤与防己黄芪汤均含防己、黄芪、甘草，有益气利水消肿之功，为治疗气虚水肿之常用方。防己黄芪汤以防己配黄芪为君，伍以白术益气健脾利水、益气补虚固表，适于风水表虚、脉浮身重、汗出恶风者；防己茯苓汤以防己配茯苓为君，配入桂枝温阳化气，重在健脾利水消肿，适于阳气不足、水溢肌肤之皮水，症见水肿较甚，按之没指者。

服药时辰："防己茯苓汤方：防己三两，黄芪三两，桂枝三两，茯苓六两，甘草二两。上五味，以水六升，煮取二升，分温三服。"可见，该药服用不拘时辰，只因病情而定。

### 6. 鳖甲煎丸

功效主治：活血化瘀、软坚散结，用于胁下癥块。

常用配方和剂量：乌扇（烧）、鼠妇（熬）、干姜、黄芩、大黄、桂枝、厚朴、紫葳、阿胶（炙）各22.5克，鳖甲（炙）9克，柴胡、蜣螂（熬）各45克，芍药、牡丹（去心）、土鳖虫（熬）各37克，葶苈（熬）、半夏、人参各7.5克，石韦（去毛）22克，瞿麦15克，蜂房（炙）30克，赤硝90克，桃仁15克。

阴阳合药理论分析：该方由23味药组成，鳖甲、乌扇、黄芩、柴胡、大黄、芍药、葶苈、石韦、牡丹、紫葳、赤硝、桃仁等12味为阴药，鼠妇、干姜、桂枝、瞿麦、半夏、人参、土鳖虫、阿胶、蜂房、蜣螂、厚朴等11味为阳药。阴阳药种类比为12：11，阴阳药剂量比为352.5：254.5，从阴阳药种类和剂量上看，这都是一个阴阳比较平衡的活血化瘀、软坚散结的方剂，但是方剂的总体药性偏阴。

服药时辰："上二十三味，为末，取煅灶下灰一斗，清酒一斛五斗，浸灰，候酒尽一半，着鳖甲于中，煮令泛烂如胶漆，绞取汁，内诸药煎为丸，如梧子大，空心服七丸，日三服。"可见，该药服用不拘时辰，只因病情而定。每日三服，虽然这个方剂的阴阳药比较平衡，但是阳药中的干姜、桂枝、人参为大阳的药物，晚上长久服用，一定会带来相应的毒副作用。

### 7. 当归生姜羊肉汤

功效主治：具有温中补虚、祛寒止痛之功效。主治寒疝腹中痛及胁痛里急；产后腹中疙痛、腹中寒疝、虚劳不足。

常用配方和剂量：当归9克，生姜15克，羊肉500克。

阴阳合药理论分析：该方由三味药组成，当归、生姜和羊肉都为阳药。阴阳药种类比为0：3，阴阳药剂量比为0：524。从阴阳药种类和剂量上看，这都是一个纯阳无阴的方剂，补益气血，祛寒止痛。

服药时辰："上三味，以水八升，煮取三升，温服七合，日三服，若寒多者加生姜一斤，痛多而呕者加橘皮二两，白术一两，加生姜者，亦加水五升，煮取三升二合，服之。"可见，该药日三服，服用不拘时辰。该方是大阳补药，纯阳无阴，晚上长久服用，一定会带来相应的毒副作用。

### 8. 半夏厚朴汤

功效主治：为理气剂，具有行气散结、降逆化痰之功效。主治梅核气、咽中如有物阻、咯吐不出、吞咽不下、胸膈满闷、或咳或呕、舌苔白润或白滑、脉弦缓或弦滑。临床常用于治疗癔病、胃神经官能症、慢性咽炎、慢性支气管炎、食道痉挛等属气滞痰阻者。

常用配方和剂量：半夏、茯苓各12克，厚朴9克，生姜15克，苏叶6克。

阴阳合药理论分析：该方由五味药组成，茯苓是阴药，其余四味都是阳药。阴阳药种类比为1：4，阴阳药剂量比为12：42。从阴阳药种类和剂量上看，这都是一个多阳少阴的方剂，主要功能是行气散结，调理消化道和呼吸道的气血。

服药时辰："上五味，以水七升，煮取四升，分温四服，日三夜一服。"可见，该药日三服、夜一服，不拘时辰。

### 9. 厚朴七物汤

功效主治：为表里双解剂，具有解肌散寒、和胃泻肠之功效。主治太阳中风证与阳明热证相兼，症见腹满、腹痛、大便硬或不大便、饮食尚可、发热、恶风寒，脉浮数；主治阳明肠胃寒证，症见腹满、腹痛且以胀为主，大便不畅，舌淡，脉沉。

常用配方和剂量：厚朴24克，甘草、大黄各9克，大枣10枚，枳实5枚（5克），桂枝6克，生姜15克。

阴阳合药理论分析：该方由七味药组成，大黄、枳实二味是阴药，其余五味都是阳药。阴阳药种类比为2：5，阴阳药剂量比为14：64。从阴阳药种类和剂量上看，这都是一个多阳少阴的方剂，主要功能是泻下、理气、祛寒，达到表里双解的效果。

服药时辰："厚朴半斤，甘草三两，大黄三两，大枣十枚，枳实五枚，桂枝二两，生姜五两，上七味，以水一斗，煮取四升，温服八合，日三服。"可见，该药日三服，不拘时辰。

### 10. 茵陈蒿汤

功效主治：为祛湿剂，具有清热、利湿、退黄之功效。主治湿热黄疸，症见一身面目俱黄，黄色鲜明，发热，无汗或但头汗出，口渴欲饮，恶心呕吐，腹微满，小便短赤，大便不爽或秘结，舌红苔黄腻，脉沉数或滑数有力。临床常用于治疗急性黄疸型传染性肝炎、胆囊炎、胆石症、钩端螺旋体病等所引起的黄疸，证属湿热内蕴者。

常用配方和剂量：茵陈18克，栀子12克，大黄（去皮）6克。

阴阳合药理论分析：该方由三味药组成，茵陈、栀子和大黄都是阴药。阴阳药种类比为3：0，阴阳药剂量比为36：0。从阴阳药种类和剂量上看，这都是一个纯阴无阳的方剂。茵陈、栀子和大黄能消退心、肝、脾中之火和湿，所以该方主要功能是清热、利湿、退黄。

服药时辰："上三味，以水一斗二升，先煮茵陈，减六升，内二味，煮取三升，去滓，分三服。"可见，该药日三服，不拘时辰。

### 11. 茵陈五苓散

功效主治：温阳化气、利湿行水。用于膀胱化气不利，水湿内聚引起的小便不利，水肿腹胀，呕逆泄泻，渴不思饮。

常用配方和剂量：茵陈 4 克，白术、赤茯苓、猪苓各 9 克，桂枝 6 克，泽泻 15 克。

阴阳合药理论分析：该方由六味药组成，茵陈、赤茯苓、猪苓和泽泻是阴药，白术和桂枝是阳药。阴阳药种类比为 4∶2，阴阳药剂量比为 37∶15。从阴阳药种类和剂量上看，这都是一个阴胜于阳的方剂。茵陈、赤茯苓、猪苓、泽泻具有清热、利湿、退黄之功，白术和桂枝温阳化气。

服药时辰："茯苓十八铢，猪苓十八铢，白术十八铢，泽泻一两，桂半两。上五味为散，以白饮和服方寸匕，日三服，多服暖水，汗出愈。"可见，该药日三服，不拘时辰。

### 12. 甘麦大枣汤

功效主治：为安神剂，具有养心安神、和中缓急之功效，主治脏躁，症见精神恍惚，常悲伤欲哭，不能自主，心中烦乱，睡眠不安，甚则言行失常，呵欠频作，舌淡红苔少，脉细微数。临床常用于治疗癔病、更年期综合征、神经衰弱、小儿夜啼等属心阴不足、肝气失和者。

常用配方和剂量：甘草 9 克，小麦 15 克，大枣十枚（50 克）。

阴阳合药理论分析：该方由三味药组成，浮小麦和甘草为阴药，大枣为阳药。阴阳药种类比为 2∶1，阴阳药剂量比为 24∶50。从阴阳药种类和剂量上看，这都是一个阴阳调和的方剂，但是阴胜于阳。方中浮小麦为君药，养心阴、益心气、安心神、除烦热；甘草补益心气、和中缓急（肝），为臣药；大枣甘平质润、益气和中、润燥缓急，为佐使药。

服药时辰："上三味，以水六升，煮取三升，分温三服，亦补脾气。"可见，该药日三服，不拘时辰。

### 13. 酸枣仁汤

功效主治：为安神剂，具有养血安神、清热除烦之功效。主治肝血不足，虚热内扰证，症见虚烦失眠、心悸不安、头目眩晕、咽干口燥，舌红，脉弦细。临床常用于治疗神经衰弱、心脏神经官能症、更年期综合征等属于心肝血虚、虚热内扰者。

常用配方和剂量：酸枣仁（炒）15 克，甘草 3 克，知母、茯苓、川芎各 6 克。

阴阳合药理论分析：该方由五味药组成，酸枣仁、知母、甘草和茯苓为阴药，川芎为阳药。阴阳药种类比为 4∶1，阴阳药剂量比为 30∶6。从阴阳药种类和剂量上看，这都是一个明显的阴盛于阳的方剂。方中重用酸枣仁为君，以其甘酸质润，入心、肝经，养血补肝，宁心安神。茯苓宁心安神；知母苦寒质润、滋阴润燥、清热除烦，共为臣药，与君药相伍，以助安神除烦之功。佐以川芎之辛散，调肝血而疏肝气，与大量之酸枣仁相伍，辛散与酸收并用，补血与行血结合，具有养血调肝之妙。甘草和中缓急，调和诸药为使。

服药时辰："上五味，以水八升，煮酸枣仁，得六升，内诸药，煮取三升，分温三服。"可见，该药日三服，不拘时辰。

## 14. 肾气丸

功效主治：为补益剂，具有补肾助阳之功效。主治肾阳不足证，症见腰痛脚软，腰以下常有冷感，少腹拘急，小便不利或小便反多，入夜尤甚，阳痿早泄，舌淡而胖，脉虚弱，尺部沉细或沉弱而迟，以及痰饮、水肿、消渴、脚气、转胞等。临床常用于治疗慢性肾炎、糖尿病、醛固酮增多症、甲状腺功能减退、肾上腺皮质功能减退、慢性支气管炎、更年期综合征、慢性前列腺肥大等辨证属肾阳不足者。

常用配方和剂量：干地黄 24 克，薯蓣、山茱萸各 12 克，泽泻、茯苓、牡丹皮各 9 克，桂枝、附子（炮）各 3 克。

阴阳合药理论分析：该方由八味药组成，干地黄、山茱萸、泽泻、茯苓、牡丹皮为阴药，薯蓣、桂枝和附子为阳药。阴阳药种类比为 5：3，阴阳药剂量比为 63：18。从阴阳药种类和剂量上看，这都是一个明显的阴盛于阳的方剂，因此这是一个滋阴补肾药。本方利用干地黄滋阴补肾生精，配伍山茱萸、山药补肝养脾益精，阴生则阳长，同为臣药。方中补阳药少而滋阴药多，可见其立方之旨，并非峻补元阳，乃在于微微生火，鼓舞肾气，即取"少火生气"义。泽泻、茯苓利水渗湿，配桂枝又善温化痰饮；牡丹皮活血散瘀，伍桂枝则可调血分之滞。此三味药寓泻于补，俾邪去而补药得力，并制诸滋阴药碍湿之虞，俱为佐药。诸药合用，助阳之弱以化水，滋阴之虚以生气，使肾阳振奋，气化复常，则诸症自除。

服药时辰："肾气丸方：干地黄八两，山茱萸、薯蓣各四两，泽泻、茯苓、牡丹皮各三两，桂枝、附子（炮）各一两。上八味，末之，炼蜜和丸，梧子大，酒下十五丸，加至二十五丸，日再服。"可见，该药日服二次，不拘时辰。

## 15. 麦冬汤

功效主治：为治燥剂，具有清养肺胃、降逆下气之功效。主治虚热肺痿，症见咳嗽气喘，咽喉不利，咯痰不爽，或咳吐涎沫，口干咽燥，手足心热，舌红少苔，脉虚数；胃阴不足证，症见呕吐，纳少，呃逆，口渴咽干，舌红少苔，脉虚数。临床常用于治疗慢性支气管炎、支气管扩张、慢性咽喉炎、硅肺、肺结核等属肺胃阴虚、气火上逆者；亦治胃及十二指肠溃疡、慢性萎缩性胃炎、妊娠呕吐等属胃阴不足、气逆呕吐者。

常用配方和剂量：麦冬42克，半夏、甘草各6克，人参9克，粳米3克，大枣4枚。

阴阳合药理论分析：该方由六味药组成，麦冬、甘草和粳米为阴药，半夏、人参和大枣为阳药。阴阳药种类比为1：1，阴阳药剂量比为51：29。从阴阳药种类和剂量上看，这都是一个明显的阴盛于阳的方剂，总体滋阴润肺和养胃。方中重用麦冬为君，甘寒清润，既养肺胃之阴，又清肺胃虚热。人参益气生津为臣。佐以甘草、粳米、大枣益气养胃，合人参益胃生津，胃津充足，自能上归于肺，此正"培土生金"之法。肺胃阴虚，虚火上炎，不仅气机逆上，而且进一步灼津为涎，故又佐以半夏降逆下气，化其痰涎，虽属温燥之品，但用量很轻，与大剂量麦冬配伍，则其燥性减而降逆之用存，且能开胃行津以润肺，又使麦冬滋而不腻，相反相成。甘草能润肺利咽，调和诸药，兼作使药。

服药时辰："麦冬汤方：麦冬七升，半夏一升，人参三两，甘草二两，粳米三合，大枣十二枚。上六味，以水一斗二升，煮取六升，温服一升，日三夜一服。"可见，该药日三服，不拘时辰。

## 16. 葶苈大枣泻肺汤

功效主治：主治肺痈、喘不得卧、肺痈、胸满胀、一身面目浮肿、鼻塞、清涕出、不闻香臭酸辛、咳逆上气、喘鸣迫塞、支饮胸满者。

常用配方和剂量：葶苈（熬令黄色，捣丸如弹子大）、大枣各12枚。

阴阳合药理论分析：该方由二味药组成，葶苈子为阴药，大枣为阳药。阴阳药种类比为1：1，阴阳药剂量比为10：60。从阴阳药种类来看，这是一个阴阳调和的方剂；从阴阳药剂量来看，比较偏阳；从功效上看，该方剂偏阴。方中独用葶苈之苦，先泻肺中之水气，佐大枣恐苦甚伤胃也。

服药时辰："葶苈大枣泻肺汤方：葶苈（熬令黄色，捣丸如弹丸大），大枣十二枚。上先以水三升，煮枣取二升，去枣，内葶苈，煮取一升，顿服。"可见，该药熬煮好，一次顿服，不拘时辰。

## 17. 黄土汤

功效主治：具有温阳健脾、养血止血之功效。

常用配方和剂量：甘草12克，干地黄60克，白术、附子（炮）各40克，阿胶、黄芩各48克，灶中黄土120克。

阴阳合药理论分析：该方由七味药组成，甘草、干地黄和黄芩为阴药，白术、附子、阿胶和灶中黄土为阳药。阴阳药种类比为 3 ∶ 4，阴阳药剂量比为 120 ∶ 248。从阴阳药种类和剂量来看，这是一个阴阳调和的方剂，阳胜于阴，药性偏阳。此方体现温阳健脾、益阴止血法则。灶中黄土温暖脾阳，恢复脾运，又能止血，治疗主证；干地黄、阿胶有补血止血作用；黄芩清肝热，有利于肝血运行。

服药时辰："甘草、干地黄、白术、附子（炮）、阿胶、黄芩各三两，灶中黄土半斤。上七味，以水八升，煮取三升，分温二服。"可见，该药温服二次，不拘时辰。

## 18. 枳术汤

功效主治：用于治疗胃下垂、慢性胃炎、心源性水肿、术后便秘腹胀、消化不良、胃肠功能紊乱、慢性肝炎、子宫下垂、胃癌等属上述证机者。

常用配方和剂量：肉桂（去皮，不见火）三分，附子（炮，去皮脐）一两，细辛（洗，去土叶）一两，白术一两，桔梗（去芦，锉，炒）三分，槟榔三分，甘草（炙）三分，枳实（面炒）二分。

阴阳合药理论分析：经典的枳术汤只有两味药，后来扩展到七味。该方除了枳实，其余的六味药都是阳药，包括附子、细辛、肉桂、槟榔等热药。从阴阳药种类和剂量来看，这个方剂是阳胜于阴的阴阳合药。五行之中，火生土，该方除直接健脾胃的药外还包括大量火性药，这体现了补火生土的特点。

服药时辰："枳术汤方：枳实七枚，白术二两。上二味，以水五升，煮取三升，分温三服，腹中软，即当散也。"可见，该药日三服，不拘时辰。

## 19. 栝楼薤白白酒汤

功效主治：具有化痰行气、通阳散结之功效。主治胸痹，喘息咳嗽，胸背痛，短气，寸口脉沉而迟，关上小紧数。

常用配方和剂量：栝楼实一枚（捣），薤白 250 克，白酒七升。

阴阳合药理论分析：经典的栝楼汤只有三味药。该方有一味阴药栝楼，薤白和白酒是二味阳药。从阴阳药种类和剂量来看，这个方剂是阴阳合药，阳胜于阴。方中栝楼化痰通痹、理气宽胸，为君；薤白温通胸阳、散结下气，为臣；白酒辛散上行，既可温煦胸中之阳，且能疏解胸膈之气，为佐使。三药相合，使痰浊得化，胸阳得振，气机通畅，则胸痹自除。

服药时辰："上三味，同煮，取二升，分温再服。"可见，该药日三服，不拘时辰。

## 20. 桂枝茯苓丸

功效主治：为理血剂，具有活血、化瘀、消癥之功效。主治妇人宿有癥块，或血瘀经闭，行经腹痛，产后恶露不尽。

常用配方和剂量：桂枝、茯苓、牡丹皮、桃仁、白芍各等分。

阴阳合药理论分析：该方中茯苓、牡丹皮、桃仁和白芍都是阴药，桂枝属于阳药。阴阳药种类比为4∶1，阴阳药剂量比也是4∶1。从阴阳药种类和剂量来看，这个方剂是阴阳合药滋阴药，阴胜于阳，为化瘀消癥之缓剂。方中以桃仁、牡丹皮活血化瘀；等量之白芍，以养血和血，庶可去瘀养血，使瘀血去，新血生；加入桂枝，既可温通血脉以助桃仁之力，又可得白芍以调和气血；佐以茯苓之淡渗利湿，寓有湿祛血止之用。综合全方，乃为化瘀生新、调和气血之剂。

服药时辰："桂枝、茯苓、牡丹皮（去心）、桃仁（去皮尖，熬）、芍药各等分。上五味，末之，炼蜜和丸如兔屎大，每日食一丸，不知加至三丸。"可见，该药日服一次，或者日三服，不拘时辰。

## 21. 温经汤

功效主治：为理血剂，具有温经散寒、养血祛瘀的功效。主治冲任虚寒、瘀血阻滞证症见漏下不止，血色暗而有块，淋漓不畅，或月经超前或延后，或逾期不止，或一月再行，或经停不至，而见少腹里急，腹满，傍晚发热，手心烦热，唇口干燥，舌质暗红，脉细而涩。亦治妇人宫冷，久不受孕。临床常用于治疗功能性子宫出血、慢性盆腔炎、痛经、不孕症等属冲任虚寒、瘀血阻滞者。

常用配方和剂量：吴茱萸、麦冬（去心）各9克，当归、芍药、川芎、人参、桂枝、阿胶、牡丹皮（去心）、生姜、甘草、半夏各6克。

阴阳合药理论分析：该方有12味药，麦冬、芍药、牡丹皮都是阴药，吴茱萸、当归、川芎、人参、桂枝、阿胶、生姜、半夏、甘草都属于阳药。阴阳药种类比为3∶9，阴阳药剂量比是21∶57。从阴阳药种类和剂量来看，这个方剂是阴阳合药扶阳药，阴少阳多。方中吴茱萸、桂枝温经散寒，通利血脉，其中吴茱萸功擅散寒止痛，桂枝长于温通血脉，共为君药。当归、川芎活血祛瘀，养血调经；牡丹皮既助诸药活血散瘀，又能清血分虚热，共为臣药。阿胶甘平，养血止血，滋阴润燥；芍药酸苦微寒，养血敛阴，柔肝止痛；麦冬甘苦微寒，养阴清热。三药合用，养血调肝，滋阴润燥，且清虚热，并制吴茱萸、桂枝之温燥。人参、甘草益气健脾，以资生化之源，阳生阴长，气旺血充；半夏、生姜辛开散结，通降胃气，以助祛瘀调经；其中生姜又温胃气以助生化，且助吴茱萸、桂枝以温经散寒，以上均为佐药。甘草尚能调和诸药，兼为使药。诸药合用，共奏温经散寒、养血祛瘀之功。

服药时辰："上十二味，以水一斗，煮取三升，分温三服。"可见，该药日三服，不拘时辰。

### 22. 胶艾汤

功效主治：临床用于治疗出血性疾病，如功能性子宫出血、先兆流产、习惯性流产、人工流产后子宫出血、月经多、妊娠子宫出血、产后恶露不尽、产后子宫恢复不良（复旧不全）、血小板减少性紫癜、消化性溃疡、外伤出血等伴有腹痛、贫血者。

常用配方和剂量：川芎 6 ～ 10 克，当归 10 ～ 15 克，芍药 10 ～ 20 克，阿胶 10 ～ 15 克，干地黄 15 ～ 50 克，艾叶 6 ～ 10 克，甘草 3 ～ 6 克。

阴阳合药理论分析：该方有七味药，芍药和干地黄是阴药，其余五味都是阳药。阴阳药种类比为 2 ∶ 5，阴阳药剂量比为 70 ∶ 56。从阴阳药种类来看，这是一个阳多阴少的方剂；从剂量比来看，则是阴阳调和的方剂；从功效来看，补益气血，是一个阴阳调和的方剂，阳多于阴。总体而言，这是一个阳多于阴的补益剂。本方为治崩漏及安胎的要方，本方既以出血为主证，自以止血为当务之急。

服药时辰："上七味，以水五升，清酒三升合煮，取三升，去滓，内胶令消尽，温服一升，日三服，不差更作。"可见，该药日三服，不拘时辰。

### 23. 大黄牡丹汤

功效主治：为泻下剂，具有泻热破结、散结消肿之功效。主治肠痈初起，湿热瘀滞证，症见右下腹肿痞，疼痛拒按，按之痛如淋，小便自调，时时发热，自汗恶寒，或右足屈而不伸，苔黄腻，脉滑数。临床常用于治疗急性单纯性阑尾炎、肠梗阻、急性胆道感染、胆道蛔虫、胰腺炎、急性盆腔炎等湿热瘀结证。

常用配方和剂量：大黄 12 克，牡丹皮 3 克，桃仁、芒硝各 9 克，冬瓜仁 30 克。

阴阳合药理论分析：该方有五味药，都是阴药。从阴阳药种类和剂量来看，这是一个纯阴之药，用于热结泻下急用。本证多由湿热郁蒸、气血凝聚、热结不散所致，治疗以泻热破结、散结消肿为主。本方攻下泻热与逐瘀并用，使结瘀湿热速下，痛随利减，痛肿得消，诸症自愈。

服药时辰："上五味，以水六升，煮取一升，去滓，内芒硝，再煎沸，顿服之，有脓当下；如无脓，当下血。"可见，该药是顿服见效，不拘时辰。

### 24. 薏苡附子败酱散

功效主治：主治肠痈内脓已成，或慢性反复发作者。

常用配方和剂量：薏苡仁 30 克，附子 10 克，败酱草 15 克。

阴阳合药理论分析：该方有三味药，薏苡仁和败酱草是阴药，附子是阳药。阴阳药种类比为 2 ∶ 1，阴阳药剂量比为 45 ∶ 10（接近 5 ∶ 1）。从阴阳药种类和剂量来看，这是一个阴多于阳的方剂，用于消炎消肿、温经祛湿。本方所治肠痈，是由素体阳虚、寒湿瘀血互结、腐败成脓所致。方中重用薏苡仁利湿排脓，轻用附子扶助阳气，以散寒湿，佐以败酱草破瘀排脓。配合成方，共奏利湿排脓、破血消肿之功。

服药时辰："上三味，杵为末，取方寸匕，以水二升，煎减半，顿服，大便当下。"可见，该药日三服，不拘时辰。

## 25. 白头翁汤

功效主治：为清热剂，具有清热解毒、凉血止痢之功效。主治热毒痢疾，症见腹痛，里急后重，肛门灼热，下痢脓血，赤多白少，渴欲饮水，舌红苔黄，脉弦数。临床常用于治疗阿米巴痢疾、细菌性痢疾等病毒偏盛者。

常用配方和剂量：白头翁 15 克，黄连 6 克，黄柏、秦皮 12 克。

阴阳合药理论分析：该方有四味药，白头翁、黄连、黄柏和秦皮都是阴药。从阴阳药种类和剂量来看，这都是一个纯阴无阳的清热解毒方剂。本证多由热毒深陷血分，下迫大肠所致，治疗以清热解毒、凉血止痢为主。热毒熏灼肠胃气血，化为脓血，故见下痢脓血，赤多白少；热毒阻滞气机，不通则痛，故见腹痛，里急后重；渴欲饮水，舌红苔黄，脉弦数为热毒内盛之象。方中以白头翁为君，清热解毒，凉血止痢。臣以黄连之苦寒，清热解毒，燥湿厚肠；黄柏泻下焦湿热，共奏燥湿止痢之效。秦皮苦寒性涩，收敛作用强，因本证有赤多白少，故用以止血，不仿芍药汤之大黄。四药并用，为治热毒血痢之良方。

服药时辰："上药四味，以水七升，煮取二升，去滓，温服一升，不愈更服一升。"可见，该药顿服一次，不见效再服一次，不拘时辰。

## 26. 苓桂术甘汤

功效主治：为祛湿剂，具有温阳化饮、健脾利湿之功效。主治中阳不足之痰饮，症见胸胁支满，目眩心悸，短气而咳，舌苔白滑，脉弦滑或沉紧。临床常用于治疗慢性支气管炎、支气管哮喘、心源性水肿、慢性肾小球肾炎水肿、梅尼埃病、神经官能症等属水饮停于中焦者。

常用配方和剂量：茯苓 12 克，桂枝（去皮）9 克，白术、炙甘草各 6 克。

阴阳合药理论分析：该方有四味药，茯苓为阴药，其余三味为阳药。阴阳药种类比为 1 ：3，阴阳药剂量比为 12 ：21。从阴阳药种类和剂量来看，这都是一个阳多阴少的药剂，主药为茯苓，健脾利水，因此为温阳健脾利水之方剂。本方所治痰饮乃中阳素虚、脾失健运、气化不利、水湿内停所致。盖脾主中州，职司气化，为气机升降之枢纽，若脾阳不足，健运失职，则湿滞而为痰为饮。而痰饮随气升降，无处不到，停于胸胁，则见胸胁支满；阻滞中焦，清阳不升，则见头晕目眩；上凌心肺，则致心悸、短气而咳；舌苔白滑，脉沉滑或沉紧皆为痰饮内停之征。

服药时辰："上四味，以水六升，煮取三升，分温三服，小便则利。"可见，该药日三服，不拘时辰。

## 27. 十枣汤

功效主治：泻下剂，具有攻逐水饮之功效。主治悬饮，咳唾胸胁引痛，心下痞硬，干呕短气，头痛目眩，胸背掣痛不得息，舌苔白滑，脉沉弦；水肿，一身悉肿，尤以身半以下肿甚，腹胀喘满，二便不利。本方临床常用于治疗渗出性脑膜炎、结核性胸膜炎、肝硬化、慢性肾炎所致的胸水、腹水或全身水肿，以及晚期血吸虫病所致的腹水等属水饮内停里实证者。

常用配方和剂量：芫花、大戟、甘遂各 1.5 克，大枣 10 枚（50 克）。

阴阳合药理论分析：该方有四味药，芫花、大戟和甘遂为阴药，大枣为阳药。阴阳药种类比为 3 ∶ 1，阴阳药剂量比为 4.5 ∶ 50。从阴阳药种类来看，这是一个阴胜于阳的方剂；但是从剂量来看，这是一个阳多于阴的方剂；从功效来看，三味阴药是药效强的辛苦泻下之药，而大枣药性甘平。因此本方是一个泻下逐水的阴药，阴胜于阳。本证多由水饮壅盛于里，停于胸胁，或水饮泛溢肢体所致，治疗以攻逐水饮为主。水停胸胁，气机阻滞，故胸胁作痛；水饮上迫于肺，肺气不利，故咳唾引胸胁疼痛，甚或胸背掣痛不得息。饮为阴邪，随气流动，停留心下，气结于中，故心下痞硬胀满、干呕短气；饮邪上扰清阳，故头痛目眩；饮邪结聚，胸胁疼痛，故脉沉弦。水饮泛溢肢体，内聚脘腹，三焦水道受阻，故一身悉肿、腹胀喘满、二便不利。方中甘遂善行经隧水湿，为君药；大戟善泄脏腑水湿，芫花善消胸胁伏饮痰癖，均为臣药；大枣为使药。

服药时辰："上三味，捣筛，以水一升五合，先煮肥大枣十枚，取九合，去渣，内药末，强人服一钱匕，羸人服半钱，平旦温服之，不下者，明日更加半钱，得快下后，糜粥自养。"可见，该药顿服，见效即停，不拘时辰。

【小结】根据以上分析，《金匮要略》27 个经典方剂中，阴阳合剂 21 个，其中阳胜于阴的方剂 11 个，阴胜于阳的方剂 16 个，纯阴方剂 4 个，纯阳方剂 2 个（见表 2）。可以看出，与《伤寒论》一样，《金匮要略》大部分的中药方剂都是阴阳合药。由于中医的本质是调和阴阳，大部分方剂都是阴阳合药，避免服药后出现过度偏阳或偏阴的情况。

但是，在一些病情阴阳偏差比较极端的情况下，出现了一些纯阴或纯阳的制剂，起到快速的治疗效果。但是，这些纯阳或纯阴的药剂不能久服，不然会产生相应的副作用。

根据服药时辰分析，这 27 个经典方剂的服药时间无固定时辰或者时间，日服一次、二次或三次，都是根据病情的轻重来确定。这其中的原因，推测有以下几个原因：

①《金匮要略》是《伤寒论》的延续，因为前者的用药不拘时辰，所以后者延续这个用药习惯；②《金匮要略》和《伤寒论》中所载方剂，大部分都是治疗急性病的，口服用药，越快越好，从而不考虑时辰；③在古代，能抓药看病已经是不容易，阴阳合药的方剂使用方便；并且那时候的患者都比较年轻，病一般都在表里或经络，用药容易见效，长期用药的患者很少。

**表2 《金匮要略》27个经典方剂的阴阳分析**

| 编号 | 方剂名称 | 阴阳合药 | 纯阴 | 纯阳 | 偏阴 | 偏阳 | 归经 |
|---|---|---|---|---|---|---|---|
| 1 | 泻心汤 | | √ | | √ | | 少阴 |
| 2 | 大建中汤 | | | √ | | √ | 太阴 |
| 3 | 黄芩建中汤 | √ | | | | √ | 太阴 |
| 4 | 防己黄芪汤 | √ | | | √ | | 太阴 |
| 5 | 防己茯苓汤 | √ | | | √ | | 太阴 |
| 6 | 鳖甲煎丸 | √ | | | √ | | 厥阴 |
| 7 | 当归生姜羊肉汤 | | | √ | | √ | 太阴 |
| 8 | 半夏厚朴汤 | √ | | | | √ | 太阴 |
| 9 | 厚朴七物汤 | √ | | | | √ | 太阴 |
| 10 | 茵陈蒿汤 | | √ | | √ | | 少阳 |
| 11 | 茵陈五苓散 | √ | | | √ | | 太阴 |
| 12 | 甘麦大枣汤 | √ | | | √ | | 少阴 |
| 13 | 酸枣仁汤 | √ | | | √ | | 少阴 |
| 14 | 肾气丸 | √ | | | √ | | 少阴 |
| 15 | 麦冬汤 | √ | | | √ | | 太阴 |
| 16 | 葶苈大枣泻肺汤 | √ | | | √ | | 太阴 |
| 17 | 黄土汤 | √ | | | | √ | 太阴 |
| 18 | 枳术汤 | √ | | | | √ | 太阴 |
| 19 | 栝蒌薤白白酒汤 | √ | | | | √ | 少阴 |
| 20 | 桂枝茯苓丸 | √ | | | √ | | 少阳 |
| 21 | 温经汤 | √ | | | | √ | 少阳 |
| 22 | 胶艾汤 | √ | | | | √ | 少阳 |
| 23 | 大黄牡丹汤 | | √ | | √ | | 少阴 |
| 24 | 薏苡附子败酱散 | √ | | | √ | | 阳明 |
| 25 | 白头翁汤 | | √ | | √ | | 阳明 |
| 26 | 苓桂术甘汤 | √ | | | | √ | 太阴 |
| 27 | 十枣汤 | √ | | | √ | | 少阴 |

## 二、阴阳合药理论方剂的优越性和局限性

### （一）阴阳合药的优越性

（1）在许多情况下，人体的病情是非常复杂的，利用纯阴或者纯阳的药剂都难以得到满意的效果，利用阴阳合剂来调和人体的阴阳和五行平衡，这是最好的方剂。

（2）容易开方和制备药剂。阴阳合剂，开好一服药或几服药以后，一般可以一天熬煮一服，一天喝一到三次，因此开方和制备药剂比较方便。

### （二）阴阳合药方剂学理论的局限性

#### 1. 许多阴阳合药容易产生毒性或者削弱药效

有一些中药配伍在一起，会产生毒性或者削弱药效，这就是中药配伍出现反作用—毒副作用和畏作用—消减药效。在中医临床上，我们通常要遵守的用药禁忌就是十八反和十九畏。十八反与十九畏是目前中医界共同认可的中药配伍禁忌，主要的内容就是有十八种药物或十九种药物，它们之间如果配合应用会使原来的作用削弱或者产生毒副作用。具体的十八反就是指半夏、瓜蒌、贝母、白蔹、白及反乌头，海藻、大戟、甘遂、芫花反甘草，元参、沙参、丹参、玄参、苦参、细辛、白芍、赤芍反藜芦；十九畏是指硫黄畏朴硝、水银畏砒霜、狼毒畏密陀僧、巴豆畏牵牛、丁香畏郁金、牙硝畏京三棱、川乌草乌畏犀角、人参畏五灵脂、官桂畏赤石脂。这些中药彼此具有相反或相抗的药性，同时使用会产生相反或相畏的作用。这些药对是中医长期以来总结出来的，我们在临床上应遵守，避免使用！但是，现在绝大多数中药配方都是多味阴药和阳药配合在一起的复方制剂，其中一些药性相反的药对同时使用，产生的药性是否相反或者相畏，我们无从得知。但长期使用，可能会产生或大或小的毒副作用，或者降低药效。

#### 2. 阴阳合药不适合所有疾病

对于急性疾病，包括寒热夹杂以及气血皆虚等病情复杂的疾病，"冰火"同炉和阴阳双补的药同下，利用阴阳合药治疗是合理的。但是，对于许多慢性疾病，其中包括寒热夹杂的疾病，这些复杂阴阳合药的药性与人体气血运行规律必然存在一定的矛盾。对于一些轻微的疾病，阴阳合药可以调理好；但是，对于许多复杂和严重的疾病，就存在用药效果不明显、用药时间长或者出现难以克服的副作用等问题。古人总结的中药十八反的禁忌就是药性相反或相克的药在一起会导致严重的毒副作用的证据。虽然许多药性相反或相克的药在一起使用不会立即出现大的毒副作用，但是长期服用，难免会产生难以预料的毒副作用。

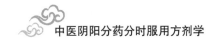

### 3. 不同时期阴阳合药效果也不同

古人寿命比较短，平均寿命 30 ～ 40 岁，大部分所得疾病为瘟疫等急性病，慢性疾病少，用阴阳合药治疗效果为好；当今社会，人均寿命普遍在 70 ～ 80 岁，所得疾病以慢性病居多。长期用偏阳或者偏阴的药物来治疗疾病，难免会产生相应的副作用。

### 4. 阴阳合药效果不明显

中药对疾病的治疗具有多靶点和多效性，因此对于许多复杂疾病，中医都可以起到较好的治疗效果。但是在许多情况下，由于阴阳药彼此拮抗或互相平衡，服用时效果不太明显，而且医生和患者都很难弄清楚其中的机理，这也是当今社会普遍偏向西医的重要原因。西药抓住一个主要指标或者致病因子，开展针对性的治疗，往往药效快。但是，许多复杂疾病都是多因子、多靶点的疾病，用西药治疗许多慢性疾病或者急性疾病，效果都很不理想。

### 5. 大剂量使用阴阳合药会导致相应的副作用

李可是中医扶阳派的一代宗师。他在治疗癌症患者或一些慢性疾病患者的时候，往往使用大剂量的阴阳合剂，取得了明显的效果。但是，在治疗过程中，也难免出现了一些问题，如服用大剂量扶阳药以后，往往出现便秘、睡眠不好，甚至虚火太旺、肝不藏血的问题。

### 6. 长期服用阴阳合药有违人体气血阴阳变换规律

对于慢性疾病，长期服用阴阳合药，早中晚都喝一样的阴阳合药，这是有违人体自身的五脏六腑的气血阴阳变换规律以及大气温度升降规律。早晨，太阳出来，气温开始回升，人体的代谢逐渐加快，体温升高。这时候如果服用阴阳合药，若总体药性偏阳，这对人体是好的，药性顺应天时和人和；若总体药性偏阴，则逆天时而不利人和，会对人体的代谢产生不利影响。中午，阴阳转换，相对而言，这时候服用阴阳合药是合适的。晚上，太阳下山，气温下降，人的五脏六腑的代谢变慢，体温逐渐降低，这时候如果服用阴阳合药，若总体药性偏阴，这对人体是好的，药性顺应天时和人和；若总体药性偏阳，则逆天时而不利人和，会对人体的代谢产生不利影响。

### 7. 服药的时间严重影响药效

在我国的中医界或民间，大家都知道和认可"早吃姜如参汤，晚吃姜如砒霜"的俗语。若吃对了时间，一个普通的药食同源的食物，可能会起到很好的补益作用；但是若吃错了时间，也可能会产生很大的毒副作用。附子、肉桂、桂枝、细辛、麻黄等是非常辛热的药物，早上和中午的时候服用，一定会起到升阳祛寒的作用；但是晚上服用，就会消耗津液，产生虚火而伤肝肾，严重影响睡眠，甚至导致肝不藏血，胃出血，甚至影响心脏和脾胃的阴气，导致便秘。

## 三、中医理论尚待突破

时至今日，我国当前的中医理论依然与 1800 年前张仲景创立的阴阳五行理论和君臣佐使配伍理论相一致，没有更大的突破。相对于西医，中医发展速度慢很多。当然，导致中医落后的原因很多，比如有些老中医认为中医理论超前，不需要改革和创新。但是，从根本上讲，还是中医的用药理论缺乏创新。毕竟，用 1800 年前的方剂治疗现在的疾病，虽然对大部分的急性病症是有效的，这也是中医预防"新冠"等许多瘟疫效果明显的原因，但是对许多慢性病症的效果就未必那么好。因此，当今中医在阴阳合药的局限下，其发展受到了一定的限制，许多患者会追求眼前药效更好的西医。因此，中医的理论迫切需要创新和发展来适应新时代的要求。

## 四、西医的兴盛说明"分"的概念的重要性

中医药和西医药的发源，几乎是一样的。但是，由于双方对于分和合的理念的偏执程度不一样，双方渐行渐远。中医药依然保存中医的传统理论和方剂（阴阳合药），而西医则在"分"的理念以及原子理论的引导下，研发出大量的单分子药物。这些药物的许多成分都是来源于中药，可以说，西药的一半是中药。这些从中药中提取的单体成分或者人工合成的单分子药物具有更快更强的药效，在一定的时间内，可以快速调控人体代谢方向和速度。由于西医的直观性和速效性，西药在市场上逐步超越中药。西医的成功，充分说明了"分"的概念的重要性。

# 第三章　中医阴阳分药分时服用方剂学理论

## 一、中医阴阳分药分时服用方剂学理论概述

## （一）定义

中医阴阳分药分时用药方剂学理论是取中医之大合和西医之大分的理论，通过将两者结合弥补各自的理论缺陷，然后根据中医阴阳五行理论，将一个治疗疾病的方剂分成一个阴性药处方方剂和一个阳性药处方方剂，并根据人体的气血和经络运行、周围大气环境的气温升降，将 24 小时简要分为阳时和阴时，使用药药性和时辰相耦合，在阴时服用阴性药处方方剂，在阳时服用阳性药处方方剂。

## （二）分类

### 1. 阳性药和阳性药处方方剂

根据中药药性的温热寒凉和升降浮沉，将温热或具有升浮性能的中药，或加快人体代谢速度、促进人体合成代谢的药物，定义为阳性药，简称阳药。阳性药处方方剂一般情况下由单味阳性药或多味阳性药组成，在特殊情况下也包括整体方剂药性是阳性，其中也包括少量阴性药的阴阳合药方剂。

### 2. 阴性药和阴性药处方方剂

根据中药药性的温热寒凉和升降浮沉，将寒凉或具有沉降性能的中药，或降低人体代谢速度、促进人体降解代谢的药物，定义为阴性药，简称阴药。阴性药处方方剂一般情况下由单味阴性药或多味阴性药组成，在特殊情况下也包括整体方剂药性是阴性，其中也包括少量阳性药的阴阳合药方剂。

### 3. 其他

对于药性平和的中药，根据其归经，对于人体代谢的功效是促进合成代谢加快，归类为阳性药；对于人体代谢的功效是抑制合成代谢或者降低人体的代谢速度，归类为阴性药。

## （三）使用

对于慢性疾病，特别是出现寒热夹杂或阴阳分离性疾病，开具阳性药处方方剂和

阴性药处方方剂，根据每天的时辰变化，如果病情比较严重或病情不太稳定，一般是早餐、中餐、晚餐和晚上睡觉前各服用一次，依次服用阳药二次和阴药二次；如果病情比较稳定或不太严重，一般情况下，只需早、晚各服用一次阳药和一次阴药。

## （四）原理

生命的演化以及人类的生老病死都是围绕物质、能量、时间、空间这几个维度进行的有规律的变化和演化。因此，药物作为一种修复人体结构和调理人体机能的物质，其服用时间与人体的治疗效果密切相关。中医讲究天人合一、心神合一、脏腑合一、阴阳合一，中医用药讲究阴阳合药、阴阳互生、阴阳互根。在整体性上，中医把握得很好，但是阴阳合药不容易区分细节或难以匹配具体、精细的阴阳变化规律或需求。西医讲究精准，从器官、组织、细胞以及分子结构、基因信息等各层次分析，对于单一疾病能有精准分析和治疗，但是对于系统紊乱性疾病却无法整体性把握。中药对于人体的作用，大体可以分成两类，一类是修复人体结构和补充营养成分，如补益类的阿胶、鹿茸、生地等，或促进人体排泄的药物如大黄、芒硝等；另一类是调整人体代谢速率的药物，如加快人体代谢速率的附子、肉桂、黄芪等，或降低人体代谢速率的槐花、水牛角、菊花等。阴阳分药能让中药的药性分析降低一个维度，在服用方式以及分析药性的作用机理上，比阴阳合药简单许多。现代医学普遍利用动物模型来验证药物的作用机理，利用阴阳分药分时制剂来开展动物模型研究，这也比较好分析作用机理。

当今，大部分急诊患者都会去看西医，而中医面对的大部分患者都是慢性病患者。根据人体的发病规律，45 岁之前，大部分患者都容易得急性病，45 岁之后，大部分患者是慢性病。慢性疾病的本质是阴阳分离，气血逆行。现如今，大部分中医医生都会开出阴阳合药方剂，一般的服药规律都是早中晚一天三次或者早晚二次。根据中医阴阳分药分时用药理论分析，在服药过程中，阴阳合药会发挥正面的治疗作用，但也有毒副作用，因此整个方剂的治疗表现为起效慢或者效果不明显，甚至出现毒副作用。如果是急性疾病，服用 3～5 天，问题不是很大，但如果是服用 1～2 个月、3～6 个月，或是长期服用，这个毒副作用的累积效应就体现出来了。

古话说："早吃姜如参汤，晚吃姜如砒霜。"姜是一味药食同源的药材，吃错时间对人体不利。这是因为一天有 12 个时辰，每一个时辰的变化，都对应着身体的各个器官的运动。早上七点到九点这个时间段属于辰时，是胃排毒的最佳时间，也是保护脾胃的最佳时间，过了这个时间点，脾胃之气需要补充，这个时候适当的补充生姜，可以达到提升脾胃之气的效果。到了下午，阳气慢慢衰弱，人体的阴气上升。到了晚上，人体阴气最重，需要睡觉。古人讲究日出而耕，日落而息，也是顺应身体的阴阳变化。晚上不适合再补充阳气，若这个时候再吃补充阳气的食物，会扰乱身体的气血平衡，对健康不利，也会影响夜间的睡眠质量。所以说晚上吃姜影响睡眠，对身体不利。三七是一个具有活血补血作用的药食同源的药物，民间广泛用来补益气血、活血化瘀。但是，笔者在临床中观察到许多患者因为服用三七而流鼻血，后来仔细询问才知道，这些患者大部分都是晚上服用三七。晚上是肝藏血、排毒和造血的时间，这时候服用三七来活血化瘀，让血不归肝，从而形成虚火，血液外溢而造成鼻衄。假如某个方剂中包含大量的附子、肉桂、红参等大旺气血的药，在晚上服用，其毒副作用可想而知。

西医为什么给药见效快？东西方的人类在文明社会的初始发展阶段，都是利用中草药来治疗疾病的，但是西方在原子和分子理论的引导下，对原料药进行提纯或者人工合成药物，大大提高了药物的有效浓度，避免了其他成分的干扰，因此西药见效很快。但是，西药单分子药物的药性往往是单向的，要么升，要么降，这种单向性往往不能与人体代谢的波动特征相吻合，长期服用，往往药效逐渐衰减，毒副作用逐渐增强，逐渐衍生出新的疾病。而中医往往从系统性考虑，要考虑到阴阳平衡和阴阳相生，一个方剂中主药的药效往往受到很多药性相反药物的干扰，从而出现药效缓慢的效果。

## 二、中医阴阳分药分时服用方剂学理论中的十八反和十九畏

### （一）中药十八反药物的阴阳分药分时分类分析

中药十八反是指半夏、瓜蒌、贝母、白蔹、白及反乌头，海藻、大戟、甘遂、芫花反甘草，元参、沙参、丹参、玄参、苦参、细辛、白芍、赤芍反藜芦。

#### 1. 半夏、瓜蒌、贝母、白蔹、白及反乌头

（1）半夏

性味归经：辛，温，有毒，归脾、胃、肺经。

功效：燥湿化痰，降逆止呕，消痞散结。

主治：湿痰咳嗽、风痰眩晕、痰厥头痛、呕吐反胃、胸脘痞闷、梅核气、瘿瘤痰核、痈疽肿毒。

阴阳五行分类：大阳，五行属金，补益脾、胃、肺经阳气。

（2）瓜蒌

性味归经：甘、微苦，寒，归肺、胃、大肠经。

功效：清热涤痰，宽胸散结，润燥滑肠。

主治：肺热咳嗽、痰浊黄稠、胸痹心痛、结胸痞满、乳痈、肺痈、肠痈、大便秘结。

阴阳五行分类：小阴，五行属金，补益肺、胃、大肠经阴气。

（3）川贝母

**性味归经：**苦、甘，微寒，归肺经，入心经。

**功效：**化痰止咳，清热散结。

**主治：**肺热咳嗽、阴虚燥咳、痈肿、瘰疬。

**阴阳五行分类：**小阴，五行属金，补益肺、心经阴气。

（4）浙贝母

**性味归经：**苦，寒，归肺、心经。

**功效：**化痰止咳，清热散结。

**主治：**肺热咳嗽、阴虚燥咳、痈肿、瘰疬。

**阴阳五行分类：**大阴，五行属金，补益肺、心经阴气。

（5）土贝母

**性味归经：**苦，微寒，归肺、脾经。

**功效：**散结、消肿、解毒、拔毒生肌。

**主治：**乳痈、瘰疬、乳腺炎、颈淋巴结核、慢性淋巴结炎、肥厚性鼻炎。

**阴阳五行分类：**小阴，五行属金，补益肺、脾经阴气。

（6）白蔹

**性味归经：**苦、辛，微寒，归心、胃经。

**功效：**清热解毒，消痈散结。

**主治：**热毒疮痈、烫伤、瘰疬。

**阴阳五行分类：**大阴，五行属火，补益心、胃经阴气。

（7）白及

**性味归经：**苦、甘、涩，微寒，归肺、肝、胃经。

**功效：**收敛止血，消肿生肌。

**主治：**咯血、吐血、外伤出血、疮痈肿毒、皮肤皲裂。

**阴阳五行分类：**小阴，五行属金，补益肺、肝、胃经阴气。

（8）川乌

**性味归经：**辛、苦，热，有大毒，归心、肝、肾、脾经。

**功效：**祛风除湿，温经止痛。

**主治：**风寒湿痹、关节疼痛、心腹冷痛、寒疝作痛、麻醉止痛。

**阴阳五行分类：**大阳，五行属火，补益心、肝、肾、脾经阳气。

（9）草乌

**性味归经：**辛、苦，热，有大毒，归心、肝、肾、脾经。

**功效：**祛风、除湿、散寒、止痛。

**主治：**内服治疗风寒湿痹、肢体关节冷痛、心腹冷痛；外用研末涂敷患处或煎水洗，治疗痈疽疥癣。注意：生品内服宜慎，一般炮制后用。

阴阳五行分类：大阳，五行属火，补益心、肝、肾、脾阳气。

（10）附子

性味归经：辛、甘，大热，有毒，归心、肾、脾经。

功效：回阳救逆，补火助阳，散寒止痛。

主治：亡阳厥逆、肢冷脉微、阳痿宫冷、脘腹冷痛、阴寒水肿、风寒湿痹。

阴阳五行分类：大阳，五行属火，补益心、肾、脾阳气。

【小结】从上可知，第（1）至（7）味药都是五行属金之药，五行火克金，因此这7味金药与（8）到（10）的火药不能同用。除（1）是阳金外，其余6味都是阴金，所以不能与大阳火之药同用。但是，半夏五行属阳金，在阴阳上并不与川乌、附子相克，因此，在现代的许多配方中，半夏与附子、川乌同用的案例很多，在国家规定的剂量范围内，并没有出现明显的毒副作用。综上所述，利用中医阴阳分药分时用药方剂学理论解释半夏、瓜蒌、贝母、白蔹、白及反乌头是合理的，也破除了其中的半夏反乌头的传统用药禁忌。半夏与乌头都是阳药，虽然五行相克，但是两药同用具有协同作用，一个旺心阳，一个旺肺阳，两者合用，分经而治，它们并没有根本性的冲突。

## 2. 海藻、大戟、甘遂、芫花反甘草

（1）海藻

性味归经：苦、咸，寒，归肺、胃、肾经。

功效：软坚散结，消痰，利水。

主治：瘿瘤、瘰疬、水肿、脚气、睾丸肿痛。

阴阳五行分类：大阴，五行属金，补益肺、胃、肾经阴气。

（2）京大戟

性味归经：辛、苦，寒，有毒，归肺、肾、大肠经。

功效：泻水逐饮，消肿散结。

主治：身面浮肿，大腹水肿，胸胁停饮（本品泻水逐饮作用类似甘遂而稍逊，偏行脏腑之水湿，多治水肿，臌胀，正气未衰者），痈肿疮毒，瘰疬痰核。

阴阳五行分类：大阴，属于阴金，性味相逆之药，攻伐肺、脾、肾经。

（3）甘遂

性味归经：苦、甘，寒，有毒，入肺、肾、大肠经。

功效：泻水逐饮，消肿散结。

主治：水肿胀满、二便不利、痰饮积聚、风痰癫痫、痈肿疮毒。

阴阳五行分类：大阴，五行属金，补益肺、肾、大肠经阴气。

（4）芫花

性味归经：辛、苦，寒，有毒，入肺、肾、大肠经。

功效：泻水逐饮，祛痰止咳，解毒杀虫。

主治：水肿胀满、二便不利、痰饮喘咳、秃疮顽癣。

阴阳五行分类：大阴，五行属金，性味相逆之药，攻伐肺、脾、肾经。

（5）甘草

性味归经：甘，平，归心、脾、肺、胃经。

功效：补脾益气，润肺止咳，清热解毒，缓急止痛，缓和药性。

主治：脾胃虚弱、气短乏力、心悸怔忡、咳嗽痰少、热毒疮疡、药食中毒、脘腹急痛、四肢挛痛。

阴阳五行分类：阳药，五行属土，入心、肺、脾、胃经。

【小结】海藻、京大戟、甘遂和芫花，入心，逐水，都属于阴金药。甘草五行属土，保水，属于阳药。因此海藻、京大戟、甘遂和芫花不能与甘草同用。

芫花和京大戟是性味相逆之有毒之药，攻伐肺、脾、肾经，海藻和甘遂苦寒泻下，而甘草为补益之药，因此这4味药都不与甘草相和。本来五行土金相生，如麻黄是阳金，麻黄和甘草搭配使用就很好。

## 3. 元参、沙参、丹参、玄参、苦参、细辛、白芍、赤芍反藜芦

（1）玄参

性味归经：苦、甘、咸，寒，归肺、胃、肾经。

功效：清热凉血，解毒散结，滋阴生津。

主治：热入营分、身热夜甚、血热发斑、咽喉肿痛、痈肿疮毒、肠燥便秘。

阴阳五行分类：大阴，五行属金，补益肺、胃、肾经阴气。

（2）沙参

性味归经：甘，微寒，入脾、肺经。

功效：清肺养阴，益胃生津。

主治：肺热燥咳、阴虚劳嗽、津伤口渴。

阴阳五行分类：小阴，五行属土，补益脾肺。

（3）丹参

性味归经：苦，微寒，归心、肝经。

功效：活血祛瘀，通经止痛，清心除烦，凉血消痈。

主治：胸痹心痛、脘腹胁痛、癥瘕积聚、热痹疼痛、心烦不眠、月经不调、痛经经闭、疮疡肿痛。

阴阳五行分类：小阴，五行属火，补益心肝。

（4）苦参

性味归经：苦，寒，归心、肝、胃、大肠、膀胱经。

功效：清热燥湿，祛风杀虫，利尿。

主治：下焦湿热、带下、阴痒、皮肤瘙痒、疥癣、热淋涩痛。

阴阳五行分类：小阴，五行属火，补益心、肝、胃等内脏的阴气。

（5）细辛

性味归经：辛，温，归心、肺、肾经。

功能：解表散寒，祛风止痛，通窍，温肺化饮。

主治：风寒感冒、头痛、牙痛、鼻塞流涕、鼻衄、鼻渊、风湿痹痛、痰饮喘咳。

阴阳五行分类：大阳，五行属火，补益心、肺、肾之阳。

（6）白芍

性味归经：苦、酸，微寒，归肝、脾经。

功效：养血敛阴，柔肝止痛，平抑肝阳。

主治：月经不调、崩漏、虚汗、脘腹急痛、胁肋疼痛、四肢挛痛、头痛眩晕。

阴阳五行分类：小阴，五行属木，补益肝脾之阴。

（7）赤芍

性味归经：苦，微寒，归肝经。

功效：清热凉血，活血化瘀，止痛。

主治：血热妄行、吐衄发斑、瘀血经闭、跌打损伤、热毒疮疡、肝火目赤。

阴阳五行分类：小阴，五行属木，补益肝阴。

（8）藜芦

性味归经：辛、苦，寒，有毒，入肺、胃、肝经。

功效：涌吐风痰，杀虫疗疮。

主治：中风、癫痫、疥癣秃疮。

阴阳五行分类：大阴，五行属金，泻肺、胃、肝之阳。

【小结】首先，藜芦味辛苦，性寒，为性味相逆之药，属于大阴，乃五行属金的药物；细辛大阳，藜芦大阴，两药相克。其次，丹参、苦参属火，克金，因此这两味药也与藜芦相克。再次，赤芍和白芍属木，金克木，这两味药也与藜芦相克。沙参属土，土生金，本来相生，但是沙参性味是补益下行的，藜芦味是辛散的，所以沙参和藜芦也相克。玄参和藜芦都是阴药，五行属金，本应相和，但是玄参是补益解毒，藜芦是辛散逆气，二者也不相和。可见，从阴阳五行分析，元参、沙参、丹参、玄参、苦参、细辛、白芍、赤芍反藜芦是合理的。

可见，阴阳药性不同的药，大部分的药性应该是相逆的。短时间服用阴阳合药不见其害，长时间服用阴阳合药就可能出现毒副作用，或影响药效。

## （二）中药十九畏药性分析

中药十九畏是指硫黄畏朴硝、水银畏砒霜、狼毒畏密陀僧、巴豆畏牵牛、丁香畏郁金、牙硝畏京三棱、川乌草乌畏犀角、人参畏五灵脂、官桂畏赤石脂。

### 1. 硫黄畏朴硝

（1）硫黄

性味归经：酸，温，有毒，入肾、大肠经。

功效：解毒杀虫，壮阳通便。

主治：疥癣，湿疹，皮肤瘙痒，腰膝冷痛，虚寒便秘。

阴阳五行分类：大阳，五行属火，补肾、大肠之阳。

（2）朴硝

朴硝属于中药中的泻下药，是芒硝的粗制品，经加工精制而成的结晶体为芒硝。

性味归经：咸、苦，寒，归胃、大肠经。

功效：泻下软坚，清热泻火。

主治：实热积滞、大便燥结、咽痛口疮、目赤肿痛。

阴阳五行分类：大阴，五行属金，泻肺、胃、肝之阳。

【小结】阴金泄阳火，所以硫黄畏朴硝。

### 2. 水银畏砒霜

（1）水银

性味归经：辛，寒，有毒，入肝、心经。

功效：攻毒杀虫。

主治：疥癣、梅毒、恶疮肿毒。

阴阳五行分类：大阴，五行属金，泻肺、胃、肝之阳。

（2）砒霜

性味归经：辛，热，有大毒，入肺、肝经。

功效：解毒蚀疮，截疟，祛痰平喘。

主治：疮疡、瘰疬、痔瘘、寒痰哮喘。

阴阳五行分类：大阳，五行属金，补肺、胃、肝之阳。

【小结】水银是阴金，砒霜是阳金，所以水银畏砒霜。

### 3. 狼毒畏密陀僧

（1）狼毒

性味归经：辛，温，归肝、脾经。

功效：散结，杀虫。属杀虫止痒药。

主治：淋巴结结核，皮癣，灭蛆。

阴阳五行分类：大阳，五行属木，补肝、脾之阳。

（2）密陀僧

性味归经：咸、辛，平，有毒，入肝、脾经。

功效：燥湿，杀虫，敛疮。

主治：湿疹、疥、癣、腋下狐臭、疮疡溃破久不收口。

阴阳五行分类：大阴，五行属阴金，泻肝、脾之阳。

【小结】狼毒为阳木，密陀僧为阴金，所以狼毒畏密陀僧。

### 4. 巴豆畏牵牛

（1）巴豆

性味归经：辛，热，有大毒，归胃、大肠、肺经。

功效：泻下冷积，逐水退肿，祛痰利咽。

主治：胃肠寒积、脘腹冷痛、腹水臌胀、二便不利、喉痹痰阻、痈肿不溃。

阴阳五行分类：大阳，五行属火，补胃、大肠、肺之阳。

（2）牵牛子

性味归经：苦，寒，有毒，归肺、肾、大肠经。

功效：泻下逐水，消痰涤饮，杀虫攻积。

主治：水肿胀满、二便不利、痰饮咳喘、虫积腹痛。

阴阳五行分类：大阴，五行属金，泻肺、胃和肝之阳。

【小结】巴豆属大火，牵牛子属阴金，阴金泄阳火，所以巴豆畏牵牛。

### 5. 丁香畏郁金

（1）丁香

性味归经：辛，温，归脾、胃、肾经。

功效：温中降逆，温肾助阳。

主治：胃寒呕吐、呃逆、腹泻、肾虚阳痿。

阴阳五行分类：大阳，五行属阳土，补脾、胃、肾经之阳。

（2）郁金

性味归经：辛、苦，凉，归心、肝、胆经。

功效：活血止痛，行气解郁，清热凉血，清心开窍，利湿退黄。

主治：胸胁疼痛、月经不调、癥瘕痞块、吐血、衄血、妇女倒经、热病神昏、痰热癫痫、黄疸尿赤。

阴阳五行分类：小阴，五行属火，泻心、肝胆之阳。

【小结】丁香是阳土，郁金是阴火，阴火不生阳土，阴火反克阳土，所以丁香畏郁金。

## 6. 牙硝畏京三棱

（1）牙硝

性味归经：咸、苦，寒，归胃、大肠经。

功效：泻热通便，润燥软坚，清火消肿。

主治：实热便秘、大便燥结、积滞腹痛、肠痈肿痛、外治乳痈、痔疮肿痛。

阴阳五行分类：大阴，五行属火，泻胃、大肠之阳。

（2）京三棱

性味归经：苦、辛，平，归肝、脾经。

功效：破血行气，消积止痛。

主治：瘀血经闭、食积胀痛。

阴阳五行分类：小阳，五行属木，补肝、脾之阳。

【小结】牙硝属于阴火，京三棱属于阳木，阴火畏阳木，所以牙硝畏京三棱。

## 7. 川乌草乌畏犀角

（1）川乌

性味归经：辛、苦，热，有大毒，归心、肝、肾、脾经。

功效：祛风除湿，温经止痛。

主治：风寒湿痹、关节疼痛、心腹冷痛、寒疝作痛及麻醉止痛。

阴阳五行分类：大阳，五行属火，补心、肝、肾、脾之阳。

（2）草乌

性味归经：辛、苦，热，有大毒，归心、肝、肾、脾经。

功效：祛风、除湿、散寒、止痛。

主治：风寒湿痹、肢体关节冷痛、心腹冷痛。

阴阳五行分类：大阳，五行属火，补心、肝、肾、脾经之阳。

（3）犀角

性味归经：苦、酸、咸，寒，入心、肝、胃经。

功效：清热定惊，凉血解毒。

主治：热病热盛火炽、壮热不退、神昏谵语、惊厥抽搐等症；温热毒盛、身发斑疹，以及血热妄行的吐血、衄血等症。

阴阳五行分类：大阴，五行属水，泻心、肝、胃之阳。

【小结】川乌草乌五行属于大阳之火，犀角属于大阴之水，水克火，所以川乌草乌畏犀角。

## 8. 人参畏五灵脂

（1）人参

性味归经：甘、微苦，微温，归脾、肺、心、肾经。

功效：甘温补益，补力雄厚，峻补肾中元气，助精养神，元气大补，为补气药之最强者。

主治：肺、脾、心、肾气虚证，为治虚劳内伤第一要药，一切气虚、血虚、阴虚、津液不足之证，皆可应用，更善急救气脱者。生晒参宜气阴两虚者；红参偏温，宜气弱阳虚者。

阴阳五行分类：大阳，五行属土，补脾、肺、心、肾之阳。

（2）五灵脂

性味归经：苦、甘，温，归肝经。

功效：活血止痛，化瘀止血。

主治：经闭、痛经、产后瘀阻、胸腹疼痛、崩漏、月经过多。

阴阳五行分类：大阳，五行属木，补肺、胃、肝之阳。

【小结】人参五行属于阳土，五灵脂五行属于阳木，木疏土，所以人参畏五灵脂。但是，二味都是阳药，各补土木之阳，合用还是可以的。

## 9. 官桂畏赤石脂

（1）肉桂

性味归经：辛、甘，热，归肾、脾、心、肝经。

功效：补火助阳，散寒止痛，温通经脉。

主治：肾阳不足，阳痿宫冷，脘腹冷痛，寒痹腰痛，寒疝腹痛，寒凝血瘀，经闭痛经，胸痹心痛。

阴阳五行分类：大阳，五行属木，补肾、脾、心、肝经之阳。

（2）赤石脂

性味归经：甘、酸、涩，温，归大肠、胃经。

功效：涩肠止泻，止血，敛疮生肌。

主治：泻痢不止、便血脱肛、崩漏带下、溃疡不敛。

阴阳五行分类：小阳，五行属火，补大肠、胃经之阳。

【小结】肉桂属于阳木，赤石脂属于阳火，火克木，所以肉桂畏赤石脂。但是，二者都是阳药，补益阳火、阳木，二者可以合用。

## 三、中医阴阳分药分时服用方剂学理论的优越性和局限性

### （一）中医阴阳分药分时用药方剂学理论的优越性

#### 1.提高药效

一般阴阳合药的方剂中，阴阳药彼此平衡掉一部分药性，所以药性偏慢。采用阴药或者阳药配方，根据病情的阴阳失和，出现白天阳气不升和晚上阳不入阴等情况时，顺时顺势服药，药半功倍。

#### 2.减少药量和药费

由于采用阴阳分药分时，减少了药物之间的拮抗作用，一般情况下，仅仅需要通常剂量的 1/2 或者 1/3 就可以起到较为理想的治疗效果。因为用药减少，患者的用药成本也会减少。

#### 3.降低药物副作用

一方面，阴阳合药，总体药性要么偏阳，要么偏阴。一个方剂，一天早中晚服用三次，多少会产生一些相应的药害。即使一个阴阳非常平衡的配方，如果在早晚阴阳不平衡的时候服用，也会产生相应的微弱药害。

另一方面，如果采用阴阳合药，药物种类多，则这些药物的代谢往往会加重人体五脏六腑的负担，如脾胃的消化吸收负担，尤其是肝脏的解毒功能负担。大剂量的中药，往往是造成二次继发性肝病的重要原因。

面对比较危重的慢性疾病，如癌症和尿毒症，通常需要使用大剂量的阴阳合药。这些大剂量药物的本身对身体都会产生相应的毒副作用，何况这类病人的身体虚弱，代谢能力差，疾病与药害相叠加，治疗效果往往不佳。其中，大剂量中药产生的药害是重要原因。

#### 4.简化开方理论和组方方法

中医传统的阴阳合药配方，为了体现药剂的有效性、速效性，同时又避免出现毒

副作用，往往采用阴阳五行相生相克的组方理论和君臣佐使的组方规则，在剂量和用药上费尽思量。但是，最后的效果还是不佳，毒副作用却又难免。这是阴阳合药理论和体系存在的不可避免的缺点。

采用阴阳分药分时的开方理论，尽管还是基于中医阴阳五行相生相克理论和君臣佐使的组方原则，准备阳药和阴药的方剂相对于阴阳合药简化了一半，所以开方更简单只要阳药方剂和阴药方剂。

### 5. 中药单味配方颗粒使用简便

在一般情况下，中药熬煮需要花费大量的时间，如果一天熬煮两个方剂，则需要更多的时间。现代人工作压力大，工作节奏快，熬煮一个方剂的时间都觉得麻烦，一天熬煮二个方剂是不可以想象的。但是，中药配方颗粒的标准化为中医阴阳分药分时服用理论提供了可行性。一次开两种方剂，分开冲服即可，既简单又方便。

### 6. 简化配伍和方剂

现代中医依据阴阳五行相生相克和君臣佐使的配伍理论组成的阴阳合药，进行药理学研究和分析的时候往往出现结果不显著或结果不稳定的情况。这是因为阴阳合药导致药性冲突的成分在方剂中产生非常复杂的药效而难以分析。而阴阳分药可简化配伍和方剂，有利于进一步深入研究中药药理学。

## （二）中医阴阳分药分时用药方剂学理论的局限性

### 1. 中医阴阳分药分时用药方剂学理论的推广和实践需要漫长的时间

中医是一个理论和实践相结合的过程。尽管我们首先提出中医阴阳分药分时用药方剂学理论，但这个理论的实践还需要千千万万中医专家的实践。针对某个慢性疾病，在哪个地域、哪个季节，摸索出合适的方剂，这都需要大量的时间和临床实践。

### 2. 医生接受和利用中医阴阳分药分时用药方剂学理论体系需要一个过程

自张仲景撰写出《伤寒杂病论》，我国的中医方剂绝大部分都是阴阳合药，距今已经有1800多年的历史。当然，这些方剂中也有一些纯阳无阴或者纯阴无阳的方剂。而中药配方颗粒，推广至今不过二三十年，全球西药推广也不过最近一百年。如何让中医专家从开一个方子的习惯，改变成开两个方子的习惯，针对某个恶性疾病，如何考虑好方剂配方，这将是一个漫长的过程。

### 3. 患者接受一病双方或三方的治疗需要一个过程

对于西医，一个医生给一个患者可以开出多种西药，有时甚至开出七到八种药，让患者吃的药比饭多。但是，让患者接受双方或多个方剂的中药，那是需要一个过程的，同时，患者还要养成按时服用不同方剂的习惯。因为，对于阴阳分药分时，如果药吃错时间，只吃阳药或者只吃阴药，都会造成相应的不良的治疗效果。

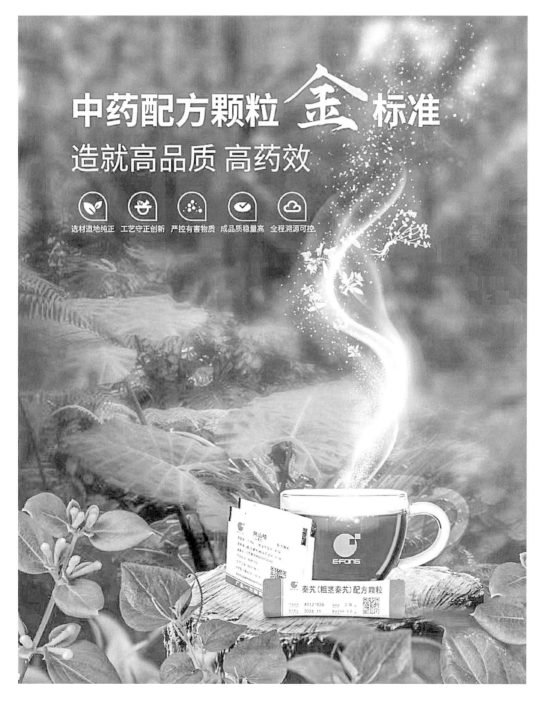

# 第四章　中医阴阳分药分时服用方剂的组成和变化

## 第一节　中医阴阳分药分时服用方剂的药物配伍

### 一、药物配伍的概念及形式

人们最初是利用单味药治病，这就是单行。病情比较单一时，选用一种针对性强的药物即能获得疗效，如清金散单用一味黄芩治轻度的肺热咳血，现代单用鹤草芽驱除绦虫，以及许多行之有效的"单方"等。它符合简便廉验的要求，便于使用和推广。后来，人们认识到将两味或两味药以上的药混合在一起，会起到更好或者更差的治疗效果，这便产生药物配伍的问题。如果病情较为复杂，单味药难以实现既要分清主次，又要全面兼顾治疗时，便需同时使用两种以上的药物。而药与药之间就会发生某些相互作用，如有的会增进或降低原有药效，有的会抑制或消除毒性和烈性，有的则会产生毒性或副作用，这就是中药的配伍。药物配伍是方剂组成的基础，常用药对是构成方剂的基本单位。因此，在使用两味以上药物时就必须要有所选择，这就提出了药物配伍关系的问题。药物配伍就是根据病情的需要和用药法度，有目的、有序列地将两味或两味以上的药物配伍使用的过程。

《神农本草经》总结出中药的六大配伍关系：相须、相使、相畏、相杀、相恶和相反。相须是指性能功效相类似的药物配合应用，可以增强其原有疗效。如石膏与知母配合，能明显地增强清热泻火的治疗效果；大黄与芒硝配合，能明显地增强攻下泻热的治疗效果。相使是指在性能功效方面有某种共性的药物配合应用，以一种药物为主，另一种药物为辅，从而提高主药的疗效。如补气利水的黄芪与利水健脾的茯苓配合时，茯苓能提高黄芪补气利水的治疗效果；清热泻火的黄芩与攻下泻热的大黄配合时，大黄能提高黄芩清热泻火的治疗效果。相畏是指一种药物的毒性反应或副作用，能被另一种药物减轻或消除。如生半夏和生南星的毒性能被生姜减轻和消除，所以说生半夏和生南星畏生姜。相杀是指一种药物能减轻或消除另一种药物的毒性或副作用，如生姜能减轻或消除生半夏和生南星的毒性或副作用，所以说生姜杀生半夏和生南星的毒。由此可知，相畏、相杀实际上是同一配伍关系的两种提法，是药物间相互对峙而言的。相恶是指两种药物合用，一种药物与另一药物相作用而致原有功效降低，甚至丧失药效。如人参恶莱菔子，因为莱菔子能削弱人参的补气作用。相反是指两种药物合用，会产生毒性反应或副作用，如"十八反""十九畏"中的若干药物。综上，在传统的阴阳合药理论体系中，存在相须、相使、相畏、相杀、相恶和相反的六大中药配伍关系。

在中医阴阳分药分时理论体系中，由于阳药和阴药分开配伍使用，传统中药的六大配伍关系，主要以相须、相使、相畏三种关系为主，少见相杀的配伍，相恶和相反的药物配伍关系几乎没有。这大大降低了中药"十八反"和"十九畏"的出现概率，也大大降低了中药由于配伍不当而出现毒副作用的概率。

## 二、药物配伍在方剂中的应用

复杂的病情往往需要多味药配伍才能有效治疗，同时又要控制或缓解某些药物的毒副作用，这些问题需要良好的中药配伍才能解决。如何发挥药物对治疗疾病有"利"的一面，同时又能控制、减少甚至消除药物对人体有"害"的一面，这是方剂学运用配伍手段想达到的最根本的目的。为了达到这个最根本的目的，一般是通过下面几个方面的作用来实现。

### 1. 增强药效

药性和药效相近的药物合理配伍，可以增强药效，提高治疗效果。这种配伍方法在中医阴阳分药分时服用药物体系中使用最为普遍。如羌活和独活都是阳药，都能温经散寒，二者合用，效果更佳；党参和黄芪都可以健脾益气，都是阳药，合用更佳。另外，药物之间在某些方剂具有一定的协同作用，常相互促进而产生协同增强的效果。如麻黄和桂枝都是阳药，都是发汗药，但是桂枝走里，麻黄开表，二者同用，发汗解表能力显著增强；附子和干姜都是辛温发热的阳药，附子药性是走而不守，干姜是守而不走，二者合用，大大增强温阳祛寒的作用，俗称"附子无姜不热"。

### 2. 调节和控制单味中药功效的发挥方向和力度

每味中药的功效都是多样的。如阳药桂枝具有解表散寒、调和营卫、温经止痛、温经活血、温阳化气等多种功效。在发汗解表方面，桂枝多和麻黄配伍；在温经止痛方面，桂枝多和细辛相配伍；在调和营卫、阴阳方面，桂枝与党参、黄芪、羌活等阳药相配伍；在温阳化气方面，桂枝与阳药白术、当归等相配伍。柴胡具有疏肝理气、升举阴气、发表退热的作用。柴胡为阴药，调肝的时候，阴药多配伍芍药，升阴气配伍升麻，和解少阳则阴药配伍黄芩等。通过药物的配伍，可以调节和控制药物功用的发挥方向和力度，从而减少临床运用方药的随意性。同时，中医阴阳分药分时在很大程度上减少了临床应用方药的随意性和复杂性。

### 3. 扩大治疗范围

在长期医疗实践的基础上，经过历代医家反复总结经验，积累了很多行之有效的中医基础方剂，如四君子汤、四物汤、二陈汤等。随着临床病情的不断变化，为了应对疾病的复杂多变，往往对基础方剂进行随症配伍，使其不断扩大治疗范围。四君子汤具有益气健脾的功用，是主治脾胃气虚的基础方。如果脾虚生湿，气机阻滞，四君子汤配伍陈皮，则方名为异功散；如果痰湿比较重，四君子汤再配伍半夏、陈皮，则为六君子汤；六君子汤再配伍木香、砂仁，则方为香砂六君子汤。药物的配伍使基础方派生出大量的衍生方，这些衍生方剂扩大了治疗范围，适应了疾病的变化，也丰富了方剂学的内容。

### 4.降低药物的毒副作用

上古时期，人们对药物的毒副作用缺乏认识，将中药统称为"毒药"，并有"神农尝百草，每日遇七十毒"的传说。这充分反映了当时人们普遍意识到药物可以治疗疾病，同时也会产生毒副作用。随着药物运用经验的积累和方剂学的发展，人们认识到合理的药物配伍是控制药物毒副作用的最有效方法之一。

利用药物的合理配伍控制毒副作用，主要表现在两个方面：一是利用"相杀"和"相畏"来减轻药物的毒副作用，如生姜能减轻或消除半夏的毒性，砂仁能减轻熟地黄滋腻碍脾的副作用等；二是利用多味功效相近药物同时配伍的方式减轻药物的毒副作用，如十枣汤中的甘遂、芫花和京大戟都有毒，都能泄下逐水，单味药习惯用量亦大致相似，在组成十枣汤时，以三味药等分为末，枣汤调服，三味药合用总量相当于单味药的常用量，而三味药的分子多样性远多于单味药，这样可避免相同分子结构的药物在细胞、组织或器官的富集，从而减弱毒副作用。这种方式既可利用相近功效药物的协同作用，又能有效减轻药物的毒副作用。同时功效相近的多味药物同用，可以减少单味药的用量，而且多味药物副作用的发挥方向往往不一致，即同性毒力共振、异性毒力相制，避免了毒副作用的发生。对药物的毒副作用的控制，也可以通过精确的用量，特定的炮制方法、药材的选择，以及煎药、服药、剂型等方式实现。

总之，正确、全面地学习和掌握有关配伍知识及技能，掌握历代名方中常用的配伍组合规律，对于今后正确地开药组方、灵活运用成方、减少临床运用方药的随意性、提高临床应用能力、保证临床疗效等，均具有指导意义。

## 第二节　阴阳分药分时服用方剂的组成原则与基本结构

阴阳分药分时服用方剂是在辨证立法的基础上选择合适的阴药或阳药组成的方剂。药物的功效各有所长，也各有所偏，通过合理的配伍，增强或改变其原有的功效，调其偏性，制其毒性，消除或缓解其对人体的不利影响，使各具特性的药物发挥综合作用，即所谓"药有个性之专长，方有合群之妙用"。因此，药物配伍是方剂组成的基础，药性和药效相同或相近药对是构成阴阳分药分时方剂的基本单位。而方剂是针对病症、病机的诸多方面，利用药物之间的相互协同作用和相互制约的关系，使群药配伍成一个有机的整体，最大限度地发挥其治疗作用，从而适应较为复杂病情的治疗需要。因此，药物的偏性、病情的复杂性等，都使得单味药必须通过药物配伍组成阴阳分药分时方剂。同时，药物的组合也要符合方剂的组成原则和基本结构的要求。

## 一、阴阳分药分时服用方剂的组成原则

阴阳分药分时服用方剂的组成不是药物随意的堆砌、主观的选择，而是必须遵循一定的组成原则。组方是在辨证立法的基础上，针对病因病机，以药物的性味归经、功效为依据，使所用药物与其病症的病机丝丝入扣，使药物配伍后的综合效用与所立治法高度统一。因此，阴阳分药分时服用方剂的组方原则可以概括为"依法选药，阴阳分药分时，君臣有序，佐使成制，方症相合"。选药组方既要重视药物之间的配伍关系，还应重视药物配伍与病症的针对性，做到以法统方、方中有法、药症相应。

## 二、阴阳分药分时服用方剂的基本结构

方剂是以药物为基础，以中医理论为指导，按照组方的配伍原则，形成具有一定的结构和特定的疗效的组方，其中方剂的基本结构，则是方剂组成的必备条件之一。

由于方剂是由具有相对独立效能的药物或药群构成的若干部分而组成，方剂中的这些部分相互联系并构成了一个有机整体。从整体与部分的关系来看，方剂的基本结构包括"君、臣、佐、使"四个部分。"君、臣、佐、使"作为组方基本结构的理论，最早见于《黄帝内经》，即通过借喻封建国家体制中君、臣、佐、使的等级设置，以说明药物在方中的主次地位与从属关系。随着历代医家对君、臣、佐、使含义的不断完善和内容的充实，君、臣、佐、使已经成为方剂基本结构的组方理论。阴阳分药分时服用方剂的基本结构与传统的中药方剂结构是一样的，只不过在用药方面存在阴阳分药分时的区别。

君药：起主要治疗作用之药物，是方剂中的核心部分，具有药效较强、药味少、用量较大之特色。

臣药：辅助君药加强治疗作用之药物，一般而论，其药味较君药多、药效与药量较君药小，与君药多具有特定增效之配伍关系。在复杂病症中，臣药也对兼病或兼证起一定的治疗效果。

佐药：佐助药物，配合君、臣药以加强治疗作用，或用以治疗次要病症；佐制药物，消除或降低君臣药毒性与烈性的药物；反佐药物，指在病重邪甚以及拒药不受的

情况下，其与君药药性相反而在治疗中起相成作用者。一般药味数较多，用量较少。在阴阳分药分时方剂中，反佐药一般是少见或是不存在的。在特殊情况下，如在一些急性感冒或急性发作疾病的治疗过程中，才采用反佐药。

使药：一般指引经药或调和药，具有调和相互作用或矫味作用。药味数较少，用量轻。

## 三、阴阳分药分时服用方剂举例

下面以阴阳分药分时麻黄汤为例来说明阴阳分药分时服用方剂中的君、臣、佐、使药。阴阳分药分时麻黄汤主治外感风寒表实证，症见恶寒发热、头痛身疼、无汗而喘、舌苔薄白、脉浮紧。

### 阴阳分药分时麻黄汤阳药

【组成】麻黄 15～30 克，桂枝 9～15 克，大枣 6～12 克，炙甘草 6～9 克。

【用法】去中医院抓中药复方颗粒制剂，一服药一格或二格。如果是急性病症，先冲服一格，不拘时间，当然最好的服药时间是早上和中午，阳气升发，有利于发汗；如果是慢性疾病，早上或者午饭前用 100～150 毫升热开水冲服，阳药阳时服用。

### 阴阳分药分时麻黄汤阴药

【组成】杏仁 15～30 克，生地黄 9～15 克，白芍 6～12 克，柴胡 6～9 克。

【用法】去中医院抓中药复方颗粒制剂，一服药一格或二格。如果是急性病症，先冲服阳药，半个小时到一个小时发汗后，再口服阴药；如果是慢性疾病，晚饭前或者睡觉前一个小时用 100～150 毫升热开水冲服，阴药阴时服用。一服不尽，可以连续服药。

### 阴阳分药分时麻黄汤

麻黄，辛，温，发散风寒，宣通肺气以平喘咳，为君药。桂枝，辛、甘，温，透营达表，解肌发汗，助君药发汗解表而散风寒，兼温经止痛，为臣药。大枣，苦，温，降泄肺气，助麻黄平喘咳，为佐药。炙甘草，甘，温，调合诸药，为使药。阴阳分药分时麻黄汤阳药的综合功效是发汗解表、止咳平喘、补益津液。

杏仁，苦，微寒，降气止咳平喘、补益津液，为君药。生地黄，甘，寒，清热凉血、养阴生津，为臣药。白芍，苦、酸，微寒，养血调经、敛阴止汗、柔肝止痛、平抑肝阳，为佐药。柴胡，辛、苦，微寒，和解表里、疏肝解郁、升阴举陷、退热截疟，为佐药。阴阳分药分时麻黄汤阴药的综合功效是止咳平喘、补益津液、滋阴降火、防病入里。

阴阳分药分时麻黄汤如此配伍，重点突出，主次分明，层次清晰，结构严谨，符合病情。与传统的麻黄汤相比，阴阳分药分时后，阳药和阴药的药性更加突出，既能治疗当前的病，又能阻止邪热内传，预防新病的发生；既能宣肺止咳平喘治标，又能补益津液、滋阴降火治本。

# 第三节　阴阳分药分时服用方剂的变化

阴阳分药分时服用方剂，从药性上可分为两大类，一类是阳药方剂，另一类是阴药方剂。这在很大程度上简化了方剂的配伍，同时也约定了方剂的变化。但是，考虑到病情的复杂性，即使方剂的配伍有严格的原则性，却仍然有极大的灵活性。阴阳分药分时服用方剂在临证组方时须遵循君、臣、佐、使的原则，要结合患者的病情、体质、年龄、性别、季节、气候以及生活习惯等，一般组成两首精当的方剂——阳药方剂和阴药方剂。在选用古代和当代成方时，应根据阴阳分药分时服用理论，根据病人的具体情况，予以灵活化裁，加减运用，做到"师其法而不泥其方"。但药物加减、用量多寡、剂型更换都会使其功效发生不同变化，这一点必须十分重视。

## 一、药味加减变化

方剂是由药物组成的，药物是决定方剂功效的主要因素。故方剂中药味的增减，必然使方剂的功效发生变化。药味增减变化是指方剂在君药、主证不变的情况下，随着次证或兼挟证的不同，增减其次要药物。常见的药味加减变化形式有两种，一种是佐使药的加减，功效基本不变，主治病症与原方基本相同；另一种是臣药的加减，会使方剂功效、主治病症发生根本变化。从阴阳分药分时桂枝汤阳药、阴阳分药分时麻黄汤阳药再到阴阳分药分时清龙射干汤阳药，我们可以看到这些方剂的君药、臣药、佐药和使药的变化。虽然这些方剂治疗类似的疾病，但是病情的轻重不同，君药、臣药和佐使药都有很大差异。

阴阳分药分时桂枝汤阳药组成：桂枝9～15克，干姜6～12克，炙甘草6～12克，大枣6～12克。

阴阳分药分时麻黄汤阳药组成：麻黄9～15克，桂枝6～12克，炙甘草6～12克，大枣6～12克。

阴阳分药分时清龙射干汤阳药组成：麻黄9～15克，桂枝9～15克，细辛9～15克，干姜9～15克，半夏9～15克，紫菀6～12克，款冬花6～12克，大枣6～12克，炙甘草6～12克。

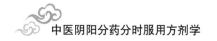

## 二、药量加减变化

药量增减变化是指方中药物不变，只增减药量，使方中药物的主次关系、主治、功效甚至方名发生变化。由于药量变化，其药力有大小之分，配伍关系有君、臣、佐、使之变，功效、主治各有所异。常见的变化形式有两种，一种是药量的增减变化，在没有改变原方配伍关系的情况下，其功效、主治与原方基本相符；另一种是药量的增减变化改变原方的配伍关系，其功效、主治与原方随之改变。

## 三、剂型更换的变化

剂型的变化是指药味、药量不变，只更换服用剂型的一种变化形式。根据病情的轻重缓急来运用这一形式，原方的功效、主治没变，只是有治疗作用的缓急变化。如抵当汤与抵当丸，两方基本相同，前者用汤剂，主治下焦蓄血之重证，其人发狂或如狂，少腹鞭满，小便自利；后者用丸剂，主治下焦蓄血之轻证，只见身热，少腹满，小便自利。又如理中丸与人参汤，两方组成、用量完全相同，前者共为细末，炼蜜为丸如鸡子黄大，治中焦虚寒，脘腹疼痛，自利不渴，或病后喜唾；后者服汤剂，主治中上二焦虚寒之胸痹，症见心胸痞闷，气从胁下上逆抢心。前者虚寒较轻，病势较缓，取丸以缓治；后者虚寒较重，病势较急，取汤以速治。

## 四、药物的相互代替变化

在临床应用时掌握方剂的配伍原则，明确药物在整个方剂中的作用，取其方剂的治法和方义，并不一定就用其全方，或全用其药，尤其对于个别稀少和贵重药材，通常可以用性味或作用相似的药物来代替，而不影响疗效。如黄连、黄芩、黄柏的功效虽有所不同，但都具苦寒、清热燥湿之性，在这一方面可以相互代替；枳壳和枳实在作用上有缓急之分；人参和党参的作用有强弱之别，所以在临床上要灵活掌握。另外，经常替代的药物还有水牛角代犀牛角、山羊角代羚羊角、珍珠母代石决明等。在采用替代品时，一般从剂量上酌情加减，如党参代人参用量要大，枳实代枳壳用量要小。还可以根据药物的功效作用，分别采取其他药物予以代替。药物的替代变化主要是近年来某些中药材品种短缺或过剩所致。总之，要根据具体病情来运用，做到既有原则性，又有灵活性，既切中病情，又符合药物品种的盈亏以及患者支付能力的强弱。

# 第五章　中医阴阳分药分时推广剂型

## 第一节　传统中药剂型

中药方剂的剂型是根据中药处方、按照医疗需要或药物特点制成特定形状和规格的中药制剂。临床治病，不仅要求能做到正确开具处方和选用成方，而且还要求能根据病情需要和药物特性选择或制作适宜的剂型，这样才能保证方剂更好地发挥作用。中药方剂的剂型历史悠久，有着丰富的理论和宝贵的实践经验。早在《黄帝内经》中就有汤、丸、散、膏、酒、丹等剂型，历代医家又有很多发展，明代《本草纲目》所载剂型已有40余种。新中国成立以来，随着制药工业的发展，又研制了许多新的剂型，如片剂、冲剂、注射剂等。从理论上而言，在中医阴阳分药分时用药理论指导下，中药处方可以制备成常见的汤剂、散剂、丸剂、膏剂等。

虽然中药的剂型种类很多，但是从历史上看，推广应用最多的剂型是汤剂。汤剂是药材加水煎煮一定时间后，去渣取汁制成液体剂型，主要供内服，少数外用于洗浴、熏蒸、含漱，在防治疾病中发挥了很大作用，直到现在仍为中医临床应用的重要剂型之一。据不完全统计，中医门诊处方中应用汤剂约占50%。

汤剂适应中医的辨证施治、随症加减的原则。具有以下优点：能适应中医辨证理论的需要，其中处方组成用量可以根据病情变化，适当加减，灵活应用；复方有利于充分发挥药物成分的多效性和综合作用；汤剂为液体制剂，吸收快，能迅速发挥药效；以水为溶剂，无刺激性及副作用；制备简单易行。

但是汤剂也存在许多不足之处，最主要的是它已经不太适应当今的现代化发展。首先中药汤剂主要是家庭式或者自动化煎煮，很难针对每一个配方实现科学煎煮，影响疗效。如果是患者自己煎煮，操作欠缺规范，对煎煮器皿、煎药用水、煎煮次数、加水量、煎煮时间、火候、先煎后下、包煎另煎、烊化冲服等煎药要求难以掌握。即使使用自动煮药机，因为每一个方剂的药量以及中药种类不一样，熬煮水量、熬煮时间也是难以把握。药材有效成分煎出率低，浪费药材。大量的实验报道证明，家庭式的煎煮只能煎出药材中30%～40%的有效成分，药材浪费严重。其次，中药煎煮耗费大量时间，熬煮一次药花费一两个小时，这对于当今快节奏的人们是难以接受的。此外，煎煮好的中药汤剂容易发霉、发酵，不能久贮；煎液体积较大、味苦，服用、携带不方便；多系依据医生处方临时配制应用，不宜大量制备；对于危急重症难以马上给药，耽误给药时机。

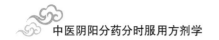

# 第二节　中药配方颗粒

## 一、中药配方颗粒的概念

中药配方颗粒是由单味中药饮片按传统标准炮制后经提取浓缩制成的、供中医临床配方用的颗粒，以前称单味中药浓缩颗粒剂，商品名及民间称呼还有免煎中药饮片、新饮片、精制饮片、饮料型饮片、科学中药等。

从概念上讲，所谓单味中药配方颗粒是用符合炮制规范的传统中药饮片作为原料，经现代制药技术提取、浓缩、分离、干燥、制粒、包装精制而成的纯中药产品系列。它既保留了中药饮片的全部特征，又能够满足医师进行辨证论治、随证加减的需求，而且药性强、药效高，不需要煎煮，可直接冲服，具有服用量少、作用迅速、成分完全、疗效确切、安全卫生、携带保存方便、易于调制和适合工业化生产等许多优点。中药配方颗粒在欧洲和美国、澳大利亚、韩国、日本等地区和国家，以及我国台湾和香港等地发展极快，韩国、日本和我国台湾、香港除满足本地区外还有大量出口，而我国大陆地区的中药现代化发展严重滞后，中药配方颗粒推广极慢。

## 二、中药配方颗粒的特点和用法

### （一）中药配方颗粒的特点

#### 1. 方便

（1）能够替代传统饮片供中医师临床辨证施治，满足随症增减需求。

（2）不需要煎煮，临用时温开水配成冲剂。

（3）小剂量精细包装，冲服浓度可自行调整，服用剂量小。

（4）单味药物重量轻，体积小，储存和运输方便。

（5）复合铝箔包装，携带、保存方便。

（6）安全卫生、防潮防蛀、保质期长。

（7）药品名称印刷清晰，配方清洁卫生，有利于加强中药管理。

（8）现代化调剂设备，快速精准，可自动提示十八反、十九畏。

#### 2. 安全

（1）原材料是经过严格质量控制的、炮制过的传统中药饮片。

（2）经现代化制药技术提取、分离、浓缩、干燥、制粒、包装而成。

（3）规格统一、标准一致，疗效确切、稳定。

### 3. 有效

（1）经临床对照和实验鉴定，与传统饮片具有相同的有效成分、性味归经、主治功效。

（2）单位质量有效成分比传统饮片高若干倍。

（3）药性强，药效明显，作用迅速。

## （二）中药配方颗粒的用法

将一剂药（每日量）中的每一袋药物倒入同一杯中，先用少量温水浸润 1～2 分钟，然后用适量的开水冲化、搅拌、调匀后密封 2～3 分钟待溶解充分，分 2 次服用，服用时间根据方剂功效的不同，遵照医嘱选择饭前或饭后服用。

## 三、中药配方颗粒的应用范围

适合传统中药饮片应用的专科都能应用免煎中药，而且免煎中药的即冲即服特性还促进了重要复方（单味）在急症医学的应用。从使用方法上看，免煎中药既可以内服，也可以用来灌肠、熏洗、冲洗、湿敷、外敷、雾化等。

## 四、中药配方颗粒的临床应用现状

中药配方颗粒在我国台湾地区和日本、韩国、新加坡等国家应用相对较多，已经有了比较丰富的临床实证经验，也取得了很好的疗效。

中药配方颗粒在国内的应用时间还比较短，仍须大力推广。主要是因为我们起步比较晚，大量的基础工作需要从头开始。在起步阶段，全国中药配方颗粒的产值为 9 亿～10 亿元的规模，但是发展的速度很快。目前，我国中药配方颗粒的产值达到或超过 200 亿元的规模。从临床应用范围上看，中药配方颗粒几乎适用于所有的专科疾病，尤其在中医急症治疗方面可以发挥即冲即服的优点，大大的促进中医急症医学的发展。

## 五、中药配方颗粒的推广意义

对中医药学科来讲，推广中药配方颗粒是一件有历史性意义的事件。在中医药发展史上有几个标志性时代：《黄帝内经》时代，奠定了中医药的理论与实践基础；张仲景时代，以《伤寒论》为代表的经典医籍建立了辨证施治、随证加减的中医临床实践思想，此后的温病学说、金元四大家学说等都是在辨证论治的基础上衍生出来的；从 20 世纪末到 21 世纪初，中医药的发展进入了一个以现代化、国际化为主题的新的历史时期，可以说，实现中医药的现代化、国际化是中医药发展史中的时代性标志。在这个时期，我们首先要做的而且能够做到的就是推进中医药的标准化、客观化。而推广单味中药配方颗粒，是我们实现中药标准化、客观化的第一步，由其所带动的中医药理论与实践的发展必将在中医药发展史中占据重要的地位。对广大医生和患者而言，推广单味中药配方颗粒，将为医患提供更高效、安全、稳定、方便、快捷、便宜、科学的保健治疗手段，使中医药以崭新的形象出现在世人面前。

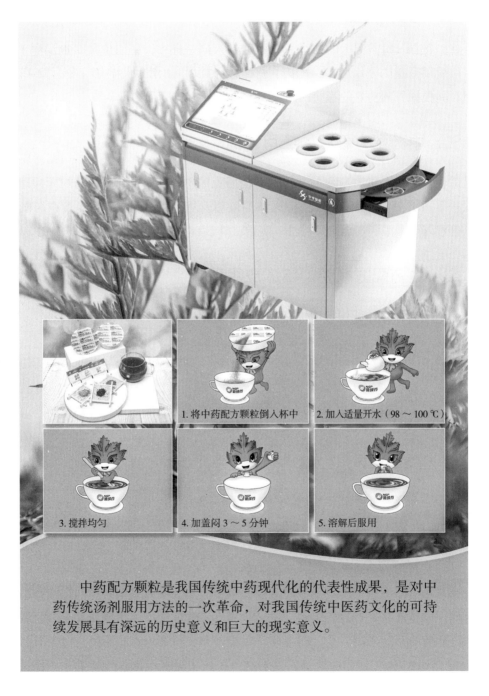

1. 将中药配方颗粒倒入杯中
2. 加入适量开水（98～100℃）
3. 搅拌均匀
4. 加盖闷3～5分钟
5. 溶解后服用

中药配方颗粒是我国传统中药现代化的代表性成果，是对中药传统汤剂服用方法的一次革命，对我国传统中医药文化的可持续发展具有深远的历史意义和巨大的现实意义。

# 第六章　中药配方颗粒组合方剂的开方、发药和使用

问诊开方、发药、使用，是使用中药配方颗粒治病的三个过程。每个过程中的每一步，都非常重要。由于中药配方颗粒制剂的发放都是智能中药房发药，变数相对较小，所以其中的关键两步是开方和服用。

## 第一节　阴阳分药分时方剂的开方

处方是指由注册的执业医师和执业助理医师在诊疗活动中为患者开具的，由取得药学专业技术职务任职资格的药学专业技术人员审核、调配和核对，并作为患者用药凭证的医疗文书。处方包括医疗机构病区用药医嘱单。中药饮片或中药配方颗粒处方还是医生辨证论治的方案，临床运用中药的具体形式。医师是根据医疗、预防、保健需要，按照诊疗规范及药物说明书中的药品适应证、药理作用、用法用量、禁忌、不良反应和注意事项等开具处方。开具麻醉品、精神药品、医疗用毒性药品、放射性药品的处方须严格遵守有关法律、法规和规章的规定。因此，处方不仅在内容上要做到药证相符、配伍合理、药量恰当，而且在形式上也应做到规范书写、药剂用量及用法标注明确、字迹清晰端正等。

针对一个疾病，传统的阴阳合药方剂是开具一个处方，而阴阳分药分时方剂却是开具两个处方，阳药处方标记1，阴药处方标记2。每个处方要标记服药的时间、阴药和阳药服用的先后顺序。其他的开方过程和规则与传统处方是一致的。

### 一、处方类型与格式

#### （一）处方类型

处方标准由国家主管的卫生行政部门统一规定，处方格式由省、自治区、直辖市卫生行政部门统一制定，医疗机构按照规定的标准和格式印刷。医疗处方分为普通处方、急诊处方、儿科处方、麻醉药品处方和第一类精神药品处方、第二类精神药品处方。处方印刷用纸有白色、淡黄色、淡绿色、淡红色，右上角标注"急诊"的为淡黄色，右上角标注"儿科"的为淡绿色，右上角标注"麻、精一"的为淡红色，右上角标注"精二"的为白色。对于中药阴阳合药方剂，大部分都是普通处方，少数会用到急诊或儿科处方。

## （二）处方格式

处方格式一般由三部分组成。

（1）前记：包括医疗、预防、保健机构名称，处方编号，费别，患者姓名、性别、年龄，门诊或住院病历号，科别或病室和床位号，临床诊断，开具日期，等等，并可添列专科要求的项目。

（2）正文：以 Rp 或 R 标示，然后分列写药品名称、剂型、规格、数量，下一行写用法用量。

（3）后记：医师签名或加盖专用签章，药品金额以及审核、调配、核对、发药的药学专业技术人员签名。

## 二、处方书写要求

处方是供药房配药的依据，关系到疾病的治疗效果甚至患者性命安危，绝不可马虎行事。处方书写必须符合下列规则：

（1）处方记载的患者一般项目应清晰、完整，并与病历记载相一致。

（2）每张处方只限于一名患者的用药。

（3）处方字迹应当清楚，不得涂改。如有修改，必须在修改处签名及注明修改日期。

（4）处方一律用规范的中文或英文名称书写。医疗、预防、保健机构或医师、药师不得自行编制药品缩写名或用代号。书写药品名称、剂量、规格、用法、用量要准确规范，不得使用"遵医嘱""自用"等含糊不清字句。

（5）年龄必须写实际年龄，婴幼儿写日、月龄。必要时，婴幼儿要注明体重。西药、中成药、中药饮片要分别开具处方。

（6）西药、中成药处方，每一种药品另起一行。每张处方不得超过5种药品。

（7）中药饮片处方的书写，可按君、臣、佐、使的顺序排列；药物调剂、煎煮的特殊要求注明在药品之后上方并加括号，如布包、先煎、后下等；对药物的产地、炮制有特殊要求，应在药名之前写出。

（8）用量。一般应按照药品说明书中的常用剂量使用，特殊情况需超剂量使用时，应注明原因并再次签名。

（9）为便于药学专业技术人员审核处方，医师开具处方时，除特殊情况外必须注明临床诊断。

（10）开具处方后的空白处应画一斜线，以示处方完毕。

（11）处方医师的签名式样和专用签章必须与药学部门留样备查的式样相一致，不得任意改动，否则应重新登记留样备案。

（12）药品名称以《中华人民共和国药典》（简称《药典》）收载或国家药典委员会公布的《中国药品通用名称》或经国家批准的专利药品名为准。如无收载，可采用通用名或商品名。药名简写或缩写必须为国内通用写法。

（13）中成药和医院制剂品名的书写应当与正式批准的名称一致。

（14）药品剂量与数量一律用阿拉伯数字书写。剂量应当使用公制单位；重量以克（g）、毫克（mg）、微克（μg）、纳克（ng）为单位；容量以升（L）、毫升（mL）为单位；国际单位（IU）、单位（U）计算。片剂、丸剂、胶囊剂、冲剂分别以片、丸、粒、袋为单位；溶液剂以支、瓶为单位；软膏及霜剂以支、盒为单位；注射剂以支、瓶为单位，应注明含量；饮片以剂或服为单位；气雾剂以瓶或支为单位。

（15）处方一般不得超过 7 日用量；急诊处方一般不得超过 3 日用量；对于某些慢性病、老年病或特殊情况，处方用量可适当延长，但医师必须注明理由。

（16）麻醉药品、精神药品、医疗用毒性药品、放射性药品的处方用量应当严格执行国家有关规定。开具麻醉药品处方时，应有病历记录。

（17）医师利用计算机开具普通处方时，需同时打印纸质处方，其格式与手写处方一致，打印的处方经签名后有效。药学专业技术人员核发药品时，必须核对打印处方，无误后发给药品，并将打印处方收存备查。

## 三、中药处方格式及书写规范

### （一）中药处方的内容

中药处方包括中药饮片处方、中成药（含院内中药制剂，下同）处方，饮片与中成药应分别单独开具处方。医师开具中药处方时，应以中医药理论为指导，并遵循安全、有效、经济的原则。中药处方应包含以下内容：

（1）一般项目，包括医疗机构名称、费别、患者姓名、性别、年龄、门诊或住院病历号、科别或病区床位号等；

（2）中医诊断，包括病名和证候；

（3）药品名称、用量、用法，中成药还应标明剂型、规格；

（4）医师签名或加盖专用签章、处方日期；

（5）药品金额，审核、调配、核对、发药药师签名或者加盖专用签章。

### （二）中药配方颗粒处方要求

中药配方颗粒处方的书写与中药饮片处方的类似，也应遵循以下要求：

（1）应当按照君、臣、佐、使的顺序排列。

（2）名称应按《药典》规定准确使用，应符合《国家中医药管理局关于中药饮片处方用名和调剂给付有关问题的通知》的要求。

（3）剂量使用公制单位，用阿拉伯数字书写，一般应以克（g）为单位，"g"（单位名称）紧随数值后。

（4）对饮片的产地、炮制有特殊要求的，应当在药品名称之前写明。

（5）处方中可根据整张药味多少选择每行排列的药味数，每行排列的药味数相同，并要求横排及上下排列整齐。

（6）中药配方颗粒用法用量应当符合《药典》的规定，无配伍禁忌。有配伍禁忌和超剂量使用时，应再次签名。

（7）中药配方颗粒剂数应以"剂"为单位。

（8）处方用法用量紧随剂数之后，包括每日剂量、内服还是外用、服用要求（温服、凉服、顿服、慢服、饭前服、饭后服、空腹服等）等内容。例如："方剂1（阳药），标记1，每日1剂，每天早上空腹温服1剂；方剂2（阴药），标记2，每日1剂，每天晚上饭前温服1剂"。

（9）按毒麻药品管理的中药配方颗粒应当严格遵守有关法律、法规和规章的规定。

# 第二节　阴阳分药分时方剂的发放

## 一、分拣小袋包装中药配方颗粒组成阴阳分药分时方剂

中药配方颗粒规格有两种，一种是大罐包装，用于智能中药房发药，另一种是小袋包装的，产品规格是指：每袋装的﹡克颗粒相当于﹡克中药饮片。这种小袋包装适合于小型中医诊所或者小型中医院。产品采用单剂量小袋包装主要是基于防潮考虑，为保持产品的原汁原味，生产过程中未加入任何防潮剂。包装规格是按照每一味药的成人每日量确定（指干燥后的生药在汤剂中的成人每日内服量），成人用量是依据《药典》、本草著作及当代中医临床习惯用药量来确定的。一般成人处方，每味药用一小袋即可，特殊情况下可以加量，如补阳还五汤，黄芪可用3～6包。5岁以下小儿通常为成人用量的1/4；5～9岁按成人用量减半；9～12岁按成人用量的2/3。对于这类儿童患者，先将成人每日剂量药加水溶解后，先喝1/4或1/2，剩余部分加盖放入冰箱中，喝时加热。掌握用量的关键，是要逐步熟悉"中药配方颗粒品种规格表"。

医生熟悉掌握每袋颗粒的规格后，直接用包数开处方。此法不仅医生容易掌握，而且方便医院的计价和发药。如：

阴阳分药分时银翘汤阳药：黄芪1包、红参1包、桔梗1包、薄荷1包、白术1包、甘草1包、荆芥1包、桂枝1包。

阴阳分药分时银翘汤阴药：连翘1包、金银花1包、淡竹叶1包、甘草1包、竹茹1包、淡豆豉1包、牛蒡子1包、柴胡1包。

## 二、智能中药房自动发药阴阳分药分时中药配方颗粒方剂

中药配方的大罐包装适用于自动发药机，以中药配方颗粒为发药基础，以自动发药机为技术核心，采用全自动下药模式，一次支持配多服处方药。配药模式采用流水线设计，最快可支持3秒钟1服，无需手工配药，计量准确，使用安全，取药快捷，同时实现了高效的处方管理。整个发药过程独立封闭，无人工干预，保证药品不受污染，可用于处方量较大的医院。

### 1. 智能中药房的特点

（1）药品计量精准：感应称重，计量精确，误差控制在0.01克。

（2）杜绝污染，药盖与分装药盒间无连接装置，杜绝交叉污染；发药过程密闭，自动封口，无二次污染。

（3）发药效率高，配药速度最快可达10秒/服，比传统中药房工作效率提升6～10倍，比其他设备提升3～5倍；自动纠错，无错发、无漏发。

（4）药房管理数字化，无缝对接医院HIS系统；开方—划价—收费—发药快速完成。

（5）占地面积小，最小只需10平方米，一套设备可容纳480种配方颗粒。

（6）节约人工成本，最少只需一个人操作。

### 2. 阴阳分药分时方剂的开方和抓药

医生开好方剂后，直接传送配方到智能中药房，智能中药房的工作人员根据方剂抓药，一服药会均匀分成1格，或者2格，少数分成3格，然后发药给患者。例如：

#### 阴阳分药分时麻黄汤阳药

【**组成**】麻黄9～15克，桂枝6～12克，炙甘草6～12克，大枣6～12克。

【**用法**】去中医院抓中药复方颗粒制剂，一服药一格。如果是急性病症，先冲服一格，不拘时间，当然最好的服药时间是早上和中午，阳气升发，有利于发汗；如果是慢性疾病，早上或者午饭前用100～150毫升热开水冲服，阳药阳时服用。

#### 阴阳分药分时麻黄汤阴药

【**组成**】杏仁6～12克，白芍6～12克，生地黄15～30克，柴胡6～12克。

【**用法**】去中医院抓中药复方颗粒制剂，一服药一格。如果是急性病症，先冲服阳药，服用半个小时到一个小时后发汗，发汗后再口服阴药；如果是慢性疾病，晚饭前或者睡觉前一个小时用100～150毫升热开水冲服，阴药阴时服用。

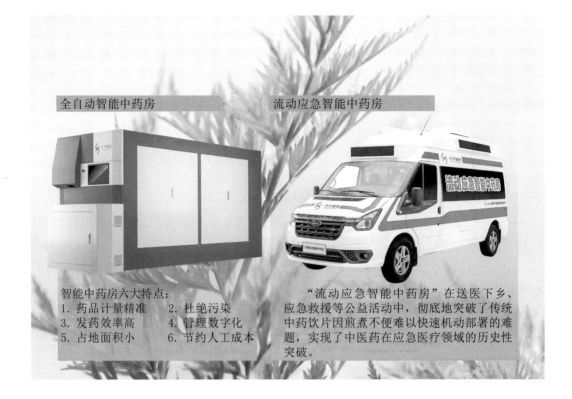

全自动智能中药房 流动应急智能中药房

智能中药房六大特点：
1．药品计量精准　　2．杜绝污染
3．发药效率高　　　4．管理数字化
5．占地面积小　　　6．节约人工成本

　　"流动应急智能中药房"在送医下乡、应急救援等公益活动中，彻底地突破了传统中药饮片因煎煮不便难以快速机动部署的难题，实现了中医药在应急医疗领域的历史性突破。

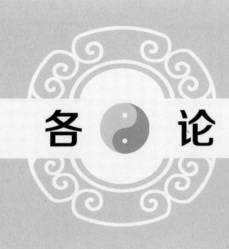

各 论

# 第七章　阴阳分药分时解表补津剂

由解表药为主构成的阳药与滋阴生血药为主构成的阴药共同组成的阴阳分药分时方剂合称为阴阳分药分时解表补津剂，前者具有发汗、解肌、透邪外出等功效，后者具有滋阴生血以及解毒、排毒等功效。这类阴阳分药分时方剂的治疗方法主要包含中医治法中的"汗法"和"补法"。

人体的体表是预防外邪的第一道防线。当外邪入侵机体，人体就会出现相应的表证，如发热、恶寒、皮肤瘙痒、水肿等症状。中医经典《素问·阴阳应象大论》给出的治疗指导原则是"其在皮者，汗而发之"。但是，发汗伤阴，又容易诱发外邪乘虚而入，因此必须补益津液，滋阴生血排毒，方得标本兼治。传统的解表剂是阴阳合药方剂，既要照顾发汗彻底，彻底清除病邪，又要担心发汗太过耗气散阴，用药时需顾忌很多，在实践中也难以做到合情合理。患者发汗解表太过，很容易遭受二次或多次风邪侵袭而导致病由表及里；患者发汗不及，也容易担心病邪由表及里，邪入体内。阴阳分药分时解表补津剂中的阳药发汗剂，可以充分让患者发汗，根据发汗程度控制口服药剂量。如果发汗不及，可以再服阳药；发汗过后，赶快服用阴药，补益津液，排出毒素。阴阳分药分时解表补津剂中的阴药补益剂可以补益津液，收敛、消除发汗药的发散功效，增强患者的抵抗力，进一步预防疾病从表往里进一步发展。

根据病邪性质的寒热特性以及患者的虚实差别，阴阳分药分时解表补津剂相应地分为阴阳分药分时辛温解表补津剂、阴阳分药分时辛凉解表补津剂、阴阳分药分时扶正解表补津剂三类，分别适用于风寒表证、风热表证以及体虚外感表证。一般而言，疾病的发展规律都是由表及里，有里证，必然有表证。对于一般的表证，解表补液即可；对于一般的表里同病之症，应用阴阳分药分时解表补津剂，先解表证，后治里证。

传统的方剂学理论认为，对于表邪已解，或病邪入里，如麻疹已透、疮疡已溃、虚症水肿、痹症日久、吐泻失水、失血家、热病后期津液亏损等，均不宜使用解表剂。但是，利用阴阳分药分时解表补津剂，对于疮疡已溃、虚症水肿、痹症日久等此类存在表证的疾病，可以先解表和补益相结合，有效治疗这类疾病。如阳虚水肿病人，利用麻黄等解表后治疗里证，在许多案例中有立竿见影的治疗效果。

## 第一节　阴阳分药分时辛温解表补津剂

阴阳分药分时辛温解表补津剂一般适用于外感风邪表证，症见恶寒发热、头痛项强、肢体酸痛、口不渴、舌苔薄白、脉浮紧或浮缓等；也适用于长期兼有表证的表里同病的里证患者，如长期皮肤瘙痒、阳虚水肿、风湿骨痹等疾病。此类方剂常以辛温解表、宣肺止咳药如麻黄、桂枝、羌活、苏叶、防风、桔梗、陈皮等，以及补益生津药如杏仁、白芍、生地黄、大枣、葛根等为主要用药。代表方有阴阳分药分时麻黄杏仁汤、阴阳分药分时桂枝芍药汤、阴阳分药分时九九羌活汤、阴阳分药分时青龙射干汤、阴阳分药分时止嗽汤等，这些阴阳分药分时辛温解表补益剂从麻黄汤、桂枝芍药汤、九味羌活汤、小青龙汤、射干麻黄汤、止嗽散、金沸草散的原方化裁而来。

# 阴阳分药分时麻黄杏仁汤

## 麻黄汤原方（《伤寒论》）

【组成】麻黄（去节）三两，桂枝二两，杏仁（去皮尖）七十个，炙甘草一两。

【用法】汤剂。麻黄先煎去沫，再与余药同煎，去渣温服，每日2次，覆取微汗。

【功用】发汗解表，宣肺平喘。

【主治】外感风寒表实证。症见恶寒发热，头痛身疼，无汗气喘，舌苔薄白，脉浮紧。

【原方之弊】阴阳合药，杏仁有阻麻黄、桂枝之发散，发不尽兴；杏仁不能补麻黄、桂枝发汗后津液之亏虚。发汗太过伤津耗气；发汗不及，表病及里。一发不中，往往不能二发。

### 阴阳分药分时麻黄杏仁汤阳药

【组成】麻黄9～15克，桂枝6～12克，炙甘草6～12克，大枣6～12克。

【用法】去中医院抓阳药中药配方颗粒制剂，一服药二格。如果是急性疾病，先用150～200毫升热开水冲服阳药一格，如果发汗，然后服用阴药一格；如果不发汗，继续服用阳药一格，直至发汗解表。如果是轻症，早上或中午服阳药一格发汗解表，阳药阳时服用，有利于发汗解表。一发不尽，可以连续服药。

### 阴阳分药分时麻黄杏仁汤阴药

【组成】杏仁6～12克，白芍6～12克，生地黄15～30克，柴胡6～12克。

【用法】去中医院抓阴药中药配方颗粒制剂，一服药二格。如果是急性病症，服用阳药发汗解表后，后用热开水150～200毫升冲服阴药一格。如果是轻症，晚上饭前或晚上睡觉前一个小时服用一格阴药，有利于滋阴生津。

## 阴阳分药分时麻黄杏仁汤

【功用】阳药发汗解表，补益津液；阴药补益津液，止咳平喘，滋阴降火，防病入里。

【主治】外感风寒表实证。症见恶寒发热、头痛身疼、无汗而喘、舌苔薄白、脉浮紧。

【方解】本方证为外邪强劲，风寒袭表，表皮毛孔关闭，体内郁热，体热恶寒；同时，表皮呼吸不顺畅，肺呼吸加重而喘。治疗方法以"汗"法解表、祛表皮寒气、散体热，同时补益津液、止咳平喘、滋阴生血、降火排毒，预防表病及里。

阳药中，麻黄味辛、苦，归肺、膀胱经，具有发汗解表、宣肺平喘、利水消肿的功效，可以用于治疗风寒感冒、胸闷喘咳、风水浮肿、支气管哮喘，为君药。桂枝为肉桂的嫩枝，味辛、甘，性温，归心、肺、膀胱经，具有发汗解肌、温通经脉、助阳化气的功效。桂枝发汗功效不如麻黄，为臣药。炙甘草，性温，味甘，归心、肺、胃、脾经，补脾和胃、益气复脉，可以缓和麻黄和桂枝过强的发汗效果，让药效缓缓发挥，为佐药，同时有利于患者恢复脾胃功能。大枣味甘，性温，入脾、胃经，具有益气生津、补脾和胃、调营卫、解药毒的功效，所以它和甘草一样，也为佐药，也有利于补益津液、恢复脾胃功能。炙甘草和大枣五行属于土，有补土生金之意。

阴药中，杏仁苦，微寒，归肺、大肠经，性属苦泄，善降气，具有补益津液、降气止咳平喘、润肠通便的功效，为君药。白芍味苦、酸，性微寒，归肝、脾经，具有养血调经、敛阴止汗、柔肝止痛、平抑肝阳的功效，可以收敛麻黄、桂枝过度发散的药力，也有利于补充津液，为臣药。生地黄味甘，性寒，归心、肝、肾经，清热凉血，养阴生津，刚好可以补充麻黄、桂枝发汗损伤的津液，也为臣药。柴胡味辛、苦，性微寒，归肝胆、肺经，具有和解表里、疏肝解郁、升阳举陷、退热截疟的功效，可以清热解毒，预防表证进入里证，为使药。

【运用】本方是主治外感风寒实证的方剂。患者表现出恶寒发热、无汗气喘、脉浮紧等症状。因为本方为辛温发汗的峻剂，根据传统的麻黄汤方剂，该方剂发汗多，津液补充不足，所以对于体虚自汗、体表有疮、经常流血不止、气血虚弱的患者，本方是禁用的。但是，阴阳分药分时方剂中的阴药可大量补充损伤的津液，对于这类患者要慎用，剂量要少，阴药滋阴要多一些。虽然本方中麻黄含有麻黄碱，具有收缩血管、升高血压的作用，但是麻黄、桂枝有加热加温血管的功效，而血管在高温的情况下具有非常强的弹性，所以并不用过于担心口服麻黄会使血管爆裂；不过，需要注意的是，口服麻黄汤后一定要注意保暖，因为血管在低温下紧缩，非常容易导致血管爆裂。本方阴药和阳药分开服用，彼此制约，因此本方可以长期服用，不过剂量应该减少。

如果患者胸闷气喘、痰多，恶寒发热症状不明显，可以减少阳药麻黄、桂枝用量，在阳药中加紫苏、荆芥以散热，加紫苏子、半夏、桔梗以祛痰；如果患者体内发热严重、口干，可以在阴药中增加石膏、黄芩以清泄郁热。

本方用于治疗感冒、流行性感冒、急性支气管炎、支气管哮喘等属于风寒表实证。

# 阴阳分药分时桂枝芍药汤

## 桂枝汤原方（《伤寒论》）

【组成】桂枝（去皮）三两，芍药三两，炙甘草二两，生姜（切）三两，大枣（擘）十二枚。

【用法】汤剂。水煎药分2次温服，服后及时喝稀粥或喝少量热开水，冬季并盖被保温，以助药力，令取微汗。若服后汗出病瘥，不必尽剂；若不汗，照前法再服。病重者，可昼夜给药。禁食生冷、油腻、五辛、酒酪、恶臭等物。

【功用】解肌发表，调和营卫。

### 阴阳分药分时桂枝芍药汤阳药

【组成】桂枝9～15克，干姜6～12克，炙甘草6～12克，大枣6～12克。

【用法】去中医院抓阳药中药配方颗粒制剂，一服药二格。如果是急性病症，先用150～200毫升热开水冲服阳药一格，如果发汗，然后服用阴药一格；如果不发汗，继续服用阳药一格，直至发汗解表。如果是轻症，早上或者中午服阳药一格发汗解表。阳药阳时服用，有利于发汗解表。一发不尽，可以连续服药。

### 阴阳分药分时桂枝芍药汤阴药

【组成】白芍6～12克，杏仁6～12克，生地黄6～15克，柴胡6～12克，葛根15～30克。

【用法】去中医院抓阴药中药配方颗粒制剂，一服药二格。如果是急性病症，服用阳药发汗解表后，后用热开水150～200毫升冲服阴药一格。如果是轻症，晚上饭前或者晚上睡觉前一个小时服用一格阴药，有利于滋阴生津。

### 阴阳分药分时桂枝芍药汤

【功用】阳药发汗解表，补益津液；阴药补益津液，止咳平喘，滋阴降火，防病入里。

【主治】外感风寒表虚证。症见头痛发热，汗出恶风，或鼻鸣干呕，苔白不渴，脉浮缓或浮弱。

【方解】本方证为人体的气血不足，再加上体外风寒来袭，内外相应，风寒袭表，表皮毛孔关闭，体内郁热，体热恶寒；同时，表皮呼吸不顺畅，肺呼吸加重而喘。治疗方法以"汗"法解表，祛表皮寒气、散体热，同时补益津液、止咳平喘、滋阴生血、降火排毒，预防表病及里。

阴阳分药分时桂枝芍药汤阳药包括桂枝、干姜、炙甘草、大枣。桂枝为肉桂的嫩枝，味辛、甘，性温，归心、肺、膀胱经，具有发汗解肌、温通经脉、助阳化气的功效，为君药。干姜味辛，性热，归脾、胃、肾、心、肺经，具有温中散寒、回阳通脉、温肺化饮的功效，用于脘腹冷痛、呕吐泄泻，为臣药。炙甘草，味甘，性温，归心、肺、胃、脾经，具有补脾和胃、益气复脉的功效，可以缓和桂枝和干姜过强的发汗效果，让药效缓缓发挥，且有利于患者恢复脾胃功能，为佐药。大枣味甘，性温，入脾、胃经，具有益气生津、补脾和胃、调营卫、解药毒的功效，同甘草一样也为佐药，也有利于补益津液，恢复脾胃功能。炙甘草和大枣五行属于土，有补土生金之意。

阴阳分药分时桂枝芍药汤阴药包括白芍、杏仁、生地黄、柴胡、葛根。白芍味苦酸，性微寒，归肝、脾经，功效为养血调经、敛阴止汗、柔肝止痛、平抑肝阳，为君药。杏仁性苦，微寒，归肺、大肠经，性属苦泄，善降气，具有降气止咳平喘、润肠通便的功效。在本方中，杏仁补益津液、止咳平喘，可以收敛桂枝、干姜过度发散的药力，也有利于补充津液，为臣药。生地黄味甘，性寒，归心、肝、肾经，清热凉血、养阴生津，刚好可以补充桂枝发汗损伤的津液，也为臣药。葛根甘、辛，凉，归肺、胃经，有解肌退热、透疹、生津止渴、升阳止泻之功，为臣药。柴胡味辛、苦，性微寒，归肝胆、肺经，功效为和解表里、疏肝解郁、升阳举陷、退热截疟，可以清热解毒，预防表证入里，为使药。

【运用】本方是主治外感风寒表虚证的方剂，也适用于病后、产后、体弱而表现营卫不和者。患者的表现为恶风、发热、汗出、脉浮缓。对于表实无汗、表寒里热而无汗烦躁者，以及温病初起、中焦湿热等症，本方不宜使用。

如果患者后背不舒服，脖子僵硬，本方中的阴药葛根可以解肌发表、生津舒津；如果患者有气喘症状，杏仁可以下气平喘。

本方适用于治疗感冒、流行性感冒、原因不明的低热、荨麻疹、皮肤瘙痒、冻疮、妊娠呕吐、产后或病后低热等属营卫不和者。本方为阴阳分药分时，桂枝、干姜发散尽兴，大枣补益津液；白芍收敛、止咳平喘，杏仁、生地补益津液，葛根提水补益津液，柴胡疏肝解毒，预防表病入里。一发一补，医药圆通，气血顺畅。如果发不尽兴，还可以再发。对于许多寒热夹杂的慢性病，这个优势显得特别重要，有利于逐渐祛风寒，而不伤津液。

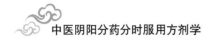

# 阴阳分药分时九九羌活汤

## 九味羌活汤原方（《此事难知》）

【组成】羌活一两半，防风一两半，苍术一两半，细辛五分，川芎一两，白芷一两，生地黄一两，黄芩一两，甘草一两。

【用法】汤剂。水煎服，每日2次。服后及时喝稀粥或喝少量热开水，冬季并盖被保温，以助药力，令取微汗。若服后汗出病瘥，不必尽剂；若不汗，照前法再服。病重者，可昼夜给药。禁食生冷、油腻、五辛、酒酪、恶臭等物。

【功用】发汗祛湿，兼清里热。

### 阴阳分药分时九九羌活汤阳药

【组成】羌活9～15克，防风9～15克，苍术9～15克，细辛3～6克，当归9～15克，川芎6～12克，白芷6～12克，甘草6～12克，大枣6～12克。

【用法】去中医院抓阳药中药配方颗粒制剂，一服药二格。如果是急性病症，先用150～200毫升热开水冲服阳药一格，如果发汗则服用阴药一格；如果不发汗，继续服用阳药一格，直至发汗解表。如果是轻症，早上或者中午服阳药一格发汗解表。阳药阳时服用，有利于发汗解表。一发不尽，可以连续服药。

### 阴阳分药分时九九羌活汤阴药

【组成】生地黄15～30克，玄参15～30克，麦冬15～30克，丹参15～30克，柴胡6～12克，黄芩15～30克，白芍6～12克，杏仁6～12克，石斛6～12克。

【用法】去中医院抓阴药中药配方颗粒制剂，一服药二格。如果是急性病症，服用阳药发汗解表后，用热开水150～200毫升冲服阴药一格。如果是轻症，晚上饭前或者晚上睡觉前一个小时服用一格阴药，有利于滋阴生津。

### 阴阳分药分时九九羌活汤

【功用】阳药发汗解表，补益津液；阴药补益津液，止咳平喘，滋阴降火，防病入里。

【主治】外感风寒湿邪，兼有里热证。症见恶寒发热，无汗，头痛项强，肢体酸楚疼痛，口苦微渴，舌苔白或微黄，脉浮。

【方解】本方证为内有湿热，外感风寒诱发的风寒燥热之症。本有内热，口苦微干，一旦风寒袭表，毛孔郁闭，人体燥热更甚，所以气血瘀滞，肢体酸痛。因此，治疗方法以"汗"法解表、祛表皮寒气、散体热，同时补益津液、止咳平喘、滋阴生血、降火排毒，预防表病及里。

　　阳药中，羌活味辛、苦，性温，入膀胱、肾经，功效为散表寒、祛风湿、利关节、止痛，为君药。川芎味辛，性温，入肝、胆经，具有行气开郁、祛风燥湿、活血止痛的功效。白芷味辛，性温，归肺、脾、胃经，具有解表散寒、祛风止痛、通鼻窍、燥湿止带、消肿排脓、祛风止痒的功效。防风、苍术、当归、川芎、白芷合力发汗解表、止痛，调经补血，为臣药。甘草味甘，性平，入心、肺、胃、脾经，能益气补中、止咳平喘、清热解毒、止痛、调和药性、滋阴养血、益气通阳、复脉定悸。大枣味甘，性温，归脾、胃、心经，具有补中益气、养血安神的功效。大枣通过补气以生血，又通过养血来安神，还具有调和药性的功效，与生姜同用有调和营卫、扶正祛邪的功效。当归、大枣补益津液，缓和羌活等的药性，为佐药。甘草调和药性、补益津液，为使药。甘草和大枣五行属于土，有补土生金之意。

　　阴药中，生地黄味甘，性寒，归心、肝、肾经，具有清热凉血、养阴生津的功效，刚好可以补充桂枝发汗损伤的津液，滋养肾水，为君药。玄参性微寒，味甘、苦、咸，归肺、胃、肾经，具有凉血滋阴、泻火解毒的功效，主要清肾热，为臣药。丹参味苦，性微寒，归心、肝经，具有祛瘀止痛、活血通经、清心除烦的功效，主要清心火，为臣药。麦冬味甘、微苦，入心、肺、胃经，质柔多汁，能养阴益胃、清热润燥，还有较强的抗菌作用，主要滋养心阴，为君药。白芍味苦、酸，性微寒，归肝、脾经，功效为养血调经、敛阴止汗、柔肝止痛、平抑肝阳，为君药，主要滋养肝胆。杏仁性苦，微寒，归肺、大肠经，主苦泄，善降气，具有降气止咳平喘、润肠通便的功效。在本方中，它补益津液、止咳平喘，为君药，主要滋养肺水。柴胡味辛、苦，性微寒，归肝胆、肺经，功效为和解表里、疏肝解郁、升阳举陷、退热截疟。本方中可以清热解毒，预防表证入里，主要清肝火，为臣药。黄芩，味苦，性寒，入心、肺、胆、大肠经，具有清热泻火、燥湿解毒、止血、安胎的功效，为臣药，主清肺火。石斛，甘，微寒，归胃、肾经，具有益胃生津、滋阴清热的功效，为君药。上面的九味药，丹参清心火，麦冬补心阴，柴胡清肝火，白芍补肝阴，石斛补胃阴，黄芪清肺火，杏仁补肺阴，玄参清肾火，生地黄滋肾水，综合起来能清五脏六腑之火，补五脏六腑之阴。阴药方剂和阳药方剂各九味药，故取名阴阳分药分时九九羌活汤。

　　【运用】本方主治四季风寒感冒，尤其是内有郁热、外感风寒的患者。患者的表现为恶寒发热、头痛无汗、四肢酸痛、口苦微苦。本方为阴阳分药分时，虽然阳药药性燥热，但是阴药滋阴降火、滋阴生津，总体的药性平和，对于风热表证以及阴虚内热的患者也可以使用。

　　若肢体关节疼痛强烈，可以增加羌活的用量，也可以在阳药中添加醋延胡索和白芷止痛；若湿气不是特别严重，可以不用或者少用苍术、细辛；如果湿气严重，可以少用或不用生地黄、麦冬等阴药，阳药中可以增加苍术、细辛的用量，也可以增加厚朴、桂枝、麻黄等发汗药,阴药中可以加茯苓、泽泻等祛湿药;对于燥热厉害、发高烧的患者,也可以在阴药中增加黄芩、杏仁、麦冬的用量,同时,增加石膏、知母等阴药清肺热。

本方用于治疗感冒、急性心肌炎、风湿性关节炎、偏头痛、腰肌劳损等内有郁热、外感风湿的患者。

# 阴阳分药分时青龙射干汤

## 小青龙汤原方(《伤寒论》)

【组成】麻黄(去节)三两,芍药三两,细辛三两,干姜三两,炙甘草三两,桂枝(去皮)三两,半夏半升(洗),五味子半升。

【用法】汤剂。水煎服,每日2～3次。

【功用】解表散寒,温肺化饮。

【主治】外寒内饮证。症见恶寒发热,无汗,喘咳,痰多而稀,胸痞,或痰饮喘咳,不得平卧,或身体疼痛,头面四肢浮肿,舌苔白滑,脉浮。

## 射干麻黄汤原方(《金匮要略》)

【组成】射干三两,麻黄四两,生姜四两,细辛三两,紫菀三两,款冬花三两,大枣七枚,半夏半升,五味子半升。

【用法】汤剂。水煎服,每日3次。

【功用】宣肺祛痰,下气止咳。

【主治】咳而上气,喉中有水鸡声音。

### 阴阳分药分时青龙射干汤阳药

【组成】麻黄9～15克,桂枝9～15克,细辛3～9克,干姜6～12克,炙甘草6～12克,半夏9～18克,紫菀6～12克,款冬花6～12克,大枣6～12克。

【用法】去中医院抓阳药中药配方颗粒制剂,一服药二格。如果是急性病症,先用150～200毫升热开水冲服阳药一格;如果发汗,然后服用阴药一格;如果不发汗,继续服用阳药一格,直至发汗解表。如果是轻症,早上或者中午服阳药一格发汗解表。阳药阳时服用,有利于发汗解表。一发不尽,可以连续服药。

### 阴阳分药分时青龙射干汤阴药

【组成】射干15～30克,芍药15～30克,杏仁15～30克,黄芩15～30克,生地黄 15 ～ 30 克，天冬 10 ～ 15 克，麦冬 10 ～ 15 克，石斛 6 ～ 12 克，五味子 6 ～ 12 克。

【用法】去中医院抓阴药中药配方颗粒制剂，一服药二格。如果是急性病症，服用阳药发汗解表后，后用热开水 150 ～ 200 毫升冲服阴药一格。如果是轻症，晚上饭前或者晚上睡觉前一个小时服用一格阴药，有利于滋阴生津。

## 阴阳分药分时青龙射干汤

【功用】阳药发汗解表，宣肺祛痰，补益津液；阴药补益津液，止咳平喘，滋阴生津。

【主治】外邪强劲，寒入肺腑。患者的主要症状是恶寒发热，无汗，胸闷气喘难以平卧休息，痰多，或痰饮，或身体疼痛，头面四肢浮肿，舌苔白滑，脉浮。

【方解】本方证是寒湿体质，气虚痰瘀，一旦外感风寒，风寒入表，风寒入肺，患者立即恶寒发热、无汗、身体疼痛、胸闷气喘、咳嗽多痰。痰饮入心，胸闷；痰饮入肺，气喘；痰饮入表，身体浮肿。舌苔白滑、脉浮均为外寒痰饮证的表现。因此，治疗宜发汗解表、祛痰化湿、滋阴降火、补益津液、表里同治。

本方阳药中诸药分经合治，方中麻黄、桂枝、细辛、干姜皆为君药，麻黄解表，入表及肺，桂枝解肌从心入肺，细辛温下焦从肺入肾，干姜温脾胃中焦；半夏化痰止呕，益脾胃，为干姜之臣药；紫菀和款冬花化痰止咳，为麻黄之臣药；大枣补益津液，为麻黄、桂枝、干姜之佐药；炙甘草调和诸药，为诸药之使药。

本方阴药中诸药也分经合治，射干、芍药为君药，前者清热化痰，后者收敛入肝，补益津液；黄芩清肺热，生地黄滋阴养肾，麦冬滋阴养心，石斛滋阴养胃，为臣药；天冬、杏仁滋阴养肺，为射干之佐药；五味子调和诸药，收敛入五脏，为使药。诸药合用，清肺热，化痰止咳，补益心肝肾肺胃阴，滋阴生津。

【运用】本方是治疗外寒内饮证的主要方剂。患者的表现为平常偶有咳嗽气喘症状，一旦外感风寒发病，患者不仅恶寒发热，而且原有的咳嗽气喘症状显著加重。阴虚干咳或痰热者，传统的小青龙汤或者射干麻黄汤不能治疗，而本方为阴阳分药分时，阴阳相生，适用于这些疾病，只需根据病情调制阳药和阴药的种类和剂量。

如果外表寒证比较轻，可以适当减少麻黄、桂枝的用量；如果燥热明显，可以加石膏、栀子等清郁热；如果有口渴的症状，可以去掉半夏，添加葛根或天花粉以清热生津；如果患者有咳嗽气喘的症状，本方中的杏仁可以治疗。

本方用于治疗慢性气管炎或者慢性气管炎急性发作、支气管哮喘、肺炎、百日咳、肺源性心脏病、过敏性鼻炎、卡他性眼炎、卡他性耳炎等属外寒内饮患者。

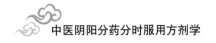

# 阴阳分药分时金沸止嗽汤

### 止嗽散原方（《医学心悟》）

【组成】桔梗（炒）、荆芥、紫菀（蒸）、百部（蒸）、白前（蒸）各二斤，甘草（炒）十二两，陈皮（去白）一斤。

【用法】散剂：共为末，每服 6～9 克，温开水或姜汤送服。也可以用作汤剂：水煎服，每日 2 次。

【功用】宣肺利气，疏风止咳。

【主治】风邪犯肺证。症见咳嗽咽痒，咳痰不爽，或有恶风发热，舌苔薄白，脉浮缓。

### 金沸草散原方（《博济方》）

【组成】旋覆花（去梗）、麻黄（去节）、前胡（去芦）各三两，荆芥四两，甘草（炒）、半夏（洗净）、姜汁（浸）各一两，赤芍一两。

【用法】共为粗末，每服 6～9 克。也可以水煎服，日三服。

【功效】消痰行水、祛痰平喘、降逆止呕。

【主治】症见咳喘痰粘，哕噫噫气，胸痞胁痛。

## 阴阳分药分时金沸止嗽汤阳药

【组成】旋覆花 9～15 克，陈皮 9～15 克，桔梗 6～12 克，紫菀 6～12 克，姜半夏 3～9 克，麻黄 9～15 克，荆芥 9～15 克，炙甘草 6～12 克。

【用法】去中医院抓阳药中药配方颗粒制剂，一服药二格。如果是急性病症，先用 150～200 毫升热开水冲服阳药一格，如果发汗，服用阴药一格；如果不发汗，继续服用阳药一格，直至发汗解表。如果是轻症，早上或者中午服阳药一格发汗解表。阳药阳时服用，有利于发汗解表。一发不尽，可以连续服药。

## 阴阳分药分时金沸止嗽汤阴药

【组成】百部 6～12 克，白前 6～12 克，天冬 10～15 克，麦冬 10～15 克，石斛 6～12 克，五味子 6～12 克，赤芍 6～9 克，前胡 9～15 克。

【用法】去中医院抓阴药中药配方颗粒制剂，一服药二格。如果是急性病症，服用阳药发汗解表后，用热开水 150～200 毫升冲服阴药一格。如果是轻症，晚上饭前或者晚上睡觉前一个小时服用一格阴药，有利于滋阴生津。

## 阴阳分药分时金沸止嗽汤

【功用】阳药止咳化痰，发汗透表；阴药消炎止咳化痰，滋阴补肺生津。

【主治】风邪犯肺证。症见咳嗽咽痒，咳痰不爽，或有恶风发热，舌苔薄白，脉浮缓。

【方解】本方证为风邪稽留于肺，肺失宣畅所致。用治外感咳嗽，经服解表宣肺药后而咳仍不止者。风邪犯肺，或因解表不彻而风邪未尽，故咽痒咳嗽，因外邪已去十之八九，故微有恶风发热，舌苔薄白。治宜止咳化痰，疏表宣肺。

阳药中，旋覆花味苦、辛、咸，性微温，归肺、胃、大肠经，具有消痰行水、降气止呕的功效，主治咳喘痰黏、哕噫噫气、胸痞胁痛，为君药。陈皮性温，味辛、苦，归脾、胃、肺经，具有理气健脾、调中、燥湿、化痰的功效，主治脾胃气滞之脘腹胀满或疼痛、消化不良。湿浊阻中之胸闷腹胀、纳呆便溏、痰湿壅肺之咳嗽气喘，温能行气，辛能发散，苦而泄水。桔梗味苦、辛，性平，归肺经，具有宣肺祛痰、利咽排脓的功效。紫菀性温，味辛、苦，归肺经，具有润肺下气、消痰止咳的功效。姜半夏辛，温，归脾、胃、肺经；姜制半夏毒性已减，性偏温燥，具燥湿化痰、降逆止呕的功效，适用于脾虚痰涎涌盛作呕或寒痰咳逆者。陈皮、桔梗、紫菀和姜半夏的功效都是苦辛化痰，为臣药。麻黄味辛、苦，性温，归肺、膀胱经，具有发汗解表、宣肺平喘、利水消肿的功效，主风寒表实证，症见恶寒发热、无汗、头痛身疼、邪壅于肺、肺气不宣、咳嗽气喘、小便不利、风湿痹痛、肌肤不仁以及风疹瘙痒、阴茎痰核。荆芥性微温，味辛，归肺、肝经，具有发表散风、透疹的功效。麻黄和荆芥发汗透表，为佐药。炙甘草味甘，性平，归心、肺、脾、胃经，功能为补脾和胃、益气复脉，主要用于脾胃虚弱、倦怠乏力、心动悸、脉结代。炙甘草调和诸药，为使药。阴阳分药分时金沸止嗽汤阳药的综合功效是止咳化痰、发汗透表。

阴药中，百部性微寒，味甘、苦，归肺经，具有润肺止咳、杀虫灭虱的功效。白前味辛、苦，性微寒，归肺经，具有降气、消痰、止咳的功效。百部和白前消炎止咳化痰，共为君药。天冬甘、苦，大寒，归肺、肾经，功效为清肺降火、滋阴润燥，主治燥咳痰粘、劳嗽咯血、津伤口渴、肠燥便秘。麦冬甘、微苦，微寒，归肺、心、胃经，功效为养阴润肺、益胃生津、清心除烦，主治燥咳痰稠、劳嗽咯血、口渴咽干、心烦失眠。石斛甘，微寒，归胃、肾经，功效为养胃生津、滋阴除热，主治津伤口渴、食少便秘、虚热不退、目暗昏花。天冬、麦冬和石斛滋阴生津，为臣药。五味子味酸，性温，归肺、肾、心经，具有敛肺滋肾、生津敛汗、涩精止泻、宁心安神的功效，主治久咳虚喘、津伤口渴、自汗盗汗、肾虚遗精、脾肾虚泻、心悸失眠。赤芍味苦，性微寒，归肝经，具有清热凉血、活血化瘀、止痛的功效，用于血热妄行、吐衄发斑、瘀血经闭、跌打损伤、热毒疮疡、肝火目赤。五味子和赤芍敛肺滋肾、活血生津，为佐药。前胡苦、辛，微寒，归肺经，功效为降气祛痰、宣散风热，主治痰热咳嗽、风热咳嗽。前胡引药入肺，为使药。阴阳分药分时金沸止嗽汤阴药的综合功效是消炎止咳化痰、滋阴补肺生津。

【运用】本方主治外感风邪，解表后咳仍不止者。患者的表现是咳嗽咽痒，微有恶风发热，苔薄白。本方加减可以用于多种咳嗽，不问新久，尤其适用于外感咳嗽表邪未尽者。但是，对于阴虚咳嗽或痰热咳嗽者，原方不可以，本方可以。

外感风寒初起、头痛鼻塞、恶寒发热等表证较重者，在阳药中加防风、苏叶、生姜以散表邪；湿聚生痰，痰涎黏稠者，在阳药中加半夏，阴药中加茯苓、桑白皮以除湿化痰；燥邪伤肺，干咳无痰者，在阴药中加瓜蒌、知母以润燥化痰。

# 第二节　阴阳分药分时辛凉解表剂

阴阳分药分时辛凉解表剂中，阴药具有疏散风热、滋阴润肺的功效，阳药具有补益脾胃的功效，适用于外感风热或温病初起的表证，症见发热、头疼、咽喉痛、咳嗽、口渴、舌尖红、苔薄黄，脉浮数。常用辛凉解表、清热解毒之薄荷、牛蒡子、桑叶、菊花、金银花、连翘等为阴药主方剂；同时也用温补脾胃的方剂，如黄芪、党参、白术、甘草、桂枝、砂仁等为阳药主方剂，补土生金，补益气血，预防再次发病。代表方如阴阳分药分时银翘汤、阴阳分药分时桑菊饮、阴阳分药分时麻黄杏仁甘草石膏汤，这些方剂从银翘散、桑菊饮、麻黄杏仁甘草石膏汤等衍生而来。

## 阴阳分药分时银翘汤

### 银翘散原方（《伤寒论》）

【组成】连翘一两，金银花一两，苦桔梗六钱，薄荷六钱，淡竹叶四钱，生甘草五钱，荆芥穗四钱，淡豆豉五钱，牛蒡子六钱，新鲜芦根。

【用法】散剂。共为粗末，每次用18克，以新鲜芦根煎汤代水煎服。（现在多为汤剂，加新鲜芦根15～30克，水煎服。）

【功用】辛凉透表，清热解毒。

【主治】温病初起。症见发热无汗，或有汗不畅，微恶风寒，头痛口渴，咳嗽咽痛，舌尖红，苔薄白或微黄，脉浮数。

【原方之弊】本方为阴阳合药，药性比较偏寒凉，服药过后，容易误伤脾胃。连翘、金银花、淡竹叶是本方主药，味苦凉，性寒凉，脾胃虚弱、气虚发热、痈疽已溃、脓稀色淡者忌服。本方治疗外感风寒是非常合适的，但是内感温病，往往夹杂内寒，所以本方不是特别合适。

### 阴阳分药分时银翘汤阳药

【组成】黄芪15～30克，白术6～12克，桂枝3～9克，砂仁3～6克，党参9～15克，干姜15～30克，陈皮6～12克，神曲6～12克，炙甘草6～12克。

【用法】去中医院抓阳药中药配方颗粒制剂，一服药二格。在发病的第二至第四天早上或午饭前用150～200毫升热开水冲服一次或二次。

### 阴阳分药分时银翘汤阴药

【组成】连翘9～15克，金银花9～15克，桔梗6～12克，淡竹叶6～12克，荆芥穗6～9克，淡豆豉6～12克，牛蒡子6～12克，芦根6～12克，生甘草9～15克。

【用法】去中医院抓阴药中药配方颗粒制剂，一服药二格。如果是急症，先用热开水冲服阴药颗粒一格，冷却后服用，如果体温没有下降或者病情没有得到控制，隔半个小时或一个小时再喝一次；在发病的第二至第四天晚上或者睡觉前一小时服用一次或者二次。

### 阴阳分药分时银翘汤

【功用】阳药健脾养胃，祛痰化湿，补益津液；阴药辛凉透表，清热解毒。

【主治】温病初起。症见发热无汗，或有汗不畅，微恶风寒，头痛口渴，咳嗽咽痛，舌尖红，苔薄白或微黄，脉浮数。

【方解】本方证为温热邪气初犯肺卫所致。温病初起，外邪在表，出现发热、微恶风寒、无汗或有汗不畅的症状；如果是风热感冒，风热直接侵袭咽喉、呼吸道和肺部，表现为口干、咽喉疼痛、呼吸不顺畅，出现舌尖红、苔薄白或微黄、脉浮数等症状。热者，寒之。故治法为辛凉解表，清热解毒；同时，保养脾胃，补益津液，以防寒凉药物误伤脾胃，也有利于清除体内夹杂的寒气。

阳药中，黄芪味甘，性微温，归脾、肺经，具有益卫固表、补气升阳、托毒生肌、利水消肿的功效。白术味甘、苦，性温，归脾、胃经，具有健脾、益气、燥湿利水、止汗、安胎的功效。桂枝味辛、甘，性温，归膀胱、心、肺经，具有发表解肌、温经通脉、助阳化气、平冲降气的功效，属辛温解表药。砂仁味辛、涩，性温，无毒，归脾、胃经，具有行气调中、和胃、醒脾的功效，用于治疗腹痛痞胀、胃呆食滞、噎膈呕吐、寒泻冷痢、妊娠胎动。党参味甘，性平，无毒，归脾经和肺经，具有补中、益气、生津的功效，用于治疗脾胃虚弱、气血两亏、体倦无力、食少、口渴、久泻、脱肛、气短心悸、食少便溏、虚喘咳嗽、内热消渴。干姜味辛，性热，归脾、胃、肾、心、肺经，具有温中散寒、回阳通脉、温肺化饮的功效。陈皮味苦、辛，性温，归肺、脾经，具有理气健脾、燥湿化痰的功效，用于治疗脘腹胀满、食少吐泻、咳嗽痰多。神曲味甘、辛，性温，归脾、胃经，具有健脾和胃、消食化积的功效，用于治疗饮食停滞、消化不良、脘腹胀满、食欲不振、呕吐泻痢。炙甘草味甘，性平，归心、肺、胃、脾经，具有补脾和胃、益气复脉的功效。黄芪、桂枝、白术、党参和砂仁为君药，黄芪补气固表，桂枝解肌，白术健脾，党参补益中焦，砂仁温脾胃。干姜温中，陈皮理气健脾，这二味为臣药。神曲助消化，为上面诸药之佐药。炙甘草调和诸药，为诸药之使药。

阴药中，连翘味苦，性寒，归心、肝、胆经，具有清热、解毒、散结、消肿的功效。金银花性寒，味甘，归肺、心、胃经，具有清热解毒、抗炎、补虚疗风的功效，主治胀满下疾、温病发热、热毒痈疡和肿瘤等症。桔梗味苦、辛，性平，归肺经，具有宣肺、利咽、祛痰、排脓的功效。淡竹叶味甘、淡，性寒，归心、肾经，具有清心火、除烦热、利小便的功效，用于治疗热病口渴、心烦、小便赤涩、淋浊、口糜舌疮、牙龈肿痛。薄荷味辛，性凉，归肺、肝经，具有疏散风热、清利头目、利咽、透疹、疏肝行气的功效，用于治疗风热感冒、风温初起、头痛、目赤、喉痹、口疮、风疹、麻疹、胸胁胀闷。生甘草性平，味甘，归脾、肝、心经，具有清热解毒、调理脾胃、中和药物的功效，用于治疗咽喉疼痛、瘙痒、疖肿、生疮、过敏性紫癜等疾病。荆芥穗性微温，味辛，具有解表散风、透疹、消疮的功效，用于治疗感冒、头痛、麻疹、风疹、疮疡初起。淡豆豉性凉，味苦、辛，归肺、胃经，具有解表、除烦、宣发郁热的功效，用于治疗感冒、寒热头痛、烦躁胸闷、虚烦不眠。牛蒡子味辛、苦，性寒，归肺、胃经，具有疏散风热、透疹止痒、利咽散结、清热解毒、润肠通便的功效，用于治疗风热表证、温病卫分证、麻疹不透、皮肤瘙痒、咽喉肿痛、热毒疮疡、痄腮、肠燥便秘等。芦根性寒，味甘，归肺、胃经，具有清热泻火、生津止渴、除烦止呕、利尿的功效，用于治疗热病烦渴、肺热咳嗽、肺痈吐脓、胃热呕哕、热淋涩痛。连翘、金银花为君药，有辛凉解表、清热解毒的功效。桔梗可宣肺止咳，薄荷、荆芥穗可以疏散风热，清利头目，且可解毒利咽，这三味药从上焦疏散风热，为臣药。牛蒡子、淡豆豉有利尿、清热排毒的功效，从下焦清热排湿排毒，为臣药。淡竹叶、芦根辅助牛蒡子、淡豆豉清下焦之热，且可生津，二者同为佐药。生甘草调和诸药，为使药。

【运用】本方主治风热表证，辛凉解表，同时又温补中焦，补气健脾。患者表现为发热、微恶风寒，咽喉疼痛，口渴，脉浮数。对于外感风寒及湿热病初起者，本方则当禁用。

如果患者感觉口渴严重，在阴药中加天花粉、麦冬以滋阴生津；如果咽喉肿痛严重，加马勃、玄参、罗汉果或者诃子、胖大海以清热解毒；如果咳嗽严重，阴药中加杏仁，阳药中加麻黄；如果患者有流鼻血等情况，去荆芥、淡豆豉，加白茅根、侧柏、栀子以清热凉血；如果患者胸闷，加藿香、郁金、瓜蒌等祛湿化痰。

本方用于治疗流行性感冒、急性扁桃体炎、急性上呼吸道感染、乙型脑炎、流行性脑脊髓膜炎、腮腺炎等属于风热表证者。

# 阴阳分药分时桑菊饮

## 桑菊饮原方（《温病调辩》）

【组成】桑叶二钱五分，菊花一钱，杏仁二钱，连翘一钱五分，薄荷八分，生甘草八分，芦苇根二钱。

【用法】汤剂。水煎，温服，每日2次。

【功用】疏风清热，宣肺止咳。

【主治】风温病初起。症见咳嗽，微微发热，口感微渴，舌体薄白，脉浮数。

【原方之弊】本方药性比较偏寒凉，服药过后，容易误伤脾胃。桑叶、连翘、菊花、薄荷等是主药，味苦，性寒凉，脾胃虚弱、气虚发热、痈疽已溃、脓稀色淡者忌服。因此，本方容易误伤脾胃。本方用于外感风寒是非常合适的，但是，对于内感温病往往夹杂内寒，就不是特别合适。

### 阴阳分药分时桑菊饮阳药

【组成】黄芪9～15克，白术6～9克，桂枝3～6克，砂仁3～6克，党参9～15克，干姜9～15克，陈皮3～6克，神曲6～9克，炙甘草6～9克。

【用法】去中医院抓阳药中药配方颗粒制剂，一服二格。在发病的第二天或第三天或第四天早上或午饭前用150～200毫升热开水冲服一次或者二次。

### 阴阳分药分时桑菊饮阴药

【组成】桑叶9～15克，菊花6～9克，杏仁6～12克，连翘6～9克，薄荷6～9克，生甘草6～12克，芦苇根6～12克。

【用法】去中医院抓阴药中药配方颗粒制剂，一服药二格。如果是急症，先用热开水冲服阴药颗粒一格，冷却后服用，如果体温没有下降或者病情没有得到控制，隔半个小时或一个小时再喝一次；在发病的第二天或第三天或第四天晚上或者睡觉前一个小时服用一次或者二次。

### 阴阳分药分时桑菊饮

【功用】阳药健脾养胃，祛痰化湿，补益津液；阴药辛凉透表，清热解毒。

【主治】温病初起。症见发热无汗，或有汗不畅，微恶风寒，头痛口渴，咳嗽咽痛，舌尖红，苔薄白或微黄，脉浮数。

【方解】本方证为温热邪气初犯肺卫所致的轻症。温病初起，外邪在表，症状比较轻，出现轻微发热、微恶风寒，口微渴。故治法为疏风清热、宣肺止咳；同时保养脾胃，补益津液，以防寒凉药物误伤脾胃，也有利于清除体内夹杂的寒气。

阳药中，黄芪味甘，性微温，归脾、肺经，功效为益卫固表、补气升阳、托毒生肌、利水消肿。白术味甘、苦，性温，归脾、胃经，功效为健脾、益气、燥湿利水、止汗、安胎。桂枝味辛、甘，性温，归膀胱、心、肺经，功效为发表解肌、温经通脉、助阳化气、平冲降气，属辛温解表药。砂仁味辛、涩，性温，无毒，归入脾、胃经，功效为行气调中、和胃、醒脾，主治腹痛痞胀、胃呆食滞、噎膈呕吐、寒泻冷痢、妊娠胎动。党参味甘，性平，无毒，归脾、肺经，具有补中、益气、生津的功效，治脾胃虚弱、气血两亏、体倦无力、食少、口渴、久泻、脱肛、气短心悸、食少便溏、虚喘咳嗽、内热消渴。干姜味辛，性热，归脾、胃、肾、心、肺经，功效为温中散寒、回阳通脉、温肺化饮。陈皮味苦、辛，性温，归肺、脾经，功效为理气健脾、燥湿化痰，主治脘腹胀满、食少吐泻、咳嗽痰多。神曲甘、辛，温，归脾、胃经，功效为健脾和胃、消食化积，用于饮食停滞、消化不良、脘腹胀满、食欲不振、呕吐泻痢。炙甘草性平，味甘，归心、肺、胃、脾经，功效为滋阴养血、益气通阳、复脉定悸、健脾、益气、和中、止痛。阴阳分药分时连翘汤的阳药中，黄芪、桂枝、白术、党参和砂仁为君药，黄芪补气固表，桂枝解肌，白术健脾，党参补益中焦，砂仁温脾胃；干姜温中，陈皮理气健脾，这二味为黄芪、桂枝、白术、党参和砂仁之臣药；神曲助消化，为上面诸药之佐药；炙甘草调和诸药，为诸药之使药。由于阴阳分药分时桑菊饮用于风热病的轻症，所以相对于阴阳分药分时银翘汤的阳药，用药量较轻。

阴药中，桑叶味苦、甘，性寒，归肺、肝经，具有疏散风热、清肺润燥的功效，可以起到治疗风热感冒、肺热等作用，还可以外用泡水驱虫止痒。菊花味甘、苦，性微寒，归肺、肝经，功效是疏散风热、平肝明目、清热解毒。杏仁味苦，性寒，有小毒，入肺、大肠经，功效为祛痰止咳、平喘、润肠。连翘味苦，性寒，入心、肝、胆经，功效为清热、解毒、散结、消肿。薄荷味辛，性凉，归肺、肝经，功效为疏散风热、清利头目、利咽、透疹、疏肝行气，用于风热感冒、风温初起、头痛、目赤、喉痹、口疮、风疹、麻疹、胸胁胀闷。生甘草味甘，性平，入脾、肝、心经，具有清热解毒、调理脾胃、中和药物的功效，用于治疗咽喉疼痛、瘙痒、疖肿、生疮、过敏等疾病。芦根味甘，性寒，归肺、胃经，功效是清热泻火、生津止渴、除烦止呕、利尿，用于热病烦渴、肺热咳嗽、肺痈吐脓、胃热呕哕、热淋涩痛。阴阳分药分时连翘汤的阴药中，桑叶、菊花为君药，有疏风解表、清热解毒的作用；薄荷疏风解热，连翘清热解毒，为臣药；杏仁宣肺止咳，芦苇根滋阴生津，为佐药；生甘草调和诸药，为使药。

【运用】本方主治风热表证的轻症，可疏风解表，同时又温补中焦，补气健脾。症见微发热，微恶风寒，咽喉疼痛，微口渴，脉浮数。外感风寒及湿热病初起者，则禁用本方。

如果患者气喘和发热严重，加石膏、知母以清热滋阴；如果患者发热严重，咳嗽痰黄，可加黄芩、桑白皮以清肺止咳；如果患者口渴严重，可加天花粉、天冬、麦冬等药以生津止咳；如果患者发热厉害，出现咳血症状的，可加白茅根、藕节、牡丹皮等药以凉血、止血。

本方适用于治疗流行性感冒、急性扁桃体炎、急性上呼吸道感染、乙型脑炎、流行性脑脊髓膜炎、腮腺炎等风热犯肺轻症患者。

# 阴阳分药分时麻黄杏仁甘草石膏汤

## 麻黄杏仁甘草石膏汤原方（《伤寒论》）

【组成】麻黄（去节）四两，杏仁（去皮尖）五十个，炙甘草二两，石膏（碎，绵裹）半斤。

【用法】水煎，温服，每日2次。

【功效】辛凉宣泄，清肺平喘。

【主治】外感风热，外邪犯肺或外邪化热，肺积郁热，发烧发热，咳嗽，气喘。患者表现为高烧不退，有汗或者无汗，咳嗽气喘严重，口渴，舌苔薄白或者发黄，脉浮滑而数。

【原方之弊】本方药性偏寒凉，服药过后，容易误伤脾胃。石膏等是主药，味苦凉，性寒凉，脾胃虚弱、气虚发热、痈疽已溃、脓稀色淡者忌服。可是，偏偏这类人群因体弱而容易发病。对于传染性的风热感冒，一旦服用本方不中，伤害脾胃，胃口不佳，抵抗力差，病又由表及里，往往后续难治。本方治疗外感风热是非常合适的，但是内感温病往往夹杂内寒，并不是特别合适。古人寿命短，一般为30～40岁，发病的时候体质往往比较强健，同时没有受空调或冷冻食品的危害，体内一般少有内寒。现代人恰恰相反，寿命长，同时易受空调或冷冻食品的危害，体质偏寒者为多。一旦发病，往往寒热夹杂。因此，应用本方效不如前，即使见效，也容易伤害身体。以前人口稀少，传染性的热病比较少，现在人口密度大，容易发生传染性的热病。这些都是本方所不能顾及的。

## 阴阳分药分时麻黄杏仁甘草石膏汤阳药

【组成】黄芪15～30克，白术9～15克，桂枝6～12克，砂仁6～9克，党参9～15克，干姜9～15克，陈皮3～6克，神曲6～9克，鸡内金6～9克，炙甘草

6～9克。

【用法】去中医院抓阳药中药配方颗粒制剂，一服二格。在发病的第二天至第四天早上或午饭前用150～200毫升热开水冲服1次或者2次。

### 阴阳分药分时麻黄杏仁甘草石膏汤阴药

【组成】麻黄9～15克，荆芥6～9克，薄荷6～9克，杏仁6～12克，连翘6～12克，黄连6～12克，栀子6～12克，石膏60～90克，生甘草6～12克。

【用法】去中医院抓阴药中药配方颗粒制剂，一服药二格。如果是急症，先用热开水冲服阴药颗粒一格，冷却后服用；如果体温没有下降或者病情没有得到控制，隔半个小时或一个小时再喝一次。在发病的第二天或第三天或第四天晚上或者睡觉前一个小时服用一次或者二次。

### 阴阳分药分时麻黄杏仁甘草石膏汤

【功用】阳药健脾养胃，祛痰化湿，补益津液；阴药辛凉透表，清热解毒。

【主治】温病初起。症见发热无汗，或有汗不畅，微恶风寒，头痛口渴，咳嗽咽痛，舌尖红，苔薄白或微黄，脉浮数。

【方解】本方证为表邪入里化热，肺积郁热所致的重症。风热侵袭体表，表邪未解而入里化热，或风寒之邪入里化热，寒热夹杂，患者表现为高烧发热、出汗、口渴、脉数、咳嗽、气喘。故治法为辛凉透邪、清肺止咳平喘；同时，保养脾胃、补益津液，以防寒凉药物误伤脾胃，也有利于清除体内夹杂的寒气。

阳药中，黄芪味甘，微温，归脾、肺经，具有益卫固表、补气升阳、托毒生肌、利水消肿的功效。白术性温，味甘、苦，归脾、胃经，具有健脾、益气、燥湿利水、止汗、安胎之效。桂枝味辛、甘，性温，归膀胱、心、肺经，功效为发表解肌、温经通脉、助阳化气、平冲降气，属辛温解表药。砂仁味辛、涩，性温，无毒，入脾、胃经，功效为行气调中、和胃、醒脾，主治腹痛痞胀、胃呆食滞、噎膈呕吐、寒泻冷痢、妊娠胎动。党参味甘，性平，无毒，归脾、肺经，具有补中、益气、生津的功效，主治脾胃虚弱、气血两亏、体倦无力、食少、口渴、久泻、脱肛、气短心悸、食少便溏、虚喘咳嗽、内热消渴。干姜味辛，性热，归脾、胃、肾、心、肺经，功效为温中散寒、回阳通脉、温肺化饮。陈皮味苦、辛，性温，归肺、脾经，功效为理气健脾、燥湿化痰，主治脘腹胀满、食少吐泻、咳嗽痰多。神曲甘、辛，温，归脾、胃经，功效为健脾和胃、消食化积，主治饮食停滞、消化不良、脘腹胀满、食欲不振、呕吐泻痢。炙甘草性温，味甘，归心、肺、胃、脾经，功效为滋阴养血、益气通阳、复脉定悸、健脾、益气、和中、止咳平喘、清热解毒、止痛。阴阳分药分时麻黄杏仁甘草石膏汤的阳药中，黄芪、桂枝、白术、党参和砂仁为君药，黄芪补气固表，桂枝解肌，白术健脾，党参补益中焦，砂仁温脾胃；干姜温中，陈皮理气健脾，这二味为臣药；神曲和鸡内金助消化，为上面诸药之佐药；炙甘草调和诸药，为诸药之使药。由于本方用于风热病重症，阴阳分药分时麻黄杏仁甘草石膏汤的阳药药量较重。

阴药中，麻黄味辛、苦,归肺、膀胱经，功效为发汗解表、宣肺平喘、利水消肿，用于风寒感冒、胸闷喘咳、风水浮肿、支气管哮喘等，体虚自汗、盗汗、虚喘及阴虚阳亢者禁服。薄荷属于解表药，性味辛凉，具有疏散风热、清利头目、利咽、透疹、疏肝解郁的功效，主要用于风热感冒、温病初起、头痛、目赤、喉痹、口疮、风疹、麻疹、胸胁胀闷。杏仁味苦，性寒，有小毒，归肺、大肠经，功效为祛痰止咳、平喘、润肠。连翘味苦，性微寒，归肺、心、小肠经，具有清热解毒、消肿散结的功效，用于痈疽、瘰疬、乳痈、丹毒、风热感冒、温病初起、温热入营、高热烦渴、神昏发斑、热淋尿闭。黄连味苦，性寒，归心、脾、胃、胆、肝、大肠经，具有清热燥湿、泻火解毒的功效，用于湿热痞满、呕吐吞酸、泻痢、黄疸、高热神昏、心火亢盛、心烦不寐、血热吐衄、目赤、牙痛、消渴、痈肿疔疮，外治湿疹、湿疮、耳道流脓。栀子性寒，味苦，归心、肺、三焦经，具有泻火除烦、清热利尿、凉血解毒的功效，用于热病心烦、黄疸尿赤、目赤肿痛、火毒疮疡，外治扭挫伤痛。石膏辛、甘，大寒，入肺、胃经，具有清热泻火、清泄肺热、除烦止渴的功效；质重气浮，既能清热泻火、清气分实热，治疗一切高热不退，又能清泄肺热，治肺热咳喘及胃火亢盛、胃火上炎等。生甘草味甘，性平，入脾、肝、心经，具有清热解毒、调理脾胃、中和药物的功效，具有激素样作用，用于治疗咽喉疼痛、瘙痒、疖肿、生疮、过敏性等疾病。阴阳分药分时麻黄杏仁甘草石膏汤的阴药中，麻黄发汗清热，石膏清肺热、胃热，麻黄和石膏为君药；荆芥和薄荷为麻黄的臣药，辛凉解表；连翘、栀子、黄连为臣药，清心肝肾脾肺热；杏仁滋阴生津、补益津液，为佐药；生甘草调和诸药，为使药。

【运用】本方主治风热表证的重症，外邪未解，外邪入里化热，肺热郁积，故用有白虎之称的石膏为主药，辛凉透邪，补益津液，又温补中焦，补气健脾，促进消化，促进脾胃功能的修复和提高抵抗力。症见高烧发热，气喘咳嗽，苔薄白或者发黄，脉浮数。本方阴药中麻黄重在清宣肺热，不在发汗，有汗无汗均可以使用。但方中石膏用量必须多于麻黄。对于风寒咳嗽、气喘、痰多的患者，不宜使用本方。考虑到寒凉伤脾胃，本方在阳药中加黄芪、桂枝、党参、白术等健脾胃、促消化，有利于恢复脾胃功能，提高抵抗力。考虑到外邪中具有感染性病原体侵染肺部，邪传心肺，在阴药中加入黄连、栀子、连翘等药滋补心肺，清热解毒。

如果患者气喘和发热极其严重，可加大石膏的用量，石膏量可以三倍或者五倍于麻黄，同时加黄芩、知母以清热滋阴，并且可加荆芥、薄荷、桑叶等清肺热；如果痰多气喘严重，可以加葶苈子、桑白皮等清肺下气；如果痰多黄稠，可以加瓜蒌、鱼腥草、贝母以清热化痰。

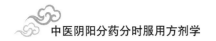

本方适用于治疗感冒、流行性感冒、急性扁桃体炎、急性上呼吸道感染、大叶性肺炎、支气管哮喘、麻疹合并肺炎等属表证未解、肺热郁积的患者。

## 第三节 阴阳分药分时扶正解表剂

阴阳分药分时扶正解表剂具有扶助正气、发散表邪的功效，适用于体质虚弱又感外邪的表证。对于体虚感冒，既要解除表证，又要考虑扶正去虚。如果单纯解表，则正虚不堪发散；单纯补虚，又恐恋邪，故治疗必须正邪兼顾。因此，阴阳合药解表剂会有很多顾忌，一个方子既要扶正，又祛邪，这往往很矛盾，从而很难开出一个符合人体疾病要求的方剂。阴阳分药分时扶正解表剂可以根据阴阳、气血虚弱之不同，令阳药以扶阳祛邪为主，阴药以滋阴祛邪为主，配以益气、养血等药，代表方剂有阴阳分药分时败毒汤、阴阳分药分时加减玉竹汤、阴阳分药分时再造汤等，这些方剂来源于败毒散、加减葳蕤汤、再造散等。

## 阴阳分药分时败毒汤

### 败毒散原方（《小儿药证直诀》）

【组成】柴胡、前胡、川芎、枳壳、羌活、独活、茯苓、桔梗、人参、甘草、生姜、薄荷各一两，甘草半两。

【用法】上为粗末。每服二钱，水一盏，加生姜、薄荷各少许，同煎七分，去滓，不拘时服，寒多则热服，热多则温服。（现代用法：作汤剂煎服，用量按原方比例酌减）

【功用】散寒祛湿，益气解表。

【主治】气虚，外感风寒湿表证。憎寒壮热，头项强痛，肢体酸痛，无汗，鼻塞声重，咳嗽有痰，胸膈痞满，舌淡苔白，脉浮而按之无力。

【原方之弊】本方阴阳合药，药性比较辛温，服药过后，容易耗损津液。如果津液补益不足，容易生虚火。如果服药后，保温不当或津液补充不足，容易寒气入体，加重病情。

### 阴阳分药分时败毒汤阳药

【组成】人参9～15克，当归9～15克，川芎6～12克，羌活6～12克，独活6～9克，桔梗6～12克，生姜6～12克，薄荷6～12克，甘草9～15克。

【用法】去中医院抓阳药中药配方颗粒制剂，一服药二格。如果是急性病症，先用150～200毫升热开水冲服阳药一格。如果发汗，然后服用阴药一格；如果不发汗，继续服用阳药一格，直至发汗解表。如果是轻症，早上或者中午服阳药一格发汗解表。阳药阳时服用，有利于发汗解表。一发不尽，可以连续服药。

## 阴阳分药分时败毒汤阴药

**【组成】**柴胡15～30克，前胡6～12克，枳壳3～9克，茯苓3～6克，杏仁9～15克，百部、百合各15～30克，白前、蝉蜕、桑白皮、荆芥各6～12克。

**【用法】**去中医院抓阴药中药配方颗粒制剂，一服药二格。如果是急性病症，服用阳药发汗解表后，后用热开水150～200毫升冲服阴药一格。如果是轻症，晚上饭前或者晚上睡觉前一个小时服用一格阴药，有利于滋阴生津。

## 阴阳分药分时败毒汤

**【功用】**阳药大补元气，扶阳生津，活血祛风，止咳化痰；阴药清热化痰，滋阴润肺，泻热排毒。

**【主治】**气虚，外感风寒湿表证。憎寒壮热，头项强痛，肢体酸痛，无汗，鼻塞声重，咳嗽有痰，胸膈痞满，舌淡苔白，脉浮而按之无力。

**【方解】**本方证系正气素虚，又感风寒湿邪。风寒湿邪袭于肌表，卫阳被遏，正邪交争，故见憎寒壮热、无汗；客于肢体、骨节、经络，气血运行不畅，故头项强痛、肢体酸痛；风寒犯肺，肺气郁而不宣，津液聚而不布，故咳嗽有痰、鼻塞声重、胸膈痞闷；舌苔白腻，脉浮按之无力，正是虚人外感风寒兼湿之征。治当散寒祛湿、益气解表。

阴阳分药分时败毒汤阳药包含人参、当归、川芎、羌活、独活、桔梗、生姜、薄荷、甘草。人参味甘、微苦，性平，入脾、肺、心经，功效为大补元气、复脉固脱、补脾益肺、生津、安神，主治体虚欲脱、肢冷脉微、脾虚食少便溏、气短乏力、肺虚喘咳、津伤口渴、内热消渴、久病虚羸、惊悸失眠、阳痿宫冷、心力衰竭、心源性休克。人参大补元气，扶阳生津，为君药。当归味甘、辛，性温，归肝、心、脾经，功效为活血止痛、补血调经、润肠通便，主治血虚眩晕、月经不调、经闭、痛经、面色萎黄、虚寒腹痛、跌打损伤、风湿痹痛、痈疽疮疡、肠燥便秘。川芎味辛，性温，归肝、胆、心包经，功效为活血行气、祛风止痛，主治月经不调、胁痛、胸痹、疮疡肿痛、跌打损伤、头痛、风湿痹痛。羌活味辛、苦，性温，归膀胱、肾经，功能为解表散寒、祛风除湿、止痛，主治风寒感冒、头痛项强、风湿痹痛、肩背酸痛。独活味辛、苦，性温，归肝、肾、膀胱经，功效为祛风湿、止痛、发表，主治风湿痹痛、风寒表证、少阴头痛。干姜味辛，性热，归脾、胃、心、肺经，功效为温中散寒、回阳通脉、温肺化饮，主治脘腹冷痛、呕吐泄泻、亡阳虚脱、肢冷脉微、痰饮咳喘。当归补血活血，川芎、羌活、独活祛湿行气，干姜温中，这五味药为臣药。桔梗味苦、辛，性平，归肺经，功效为宣肺、利咽、祛痰、排脓，主治咳嗽痰多、咽痛、失音、肺痈吐脓。薄荷味辛，性凉，归肺、肝经，功效为疏散风热、清利头目、利咽、透疹、疏肝行气，用于风热感冒、风温初起、头痛、目赤、喉痹、口疮、风疹、麻疹、胸胁胀闷。薄荷疏风散热，桔梗宣肺化痰，这二味药为佐药。甘草味甘，性平，归心、脾、肺、胃经，功效为补脾益气、润肺止咳、清热解毒、缓解止痛、缓和药性，主治脾胃虚弱、气短乏力、心悸怔忡、咳嗽痰少、热毒疮疡、药食中毒、脘腹急痛、四肢挛痛、调和诸药，为使药。阴阳分药分时败毒汤阳药的综合功效是大补元气、扶阳生津、活血祛风、止咳化痰。

阴阳分药分时败毒汤阴药包含柴胡、前胡、枳壳、茯苓、杏仁、百部、百合、白前、蝉蜕、桑白皮、荆芥。柴胡味苦、辛，性微寒，归心包、肝、胆、三焦经，功效为疏散退热、疏肝解郁、升举阴气，主治感冒发热、寒热往来、胁肋胀痛、月经不调、脱肛、子宫脱垂。柴胡疏风散热，主气血，为君药。前胡苦、辛，微寒，归肺经，功效为降气祛痰、宣散风热，主治痰热咳嗽、风热咳嗽。枳壳味苦、辛，性凉，入肺、脾、大肠经，功效为破气、行痰、消积，主治胸膈痰滞、胸痞、胁胀、食积、噫气、呕逆、下痢后重、脱肛、子宫脱垂。茯苓味甘、淡，性平，归心、肺、脾、肾经，功效为利水渗湿、健脾、化痰、宁心安神。蝉蜕味甘，性寒，归肺、肝经，功效为发散风热、透疹止痒、明目退翳、息风止痉，主治外感风热、温病初起、麻疹不透、风疹瘙痒、目赤、目翳、小儿夜啼、破伤风。桑白皮味甘，性寒，归肺经，功效为泻肺平喘、利水消肿，主治肺热咳喘、水肿胀满。白前味辛、苦，性微温，归肺经，功效为降气、消痰、止咳，主治咳嗽痰多、胸满喘促。前胡化痰，降肺热；枳壳破气消积，清肠热；茯苓利水渗湿，祛肾热；蝉蜕、桑白皮、白前退肺热。故前胡、枳壳、茯苓、蝉蜕、桑白皮、白前为臣药。杏仁味苦，性微温，有小毒，归肺、大肠经，功效为止咳平喘、润肠通便，主治咳嗽气喘、肠燥便秘。百部味甘、苦，性平，归肺经，功效为润肺止咳、灭虱杀虫，主治新旧咳嗽、顿咳、劳嗽、蛲虫病、头虱体虱。百合味甘，性微寒，归肺、心经，功效为润肺止咳、清心安神，主治燥热咳嗽、劳嗽咯血、虚烦惊悸、失眠多梦。杏仁、百部、百合滋阴生津，化痰清肺，为佐药。荆芥辛，微温，归肺、肝经，功效为祛风解表、透疹、止血，主治外感表证、风疹瘙痒、麻疹不畅、疮疡肿瘤、出血证。荆芥祛风解表、透疹，为使药。阴阳分药分时败毒汤阴药的综合功效是清热化痰、滋阴润肺、泻热排毒。

【运用】本方为主治气虚外感风寒湿表证的代表方剂。患者的表现是恶寒发热，肢体酸痛，无汗，脉浮，按之无力。对于外感风热，邪已入里化热；阴虚外感以及湿热痢疾者，原方忌用，本方可以使用。不过要注意用药顺序；急病先用阴药控制病情，然后再用阳药扶正；轻症可以先用阳药扶正，再用阴药祛邪。

若正气未虚，而表寒较甚者，去人参，加荆芥、防风以祛风散寒；气虚明显者，可重用人参，或加黄芪以益气补虚；湿滞肌表经络，肢体酸楚疼痛甚者，可酌加威灵仙、桑枝、秦艽、防己等祛风除湿，通络止痛；咳嗽重者，加杏仁、白前以止咳化痰；痢疾之腹痛、便脓血、里急后重甚者，可加白芍、木香以行气和血止痛。

本方适用于治疗感冒、支气管炎、过敏性皮炎、荨麻疹、湿疹、风湿性关节炎等属外感风寒湿邪兼气虚者。

# 阴阳分药分时加减玉竹汤

---

**加减葳蕤汤原方（《通俗伤寒论》）**

【组成】生葳蕤二钱至三钱，生葱白二枚至三枚，桔梗半钱至一钱半，白薇五分至一钱，淡豆豉三钱至四钱，薄荷半钱至一钱半，炙甘草五分，大枣二枚。

【用法】水煎，分温再服。

【功用】滋阴解表。

【主治】素体阴虚，外感风热表证。症见头痛身热，微恶风寒，无汗或有汗不多，咳嗽，心烦，口渴咽干，舌红脉数。

【原方之弊】本方阴阳合药，解表和滋阴的药性是相冲突的。再加上患者素体阴虚，用阴阳合药治疗往往效果不显著。患者原来的体质较弱，开阴阳合药方剂顾忌会很多，也难以调理妥当。

---

## 阴阳分药分时加减玉竹汤阳药

【组成】党参9～15克，淡豆豉9～18克，大枣6～9克，薤白6～9克，桂枝3～6克，干姜9～15克，桔梗3～6克，炙甘草6～9克。

【用法】去中医院抓阳药中药配方颗粒制剂，一服药二格。如果是急性病症，先用150～200毫升热开水冲服阳药一格。如果发汗，然后服用阴药一格；如果不发汗，继续服用阳药一格，直至发汗解表。如果是轻症，早上或者中午服阳药一格发汗解表。阳药阳时服用，有利于发汗解表。一发不尽，可以连续服药。

## 阴阳分药分时加减玉竹汤阴药

【组成】玉竹9～15克，生地黄6～9克，白薇6～12克，薤白6～9克，薄荷6～9克，生甘草6～12克。

【用法】水煎，分温再服。

【用法】去中医院抓阴药中药配方颗粒制剂，一服药二格。如果是急性病症，服用阳药发汗解表后，后用热开水150～200毫升冲服阴药一格。如果是轻症，晚上饭前或者晚上睡觉前一个小时服用一格阴药，有利于滋阴生津。

## 阴阳分药分时加减玉竹汤

【功用】阳药补中益气，扶阳生血，温中散寒，解表化痰；阴药滋阴生津，疏风散热。

【主治】素体阴虚，外感风热表证。头痛身热，微恶风寒，无汗或有汗不多，咳嗽，心烦，口渴咽干，舌红脉数。

【方解】本方证为素体阴虚，外感风热所致。外感风热犯肺，卫表不畅，故见头痛身热，微恶风寒，咳嗽，无汗或有汗不多等；阴虚生内热，感外邪，更易化热伤津，故见口渴咽干、心烦、舌红、脉数等。大凡滋阴之品，在表证未解之时，一般不宜早用，以免留邪。但今阴液已亏，则汗源不足，若单纯发汗，不仅难从汗解，反有劫阴耗液之弊，故治宜辛凉解表，滋阴清热。

阴阳分药分时加减玉竹汤阳药包含党参、大枣、薤白、淡豆豉、桂枝、干姜、桔梗、炙甘草。党参味甘，性平，归脾、肺经，功效为补中益气、生津养血，主治中气不足、食少便溏、咳喘气短、津伤口渴、血虚萎黄、心悸头晕。党参补中益气、生津养血，为君药。大枣味甘，性温，归脾、胃经，具有补中益气、养血安神、缓和药性的功效，主治脾胃虚弱、食少便溏、血虚萎黄、妇女脏躁。大枣补中益气、养血安神，为臣药。薤白味辛、苦，性温，归肺、胃、大肠经，功效为通阳散结、行气导滞，主治胸痹胸痛、泻痢后重。淡豆豉味辛，性微温，归肺、胃经，具有解表、除烦的功效，主治风寒表证、心烦不眠。桂枝味辛、甘，性温，归心、肺、膀胱经，功效为发汗解表、温经通阳，主治风寒表证、风寒湿痹、关节疼痛、水肿、痰饮、胸痹、心悸、瘀滞经闭、痛经、癥瘕、脘腹疼痛。干姜味辛，性热，归脾、胃、心、肺经，功效为温中散寒、回阳通脉、温肺化饮，主治脘腹冷痛、呕吐泄泻、亡阳虚脱、肢冷脉微、痰饮咳喘。桔梗味苦、辛，性平，归肺经，功效为宣肺、利咽、祛痰、排脓，主治咳嗽痰多、咽痛、失音、肺痈吐脓。薤白通阳散结、行气导滞，淡豆豉解表、除烦，桂枝发汗解表、温经通阳，干姜温中散寒、回阳通脉、温肺化饮，桔梗宣肺祛痰，这五味药温中散寒、通阳散结、解表化痰，为佐药。炙甘草性平，味甘，入心、脾、肺、胃经，功效为补脾和胃、益气复脉，主治脾胃虚弱、倦怠乏力、心动悸、脉结代、调和诸药，为使药。阴阳分药分时加减玉竹汤阳药的综合功效是补中益气、扶阳生血、温中散寒、解表化痰。

阴阳分药分时加减玉竹汤阴药包括玉竹、生地黄、白薇、薤白、薄荷、生甘草。玉竹味甘，性平，归肺、胃经，功效为滋阴润肺、生津养胃，主治阴虚燥咳、烦渴口干、内热消渴。玉竹滋阴润肺，为君药。生地黄味甘、苦，性寒，归心、肝、肾经，功效为清热凉血、养阴生津，主治热病心烦、舌绛、血热吐衄、斑疹紫黑、热病伤阴、消渴多饮。生地黄滋阴生血、滋阴肝肾，为臣药。白薇味苦、咸，性寒，归肝、胃经，功效为清热、凉血、解毒、通淋，主治阴虚发热、热淋、血淋、疮疡痈肿、咽喉肿痛、毒蛇咬伤。白薇清热凉血，也为臣药。薤白味辛、苦，性温，归肺、胃、大肠经，功效为通阳散结、行气导滞，主治胸痹胸痛、泻痢后重。薄荷味辛，性凉，归肺、肝经，功效为疏散风热、清利头目、利咽、透疹、疏肝行气，用于风热感冒、风温初起、头痛、目赤、喉痹、口疮、风疹、麻疹、胸胁胀闷。薤白交通阴阳，薄荷疏风散热，二者为佐药。生甘草味甘，性平，归心、肺、脾、胃经，具有补脾益气、清热解毒、祛痰止咳、缓急止痛、调和诸药的功效，主治脾胃虚弱、倦怠乏力、心悸气短、咳嗽痰多、脘腹或四肢挛急疼痛、痈肿疮毒，缓解药物毒性、烈性，为使药。阴阳分药分时加减玉竹汤阴药的综合功效是滋阴生津、疏风散热。

【运用】本方是主治素体阴虚，外感风热的代表方剂。患者表现为身热、微恶风寒，咽干口燥，舌红，脉数。

如果表证比较严重，在阳药中酌加防风、麻黄等以祛风解表，在阴药中加葛根；如果心烦口渴，在阴药中加淡竹叶、天花粉以清热生津除烦；如果咳嗽咽干、咳痰不爽，在阴药中加牛蒡子、瓜蒌皮等以利咽化痰。

本方用于治疗老年人或产后感冒、急性扁桃体炎、咽炎等属于阴虚外感者。

# 阴阳分药分时再造汤

## 再造散原方（《伤寒六书》）

【组成】黄芪，人参，桂枝，甘草，熟附子，细辛，羌活，防风，川芎，煨生姜。（原书未标注用量）

【用法】上药各等分，研细末。每用15克，加大枣2枚，或再加芍药一撮，水煎服。现作汤剂，加大枣2枚、芍药3克，水煎服。

【功效】助阳益气，解表散寒。

【主治】阳气虚弱，外感风寒。症见恶寒发热，热轻寒重，无汗肢冷，倦怠嗜卧，面色苍白，语气低微，舌淡苔白，脉沉无力或浮大无力。

【原方之弊】本方阴阳合药，药性比较燥热，滋阴不足，如果早上和中午服用还好，如果晚上服用，就有虚火上亢的可能。

### 阴阳分药分时再造汤阳药

【组成】制附子6～9克，桂枝6～12克，干姜9～15克，细辛6～9克，羌活6～9克，防风3～6克，川芎6～9克，黄芪15～30克，人参9～15克，炙甘草6～9克。

【用法】去中医院抓阳药中药配方颗粒制剂，一服药二格。如果是急性病症，先用150～200毫升热开水冲服阳药一格。如果发汗，然后服用阴药一格；如果不发汗，继续服用阳药一格，直至发汗解表。如果是轻症，早上或者中午服阳药一格发汗解表。阳药阳时服用，有利于发汗解表。一发不尽，可以连续服药。

### 阴阳分药分时再造汤阴药

【组成】生地黄9～15克，玉竹6～9克，黄精6～9克，杏仁6～12克，桂枝6～12克，人参3～6克，黄芪6～12克，赤芍3～6克。

【用法】去中医院抓阴药中药配方颗粒制剂，一服药二格。如果是急性病症，服用阳药发汗解表后，后用热开水150～200毫升冲服阴药一格。如果是轻症，晚饭前或者晚上睡觉前一小时服用一格阴药，有利于滋阴生津。

### 阴阳分药分时再造汤

【功用】阳药扶阳散寒，补中益气，生津解表；阴药滋阴生津，补中益气，解表散寒。

【主治】阳气虚弱，外感风寒。症见恶寒发热，热轻寒重，无汗肢冷，倦怠嗜卧，面色苍白，语气低微，舌淡苔白，脉沉无力，或浮大无力。

【方解】身热恶寒、无汗头痛，是外感风寒，邪在肌表。热轻寒重，肢冷嗜卧，神疲懒言，面色苍白，是素体阳虚又受风寒。阳气益馁，故脉沉细无力。若纯以辛温大剂散寒，由于阳虚而无力作汗，或虽得汗但致阳随汗脱，陶节庵称此为"无阳证"。治当助阳益气与解表散寒兼顾。

阴阳分药分时再造汤阳药包含制附子、桂枝、干姜、细辛、羌活、防风、川芎、黄芪、人参、炙甘草。附子性大热，味辛、甘，有毒，入心、肾、脾经，功效为回阳救逆、补火助阳、散寒止痛，主治亡阳厥逆、肢冷脉微、阳痿宫冷、脘腹冷痛、阴寒水肿、风寒湿痹。附子温心散寒，为扶阳之君药。桂枝辛、甘，温，归心、肺、膀胱经，功效为发汗解表、温经通阳，主治风寒表证、风寒湿痹、关节疼痛、水肿、痰饮、胸痹、心悸、瘀滞经闭、痛经、癥瘕、脘腹疼痛。干姜味辛，性热，归脾、胃、心、肺经，功效为温中散寒、回阳通脉、温肺化饮，主治脘腹冷痛、呕吐泄泻、亡阳虚脱、肢冷脉微、痰饮咳喘。细辛味辛，性温，归肺、肾经，功效为祛风止痛、散寒解表、温肺化饮、宣通鼻窍，主治风寒头痛、牙痛、痹痛、风寒感冒、寒饮咳喘、鼻塞鼻渊。羌活味辛、苦，性温，归膀胱、肾经，功效为解表散寒、祛风除湿、止痛，主治风寒感冒、头痛项强、风湿痹痛、肩背酸痛。防风味辛、甘，性微温，归膀胱、肝、脾经，具有祛风解表、胜湿止痛、解痉的功效，主治外感表证、风疹瘙痒、风湿痹痛、破伤风。桂枝、干姜、羌活和防风温经散寒，扶阳解表，为臣药。黄芪味甘，性微温，归脾、肺经，具有益卫固表、补气升阳、托毒生肌、利水消肿的功效，主治气虚乏力、食少便溏、中气下陷、久泻脱肛、自汗盗汗、血虚萎黄、阴疽漫肿、气虚水肿、内热消渴。黄芪补中益气、补土伏火，为佐药。炙甘草性平，味甘，入心、脾、肺、胃经，具有补脾和胃、益气复脉的功效，主治脾胃虚弱、倦怠乏力、心动悸、脉结代。炙甘草调和诸药，佐制制附子的药性，为使药。阴阳分药分时再造汤阳药的综合功效是扶阳散寒、补中益气、生津解表。

阴阳分药分时再造汤阴药包含生地黄、玉竹、黄精、杏仁、桂枝、人参、黄芪、赤芍。生地黄味甘、苦，性寒，归心、肝、肾经，具有清热凉血、养阴生津的功效，主治热病心烦、舌绛、血热吐衄、斑疹紫黑、热病伤阴、消渴多饮，为君药。玉竹味甘，性平，归肺、胃经，具有滋阴润肺、生津养胃的功效，主治阴虚燥咳、烦渴口干、内热消渴。黄精性平，味甘，入肺、脾、肾经，具有润肺滋阴、补脾益气的功效，主治燥咳少痰、食少倦怠、腰膝酸软。杏仁味苦，性微温，有小毒，归肺、大肠经，具有止咳平喘、润肠通便的功效，主治咳嗽气喘、肠燥便秘。玉竹、黄精、杏仁滋阴生津、清热解毒、止咳平喘，为臣药。桂枝辛、甘，温，归心、肺、膀胱经，具有发汗解表、温经通阳的功效，主治风寒表证、风寒湿痹、关节疼痛、水肿、痰饮、胸痹、心悸、瘀滞经闭、痛经、癥瘕、脘腹疼痛。人参味甘、微苦，性微温，归脾、肺、心、肾经，具有甘温补益、补力雄厚、峻补肾中元气、助精养神、元气大补的功效，为补气药之最强者（补肺、脾、心、肾气虚证），为治虚劳内伤第一要药，一切气、血、阴虚、津液不足之证皆可应用，更善急救气脱者。生晒参宜气阴两虚者；红参偏温，宜气弱阳虚者。黄芪甘，微温，归脾、肺经，具有益卫固表、补气升阳、托毒生肌、利水消肿的功效，主治气虚乏力、食少便溏、中气下陷、久泻脱肛、自汗盗汗、血虚萎黄、阴疽漫肿、气虚水肿、内热消渴。人参大补元气，桂枝温热散寒，黄芪补中益气，这三药为佐药。赤芍苦，微寒，归肝经，具有清热凉血、活血化瘀、止痛的功效，主治血热妄行、吐衄发斑、瘀血经闭、跌打损伤、热毒疮疡、肝火目赤。赤芍清热凉血、活血化瘀、止痛，为使药。阴阳分药分时再造汤阴药的综合功效是滋阴生津、补中益气、解表散寒。

【运用】本方是主治阳虚外感风寒表证的代表方剂。患者表现为阳气虚弱、外感风寒，症见恶寒发热，热轻寒重，无汗肢冷，倦怠嗜卧，面色苍白，语气低微，舌淡苔白，脉沉无力或浮大无力。

本方用于治疗流行性感冒、过敏性鼻炎、风湿性关节炎、项背筋膜炎等属阳虚外感风寒者。

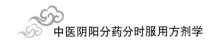

# 第八章　阴阳分药分时泻下剂

凡是以泻下药为主，温热祛湿药为辅，具有通导大便、清理脾胃积食、攻逐水饮、清理表证、补益脾胃等功效的方剂，称为阴阳分药分时泻下剂。以《素问·阴阳应象大论》"其下者，引而竭之""中满者，泻之于内"的理论为立法依据，属于"八法"中的下法。

阴阳分药分时泻下剂适用于主要病变部位在肠胃的疾病，病因为实热、燥屎、冷积、痰积、食积、饮积、虫积、宿便、瘀血等有形之物积聚中焦脾胃，阻滞上下交通的里实证。

由于患者体质的寒热、周围气候及饮食差异等因素造成的寒热不同，患者的症状表现为热结或燥结，水结或寒结。有据如此，泻下的方剂又可根据上述情况分为寒下、温下、润下、逐水以及攻补兼施方剂。

使用泻下剂，要辨证准确，一般是在表邪未解或者已解且中焦积实的情况下使用泻下剂。传统的阴阳合药，要先解表，才攻下。使用阴阳分药分时制剂，可以阳时解表，阴时攻下。如果存在瘀血、虫积、痰积，则应该配合活血化瘀、驱虫化痰等治疗方法。由于泻下药剂药性猛烈，年老体弱、孕妇、产后或月经期、病后气血虚弱、失血者均应慎用或禁用。

阴阳分药分时可以补益扶正与攻下依时而行，先泻下而后扶正，泻补结合而不伤身，有效避免传统的阴阳合剂的缺点。

## 第一节　阴阳分药分时寒下剂

阴阳分药分时寒下剂，阴药具有攻下、泄热、通便、排毒的功效，阳药具有轻微解表、补益脾胃的作用，适用于里热积滞实证，症见大便秘结、腹部胀满疼痛或发潮热、舌苔黄厚、脉实等。攻下寒药一般是大黄、芒硝、玄明粉等。气滞血瘀、热结便秘往往是气血瘀滞所致，为了促进攻下排毒，必须配合行气活血化瘀的药物，如枳实、厚朴、桃仁、牡丹皮等。本证的代表方剂有阴阳分药分时大承气汤，阴阳分药分时大黄牡丹汤等。这些方剂从大承气汤、大黄牡丹汤等融合、衍生而来。

# 阴阳分药分时大承气汤

## 大承气汤原方（《伤寒论》）

【组成】大黄（酒洗）四两，炙厚朴八两，枳实五枚，芒硝三合。

【用法】先煎枳实、厚朴，后下大黄，去渣取汁芒硝溶服，日服二次。

【功用】峻下热结。

【主治】（1）阳明腑实证。症见大便不通，频转矢气，腹部胀痛，腹痛拒按，按之则硬，或者下午潮热，神志不清，手足多汗，舌苔黄厚腻，舌苔起刺或焦黑燥裂，脉沉实。（2）热结旁流。症见下利清水，色纯青，其气臭秽，腹部脐部疼痛，按之坚硬有块，口舌干燥，脉滑数。（3）里热实证之热厥、痉挛或发狂等。

【原方之弊】本方阴阳合药，药性偏寒凉，服药过后容易误伤脾胃，耗损津液。大黄、芒硝是本方主药，味苦凉，性寒凉，脾胃虚弱、气虚发热、痈疽已溃或脓稀色淡者忌服。对于体格健壮的热结便秘患者，本方非常合适；对于气血亏虚患者，则本方不宜。有鉴于此，根据此方融合补中益气汤和建中汤等衍生出阴阳分药分时大承气汤。

## 阴阳分药分时大承气汤阳药

【组成】红参9～15克，黄芪15～30克，白术6～12克，砂仁6～9克，干姜15～30克，陈皮6～12克，神曲9～15克。

【用法】去中医院抓阳药中药配方颗粒制剂，一服药二格。在口服阴药排出大便后，口服阳药；然后在发病的第二天至第四天早上或午饭前口服一次。对于身体虚弱的患者，可以在早上或中午口服阳药一次，下午或者晚饭前再口服阴药，直到大便泻下为止。

## 阴阳分药分时大承气汤阴药

【组成】大黄9～15克，枳实9～15克，神曲9～15克，厚朴15～30克，芒硝6～12克，柴胡6～12克，生地黄15～30克，玄参9～15克，麦冬9～15克。

【用法】去中医院抓阴药中药配方颗粒制剂，一服药二格。对于身体强健的患者，先服用一格阴药，如果没有排泄大便，再喝一格阴药，直到排出大便，如此类推；对于身体虚弱的患者，早上或中午先服用阳药补气生津，然后口服活体益生菌制剂辅助软化大便，在下午或者晚饭前再口服阴药，直到大便泻下。

## 阴阳分药分时大承气汤

【功用】阳药宽肠行气，软便化积，健脾和胃，修复消化道微生态；阴药宽肠行气，软便化积，泻火清肠，补益津液。

【主治】（1）阳明腑实证。症见大便不通，频转矢气，腹部胀痛，腹痛拒按，按之则硬，或者下午潮热，神志不清，手足多汗，舌苔黄厚腻，舌苔起刺或焦黑燥裂，脉沉实。（2）热结旁流。症见下利清水，色纯青，其气臭秽，腹部脐部疼痛，按之坚硬有块，口舌干燥，脉滑数。（3）里热实证之热厥、痉挛或发狂等。

【方解】本方为寒下的常用代表方剂。在《伤寒论》中主治阳明腑实证，系由伤寒邪传阳明之腑，入里化热，与肠中燥屎相结，阻塞肠道，腑气不通所致。故见大便不通，频转矢气，脘腹痞满，腹痛拒按，按之则硬，舌苔黄燥起刺，脉沉实等。前人将其归纳为"痞、满、燥、实"四字。"痞"，即自觉胸脘有闷塞压重感；"满"是指脘腹胀满，按之有抵抗；"燥"，是指肠中燥屎，干结而不下；"实"，指腹痛拒按，大便不通或下利清水而腹痛不减，以及谵语、潮热、脉实有力等。至于"热结旁流"一证，乃腑热炽盛，积滞内结不出，迫肠中浊液从旁而下所致。热厥、痉病、发狂是因邪热积滞，闭阻于内，或阳气受遏，不达四肢；或伤津劫液，筋脉失养；或热扰神明，心神浮越，致诸证丛生。其证虽异，但病机相同，均当急下邪热积滞，以救阴液。故应用"釜底抽薪，急下存阴"之法。方中用大黄苦寒泄热、祛瘀通便、荡涤肠胃邪热积滞，消除致病之因，为君药。

阴阳分药分时大承气汤阳药包含红参、黄芪、白术、砂仁、干姜、陈皮、神曲。红参性温，味甘、微苦，入脾、肺、心经，功效为大补元气、复脉固脱、益气摄血，为君药。黄芪味甘，性微温，归脾、肺经，功效为益卫固表、补气升阳、托毒生肌、利水消肿。砂仁味辛、涩，性温，无毒，归脾、胃经，功效为行气调中、和胃、醒脾。干姜味辛，性热，归脾、胃、肾、心、肺经，功效为温中散寒、回阳通脉、温肺化饮。黄芪、砂仁和干姜温中健脾、补益津液，为臣药。白术性温，味甘、苦，归脾、胃经，功效为健脾益气、燥湿利水、止汗、安胎。陈皮味苦、辛，性温，归肺、脾经，功效为理气健脾、燥湿化痰。白术和陈皮佐制红参和黄芪补益太过，为佐药。神曲消食化积，修复受损消化道微生态，为使药。阴阳分药分时大承气汤阳药的综合功效是宽肠行气、软便化积、健脾和胃、修复消化道微生态。

阴阳分药分时大承气汤阴药包含大黄、芒硝、厚朴、枳实、神曲、生地黄、玄参、麦冬、柴胡。大黄味苦，性寒，归脾、胃、大肠、肝、心包经，功效为泻下攻积、清热泻火、凉血解毒、活血祛瘀，为君药。芒硝味咸、苦，性寒，归胃、大肠经，功效为泻下软坚、清热泻火。枳实味苦、辛，性微寒，归脾、胃、大肠经，功效为破气消积、化痰除痞。厚朴味苦、辛，性温，归脾、胃、肺、大肠经，功效为燥湿消痰、下气除满、宽肠通便。神曲味甘、辛，性温，归脾、胃经，功效为健脾和胃、消食化积。芒硝、枳实、厚朴和神曲合药宽肠行气、软便化积、泻火清肠，为臣药。生地黄味甘、苦，性寒，归心、肝、肾经，功效为清热凉血、养阴生津。玄参味甘、苦、咸，性微寒，归肺、胃、肾经，功效为清热凉血、滋阴降火、解毒散结。麦冬味甘、微苦，性微寒，归肺、心、胃经，功效为养阴润肺、益胃生津、清心除烦。生地黄、玄参和麦冬三者增加体液，佐制大黄和芒硝腹泻过度，补充津液，为佐药。柴胡味苦、辛，性微寒，归心包、肝、胆、三焦经，功效为疏散退热、疏肝解郁、升举阴气，为使药。阴阳分药分时大承气汤阴药的综合功效是宽肠行气、软便化积、泻火清肠、补益津液。

【运用】本方是主治阳明腑实证的基础方剂，是寒下峻剂，用于里实证，以痞满燥实四证俱全为辨证要点。本方大黄后下、芒硝溶服是为了保持泻药的药效不被高温熬煮减弱。如果大黄、芒硝熬煮过久，就会降低泻下的药效。对于气虚阴亏、燥热严重者，以及年老、体弱、孕妇者，可以先口服益生菌制剂，如乳酸菌、酵母、红茶菌等，这些益生菌制剂可以软化粪便，促进肠道蠕动，促进粪便的排出，辅助治疗阳明腑实证。在此基础上，结合口服中药，往往会取得满意疗效。神曲本来富含益生菌，有促进消化道修复的功效，虽然现代的加工工艺杀灭了其大部分益生菌，但是还有较强的软化粪便和修复消化道微生态的功效。

如果气虚严重，可以考虑在阴药中加人参，以防泻下气脱；如果津液严重不足，可以在阴药中加大生地、玄参和麦冬的用量；如果痞满严重，可以在阴药中重用厚朴；痞满轻者，可以减少厚朴用量。

本方用于治疗单纯性肠梗阻、粘连性肠梗阻、蛔虫性肠梗阻、急性胆囊炎、急性胰腺炎，以及某些热性疾病过程中出现高热、谵语、神昏、惊厥、发狂而见大便不通、苔黄脉实者。

凡气虚阴亏，燥结不甚者，以及年老、体弱、孕妇等均应慎用。本方作用峻猛，应中病即止，切勿过剂。

【附方】（1）小承气汤（《伤寒论》）：大黄四两，酒洗；厚朴二两，去皮，炙；枳实三枚大者，炙。水煎分两次温服。初服得下，则停服，不下者，则尽饮之。功效为轻下热结。主治阳明腑实轻证。症见大便不通、谵语潮热、脘腹痞满、舌苔黄、脉滑而疾，或痢疾初起、腹中胀痛、里急后重者。

（2）调胃承气汤（《伤寒论》）：酒大黄12克、炙甘草6克、芒硝10克。先煎大黄、甘草，煎成去渣，入芒硝，微火煮一二沸，一次温服之。功效为缓下热结。主治阳明肠胃燥热。症见大便不通，口渴心烦，蒸蒸发热，或腹中胀满，舌苔正黄，脉滑数；或肠胃积热而致发斑，咽喉肿痛等。

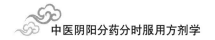 

# 阴阳分药分时大黄牡丹汤

## 大黄牡丹汤原方（《金匮要略》）

【组成】大黄四两，牡丹皮一两，桃仁五十个，冬瓜子半升，芒硝三合。

【用法】以水六升，煮取一升，去滓，纳芒硝，再煎沸，顿服之。（现代用法：水煎服，芒硝溶化。）

【功用】泻热破瘀，散结消肿。

【主治】肠痈初起，尚未成脓。右少腹疼痛拒按，右足屈而不伸，伸则腹痛甚，甚则局部肿痞，时时发热，自汗恶寒，舌苔黄腻，脉滑数。

【原方之弊】本方阴阳合药，药性苦寒泻下，不可久服。但是，此类肠痈疾病都是阴实，短期服用不可治愈，长期服用又会伤元气。苦寒泻下治标，但是伤阳气，耗气血。因此，此方不是标本兼治的方剂。

### 阴阳分药分时大黄牡丹汤阳药

【组成】红参9～15克，黄芪15～30克，白术6～12克，砂仁6～9克，干姜15～30克，陈皮6～12克，神曲9～15克。

【用法】去中医院抓阳药中药配方颗粒制剂，一服药二格。对于身体强健的患者，在口服阴药排出大便后，口服阳药；然后在发病的第二至第四天早上或午饭前口服一次；对于身体虚弱的患者，可以在早上或中午口服阳药一次，下午或者晚饭前再口服阴药，直到大便泻下为止。

### 阴阳分药分时大黄牡丹汤阴药

【组成】大黄12～24克，芒硝9～18克，桃仁12～24克，冬瓜子15～30克，神曲9～15克，牡丹皮3～9克，柴胡6～12克。

【用法】去中医院抓阴药中药配方颗粒制剂，一服药二格。对于身体强健的患者，先服用一格阴药，如果没有排泄大便，再喝一格阴药，直到排出大便，如此类推；对于身体虚弱的患者，早上或中午先服用阳药补气生津，然后口服活体益生菌制剂，辅助软化大便，在下午或者晚饭前再口服阴药，软便泻下，直到大便泻下为止。

### 阴阳分药分时大黄牡丹汤

【功用】阳药补益元气，健脾和胃，修复消化道微生态；阴药软便化积，活血化瘀，泻下通便。

【主治】肠痈初起，尚未成脓。右少腹疼痛拒按，右足屈而不伸，伸则腹痛甚，甚则局部肿痞，时时发热，自汗恶寒，舌苔黄腻，脉滑数。

【方解】本方证多由湿热郁积、气血凝滞、肠络不通、聚而成痈所致。热结气滞血瘀，腑气不通，不通则痛，右少腹为肠痈的好发部位，故右少腹疼痛；热结于里，故痛而拒按，右足屈而不伸，伸则痛甚，古称"缩脚肠痈"；气血郁结不散，则局部可触及包块，甚至可使血肉腐败而化脓；正邪交争，营卫失调，故时时发热，自汗恶寒；舌苔黄腻，脉滑数，为实热郁结肠胃之征。故治宜泻热破瘀、散结消肿。

阴阳分药分时大黄牡丹汤阳药包含红参、黄芪、白术、砂仁、干姜、陈皮、神曲。红参性温，味甘、微苦，入脾、肺、心经，功效为大补元气、复脉固脱、益气摄血，为君药。黄芪味甘，微温，归脾、肺经，功效为益卫固表、补气升阳、托毒生肌、利水消肿。砂仁味辛、涩，性温，归脾、胃经，功效为行气调中、和胃、醒脾。干姜味辛，性热，归脾、胃、肾、心、肺经，功效为温中散寒、回阳通脉、温肺化饮。黄芪、砂仁和干姜温中健脾、补益津液，为臣药。白术性温，味甘、苦，归脾、胃经，功效为健脾、益气、燥湿利水、止汗、安胎。陈皮味苦、辛，性温，归肺、脾经，功效为理气健脾、燥湿化痰。白术和陈皮佐制红参和黄芪补益太过，为佐药。神曲消食化积，修复受损消化道微生态，为使药。阴阳分药分时大黄牡丹汤阳药的综合功效是补益元气、健脾和胃、修复消化道微生态。

阴阳分药分时大黄牡丹汤阴药包含大黄、芒硝、桃仁、冬瓜子、神曲、牡丹皮、柴胡。大黄味苦，性寒，归脾、胃、大肠、肝、心包经，功效为泻下攻积、清热泻火、凉血解毒、活血祛瘀，主治肠道积滞、大便秘结、血热吐衄、目赤、咽痛、牙龈肿痛、热毒疮疡、水火烫伤、血瘀经闭、跌打损伤、湿热黄疸、热淋。芒硝味咸、苦，性寒，归胃、大肠经，功效为泻下软坚、清热泻火，主治实热积滞、大便燥结、咽痛口疮、目赤肿痛。大黄和芒硝泻下攻积，共为君药。桃仁味苦，性平，归心、肝、肺、大肠经，功效为活血祛瘀、润肠通便，主治经闭、痛经、产后瘀阻、跌打伤痛、肺痈、肠痈、肠燥便秘。冬瓜子味甘，性微寒，归脾、小肠经，功效为润肺化痰、利水，主治痰热咳嗽、肺痈、肠痈、淋病、水肿、脚气、痔疮、鼻面酒皶。桃仁和冬瓜子润肠化痰、活血化瘀，为臣药。神曲味甘、辛，性温，归脾、胃经，功效为消食和胃、止泻解表，主治宿食不化、脘腹胀满及因感冒引起的胃肠道症状。神曲消食化积、软便止泻，佐制大黄、芒硝等药的泻下功效，为佐药。牡丹皮味苦、辛，性微寒，归心、肝、胃经，功效为清热凉血、活血散瘀、退蒸，主治血热吐衄、发斑、阴虚内热、无汗骨蒸、经闭痛经、跌打损伤、疮疡肿痛、肠痈腹痛。柴胡味苦、辛，性微寒，归心包、肝、胆、三焦经，功效为疏散退热、疏肝解郁、升举阴气，主治感冒发热、寒热往来、胁肋胀痛、月经不调、脱肛、子宫脱垂。牡丹皮和柴胡活血化瘀、疏肝解热，促进胆汁和消化液分泌，促进泻下，为使药。阴阳分药分时大黄牡丹汤阴药的综合功效是软便化积，活血化瘀，泻下通便。

【运用】本方是主治肠痈初起，由湿热血瘀而成者的代表方剂。患者的表现是右少腹疼痛拒按，右足屈而不伸，舌苔黄腻，脉滑数。如肠痈属于寒湿郁滞者，或痈脓已成，且有其他并发症（如寄生虫、腹膜炎等）则不宜使用。对于老人、孕妇、体质虚弱者，亦不宜用。

如果热毒比较严重，在阴药中加蒲公英、金银花、败酱草、紫花地丁以加强清热解毒之力；如果血瘀严重，在阳药中加乳香、没药，在阴药中加赤芍以活血化瘀；如果腹胀严重，在阳药中加木香、厚朴，在阴药中加枳壳以行气消胀。

本方用于治疗急性单纯性阑尾炎、阑尾脓肿、肠梗阻、盆腔炎、输卵管结扎后感染等属湿热郁蒸、血瘀气滞者。

# 第二节　阴阳分药分时温下剂

阴阳分药分时温下剂适用于里寒积滞实证，症见大便秘结、脘腹胀满、腹痛喜温、手足不温、脉沉紧等。治疗里寒积滞证，单纯祛寒，积滞难去，仅仅攻下，沉寒不除，只能采取温里散寒与通下并用，方能祛除里寒积滞。温下以后，耗损津液，大黄等药毕竟是苦寒之药，容易伤脾胃，后续还须健脾和胃，调理和修复消化道，因此阴药温通下积，阳药必须健脾和胃，阴药1～2服即可，阳药必须3～6服。常以泻下药大黄配伍温里药附子、干姜等为阴药；以附子、黄芪、人参、白术等为阳药，温养四肢，健脾和胃。代表方剂有阴阳分药分时大黄附子汤和阴阳分药分时温脾汤。这些方剂从大黄附子汤、温脾汤等融合、衍生而来。

## 阴阳分药分时大黄附子汤

### 大黄附子汤原方（《金匮要略》）

【组成】大黄三两，附子（炮）三枚，细辛二两。

【用法】以水五升，煮取二升，分温三服。若强人煮取二升半，分温三服。服后如人行四五里，进一服。（现代用法：水煎服）

【功用】温里散寒，通便止痛。

【主治】寒积里实证。腹痛便秘，胁下偏痛，发热，手足不温，舌苔白腻，脉弦紧。

【原方之弊】本方为大阴之药大黄、大阳之药附子和细辛的合药，治疗寒积里实证。大黄剂量太小，里实不能泻下，如果太过，易致气血寒凉。因此，对于大黄和附子、细辛这三药的比例和剂量，医者需费心斟酌。

### 阴阳分药分时大黄附子汤阳药

【组成】红参9～15克，黄芪15～30克，白术6～12克，砂仁6～9克，干姜15～30克，陈皮6～12克，神曲9～15克，制附子9～15克，炙甘草9～15克。

【用法】去中医院抓阳药中药配方颗粒制剂，一服药二格。在早上或者午饭前服用阳药颗粒制剂一格，然后口服活性益生菌制剂辅助软化大便。

### 阴阳分药分时大黄附子汤阴药

【组成】大黄9～15克，枳实9～15克，神曲9～15克，厚朴15～30克，生地黄15～30克，制附子9～15克，细辛3～6克，炙甘草9～15克。

【用法】去中医院抓阴药中药配方颗粒制剂，一服药二格，在晚饭前或者睡觉前一个小时服用阴药一格。

### 阴阳分药分时大黄附子汤

【功用】阳药温心健脾，补益元气，健脾和胃，修复消化道微生态；阴药温中宽肠，补益津液，软便化积。

【主治】寒积里实证。腹痛便秘，胁下偏痛，发热，手足不温，舌苔白腻，脉弦紧。

【方解】本方证为寒邪与积滞互结于肠道，阳气不运所致。寒邪内侵，阳气不通，肠道传化失职，故腹痛、大便秘结；寒邪凝聚于厥阴，则胁下偏痛；积滞内停，阳气不达四末，则见手足不温；阳气郁闭，故见发热，但非大热；阴寒内盛，舌苔白腻，脉弦紧为寒实之象。治宜温通并用，以温散寒凝而开闭结，通下大便而除积滞，同时温中散寒，健脾和胃，修复消化道微生态。

阴阳分药分时大承气汤阳药包含制附子、炙甘草、红参、黄芪、白术、砂仁、干姜、陈皮、神曲。制附子性大热，味辛、甘，有毒，入心、肾、脾经，具有回阳救逆、补火助阳、散寒止痛的功效。红参性温，味甘、微苦，入脾、肺、心经，功效为大补元气、复脉固脱、益气摄血。制附子和红参温心阳，补气血，共为君药。黄芪味甘，性微温，归脾、肺经，功效为益卫固表、补气升阳、托毒生肌、利水消肿。砂仁味辛、涩，性温，无毒，归脾、胃经，功效为行气调中、和胃、醒脾。干姜味辛，性热，归脾、胃、肾、心、肺经，功效为温中散寒、回阳通脉、温肺化饮。白术性温，味甘、苦，归脾、胃经，功效为健脾、益气、燥湿利水、止汗、安胎。黄芪、白术、砂仁和干姜温中健脾，补益津液，为臣药。陈皮味苦、辛，性温，归肺、脾经，功效为理气健脾、燥湿化痰。神曲消食化积，修复受损消化道微生态，为使药。神曲和陈皮佐制红参和制附子补益太过，为佐药。炙甘草味甘，性平，归心、脾、肺、胃经，功效为补脾和胃、益气复脉，和干姜一起佐制附子的毒性，调和诸药，为使药。阴阳分药分时大黄附子汤阳药的综合功效是温心健脾、补益元气、健脾和胃、修复消化道微生态。

阴阳分药分时大黄附子汤阴药包含大黄、枳实、神曲、厚朴、生地黄、制附子、细辛、炙甘草。大黄苦，寒，归脾、胃、大肠、肝、心包经，功效为泻下攻积、清热泻火、凉血解毒、活血祛瘀，为君药。枳实苦、辛，微寒，归脾、胃、大肠经，功效为破气消积、化痰除痞。厚朴性温，味苦、辛，归脾、胃、肺、大肠经，功效为燥湿消痰、下气除满、宽肠通便。神曲甘、辛，温，归脾、胃经，功效为健脾和胃、消食化积。生地黄甘、苦，寒，归心、肝、肾经，功效为清热凉血、养阴生津。生地黄、枳实、厚朴和神曲合药宽肠行气，软便化积，泻火清肠，为臣药。制附子性大热，味辛、甘，有毒，入心、肾、脾经，功效为回阳救逆、补火助阳、散寒止痛。细辛味辛，性温，归肺、肾经，功效为祛风止痛、散寒解表、温肺化饮、宣通鼻窍。制附子和细辛为佐药。炙甘草性平，味甘，入心、脾、肺、胃经，功效为补脾和胃、益气复脉，和干姜一起佐制附子的毒性，调和诸药，为使药。阴阳分药分时大黄附子汤阴药的综合功效是温中宽肠、补益津液、软便化积。

【运用】本方是主治寒积里实证的代表方剂。患者的特征表现是便秘腹痛，手足不温，舌苔白腻，脉弦紧。本方大黄用量不应超过附子。服用本方阴药后，如果大便通利，则可转危为安，如果服阴药后大便不通，反见呕吐、肢冷、脉细，为病势恶化之象，应该要特别重视考虑手术或其他治疗方法。

如果腹痛严重，喜温，可以在阴药中加肉桂等药以温阳散寒；如果腹部胀满，可以在阴药中加厚朴、木香以行气导滞。

本方用于治疗胆绞痛、胆囊术后综合征、急性阑尾炎、急性肠梗阻、慢性痢疾、尿毒症等属寒积者。

# 阴阳分药分时温脾汤

## 温脾汤原方（《备急千金要方》）

【组成】大黄五两，当归、干姜各三两，附子、人参、芒硝、甘草各二两。

【用法】上五味，以水八升，煮取二升半，分三服。临熟下大黄，芒硝溶化。（现代用法：大黄后下，水煎服，每日3次）

【功用】温补脾阳，攻下冷积。

【主治】脾阳不足，冷积便秘，或久利赤白，腹痛，脐周疼痛，手足不温，口淡不渴，苔白，脉沉弦。

【原方之弊】本方为大阴之大黄和大阳之附子、当归等的合药，治疗脾阳不足，寒积里实证。大黄剂量太小，里实不能泻下，如果太过，易致气血寒凉。所以，对于大黄、芒硝、附子、当归等药的比例，医者需费心斟酌。因为是泻下药，整体药性是偏寒凉的，所以用这个方剂治疗下来，患者的脾阳体质还是需要调养的。

### 阴阳分药分时温脾汤阳药

【组成】红参 9 ～ 15 克，黄芪 15 ～ 30 克，白术 6 ～ 12 克，砂仁 6 ～ 9 克，干姜 15 ～ 30 克，陈皮 6 ～ 12 克，神曲 9 ～ 15 克，制附子 9 ～ 15 克，炙甘草 9 ～ 15 克，当归 9 ～ 15 克，肉苁蓉 9 ～ 15 克。

【用法】去中医院抓阳药中药配方颗粒制剂，一服药二格。在早上和午饭前口服阳药一格。

### 阴阳分药分时温脾汤阴药

【组成】大黄 15 ～ 30 克，当归 9 ～ 15 克，神曲 9 ～ 15 克，干姜 15 ～ 30 克，芒硝 6 ～ 12 克，制附子 9 ～ 15 克，人参 9 ～ 15 克，炙甘草 9 ～ 15 克。

【用法】去中医院抓阴药中药配方颗粒制剂，一服药二格。晚上饭前或者睡觉前一个小时服用阴药一格。

### 阴阳分药分时温脾汤

【功用】阳药温心健脾，补益元气，健脾和胃，修复消化道微生态；阴药温中宽肠，补益津液，软便化积。

【主治】寒积里实证。腹痛便秘，胁下偏痛，发热，手足不温，舌苔白腻，脉弦紧。

【方解】本方证因脾阳不足，阴寒内盛，寒积中阻所致。寒实冷积阻于肠间，腑气不通，故便秘腹痛、绕脐不止；脾阳不足，四末失于温煦，则手足不温；脉沉弦而迟，是阴盛里实之征。本方证虽属寒积便秘，但脾阳不足是为致病之本，若纯用攻下，必更伤中阳；单用温补，则寒积难去，惟攻逐寒积与温补脾阳并用，方为两全之策，同时温中散寒，健脾和胃，修复消化道微生态。

阴阳分药分时温脾汤阳药包含制附子、炙甘草、红参、黄芪、白术、砂仁、干姜、当归、肉苁蓉、陈皮、神曲。制附子性大热，味辛、甘，有毒，入心、肾、脾经，功效为回阳救逆、补火助阳、散寒止痛。红参性温，味甘、微苦，入脾、肺、心经，功效为大补元气、复脉固脱、益气摄血。制附子和红参温心阳，补气血，共为君药。黄芪味甘，性微温，归脾、肺经，功效为益卫固表、补气升阳、托毒生肌、利水消肿。砂仁味辛、涩，性温，无毒，归脾、胃经，功效为行气调中、和胃、醒脾。干姜味辛，性热，归脾、胃、肾、心、肺经，功效为温中散寒、回阳通脉、温肺化饮。白术性温，味甘、苦，归脾、胃经，功效为健脾、益气、燥湿利水、止汗、安胎。当归甘、辛，温，归肝、心、脾经，功效为活血止痛、补血调经、润肠通便。肉苁蓉味甘、咸，性温，归肾、大肠经，功效为补肾阳、益精血、润肠通便。黄芪、白术、砂仁和干姜温中健脾，当归、肉苁蓉补血生津，为臣药。陈皮味苦、辛，性温，归肺、脾经，功效为理气健脾、燥湿化痰。神曲消食化积，修复受损消化道微生态，为使药。神曲和陈皮佐制红参和制附子补益太过，为佐药。炙甘草性平，味甘，入心、脾、肺、胃经，功效为补脾和胃、益气复脉，和干姜一起佐制附子的毒性，调和诸药，为使药。阴阳分药分时温脾汤阳药的综合功效是温心健脾、补益元气、健脾和胃、修复消化道微生态。

阴阳分药分时温脾汤阴药包含大黄、当归、干姜、制附子、人参、芒硝、炙甘草、神曲。大黄味苦，性寒，归脾、胃、大肠、肝、心包经，功效为泻下攻积、清热泻火、凉血解毒、活血祛瘀，为君药。芒硝味咸、苦，性寒，归胃、大肠经，功效为泻下软坚、清热泻火，为臣药。当归味甘、辛，性温，归肝、心、脾经，功效为活血止痛、补血调经、润肠通便。干姜味辛，性热，入脾、胃、心、肺经，功效为温中散寒、回阳通脉、温肺化饮。制附子味辛、甘，性大热，有毒，入心、肾、脾经，功效为回阳救逆、补火助阳、散寒止痛。人参味甘、微苦，性平，归脾、肺、心经，功效为大补元气、复脉固脱、补脾益肺、生津安神。神曲甘、辛，温，归脾、胃经，功效为健脾和胃、消食化积。制附子、人参、当归、干姜和神曲共同佐制寒泻太过，为佐药。炙甘草味甘，性平，入心、脾、肺、胃经，功效为补脾和胃、益气复脉，和干姜一起佐制附子的毒性，调和诸药，为使药。阴阳分药分时温脾汤阴药的综合功效是温中宽肠、补益津液、软便化积、泻下清肠。

【运用】本方是主治脾阳不足、寒积中阻的代表方剂。患者的临床表现是腹痛，便秘，手足不温，苔白，脉沉弦。

在口服中药前，口服益生菌制剂如乳酸菌、酵母菌制剂可以软化粪便，促进消化道蠕动，提高中药药效。

如果腹中胀痛，在阴药中加厚朴、木香以行气止痛；如果腹中冷痛，在阴药中加肉桂、吴茱萸以增温中散寒之力。

本方常用于急性单纯性肠梗阻或不全梗阻等属中阳虚寒、冷积内阻者。

## 第三节　阴阳分药分时润下剂

阴阳分药分时润下剂适用于肠燥便秘，症见大便秘结，或小便短赤，身热；或小便清长，腰膝酸软，手足不温等。对于热邪伤津，胃肠干燥所致"热结"，常以润下药如火麻仁、杏仁等为主，或与寒下药组成方剂，代表方如阴阳分药分时大黄麻子仁汤、阴阳分药分时五仁润肠汤；对于肾气虚弱或病后虚损，关门不利所致"虚秘"，常以温补滋润通便药如肉苁蓉、当归等为主组成方剂,代表方剂有阴阳分药分时济川煎。这些方剂从麻子仁丸、五仁丸以及济川煎衍生而来。

# 阴阳分药分时大黄麻子仁汤

## 麻子仁丸原方(《伤寒论》)

【组成】麻子仁二升,芍药半斤,枳实(炙)半斤,大黄(去皮)一斤,厚朴(炙)一尺,杏仁(去皮、尖,熬,别作脂)一升。

【用法】上六味,蜜和丸,如梧桐子大,饮服十丸,日三服,渐加,以知为度。(现代用法:上药为末,炼蜜为丸,每次9克,每日1～2次,温开水送服。亦可水煎服,用量按原方比例酌定)

【功用】润肠通便。

【主治】肠胃燥热之便秘证。大便干结,小便频数,舌红少津,脉细数。

【原方之弊】本方以润滑之药和寒凉之药润通下焦,短期有效,但是长期服用会导致脾胃寒凉,又会出现腹泻之症。久用治疗腹泻之症的阳药,久服之后又会出现便秘。大便不通,有两个原因,一个是阳气不足,肠道蠕动能力弱;二是津液亏虚。只补充津液,久用滋阴泻火通便之药治疗,最终会造成脾胃虚寒,形成肠胃寒积里实。

### 阴阳分药分时大黄麻子仁汤阳药

【组成】红参9～15克,黄芪15～30克,白术6～12克,砂仁6～9克,干姜15～30克,陈皮6～12克,神曲9～15克。

【用法】去中医院抓阳药中药配方颗粒制剂,一服药两格。每天早上或午饭前口服一次。

### 阴阳分药分时大黄麻子仁汤阴药

【组成】大黄6～12克,麻子仁10～20克,杏仁5～10克,枳实9～15克,厚朴9～15克,白芍9～15克,神曲9～15克。

【用法】去中医院抓阴药中药配方颗粒制剂,一服药二格。每天晚上饭前或睡觉前一小时服用一次。

### 阴阳分药分时大黄麻子仁汤

【功用】阳药宽肠行气,软便化积,健脾和胃;阴药泻火清肠,补益津液。

【主治】肠胃燥热之便秘证。症见大便干结,小便频数,舌红少津,脉细数。

【方解】本方治证，《伤寒论》称之为"脾约"，系由脾虚导致肠道蠕动困难，大便积聚在肠道，长时间无法排出，大便黏液被过度吸收而产生便秘，干燥的大便在肠胃吸收传导过来的心热，导致肠胃燥热，进一步导致脾津不足，脾虚无法升阳、生津。因此，治宜升阳健脾；同时润肠泄热，行气通便，修复脾胃气血循环。

阴阳分药分时大黄麻子仁汤阳药包含红参、黄芪、白术、砂仁、干姜、陈皮、神曲。红参性温，味甘、微苦，入脾、肺、心经，功效为大补元气、复脉固脱、益气摄血，为君药。黄芪味甘，性微温，归脾、肺经，功效为益卫固表、补气升阳、托毒生肌、利水消肿。砂仁味辛、涩，性温，无毒，归脾、胃经，功效为行气调中、和胃、醒脾。干姜味辛，性热，归脾、胃、肾、心、肺经，功效为温中散寒、回阳通脉、温肺化饮。黄芪、砂仁和干姜温中健脾、补益津液，为臣药。白术性温，味甘、苦，归脾、胃经，功效为健脾、益气、燥湿利水、止汗、安胎。陈皮味苦、辛，性温，归肺、脾经，功效为理气健脾、燥湿化痰。白术和陈皮佐制红参和黄芪补益太过，为佐药。神曲消食化积，修复受损消化道微生态，为使药。阴阳分药分时大黄麻子仁汤阳药的综合功效是补益元气、健脾和胃、修复消化道微生态。

阴阳分药分时大黄麻子仁汤大承气汤阴药包含大黄、麻子仁、杏仁、枳实、厚朴、白芍和神曲。大黄味苦，性寒，归脾、胃、大肠、肝、心包经，功效为泻下攻积、清热泻火、凉血解毒、活血祛瘀，为君药。麻子仁味甘，性平，入脾、胃、大肠经，功效为润肠通便。杏仁味苦，性微温，有小毒，归肺、大肠经，功效为止咳平喘、润肠通便。麻子仁和杏仁合药润肠通便，为臣药。枳实味苦、辛，性微寒，归脾、胃、大肠经，功效为破气消积、化痰除痞。厚朴性温，味苦、辛，归脾、胃、肺、大肠经，功效为燥湿消痰、下气除满、宽肠通便。枳实和厚朴宽肠下气，也为臣药。白芍苦、酸，微寒，归肝、脾经，功效为养血敛阴、柔肝止痛、平抑肝阳。白芍佐制大黄、麻子仁等药泻下太过，为佐药。神曲味甘、辛，性温，归脾、胃经，功效为健脾和胃、消食化积、修复消化道微生态，为使药。阴阳分药分时大黄麻子仁汤阴药的综合功效是宽肠行气、润肠通便、消食化积、修复消化道微生态。

【运用】本方主治胃肠燥热之便秘证。患者的表现是大便秘结，小便频数，舌苔微黄少津。

原方虽为润肠缓下之剂，但含有攻下破滞之品，津亏血少者原方不宜常服，而本方阴阳分药分时可以长时间服用调理。本方孕妇慎用。

痔疮便秘者，可在阴药处方中或阳药处方中加桃仁、当归以养血和血，润肠通便；痔疮出血属胃肠燥热者，可在阴药中酌加槐花、地榆以凉血止血；燥热伤津较甚者，可在阴药处方中加生地黄、玄参、石斛以增液通便。

# 阴阳分药分时五仁润肠汤

## 五仁丸原方（《世医得效方》）

【组成】桃仁半两，麸炒杏仁（去皮尖）一两，柏子仁一钱二分五厘，炒郁李仁一钱，松子仁一钱，陈皮另研末，四两。

【用法】将五仁别研为膏，入陈皮末同研匀，炼蜜为丸，如梧桐子大。每服五十丸，食前米饮下。现代用法：五仁研为膏，陈皮为末，炼蜜为丸，每服9克，每日1～2次温开水送下。

【功用】润肠通便。

【主治】津枯肠燥证。症见大便艰难，舌燥少津，脉细涩。

### 阴阳分药分时五仁润肠汤阳药

【组成】红参9～15克，黄芪15～30克，白术6～12克，砂仁6～9克，干姜15～30克，陈皮6～12克，神曲9～15克。

【用法】去中医院抓阳药中药配方颗粒制剂，一服药二格。每天早上或午饭前口服一次或二次。

### 阴阳分药分时五仁润肠汤阴药

【组成】杏仁9～15克，桃仁9～15克，柏子仁6～9克，松仁6～9克，郁李仁6～9克，生地黄15～30克，玄参9～15克，麦冬9～15克，陈皮9～15克。

【用法】去中医院抓阴药中药配方颗粒制剂，一服药二格。每天晚上饭前或睡觉前一小时服用阴药一格。

### 阴阳分药分时五仁润肠汤

【功用】阳药补益元气，健脾和胃，修复消化道微生态；阴药润肠通便，滋阴生津，理气和中。

【主治】津枯肠燥证。症见大便艰难，舌燥少津，脉细涩。

【方解】本证多见于热盛津伤，或老年及产后血虚便秘。阴津耗伤，肠道失养，故大便艰难。此外，还应见有舌红少津、脉细数等阴血不足之象。

阴阳分药分时五仁润肠汤阳药包含红参、黄芪、白术、砂仁、干姜、陈皮、神曲。红参性温，味甘、微苦，入脾、肺、心经，功效为大补元气、复脉固脱、益气摄血，为君药。黄芪味甘，微温，归脾、肺经，功效为益卫固表、补气升阳、托毒生肌、利水消肿。砂仁味辛、涩，性温，无毒，归脾、胃经，功效为行气调中、和胃、醒脾。

干姜味辛，性热，归脾、胃、肾、心、肺经，功效为温中散寒、回阳通脉、温肺化饮。黄芪、砂仁和干姜温中健脾、补益津液，为臣药。白术性温，味甘、苦，归脾、胃经，功效为健脾、益气、燥湿利水、止汗、安胎。陈皮味苦、辛，性温，归肺、脾经，功效为理气健脾、燥湿化痰。白术和陈皮佐制红参和黄芪补益太过，为佐药。神曲消食化积，修复受损消化道微生态，为使药。阴阳分药分时五仁润肠汤阳药的综合功效是补益元气、健脾和胃、修复消化道微生态。

阴阳分药分时五仁润肠汤阴药包含杏仁、桃仁、柏子仁、松仁、郁李仁、陈皮、生地黄、玄参、麦冬。杏仁苦，微温，有小毒，归肺、大肠经，功效为止咳平喘、润肠通便、苦温下气，为君药。桃仁性平，味苦，入心、肝、肺、大肠经，功效为活血祛瘀、润肠通便。柏子仁甘，平，归心、肾、大肠经，功效为养心安神、润肠通便。松子仁味甘，性微温，归肝、肺、大肠经，功效为润燥、养血、祛风。郁李仁辛、苦、甘，平，归脾、大肠、小肠经，功效为润肠通便、利水消肿，桃仁、柏子仁、松子仁、郁李仁这四味为臣药。生地黄甘、苦，寒，归心、肝、肾经，功效为清热凉血、养阴生津。玄参苦、甘、咸，寒，归肺、胃、肾经，功效为清热凉血、解毒散结、滋阴生津。麦冬甘、微苦，微寒，归肺、心、胃经，功效为养阴润肺、益胃生津、清心除烦。生地黄、玄参和麦冬滋阴养肾、生水治本，佐制五仁太过油腻，为佐药。陈皮味辛、苦，性温，归脾、胃、肺经，功效为理气和中、燥湿化痰、利水通便，为使药。阴阳分药分时五仁润肠汤阴药的综合功效是润肠通便、滋阴生津、理气和中。

【运用】本方为主治气血亏虚，津液肠燥之便秘的代表方剂。患者的表现是大便秘结，口干唇燥，舌燥少津，脉细涩。本方桃仁、郁李仁都能活血破瘀，孕妇慎用。

如果津液亏虚严重，可以在阴药处方中加瓜蒌仁、麻子仁以加强润肠之力；如果产后便秘，可以在阳药处方中加当归以养血润肠；如果腹胀严重，可以在阴药处方中加莱菔子、枳壳以理气除胀。

本方用于治疗痔疮性便秘、习惯性便秘等属津枯肠燥者。

# 阴阳分药分时济川煎

## 济川煎原方（《景岳全书》）

【组成】当归一至五钱，牛膝二钱，肉苁蓉（酒洗去咸）二三钱，泽泻一钱半，升麻五分至七分，枳壳（虚甚者不必用）一钱。

【用法】水一盅半，煎七分，食前服。（现代用法：作汤剂，水煎服）

【功用】温肾益精，润肠通便。

【主治】肾阳虚弱，精津不足。症见大便秘结，小便清长，腰膝酸软，头目眩晕，舌淡苔白，脉沉迟。

### 阴阳分药分时济川煎阳药

【组成】红参9～15克，黄芪15～30克，白术6～12克，砂仁6～9克，干姜15～30克，当归9～15克，肉苁蓉9～15克，陈皮6～12克，神曲9～15克。

【用法】去中医院抓阳药中药配方颗粒制剂，一服药二格。每天早上或者午饭前服用一格。

### 阴阳分药分时济川煎阴药

【组成】泽泻9～15克，茯苓6～9克，枳壳6～9克，生地黄15～30克，麦冬9～15克，柴胡6～12克，升麻6～12克，牛膝6～9克。

【用法】去中医院抓中药配方颗粒制剂，一服药二格。每天晚上饭前或睡觉前一小时服用一格阴药。

### 阴阳分药分时济川煎

【功用】阳药补益元气和精血，健脾和胃，修复消化道微生态；阴药补益津液，疏肝解郁，泻下通便。

【主治】肾阳虚弱，精津不足。症见大便秘结，小便清长，腰膝酸软，头目眩晕，舌淡苔白，脉沉迟。

【方解】本方证因肾虚开合失司所致。肾主五液，司开合。肾阳不足，气化无力，津液不布，故小便清长；肠失濡润，传导不利，故大便不通；肾虚精亏，故腰膝酸软；清窍失养，则头目眩晕；肾阳亏损，故舌淡苔白、脉象沉迟。肾虚开合失司，浊气不降，肠道失润，治当温肾益精、润肠通便。

阴阳分药分时济川煎阳药包含红参、黄芪、白术、砂仁、干姜、当归、肉苁蓉、陈皮、神曲。红参味甘、微苦，性温，入脾、肺、心经，功效为大补元气、复脉固脱、益气摄血，为君药。黄芪味甘、微温，归脾、肺经，功效为益卫固表、补气升阳、托毒生肌、利水消肿。砂仁味辛、涩，性温，无毒，归脾、胃经，功效为行气调中、和胃、醒脾。干姜味辛，性热，归脾、胃、肾、心、肺经，功效为温中散寒、回阳通脉、温肺化饮。白术味甘、苦，性温，归脾、胃经，功效为健脾、益气、燥湿利水、止汗、安胎。黄芪、砂仁、干姜、白术温中健脾、补益津液，为臣药。当归味辛、偏甘，性微温，归肝、心、脾经，具有补血活血、调经止痛、润肠通便的功效。肉苁蓉甘、咸、温，归肾、大肠经，功效为补肾阳、益精血、润肠通便。当归和肉苁蓉补益精血，佐制补气太过，为佐药。陈皮味苦、辛，性温，归肺、脾经，功效为理气健脾、燥湿化痰。神曲消食化积，修复受损消化道微生态。陈皮和神曲为使药。阴阳分药分时济川煎阳药的综合功效是补益元气和精血、健脾和胃、修复消化道微生态。

阴阳分药分时济川煎阴药包含泽泻、茯苓、枳壳、生地黄、麦冬、柴胡、升麻、牛膝。泽泻甘、淡，寒，归肾、膀胱经，功效为利水渗湿、泄热，为君药。茯苓甘、淡，平，归心、肺、脾、肾经，功效为利水渗湿、健脾、化痰、宁心安神，为臣药。枳壳性凉，味苦、辛，入肺、脾、大肠经，功效为破气、行痰、消积，也为臣药。生地黄甘、苦，寒，归心、肝、肾经，功效为清热凉血、养阴生津。麦冬甘、微苦，微寒，归肺、心、胃经，功效为养阴润肺、益胃生津、清心除烦。生地黄、玄参和麦冬补益津液，佐制泄下太过，为佐药。柴胡苦、辛，微寒，归心包络、肝、胆、三焦经，功效为疏散退热、疏肝解郁、升举阴气。升麻辛、甘，微寒，归肺、脾、大肠、胃经，功效为发表透疹、清热解毒、升举阴气。牛膝味苦、酸，性平，归肝、肾经，疏利下行，能补能泄，功效为活血祛瘀、补肝肾、强筋骨、引血下行、利尿通淋。柴胡引药入肝，疏肝解郁，升麻升阴气，牛膝引药和阴水下行，三者共为使药。阴阳分药分时济川煎阴药的综合功效是补益津液，疏肝解郁，泻下通便。

【运用】本方为主治肾虚便秘的代表方剂。患者的表现是腰酸背冷、大便秘结、小便清长。对于热邪伤津、阴虚便秘者原方忌用，本方可用。

如果患者气虚，阳药中加人参补气；如果肾虚严重，阳药中加熟地黄补肾滋阴；如果气虚严重，枳壳可以不加，以免伤气。

本方用于治疗年老体衰及妇人产后之便秘。

## 第四节　阴阳分药分时逐水剂

阴阳分药分时逐水剂适用于水饮壅盛于里的实证，症见胸胁引痛，或水肿腹胀、二便不利、脉实有力等。本类方剂常以峻下逐水药如芫花、大戟、甘遂、牵牛子等为主组方。因其药力峻猛，具有一定的毒性，故方中常须配伍养胃扶正之品，如人参、大枣、黄芪、白术、砂仁等。代表方剂有阴阳分药分时十枣汤、阴阳分药分时舟车汤，从十枣汤和舟车丸衍生而来。

## 阴阳分药分时十枣汤

### 十枣汤原方（《伤寒论》）

【组成】芫花、大戟、甘遂各等分。

【用法】芫花（熬）、甘遂、大戟各等分。上各为散。以水一升半，先煮大枣肥者十枚，取八合，去滓，纳药末。强人服一钱匕，羸人服半钱，温服之，平旦服。若下少病不除者，明日更服，加半钱，得快下利后，糜粥自养。

【功用】攻逐水饮。

【主治】（1）悬饮。咳唾胸胁引痛，心下痞硬，干呕短气，头痛目眩，胸背掣痛不得息，舌苔白滑，脉沉弦。（2）水肿。一身悉肿，尤以身半以下肿甚，腹胀喘满，二便不利。

【原方之弊】本方阴阳合药，药性比较偏寒凉，服药过后容易误伤脾胃，耗损津液。芫花（熬）、甘遂、大戟是本方主药，味苦，性寒凉，脾胃虚弱、气虚发热、痈疽已溃、脓稀色淡者忌服。本方容易误伤脾胃。对于体格健壮的热结便秘患者，本方非常合适；但是，对于气血亏虚患者，本方不宜。可是，往往是许多气血亏虚患者，容易患这类疾病。

## 阴阳分药分时十枣汤阳药

【组成】红参9～15克，黄芪15～30克，白术6～12克，砂仁6～9克，干姜15～30克，陈皮6～12克，神曲9～15克。

【用法】去中医院抓中药配方颗粒制剂，一服药二格。每天早上或午饭前口服阳药一格。

## 阴阳分药分时十枣汤阴药

【组成】芫花0.1～0.3克，甘遂0.1～0.3克，大戟0.1～0.3克，大枣9～15克。

【用法】去中医院抓阴药中药配方颗粒制剂，一服药二格。在晚饭前或睡觉前口服半格或一格阴药，如果有大便拉出或者逐水成功，即当天停药；如果体内依然有积水，次日口服阳药后，再到晚上饭前或睡觉前口服阴药，直到排出体内积水，如此类推。

## 阴阳分药分时十枣汤

【功用】阳药补益元气，健脾和胃，修复消化道微生态；阴药攻逐水饮，通利大小便。

【主治】（1）悬饮。咳唾胸胁引痛，心下痞硬，干呕短气，头痛目眩，胸背掣痛不得息，舌苔白滑，脉沉弦。（2）水肿。一身悉肿，尤以身半以下肿甚，腹胀喘满，二便不利。

【方解】本方治证系水饮壅盛于里，上下泛溢所致。《素问·经脉别论》云："饮入于胃，游溢精气，上输于脾，脾气散精，上归于肺，通调水道，下输膀胱，水精四布，五经并行。"此谓人体津液吸收、输布、排泄之常。《圣济总录》曰："三焦者，水谷之道路，气之所终始也。三焦调适，气脉平匀，则能宣通水液，行入于经，化而为血，溉灌周身。三焦气涩，脉道闭塞，则水饮停滞，不得宣行，聚成痰饮。"故凡外感或内伤等因素，致肺、脾、肾三脏功能失调，三焦水道不利，津液内停，化为痰饮。综上所述，本方主治诸证，虽临床表现各异，但均因水饮壅盛于里，饮邪凝聚所致。当此之时，非一般化饮、渗湿之法所能胜任。倘不及时先导其水，以杀其势，将不免有泛溢伤正之虞，必攻之逐之，使水饮之邪有所宣泄。根据《素问·至真要大论》"留者攻之"的治疗原则，《金匮要略·水气病脉证并治》指出："病人腹大，小便不利，其脉沉绝者，有水，可下之"，故投峻剂攻逐之品，以泻水逐饮。

阴阳分药分时十枣汤阳药包含红参、黄芪、白术、砂仁、干姜、陈皮、神曲。红参性温，味甘、微苦，入脾、肺、心经，功效为大补元气、复脉固脱、益气摄血，为君药。黄芪味甘，微温，归脾、肺经，功效为益卫固表、补气升阳、托毒生肌、利水消肿。砂仁味辛、涩，性温，无毒，归脾、胃经，功效为行气调中、和胃醒脾。干姜味辛，性热，归脾、胃、肾、心、肺经，功效为温中散寒、回阳通脉、温肺化饮。黄芪、砂仁和干姜温中健脾，补益津液，为臣药。白术性温，味甘、苦，归脾、胃经，功效为健脾益气、燥湿利水、止汗、安胎。陈皮味苦、辛，性温，归肺、脾经，功效为理气健脾、燥湿化痰。白术和陈皮佐制红参和黄芪补益太过，为佐药。神曲消食化积，修复受损消化道微生态，为使药。阴阳分药分时十枣汤阳药的综合功效是补益元气、健脾和胃、修复消化道微生态。

阴阳分药分时十枣汤阴药包含芫花、甘遂、大戟、大枣。芫花苦、辛，寒，有毒，入肺、肾、大肠经，功效为泻水逐饮、祛痰止咳、解毒杀虫。甘遂苦、甘，寒，有毒，入肺、肾、大肠经，功效为泻水逐饮、消肿散结。大戟性寒，苦、辛，有毒，入肺、肾、大肠经，功效为泻水逐饮、消肿散结。大枣甘，温，归脾、胃经，功效为补中益气、养血安神、缓和药性。方中甘遂善行经隧水湿，是为君药。大戟善泄脏腑水湿，芫花善消胸胁伏饮痰癖，均为臣药。大枣为使药。阴阳分药分时十枣汤阴药的综合功效是攻逐水饮，通利大小便。

【运用】本方为主治悬饮和水肿症的代表方剂。患者的表现是咳唾短气、水肿腹胀、胸胁引痛、舌苔白、脉沉弦。

本方为逐水峻剂，起初服用应为小剂量，视病情需要逐渐增加，中病即止；如泻后精神、胃纳俱好，而水饮未尽去者，可再用本方；如泻后食欲减退，精神疲乏，则宜暂停攻逐；体虚邪实者，又非攻不可者，可用本方与健脾补益之剂交替使用，或先攻后补，或先补后攻；若服本方阴药后泄泻不止，可食阳药以止之。原方定于早上服用，但原方诸药药性寒冷、有毒，早上是心和脾胃等诸多阳经活动的时候，此时口服，毒性很大，同时，人体气血升发，喝药后也不容易泻下。本方阴阳合药，早上或中午服用补益之药，大补元气；晚饭前或者睡觉前一小时口服阴药，有利于排泄大小便，同时减少药物毒性；对于气血虚弱之人，利用阴阳分药分时十枣汤方剂，可以逐步进补，逐步攻邪，药半功倍。体弱者慎服，孕妇忌用。

本方用于治疗肝硬化腹水、渗出性胸膜炎、晚期血吸虫病腹水、急慢性肾炎水肿等。

# 阴阳分药分时舟车汤

## 舟车丸原方（《景岳全书》）

【组成】黑丑120克，甘遂（面裹煨）、芫花、大戟（俱醋炒）各30克，大黄60克，青皮、陈皮、木香、槟榔各15克，轻粉3克。

【用法】共为细末，水糊丸如小豆大，每服3～6克。清晨空腹温开水送下，每日一次，以快利为度。

【功效】行气逐水。

【主治】肿水胀，形气俱实。症见腹坚满，二便秘结，口渴，气粗，脉沉数有力。

### 阴阳分药分时舟车汤阳药

【组成】红参9～15克，黄芪15～30克，白术6～12克，砂仁6～9克，干姜15～30克，陈皮6～12克，神曲9～15克。

【用法】去中医院抓阳药中药配方颗粒制剂，一服药二格。

### 阴阳分药分时舟车汤阴药

【组成】大黄3～6克，黑丑3～6克，炒甘遂0.5～1.5克，醋炒芫花1.5～3.0克，醋炒大戟1.5～3.0克，青皮3～6克，木香3～6克，槟榔3～6克，陈皮6～9克。

【用法】去中医院抓中药配方颗粒制剂，一服药二格。在晚饭前或睡觉前口服半格或一格阴药，如果有大便排出，即当天停药；如果体内依然有积水，次日口服阳药后，再到晚上饭前或睡觉前口服阴药，直到排出体内积水，如此类推。

### 阴阳分药分时舟车汤

【功用】阳药宽肠行气，软便化积，健脾和胃；阴药泻下逐水，杀虫驱虫，行气宽肠，消食化积。

【主治】肿水胀，形气俱实。症见腹坚满，二便秘结，口渴，气粗，脉沉数有力。

【方解】治水肿水胀，形气俱实（肿胀者，水道壅遏也，形气俱实，口渴面赤，气粗腹坚，大小便秘也）。阳水先肿上体肩背手膊，手三阳经；阴水先肿下体腰腹胻，足三阴经。肿属脾，胀属肝，肿则阳气犹行；如单胀而不肿者，名蛊胀，为木横克土，难治。肿胀朝宽暮急，为血虚；暮宽朝急，为气虚；朝暮俱急，为气血两虚。肿胀由心腹而散四肢者吉，由四肢而入心腹者危。男自下而上，女自上而下者，皆难治。治宜行气逐水。

阴阳分药分时舟车汤阳药包含红参、黄芪、白术、砂仁、干姜、陈皮、神曲。红参味甘、微苦，性温，入脾、肺、心经，功效为大补元气、复脉固脱、益气摄血，为君药。黄芪味甘，性微温，归脾、肺经，功效为益卫固表、补气升阳、托毒生肌、利水消肿。砂仁味辛、涩，性温，无毒，入脾、胃经，功效为行气调中、和胃、醒脾。干姜味辛，性热，归脾、胃、肾、心、肺经，功效为温中散寒、回阳通脉、温肺化饮。黄芪、砂仁和干姜温中健脾、补益津液，为臣药。白术味甘、苦，性温，归脾、胃经，功效为健脾、益气、燥湿利水、止汗、安胎。陈皮味苦、辛，性温，归肺、脾经，功效为理气健脾、燥湿化痰。白术和陈皮佐制红参和黄芪补益太过，为佐药。神曲消食化积，修复受损消化道微生态，为使药。阴阳分药分时舟车汤阳药的综合功效是补益元气、健脾和胃、修复消化道微生态。

阴阳分药分时舟车汤阴药包含大黄、黑丑、炒甘遂、醋炒芫花、醋炒大戟、青皮、木香、槟榔、陈皮共九味药。阴药重用黑丑，黑丑味苦，性寒，有毒，归肺、肾、大肠经，功效为泻下逐水、消痰涤饮、杀虫攻积，为君药。甘遂性寒，味苦、甘，有毒，入肺、肾、大肠经，功效为泻水逐饮、消肿散结。大戟性寒，味苦、辛，有毒，入肺、肾、大肠经，功效为泻水逐饮、消肿散结。芫花性寒，味辛、苦，有毒，入肺、肾、大肠经，功效为泻水逐饮、祛痰止咳、解毒杀虫。大黄苦，寒，归脾、胃、大肠、肝、心包经，功效为泻下攻积、清热泻火、凉血解毒、活血祛瘀。槟榔味苦、辛，性温，归胃、大肠经，药食两用，驱虫兼泻下是其特点。大戟、芫花、甘遂、大黄和槟榔的综合药效为泻下，为臣药。青皮苦、辛，温，归肝、胆、胃经，功效为疏肝破气、散结消滞。木香味辛、苦，性温，归脾、胃、大肠、胆经，功效为行气止痛、调中宣滞。陈皮味辛、苦，性温，归脾、胃、肺经，功效为理气和中、燥湿化痰、利水通便。青皮、木香和陈皮行气宽肠、消食化积，为佐使药。阴阳分药分时舟车汤阴药的综合功效是泻下逐水、杀虫驱虫、行气宽肠、消食化积。

【运用】本方为逐水峻下剂，主要用于治疗水肿水胀属实证。患者的表现是胸腹肿胀、气粗息促、面赤、口渴、二便秘结，脉沉数有力。原方有毒之品较多，不可久服。本方阴阳分药分时，在阳时大量口服补益之药，可以缓解阴药的毒害，修正人体的脾胃和消化道系统；在阴时服用泻下排毒之药，可以减少毒性。如此，循序渐进，既可逐水排毒，又可逐步恢复元气。

本方适用于治疗急慢性肾炎、腹膜炎、肝硬化或血吸虫病晚期之腹水等。

# 第五节 阴阳分药分时攻补兼施剂

阴阳分药分时攻补兼施剂具有泻下大便、补虚扶正的功效，适用于里实正虚、大便秘结之症。对于里实正虚之便秘症，此时不攻则不能祛其实，不补则无以救其虚，唯有攻补兼施，邪正兼顾，方可两全。常用攻下药如大黄、芒硝等与补益药如人参、当归、生地黄、玄参等为主组成方剂。代表方剂有阴阳分药分时黄龙汤、阴阳分药分时增液承气汤等，这些方剂从黄龙汤、增液承气汤等衍生而来。

## 阴阳分药分时黄龙汤

### 黄龙汤原方（《伤寒六书》）

【组成】大黄9克，芒硝9克，枳实9克，厚朴6克，甘草3克，人参6克，当归9克。（原书未标注用量）

【用法】水二盅，姜三片，枣二枚，煎之后，再入桔梗一撮，煎一沸，热服为度。（现代用法：上药加桔梗3克、生姜3片、大枣2枚，水煎，芒硝溶服）

【功用】泻热通便，益气养血。

【主治】阳明腑实，气血不足证。自利清水，色纯青，或大便秘结，脘腹胀满，腹痛拒按，身热口渴，神倦少气，谵语，甚或循衣撮空，神昏肢厥，舌苔焦黄或焦黑，脉虚。

【原方之弊】本方所治之证是寒热夹杂、虚实夹杂。用阴阳合药治疗此病，如同用一团麻去打开另外一团麻所形成的结。如果是轻症，效果尚可；如果所治之症较重，往往药效甚微，见效也慢。

### 阴阳分药分时黄龙汤阳药

【组成】红参9～15克，黄芪15～30克，白术6～12克，砂仁6～9克，当归15～30克，陈皮6～12克，神曲9～15克。

【用法】去中医院抓阳药中药配方颗粒制剂，一服药二格。在早上或者午饭前服用阳药一格。

### 阴阳分药分时黄龙汤阴药

【组成】大黄9～15克，芒硝9～15克，枳实9～15克，厚朴6～9克，人参6～9克，当归9～15克，柴胡6～12克，神曲9～15克，甘草6～9克。

【用法】去中医院抓阴药中药配方颗粒制剂，一服药二格。在晚饭前或者睡觉前先服用一格或半格阴药，如果没有排泄大便，再喝一格或半格阴药，直到排出大便，如此类推。

## 阴阳分药分时黄龙汤

【功用】阴药泄热通便，益气养血；阳药补益元气，健脾和胃，修复消化道微生态。

【主治】阳明腑实，气血不足证。自利清水，色纯青，或大便秘结，脘腹胀满，腹痛拒按，身热口渴，神倦少气，谵语，甚或循衣撮空，神昏肢厥，舌苔焦黄或焦黑，脉虚。

【方解】本方原治热结旁流而兼气血两虚证，后世用治温病应下失下，邪实正虚者。邪热入里与肠中糟粕互结，故大便秘结，脘腹胀满疼痛拒按，身热口渴，舌苔焦黄或焦黑，或自利清水，色纯青，即热结旁流证；素体不足或里热实证误治而耗伤气血，故见神倦少气、脉虚等症；余如谵语、神昏、肢厥、撮空等，均为热结于里，上扰神明之证。此时邪实正虚，治宜攻下热结，益气养血。

阴阳分药分时黄龙汤阳药包含红参、黄芪、白术、砂仁、当归、陈皮、神曲。红参性温，味甘、微苦，入脾、肺、心经，功效为大补元气、复脉固脱、益气摄血，为君药。黄芪味甘，性微温，归脾、肺经，功效为益卫固表、补气升阳、托毒生肌、利水消肿。砂仁味辛、涩，性温，无毒，入脾、胃经，功效为行气调中、和胃、醒脾。当归味甘、辛，性温，归肝、心、脾经，功效为活血止痛、补血调经、润肠通便。黄芪、砂仁和干姜温中健脾、补益津液，为臣药。白术味甘、苦，性温，归脾、胃经，功效为健脾、益气、燥湿利水、止汗、安胎。陈皮味苦、辛，性温，归肺、脾经，功效为理气健脾、燥湿化痰。白术和陈皮佐制红参和黄芪补益太过，为佐药。神曲消食化积，修复受损消化道微生态，为使药。阴阳分药分时黄龙汤阳药的综合功效是补益元气、健脾和胃、修复消化道微生态。

阴阳分药分时黄龙汤阴药包含大黄、芒硝、枳实、厚朴、人参、当归、柴胡、神曲、甘草。大黄苦，寒，归脾、胃、大肠、肝、心包经，功效为泻下攻积、清热泻火、凉血解毒、活血祛瘀，为君药。芒硝味咸、苦，性寒，归胃、大肠经，功效为泻下通便、润燥软坚、清火消肿，主治实热积滞、腹满胀痛、大便燥结、肠痈肿痛，外治乳痈、痔疮肿痛。枳实苦、辛，微寒，归脾、胃、大肠经，功效为破气消积、化痰除痞。厚朴苦、辛，温，归脾、胃、肺、大肠经，功效为燥湿、行气、消积、平喘。芒硝、枳实和厚朴辅助泻下排便，为臣药。人参甘、微苦，平，归脾、肺、心经，功效为大补元气、复脉固脱、补脾益肺、生津、安神。当归味辛、偏甘，性微温，归肝、心、脾经，具有补血活血、调经止痛、润肠通便的功效。人参和当归补益气血，润肠通便，为佐药。柴胡苦、辛，微寒，归心包络、肝、胆、三焦经，功效为疏散退热、疏肝解郁、升举阴气。神曲甘、辛，温，归脾、胃经，功效为消食和胃、止泻解表。甘草甘，平，归心、肺、脾、胃经，功效为补脾益气、清热解毒，调和诸药。柴胡、神曲和甘草为使药。阴阳分药分时黄龙汤阴药的综合功效是泄热通便、益气养血。

【运用】本方为主治阳明腑实兼气血不足证的攻补兼施的代表方剂。患者的表现是大便秘结，脘腹胀满，身热口渴，神倦少气，舌苔焦黄，脉虚。

本方用于治疗伤寒、副伤寒、流行性脑脊髓膜炎、乙型脑炎、老年性肠梗阻等属阳明腑实兼气血不足者。

# 阴阳分药分时增液承气汤

## 增液承气汤原方（《温病条辨》）

【组成】生地黄、麦冬各八钱，大黄三钱，芒硝一钱五分，玄参一两。

【用法】上药以水1.6升，除芒硝外煮取600毫升，溶芒硝（分2次），先服200毫升，大便不能泻下再服。

【功用】滋阴增液，通便泄热。

【主治】阴亏热结，燥屎不行，下之不通，脘腹胀满，口干唇燥，舌红苔黄，脉细数。

### 阴阳分药分时增液承气汤阳药

【组成】红参9～15克，黄芪15～30克，白术6～12克，砂仁6～9克，当归9～30克，陈皮6～15克，肉苁蓉9～15克。

【用法】去中医院抓阳药中药配方颗粒制剂，一服药二格。在早上或午饭前口服一格阳药。

### 阴阳分药分时增液承气汤阴药

【组成】大黄9～15克，芒硝6～12克，生地黄15～30克，玄参15～30克，麦冬15～30克，柴胡6～12克，神曲9～15克。

【用法】去中医院抓阴药中药配方颗粒制剂，一服药二格。在晚上饭前或者睡觉前一小时服用一格阴药，如果没有排泄大便，再喝一格阴药，直到排出大便，如此类推。

### 阴阳分药分时增液承气汤

【功用】阳药宽肠行气，软便化积，健脾和胃；阴药泻火清肠，补益津液。

【主治】阴亏热结，燥屎不行，下之不通，脘腹胀满，口干唇燥，舌红苔黄，脉细数。

【方解】阳明温病，热结胃肠，津液受灼，肠腑失润，传导失常，以致燥屎不行，脘腹胀满；燥屎不行，邪热愈盛，阴津渐竭，故肠中燥屎虽用下法而不得通，此即"津液不足，无水舟停"之意。口干唇燥，舌红苔黄，脉细数者，乃热伤津亏之证。治宜甘凉濡润以增阴液，咸苦润下以泄热通便。

阴阳分药分时增液承气汤阳药包含红参、黄芪、白术、砂仁、当归、肉苁蓉、陈皮。红参性温，味甘、微苦，入脾、肺、心经，功效为大补元气、复脉固脱、益气摄血，为君药。黄芪味甘，性微温，归脾、肺经，功效为益卫固表、补气升阳、托毒生肌、利水消肿。砂仁味辛、涩，性温，无毒，归脾、胃经，功效为行气调中、和胃、醒脾、温中散寒、回阳通脉、温肺化饮。白术性温，味甘、苦，归脾、胃经，功效为健脾、益气、燥湿利水、止汗、安胎。黄芪、砂仁、白术为臣药。当归味偏甘、辛，性微温，归肝、心、脾三经，具有补血活血、调经止痛、润肠通便的作用。肉苁蓉甘、咸，温，归肾、大肠经，功效为补肾阳、益精血、润肠通便。当归和肉苁蓉补益气血、润肠通便，为佐药。陈皮味苦、辛，性温，归肺、脾经，功效为理气健脾，燥湿化痰，为使药。阴阳分药分时增液承气汤阳药的综合功效是补益气血、健脾和胃、修复消化道微生态。

阴阳分药分时增液承气汤阴药包含大黄、芒硝、生地黄、玄参、麦冬、柴胡、神曲。大黄苦，寒，归脾、胃、大肠、肝、心包经，功效为泻下攻积、清热泻火、凉血解毒、活血祛瘀，为君药。芒硝咸、苦，寒，归胃、大肠经，功效为泻下软坚、清热泻火。生地黄甘、苦，寒，归心、肝、肾经，功效为清热凉血、养阴生津。玄参甘、苦、咸，微寒，归肺、胃、肾经，功效为清热凉血、滋阴降火、解毒散结。麦冬甘、微苦，微寒，归肺、心、胃经，功效为养阴润肺、益胃生津、清心除烦。生地黄、玄参和麦冬三者增加体液，佐制大黄和芒硝腹泻过度，补充津液，为佐药。神曲甘、辛，温，归脾、胃经，功效为健脾和胃、消食化积。柴胡苦、辛，微寒，归心包络、肝、胆、三焦经，功效为疏散退热、疏肝解郁、升举阴气。神曲和柴胡合为使药。阴阳分药分时大承气汤阴药的综合功效是泻火清肠、补益津液。

【运用】本方是主治津液亏损、燥屎内结的代表方剂。患者的表现是大便秘结，口干咽燥，舌红苔黄燥，脉细数为据。原方为泻下之药，不宜久服。本方阴阳分药分时，补泻兼顾，可以循序渐进治疗这类疾病。对于阳虚便秘者，原方忌用，但本方可以应用。

若大便燥结不通者，阳药中加当归、杏仁；燥热积结不甚者，去芒硝、大黄。

本方用于治疗伤寒、副伤寒，流行性脑脊髓炎、老年急腹症术后并发症等；临床还应用本方进行灌肠治疗，使中风患者降低颅内压、减轻脑水肿及改善消化道症状。

# 第九章　阴阳分药分时和解剂

凡是具有和解少阳、调和肝脾、调和寒热、表里双解等功效，治疗伤寒邪在少阳、肝脾不和、寒热错杂及表里同病等证的方剂，统称阴阳分药分时和解剂。治疗主要以和法为主，也包括汗法和补法。

传统的阴阳合药和解剂为治疗伤寒邪入少阳而设。少阳一脉，居于人体之半表半里，邪入少阳，既不宜发汗，也不宜吐下，唯有和解之法为最好。

但是，阴阳分药分时和解剂由于实现阴阳分药分时，阳药可以用汗法，阴药可以用下法。由于个体以及气候差异，如何调配一服中药和解人体的寒热之争，是非常难以把握的。阴阳分药分时，可以充分把握药性的阴阳方向，调理人体气血相逆的情况。这解决了阴阳合药中的阴药和阳药比例多少才可调和的难题。

根据和解的部位和功效不同，本章方剂分为和解少阳、调和肝脾、调和肠胃、表里双解四大类。

## 第一节　阴阳分药分时和解少阳剂

阴阳分药分时和解少阳剂，适用于伤寒少阳证。患者表现为体温忽高忽低、口苦胸闷、心里烦躁、容易呕吐、胃口差、咽喉发干、头晕、脉玄等症状。阳药具有轻微发汗解表和祛湿的作用，同时补益脾胃，适用于里邪在少阳引起的气滞不行和痰湿郁积。阴药具有清热解毒、滋阴生津的功效。本证的代表方剂有阴阳分药分时小柴胡汤和阴阳分药分时蒿芩清胆汤等。这些方剂从小柴胡汤和蒿芩清胆汤等融合、衍生而来。

### 阴阳分药分时小柴胡汤

#### 小柴胡汤原方（《伤寒论》）

【组成】柴胡半斤，黄芩三两，人参三两，半夏（洗）半升，生姜（切）三两，大枣（擘）十二枚，甘草（炙）三两。

【用法】汤剂。以水一斗二升，煮取六升，去滓，再剪取三升，温服一升，日三服。先煎枳实、厚朴，后下大黄，去渣取汁，芒硝溶服，日服二次。

【功用】和解少阳。

【主治】（1）少阳证。症见往来寒热，胸胁苦满，默默不欲饮食，心烦喜呕，口苦，咽干，目眩，舌苔薄白，脉玄。（2）热入血室。症见妇人经水适断，寒热发作有时。（3）疟疾、黄疸等病而见少阳证者。

【原方之弊】本方阴阳合药，调和体内阴阳，但是人往往体内或偏寒或偏热，在临床上难以做到中和，只是理论上的理想状态。在临床实践中，许多患者往往口服小柴胡汤多日无效，延误病机，病情绵长，病由表及里，慢慢耗损气血，许多患者由急性肝胆炎症转化为慢性肝胆炎症。

## 阴阳分药分时小柴胡汤阳药

【组成】人参15～30克，桂枝9～12克，干姜6～12克，陈皮6～12克，半夏15～30克，白术10～15克，砂仁6～9克，大枣15～30克。

【用法】去中医院抓阳药中药配方颗粒制剂，一服药二格。每天早上或午饭前口服阳药一格，一天一次或者二次。

## 阴阳分药分时小柴胡汤阴药

【组成】柴胡9～15克，黄芩9～15克，大黄3～6克，泽泻15～30克，茯苓15～30克，生地黄15～30克，玄参9～15克，麦冬9～15克，神曲9～15克。

【用法】去中医院抓阴药中药配方颗粒制剂，一服药二格。在晚饭前或者睡觉前一小时服用一格阴药。

## 阴阳分药分时小柴胡汤

【功用】阳药轻微发散风寒，小补元气，健脾养胃，助消化；阴药滋阴生血，清热解毒，排湿排毒，促进消化，修复消化道微生态，抑制病原菌的生长。

【主治】（1）少阳证。症见往来寒热，胸肋苦满，默默不欲饮食，心烦喜呕，口苦，咽干，目眩，舌苔薄白，脉弦。（2）热入血室。症见妇人经水适断，寒热发作有时。（3）疟疾、黄疸等病而见少阳证者。

【方解】本方证为寒邪入内，或者入内化热，发汗解表不及，外邪内侵入里，进入少阳。少阳经从胸部到肋部，位于太阳、阳明表里之间。伤寒邪犯少阳，病在半表半里、邪正相争、寒邪化热、胆火上炎，胸肋苦满、心烦、口干、咽干、目眩。同时，气血体热郁积肝胆，不能入阳明，致脾胃寒凉、脾失升、胃失降，故默默不欲饮食而喜呕。如果妇人处于月经期间，感受风邪，邪入肝胆，肝胆主疏泄，会抑制经血下行，导致经水下行阻断，出现断经，体内寒热交战，体温波动剧烈。舌苔薄白，是病邪尚未入里之证，脉玄是肝胆气郁的表现。传统治疗方法是采用和法、调和少阳、散寒清热。但是，因为人体的寒热不同，所以入药往往难以相和。采用阴阳分药分时而治，阳时散寒，阴时清热，药物简单而药性显著。

阴阳分药分时小柴胡汤阳药包含人参、桂枝、干姜、陈皮、半夏、白术、砂仁、大枣。红参性温，具有补元气、补脾肺、生津安神的功效，具有火大、劲足、功效强的特点。桂枝味辛、甘，性温，归膀胱、心、肺经，功效为发表解肌、温经通脉、助阳化气、平冲降气，属辛温解表药。干姜味辛，性热，归脾、胃、肾、心、肺经，功效为温中散寒、回阳通脉、温肺化饮。陈皮味苦、辛，温，归肺、脾经，功效为理气健脾、燥湿化痰，主治脘腹胀满、食少吐泻、咳嗽痰多。半夏辛，温，有毒，归脾、胃、肺经，功效为燥湿化痰、降逆止呕、消痞散结。白术味甘、苦，性温，归脾、胃经，功效为健脾、益气、燥湿利水、止汗、安胎。砂仁味辛、涩，性温，无毒，入脾、胃经，功效为行气调中、和胃、醒脾，主治腹痛痞胀、胃呆食滞、噎膈呕吐、寒泻冷痢、妊娠胎动。大枣性温，味甘，归脾、胃、心经，功效是补中益气、养血安神。在阴阳分药分时小柴胡汤阳药中，人参为君药，大补元气，大枣为臣药，补气血和津液；桂枝和干姜是臣药，发汗解表，通经络，让心热入土；白术、半夏、陈皮是佐使药，健脾胃，促消化，通经络，提食欲。

阴阳分药分时小柴胡汤阴药包含柴胡、黄芩、大黄、泽泻、茯苓、生地黄、玄参、麦冬、神曲。柴胡味苦，性微寒，归肝、胆、肺经，功效为和解表里、疏肝、升阳。黄芩性寒，味苦，归肺、胆、脾、大肠、小肠经，功效为清热燥湿、泻火解毒、止血、安胎。大黄味苦，性寒，入脾、胃、大肠、肝、心包经，具有攻下积滞、泻火凉血、活血化瘀、利胆退黄的功效。临床常用于胃肠积滞、大便燥结等症。泽泻味甘，性寒，具有利水渗湿、泻热的功效，一般用于治疗水肿、小便不利、尿少、热淋涩痛等病症。茯苓味甘、淡，性平，归心、肺、肾经，功效为利水渗湿、健脾、安神。生地黄味甘、苦，性寒，归心、肝、肾经，功效为清热凉血、生津润燥，主治急性热病、高热神昏、斑疹、津伤烦渴、血热妄行之吐血、衄血、崩漏、便血、口舌生疮、咽喉肿痛、劳热咳嗽、跌打伤痛、痈肿。玄参味甘、苦、咸，性微寒，归肺、胃、肾经，功效为清热解毒、养阴。玄参滋阴作用不及生地黄，但降火之力较生地黄强，但玄参又能解毒，瘰疬疮毒多用之，而生地黄善于滋阴养血，阴血不足之证多用之。麦冬甘、微苦，寒，入肺、胃、心经，功效为养阴润肺、清心除烦、益胃生津，主治肺燥干咳、吐血、咯血、肺痿、肺痈、虚劳烦热、消渴、热病津伤、咽干口燥、便秘。神曲甘、辛，温，归脾、胃经，功效为健脾和胃、消食化积，主治饮食停滞、消化不良、脘腹胀满、食欲不振、呕吐泻痢。神曲是用面粉、杏仁、赤小豆、辣蓼、青蒿、杏仁等六种药物混合，经发酵后加工制成的，具有助消化、抑制病原菌以及解热、排毒，修复消化道微生态的作用。因此，在阴阳分药分时小柴胡汤阴药中，柴胡为君药，清泄胆火；黄芩和大黄为臣药，辅助清泄胆火和肺火；泽泻和茯苓为佐药，清泄脾胃、肾、肺经之湿热；生地黄、玄参和麦冬是佐药，清热解毒，滋阴生血，补益津液；神曲促进消化，修复消化道微生态，清除肠胃积食以及降解毒素，为使药；柴胡为交通内外的引经药，

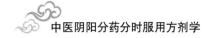

也为使药。

【运用】本方主治少阳证。患者表现为往来寒热、胸肋苦满、心烦喜呕、苔薄白、脉玄。此方也可以用于治疗妇人热入血室、疟疾、黄疸和内伤杂病而见少阳证。因为柴胡升散，黄芩、半夏性燥，所以对于传统的小柴胡汤，肝火偏盛及阴虚血少者禁用。但是，对于阴阳分药分时小柴胡汤，可及时补益津液，不用担心禁用。

如果肝病疼痛厉害，可以在阴药中加白芍以柔肝缓急；如果气滞痰郁，痰多，可以去阳药中的大枣，在阴药中加牡蛎以软坚散结；如果心中烦闷严重，但是不呕吐，可以在阴药中加瓜蒌以宽胸去烦；如果热伤津液严重，可以在阴药中加天花粉以生津止咳；如果水气凌心，手脚冰凉，可以在阳药中加附子或者麻黄、细辛；如果妇人伤寒热入血室，少腹疼痛，可以在阳药中加当归、延胡索和白芷，在阴药中加桃仁、白芍等；如果是疟疾，可以在阴药中加常山、青蒿。

本方可以用于治疗风寒感冒、流行性感冒、疟疾、慢性肝炎、肝硬化、急慢性胆囊炎、胆结石、胆汁反流性胃炎、胃溃疡、急性胰腺炎、胸膜炎、中耳炎、产褥感染、急性乳腺炎、睾丸炎等病症属于少阳证者。

# 阴阳分药分时蒿芩清胆汤

## 蒿芩清胆汤原方（《重订通俗伤寒论》）

【组成】青蒿半钱至二钱，淡竹茹三钱，半夏一钱半，茯苓三钱，黄芩半钱至三钱，陈皮一钱半，碧玉散（滑石、甘草、青黛，包）三钱。

【用法】汤剂。上药水煎服。

【功用】清胆利湿，化痰和胃。

【主治】少阳湿热痰浊证。症见寒热如疟，寒热夹杂，寒清热重，口苦胸闷，吐酸水，或呕黄涎而黏，甚至干呕呃逆，小便黄少，舌红苔白腻，间现杂色，脉弦数或滑数。

【原方之弊】本方阴阳合药，偏寒性，本意清热化湿，化痰和胃。但是，阴阳合药药性偏寒，导致微寒难解，湿热难去；而且，寒凉伤脾胃，合药治疗寒热夹杂的杂病存在隐患，一旦此方无效，此方之药寒凉伤中，往往影响食欲和消化能力，从而影响后续治疗效果。

### 阴阳分药分时蒿芩清胆汤阳药

【组成】制附子6～9克，桂枝9～12克，干姜6～12克，白术10～15克，补骨脂6～9克，陈皮6～12克，半夏15～30克，炙甘草6～9克。

【用法】去中医院抓阳药中药配方颗粒制剂，一服药二格。每天早上或者午饭前口服一格阳药。

### 阴阳分药分时蒿芩清胆汤阴药

【组成】青蒿6～18克，黄芩6～9克，淡竹茹9～18克，碧玉散9～15克，茯苓9～15克，麦冬9～15克，柴胡9～15克，神曲9～15克。

【用法】去中医院抓阴药中药配方颗粒制剂，一服药二格。在晚饭前或者睡觉前一小时服用一格阴药，为了避免青蒿素失活，用冷开水冲服。

### 阴阳分药分时蒿芩清胆汤

【功用】阳药温体散寒，行气化痰；阴药清热排毒利肝胆，益胃生津，消食化积，修复消化道微生态。

【主治】少阳湿热痰浊证。症见寒热如疟，寒热夹杂，寒清热重，口苦胸闷，吐酸水，或呕黄涎而黏，甚至干呕呃逆，小便黄少，舌红苔白腻，间现杂色，脉弦数或滑数。

【方解】本方证为寒邪入内，热化严重，有表证兼里证，少阳胆热偏重，兼有湿热痰浊中阻所致。上焦肺和肝胆郁热，所以胸闷口苦，胸肋疼痛；中焦脾胃瘀堵，心热不入土，脾胃寒凉，胃气上逆；邪入下焦，水道不畅，小便黄少。所以，治疗方法应该是先解表温脾胃，通经络，心火入土；再泄肝胆和肺、下焦邪火，清理中焦，排毒排湿，补益津液，修复中焦。

阴阳分药分时蒿芩清胆汤阳药包含制附子、桂枝、干姜、白术、补骨脂、陈皮、半夏、炙甘草。制附子辛、甘，大热，有毒，归心、肾、脾经，功效为回阳救逆、补火助阳、温经止痛，主治阴盛格阳、大汗亡阳、吐泻厥逆、肢冷脉微、心腹冷痛、冷痢、脚气水肿、风寒湿痹、阳痿、宫冷、虚寒吐泻、阴寒水肿、阳虚外感、阴疽疮疡，以及一切沉寒痼冷之疾。制附子回阳救逆、补火助阳、温经止痛，为阳药之君药。桂枝辛、甘，温，归心、肺、膀胱经，功效为发汗解表、温经通阳，主治风寒表证、风寒湿痹、关节疼痛、水肿、痰饮、胸痹、心悸、瘀滞经闭、痛经、癥瘕、脘腹疼痛。干姜辛，热，归脾、胃、心、肺经，功效为温中散寒、回阳通脉、温肺化饮，主治脘腹冷痛、呕吐泄泻、亡阳虚脱、肢冷脉微、痰饮咳喘。白术苦、甘，温，归脾、胃经，功效补气健脾、燥湿利水、止汗、安胎，主治脾气虚弱、食少便溏、痰饮水肿、表虚自汗、胎动不安。补骨脂苦、辛，大温，归肾、脾经，功效为补肾壮阳、固精缩尿、温脾止泻，主治肾虚阳痿、腰膝冷痛、肾虚遗精、尿频遗尿、五更泄泻。桂枝、干姜、白术和补骨脂补心、脾胃和肾经之阳，温三焦，散体寒，为臣药。陈皮味辛、苦，性温，归脾、胃、肺经，功效为理气和中、燥湿化痰、利水通便，主治脾胃不和、脘腹胀痛、不思饮食、呕吐哕逆、痰湿阻肺、咳嗽痰多、胸膈满闷、头目眩晕、水肿、小便不利、大便秘结、乳痈疮癣、中鱼蟹毒或酒毒。半夏辛，温，有毒，归脾、胃、肺经，功效为燥湿化痰、降逆止呕、消痞散结，主治湿痰咳嗽、风痰眩晕、痰厥头痛、呕吐反胃、胸脘痞闷、梅核气、瘰疬痰核、痈疽肿毒。陈皮和半夏行气化痰，为佐药。炙甘草味甘，性平，入心、脾、肺、胃经，功效为补脾和胃、益气复脉，主治脾胃虚弱、倦怠乏力、心动悸、脉结代。炙甘草调和诸药，佐制附子的毒性，为使药。阴阳分药分时蒿芩清胆汤阳药的功效是温体散寒、行气化痰。

阴阳分药分时蒿芩清胆汤阴药包括青蒿、黄芩、淡竹茹、碧玉散、茯苓、麦冬、柴胡、神曲。青蒿苦、辛，寒，归肝、胆经，功效为清虚热、解暑、截疟，主治阴虚发热、骨蒸潮热、夜热早凉、疟疾寒热。青蒿清虚热、解暑、截疟，为阴药之君药。黄芩苦，寒，归肺、胆、胃、大肠经，功效为清热燥湿、泻火解毒、止血、安胎，主治湿温、黄疸、泻痢、热淋、高热烦渴、肺热咳嗽、血热吐衄、痈肿疮毒、胎热不安。竹茹甘，微寒，归肺、胃、胆经，功效为清热化痰、除烦止呕，主治痰热咳嗽、烦热失眠、胃热呕吐、血热吐衄。茯苓味甘、淡，性平，归心、肺、脾、肾经，功效为利水渗湿、健脾宁心。黄芩、竹茹、碧玉散和茯苓清热祛湿，为臣药。麦冬甘、微苦，微寒，归肺、心、胃经，功效为养阴润肺、益胃生津、清心除烦，主治燥咳痰稠、劳嗽咯血、口渴咽干、心烦失眠，为佐药。柴胡苦、辛，微寒，归心包络、肝、胆、三焦经，功效为疏散退热、疏肝解郁、升举阳气，主治感冒发热、寒热往来、胁肋胀痛、月经不调、脱肛、子宫脱垂。神曲甘、辛，温，归脾、胃经，功效为消食和胃、止泻解表，主治宿食不化、脘腹胀满及感冒引起的胃肠道症状，修复消化道微生态。柴胡引药入血入肝，神曲消食和胃，修复消化道微生态，消食解毒，二者皆为使药。阴阳分药分时蒿芩清胆汤阴药的综合功效是清热排毒利肝胆、益胃生津、消食化积、修复消化道微生态。

【运用】本方主治少阳证中热化严重，湿热痰阻之症。患者的表现为往来寒热，但是偏热，温热如疟，寒轻热重，胸肋苦满，吐酸苦水，舌红苔腻，脉滑弦数。本方可以治疗夏天的瘟疫疟疾。原方偏寒凉，对于体虚者不宜单独使用。但是，本方采用阴阳合药，排泄之中，补益生津，可用无妨。

如果痰浊上逆，呕吐严重，阳药中可加紫苏以清热止呕，阴药中可以加代赭石以重镇止呕；如果湿气重，可在阳药中加藿香、荆芥、白豆蔻；可在阴药中加薏苡仁；如果患者有黄疸症状，可在阴药中加茵陈、栀子和大黄等利湿退黄之药。

本方用于治疗急性胃肠道炎症、急性黄疸型肝炎、胆汁反流性胃炎、梅尼耳氏综合征、急性肾炎、疟疾、盆腔炎、钩端螺旋体等病属少阳湿遏热郁者。如果是疟疾，本方阴药不可热水冲泡，应该用凉水冲泡，因为高温会使青蒿中的青蒿素失活。

## 第二节　阴阳分药分时调和肝脾剂

阴阳分药分时调和肝脾剂适用于脾虚寒、经络郁结、心热传土、土热传肝、导致肝气郁结，从而出现脾胃不和的病症。患者表现为胸腹胀痛、精神差、食欲差、腹痛、腹泻拉稀、手脚冰凉，女性月经不调。所以，治疗方法应该是疏通脾胃经络、补火生土、健脾胃、疏肝理气、补水生木、滋阴生血、排毒祛湿、促进消化、修复消化道微生态。健脾胃药有人参、党参、黄芪、白术、甘草等；疏肝理气药有柴胡、枳实、芍药；补火生土药有附子、桂枝等；滋阴生血药有生地黄、玉竹、黄精、白芍等；修复肠道微生态，助消化药有神曲、鸡内金。代表方剂如阴阳分药分时四逆散方汤、阴阳分药分时逍遥汤、阴阳分药分时加味逍遥汤、阴阳分药分时痛泻要方汤等，这些方剂从四逆散、逍遥散、加味逍遥散和痛泻要方等传统药方化裁和衍生而来。

## 阴阳分药分时四逆散方汤

### 四逆散原方（《伤寒论》）

【组成】柴胡、枳实、炙甘草、芍药。

【用法】散剂：上四药等量捣筛成剂，日三服。汤剂：水煎服，用量按原方比例酌情增减。

【功用】透邪解郁，疏肝理脾。

【主治】（1）阳郁厥逆证。症见手足不温，腹痛或腹泻，或泄利下重，脉弦；（2）肝脾不和证。症见胸肋胀闷，腹部疼痛，肝脉弦等。

【原方之弊】本方阴阳合药，调和肝脾不和。本证以往认为是肝瘀滞脾胃，先肝后脾，实际上多是脾瘀滞肝胆。本方药性偏寒，往往先郁土后郁肝。再加上古今人体差异，现代人体寒凉严重。因此本方治疗现代人的疾病，往往收效甚微，久治不愈，贻误病机。

### 阴阳分药分时四逆散方汤阳药

【组成】党参 15～30 克，桂枝 9～12 克，干姜 6～12 克，陈皮 6～12 克，炙甘草 6～9 克，白术 10～15 克，砂仁 6～9 克，肉桂 3～6 克，炒鸡内金 6～9 克。

【用法】去中医院抓阳药中药配方颗粒制剂，一服药一格或二格。每天早上饭前口服一次或午饭前口服一次，一天一次或者两次，根据病情轻重而定，轻者一次，重者两次。

### 阴阳分药分时四逆散方汤阴药

【组成】柴胡9～15克，枳实9～15克，白芍9～15克，泽泻15～30克，茯苓15～30克，生地黄15～30克，玄参9～15克，麦冬9～15克，神曲9～15克。

【用法】去中医院抓阴药中药配方颗粒制剂，一服药二格。在服用阳药后的晚饭后或者睡觉前一个小时服用一格阴药。

### 阴阳分药分时四逆散方汤

【功用】阳药温脾胃，暖四肢，促消化，通经络；阴药疏肝解郁，滋阴生血，清热解毒，促进消化，修复消化道微生态，抑制病原菌的生长。

【主治】（1）阳郁厥逆证。症见手足不温，腹痛或腹泻，或泄利下重，脉弦。（2）肝脾不和证。症见胸肋胀闷，腹部疼痛，肝脉弦等。

【方解】本方证为阳气不足，导致脾胃虚寒，后致肝胆郁热，或者脾胃经络瘀堵，土热传肝，导致肝脾不和。肝气郁结，气血不能灌注四肢，导致四肢寒凉。本证"四逆"与阴盛阳衰的四逆导致的四肢厥逆有本质区别。本证主要是指脾胃和肝胆经络瘀堵，气血不畅，而不是严重的心、肝、肾、三焦虚寒的四逆重症。因此，本证的治疗方法是先健脾胃，补火生土，疏通脾胃经络；然后疏泄肝胆郁火，促进消化，修复消化道。

阴阳分药分时四逆散方汤阳药包含党参、桂枝、干姜、陈皮、炙甘草、白术、砂仁、炒鸡内金。党参味甘，性平，归脾、肺经，功效为健脾补肺、益气生津。桂枝味辛、甘，性温，归膀胱、心、肺经，功效为发表解肌、温经通脉、助阳化气、平冲降气，属辛温解表药。干姜味辛，性热，归脾、胃、肾、心、肺经，功效为温中散寒、回阳通脉、温肺化饮。陈皮味苦、辛，性温，归肺、脾经，功效为理气健脾、燥湿化痰，主治脘腹胀满、食少吐泻、咳嗽痰多。炙甘草甘，平，归心、肺、脾、胃经，功能为补脾和胃、益气复脉，主治脾胃虚弱、倦怠乏力、心动悸、脉结代。白术味甘、苦，性温，归脾、胃经，功效为健脾、益气、燥湿利水、止汗、安胎。砂仁味辛、涩，温，入脾、胃经，功效为行气调中、和胃、醒脾，主治腹痛痞胀、胃呆食滞、噎膈呕吐、寒泻冷痢、妊娠胎动。肉桂味甘、辛，性大热，归肾、脾、心、肝经，有补火助阳、散寒止痛、温经通脉、引火归原的功效，主治肾阳不足，命门火衰导致的阳痿宫冷、腰膝冷痛、夜尿频多、滑精遗尿等，还可以治疗脾胃虚寒导致的脘腹冷痛。炒鸡内金甘、平，归脾、胃、小肠、膀胱经，具有健胃消食、利胆排石、涩精止遗的作用，临床上广泛用来治疗消化不良、食积不化、小儿疳积、遗尿、遗精、尿路结石、胆结石。综上所述，在阴阳分药分时四逆散方汤阳药中，党参为君药，温补元气；桂枝和干姜是臣药，发汗解表，通经络，让心火入土；白术、陈皮、砂仁、炒鸡内金是臣药，健脾胃、通经络、促消化、通经络、提食欲；炙甘草是使药，调和诸药。

　　阴阳分药分时四逆散方汤阴药包含柴胡、枳实、白芍、泽泻、茯苓、生地黄、玄参、麦冬、神曲。柴胡味苦，性微寒，归肝、胆、肺经，功效为解表里、疏肝、升阳。枳实苦，性寒，入脾、胃经，功效为破气、散痞、泄痰、消积，主治胸腹胀满、胸痹、痞痛、痰癖、水肿、食积、便秘、胃下垂、子宫下垂、脱肛。白芍味苦、酸，性微寒，趋于沉降，归肝、脾经，功效为养血调经、敛阴止汗、柔肝止痛、平抑肝阳，主治血虚萎黄、月经不调、崩漏下血、胁痛、腹痛、四肢挛痛。白芍还具有养血敛阴、平抑肝阳的功效，是治疗肝阳上亢头痛眩晕的常用药。泽泻味甘，性寒，具有利水渗湿、泄热的功效，主治水肿、小便不利、尿少、热淋涩痛等病症。茯苓味甘、淡，性平，归心、肺、肾经，功效为利水渗湿、健脾、安神。生地黄味甘、苦，性寒，归心、肝、肾经，功效为清热凉血、生津润燥，主治急性热病、高热神昏、斑疹、津伤烦渴、血热妄行之吐血、衄血、崩漏、便血、口舌生疮、咽喉肿痛、劳热咳嗽、跌打伤痛、痈肿。玄参味甘、苦、咸，性微寒，归肺经、胃经、肾经，功效为清热解毒、养阴。玄参滋阴作用不及生地黄，但降火之力较生地黄强。玄参又能解毒，瘰疬疮毒多用之，而生地黄善于滋阴养血，阴血不足之证多用之。麦冬甘、微苦，寒，入肺、胃、心经，功效为养阴润肺、清心除烦、益胃生津，主治肺燥干咳、吐血、咯血、肺痿、肺痈、虚劳烦热、消渴、热病津伤、咽干口燥、便秘。神曲甘、辛，温，归脾、胃经，功效为健脾和胃、消食化积，主治饮食停滞、消化不良、脘腹胀满、食欲不振、呕吐泻痢。神曲是用面粉、杏仁、赤小豆、辣蓼、青蒿、杏仁等六种药物混合，经发酵后加工制成的，具有助消化、抑制病原菌、解热、排毒，修复消化道微生态的作用。综上所述，在阴阳分药分时四逆散方汤阴药中，柴胡为君药，清泄胆火；枳实和白芍为臣药，枳实辅助清泄胆火和肺火，白芍收敛肝胆之气；泽泻和茯苓为佐药，清泄脾胃、肾经、肺经之湿热；生地黄、玄参和麦冬也为佐药，清热解毒、滋阴生血、补益津液；神曲促进消化，修复消化道微生态，清除肠胃积食以及降解毒素，为使药；柴胡为交通内外的引经药，也为使药。

　　【运用】本方为主治脾胃郁结导致的肝气郁结之症的基础方，后世多作为疏肝理脾之通剂。患者表现为胸肋疼痛，腹部疼痛，或者手足不温，脉弦为辨证要点。对于阳衰阴盛的寒厥证，原方忌用，本方可以。

　　如果肝气郁结严重，可以在阳药中加香附，阴药中加郁金；泻痢严重的患者，阳药中加薤白；肚脐冰凉，腹部疼痛严重的患者，加炮附子以散里寒；咳嗽者阳药中加罗汉果，阴药中加五味子和胖大海，以消炎止咳；小便不利者，在阴药中多加茯苓、泽泻；内热严重的患者，在阴药中可以加栀子、黄连、黄芩以清内热。

　　本方可以用于胃溃疡、胃炎、胃肠神经症、慢性肝炎、胆囊炎、胆石症、肋间神经痛、附件炎、输卵管堵塞等病属脾肝气郁，肝脾不和者。

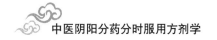

# 阴阳分药分时逍遥汤

## 逍遥散原方（《太平惠民和剂局》）

【组成】柴胡、白芍、当归（微炒）、茯苓、白术各一两，甘草（微炙赤）半两。

【用法】散剂：共为散，每服6～9克，煨姜、薄荷少许，共煎汤温服。汤剂：水煎服，用量按原方比例酌情加减。

【功用】疏肝解郁，健脾养血。

【主治】脾肝郁结，土木不和，血虚气滞。症见两肋作痛，头痛目眩，神疲食少，口燥咽干，或往来寒热，或月经不调，乳房胀痛，脉弦而虚者。

【原方之弊】本方阴阳合药，调和脾胃。火生土，脾胃喜温热；水生木，肝胆喜寒凉。阴阳合药，药性中和而平，既难调脾胃之温热；也难调肝胆之寒凉。对于肝脾不和的轻症，或许可缓解症状，但是对于较严重的症状，此方无力调养。

## 阴阳分药分时逍遥汤阳药

【组成】人参15～30克，当归15～30克，川芎9～15克，桂枝9～12克，干姜6～12克，陈皮6～12克，炙甘草6～9克，白术10～15克，炒鸡内金6～9克。

【用法】去中医院抓阳药中药配方颗粒制剂，一服药二格。每天早上饭前口服一次或午饭前口服一次，一天一次或者二次，根据病情轻重而定，轻者一次，重者二次。

## 阴阳分药分时逍遥汤阴药

【组成】柴胡9～15克，郁金9～15克，白芍9～15克，泽泻15～30克，茯苓15～30克，生地黄15～30克，玄参9～15克，麦冬9～15克，神曲9～15克。

【用法】去中医院抓阴药中药配方颗粒制剂，一服药二格。在晚饭前或者睡觉前一小时服用一格阴药，一天服用一次或者二次，根据病情而定。

## 阴阳分药分时逍遥汤

【功用】阳药大补元气，温健脾胃，促消化，通经络；阴药疏肝解气，滋阴生血，清热解毒，促进消化，修复消化道微生态。

【主治】脾肝郁结，土木不和，血虚气滞。症见两肋作痛，头痛目眩，神疲食少，口燥咽干，或往来寒热，或月经不调，乳房胀痛，脉弦而虚者。

【方解】本方证为脾胃虚寒，气血不足，导致肝郁气滞。先天不足，或者风寒侵袭阳明经络，这导致脾胃虚寒，消化不良，气血不足；土不生木，心火不入土，过多的心火入肝胆，导致肝胆虚热。忧思伤脾，脾胃运化不好而导致气血不足，进一步导致肝郁血虚。古方的治疗原则是"见肝之病，知肝传脾，当先实脾"。其实，此原则应该调整为"见肝之病，脾当先病，脾肝同治"。因此，此病先治脾胃，理当补火生土，温健脾胃；疏肝理气，泻火，滋阴生血，补水生木。

阴阳分药分时逍遥汤阳药包含人参、当归、川芎、桂枝、干姜、陈皮、炙甘草、白术、炒鸡内金。人参味甘、苦，性温，归肺、脾、心、肾经，具有补元气、复脉固脱、补脾益肺、生津养血、安神益智的功效，主治气虚、阳痿、津伤口渴、内热消咳、久病虚弱、心气不足、惊悸失眠等。川芎味辛，性温，入肝经，具有活血行气、祛风止痛的功效，临床常用于血瘀气滞导致的痛经、经闭、产后血瘀腹痛、跌打损伤、冠心病心绞痛、肝气郁滞导致血行不畅的胁肋疼痛、外感风邪，头痛身痛以及风湿痹痛等。(孕妇不宜应用)。桂枝味辛、甘，性温，归膀胱、心、肺经，功效为发表解肌、温经通脉、助阳化气、平冲降气，属辛温解表药。干姜味辛，性热，归脾、胃、肾、心、肺经，功效为温中散寒、回阳通脉、温肺化饮。陈皮味苦、辛，性温，归肺、脾经，功效为理气健脾、燥湿化痰，主治脘腹胀满、食少吐泻、咳嗽痰多。炙甘草甘，平，归心、肺、脾、胃经，功效为补脾和胃、益气复脉，主治脾胃虚弱、倦怠乏力、心动悸、脉结代。白术味甘、苦，性温，归脾、胃经，功效为健脾、益气、燥湿利水、止汗、安胎。砂仁味辛、涩，性温，无毒，入脾、胃经，功效为行气调中、和胃醒脾，主治腹痛痞胀、胃呆食滞、噎膈呕吐、寒泻冷痢、妊娠胎动。炒鸡内金味甘，性平，归脾、胃、小肠、膀胱经，具有健胃消食、涩精止遗、利胆排石的作用，临床上广泛用于治疗消化不良、食积不化、小儿疳积、遗尿、遗精、尿路结石、胆结石。综上所述，在阴阳分药分时逍遥汤阳药中，人参和当归为君药，大补气血；桂枝和干姜、川芎是臣药，发汗解表，通经络，让心火入土；白术、陈皮、炒鸡内金是臣药，健脾胃、通经络、促消化、通经络、提食欲；炙甘草调和诸药，是使药。

阴阳分药分时逍遥汤阴药包含柴胡、郁金、白芍、泽泻、茯苓、生地黄、玄参、麦冬、神曲。柴胡味苦，性微寒，归肝、胆、肺经，功效为和解表里、疏肝、升阳。郁金辛、苦，性凉，归心、肺、肝经，行气解郁、凉血破瘀，主治胸腹胁肋诸痛、失心癫狂、热病神昏、吐血、衄血、尿血、血淋、妇女倒经、黄疸。白芍味苦、酸，性微寒，趋于沉降，归肝、脾经，功效为养血调经、敛阴止汗、柔肝止痛、平抑肝阳，主治血虚萎黄、月经不调、崩漏下血、多种原因的出汗证，以及可以治疗肝木瘀滞所致的胁痛、腹痛和四肢挛痛以及肝阳上亢头痛眩晕。泽泻味甘，性寒，具有利水渗湿、泻热的功效，一般用于治疗水肿、小便不利、尿少、热淋涩痛等病症。茯苓味甘、淡，性平，归心、肺、肾经，功效为利水渗湿、健脾、安神。生地黄味甘、苦，性寒，归心、肝、肾经，功效为清热凉血、生津润燥，主治急性热病、高热神昏、斑疹、津伤烦渴、血热妄行之吐血、衄血、崩漏、便血、口舌生疮、咽喉肿痛、劳热咳嗽、跌打伤痛、痈肿。玄参味甘、苦、咸，性微寒，归肺、胃、肾经，功效为清热解毒、养阴。

玄参滋阴作用不及生地黄，但降火之力较生地黄强。玄参又能解毒，瘰疬疮毒多用之，而生地黄善于滋阴养血，阴血不足之证多用之。麦冬甘、微苦，寒，入肺、胃、心经，功效为养阴润肺、清心除烦、益胃生津，主治肺燥干咳、吐血、咯血、肺痿、肺痈、虚劳烦热、消渴、热病津伤、咽干口燥、便秘。神曲甘、辛，温，归脾、胃经，功效为健脾和胃、消食化积，主治饮食停滞、消化不良、脘腹胀满、食欲不振、呕吐泻痢。神曲具有助消化、抑制病原菌以及解热、排毒，修复消化道微生态的作用。综上所述，在阴阳分药分时逍遥汤阴药中，柴胡为君药，清泄胆火；郁金和白芍为臣药，郁金辅助清泄胆火和肺火，白芍收敛肝胆之气；泽泻和茯苓为佐药，清泄脾胃、肾、肺经之湿热；生地黄、玄参和麦冬也为佐药，清热解毒，滋阴生血，补益津液；神曲促进消化，修复消化道微生态，清除肠胃积食以及降解毒素，为使药；柴胡为交通内外的引经药，也为使药。

【运用】本方主治肝脾不和的方剂，也是妇科常用的调经方药。患者表现为两肋作痛、神疲食少，或兼月经不调、脉玄而虚等症状。原方对于阴虚阳亢的患者不能使用，本方采用阴阳分药分时，补益气血和津液充足，可以治疗阴虚阳亢的患者。

如果肝气郁结严重，可以在阳药中加香附，阴药中加青皮；肝郁化火严重者，在阴药中可以添加牡丹皮、生栀子、生地黄以清热凉血；血虚严重患者，可以在阳药中加熟地黄或者阿胶以生血、养血。

本方可以用于治疗慢性肝炎、肝硬化、胃溃疡、慢性胃炎、胃肠神经症、急慢性乳腺炎、乳腺小叶增生、经前期紧张症、盆腔炎、不孕症、癥症等病属肝郁血虚脾弱者。

# 阴阳分药分时加味逍遥汤

## 加味逍遥散原方（《内科摘要》）

【组成】柴胡、芍药、当归、茯苓、白术（炒）各一钱，牡丹皮、山栀（炒）、炙甘草各五分。

【用法】水煎服。

【功用】疏肝清热，养血健脾。

【主治】肝郁血虚生热证。症见烦躁易怒，自汗盗汗，头痛目涩，颊赤口干，月经不调，少腹胀痛，小便涩痛，舌红苔薄黄，脉弦虚数。

### 阴阳分药分时加味逍遥汤阳药

【组成】人参 15～30 克，当归 15～30 克，川芎 9～15 克，桂枝 9～12 克，干姜 6～12 克，陈皮 6～12 克，炙甘草 6～9 克，白术 10～15 克，炒鸡内金 6～9 克。

【用法】去中医院抓阳药中药配方颗粒制剂，一服药二格。每天早上饭前口服一次或午饭前口服一次，一天一次或者两次，根据病情轻重而定，轻者一次，重者两次。

### 阴阳分药分时加味逍遥汤阴药

【组成】柴胡 9 ～ 15 克，郁金 9 ～ 15 克，白芍 9 ～ 15 克，泽泻 15 ～ 30 克，茯苓 15 ～ 30 克，生地黄 15 ～ 30 克，玄参 9 ～ 15 克，麦冬 9 ～ 15 克，神曲 9 ～ 15 克，栀子 3 ～ 6 克，牡丹皮 6 ～ 12 克。

【用法】去中医院抓阴药中药配方颗粒制剂，一服药二格。每天饭前口服一次或睡前一小时口服一次，一天一次或者二次，根据病情轻重而定，轻者一次，重者二次。

### 阴阳分药分时加味逍遥汤

【功用】疏肝解郁，清热凉血，收敛肝气，滋阴生血，解毒排湿排毒。

【主治】肝郁血虚生热证。症见烦躁易怒，或自汗盗汗，或头痛目涩，或颊赤口干，或月经不调，少腹胀痛，或小便涩痛，舌红苔薄黄，脉弦虚数。

【方解】思路同"阴阳分药分时逍遥汤"。

【运用】略。

# 阴阳分药分时痛泻要方汤

### 痛泻要方原方（《丹溪心法》）

【组成】炒白术三两，炒白芍二两，炒陈皮一两五钱，防风一两。

【用法】散剂：共为细末，每次 9 ～ 15 克，每日 2 ～ 3 次，温开水送服或水煎去渣服。

【功用】补脾柔肝，祛湿止泻。

【主治】肝旺脾虚之痛泻证。症见肠鸣腹痛，大便泄泻，泄后痛缓，舌苔薄白，脉两关不调，弦而缓。

### 阴阳分药分时痛泻要方汤阳药

【组成】人参 15 ～ 30 克，当归 15 ～ 30 克，川芎 9 ～ 15 克，桂枝 9 ～ 12 克，干姜 6 ～ 12 克，炒陈皮 6 ～ 12 克，防风 9 ～ 15 克，炒白术 10 ～ 15 克，炒鸡内金 6 ～ 9 克。

【用法】去中医院抓阳药中药配方颗粒制剂，一服药二格。每天早上饭前口服一次或午饭前口服一次，一天一次或者二次，根据病情轻重而定，轻者一次，重者二次。

### 阴阳分药分时痛泻要方汤阴药

【组成】柴胡 9 ～ 15 克，郁金 9 ～ 15 克，白芍 9 ～ 15 克，泽泻 15 ～ 30 克，茯

苓 15～30 克，生地黄 15～30 克，玄参 9～15 克，麦冬 9～15 克，神曲 9～15 克。

【用法】去中医院抓阴药中药配方颗粒制剂，一服药二格。每天饭前口服阴药颗粒一次或睡前一小时口服一次，一天一次或者二次，根据病情轻重而定，轻者一次，重者二次。

## 阴阳分药分时痛泻要方汤

【功用】阳药大补气血，温脾胃，健胃消食，疏风止泻；阴药疏肝解郁，收敛肝气，滋阴生血，解毒排湿排毒，以泻止泻，泻不留邪。

【主治】肝旺脾虚之痛泻证。症见肠鸣腹痛，大便泄泻，泄后痛缓，舌苔薄白，脉两关不调，弦而缓。

【方解】本方主治肝旺脾虚证、脾虚虚寒、脾郁传肝导致肝胆气滞血郁。脾胃主运化，居中焦，为人体气血运化和气机升降的枢纽。脾胃虚寒，气血运化不足，脾阳不升，多余的心火入肝，导致肝胆火旺。脾胃虚寒，土不生木，阳气不足，肝胆气滞血郁，阳不控阴，所以腹泻腹痛。因此，此病先治脾胃，理当补火生土，温健脾胃，温阳止泻；疏肝理气，收敛肝气，滋阴生血，补水生木，以邪止泻，泻不留邪；同时，祛邪扶正，利用神曲修复人体消化道微生态系统。

阴阳分药分时痛泻要方汤阳药包含人参、当归、川芎、桂枝、干姜、炒陈皮、防风、炒白术、炒鸡内金。人参味甘、苦，性温，归肺、脾、心、肾经，补元气、复脉固脱、补脾益肺、生津养血、安神益智，主治气虚、阳痿、津伤口渴、内热消咳、久病虚弱、心气不足、惊悸失眠等。当归辛、甘，性温，具有辛散活血、调经止痛、补血活血、调经止痛、润肠通便的功效，主治气血不足、跌打损伤、瘀血肿痛、筋骨损伤等疾病。川芎味辛，性温，入肝经，具有活血行气、祛风止痛的功效，主治血瘀气滞导致的痛经、经闭以及产后血瘀腹痛、跌打损伤等，还可用于冠心病心绞痛、肝气郁滞而导致的血行不畅的胁肋疼痛，外感风邪、头痛身痛、风湿痹痛、风热上冲、头目眩晕、虚烦不眠，还可以抗血栓形成、镇静、降低血压，阴虚火旺的头痛以及孕妇不宜应用。桂枝味辛、甘，性温，归膀胱、心、肺经，功效为发表解肌、温经通脉、助阳化气、平冲降气，属辛温解表药。干姜味辛，性热，归脾、胃、肾、心、肺经，功效为温中散寒、回阳通脉、温肺化饮。炒陈皮味苦、辛，性温，归肺、脾经，功效为理气健脾、燥湿化痰，主治脘腹胀满、食少吐泻、咳嗽痰多。防风味辛、甘，性微温，具有解表疏风、胜湿止痛、止痉、止泻的功效。炒白术味甘、苦，性温，归脾、胃经，功效为健脾益气、燥湿利水、止汗、安胎。炒鸡内金味甘，性平，归脾、胃、小肠、膀胱经，具有健胃消食的功效，主治消化不良、食积不化、小儿疳积、遗尿、遗精、小儿尿床，同时还有一定的利胆排石的作用，对于尿路结石、胆结石都有一定的治疗效果。综上所述，在阴阳分药分时痛泻要方汤阳药中，人参和当归为君药，大补气血；桂枝和干姜、川芎、防风是臣药，发汗解表，通经络，让心火入土；白术、陈皮、炒鸡内金也是臣药，健脾胃、通经络、促消化、通经络、提食欲。

阴阳分药分时痛泻要方汤阴药包含柴胡、郁金、白芍、泽泻、茯苓、生地黄、玄参、麦冬、神曲。柴胡味苦，性微寒，归肝、胆、肺经，功效为和解表里、疏肝、升阳。郁金性凉，味辛苦，归心、肺、肝经，功效为行气解郁、凉血破瘀，主治胸腹胁肋诸痛、失心癫狂、热病神昏、吐血、衄血、尿血、血淋、妇女倒经、黄疸。白芍味苦、酸，性微寒，趋于沉降，归肝、脾经，功效为养血调经、敛阴止汗、柔肝止痛、平抑肝阳，主治血虚萎黄、月经不调、崩漏下血，还可以治疗肝木瘀滞所致的胁痛、腹痛和四肢挛痛，是治疗肝阳上亢头痛眩晕的常用药。泽泻味甘，性寒，具有利水渗湿、泄热的功效，一般用于治疗水肿、小便不利、尿少、热淋涩痛等病症。茯苓味甘、淡，性平，归心、肺、肾经，功效为利水渗湿、健脾、安神。生地黄味甘、苦，性寒，归心、肝、肾经，功效为清热凉血、生津润燥，主治急性热病、高热神昏、斑疹、津伤烦渴、血热妄行之吐血、衄血、崩漏、便血、口舌生疮、咽喉肿痛、劳热咳嗽、跌打伤痛、痈肿。玄参味甘、苦、咸，性微寒，归肺、胃、肾经，功效为清热解毒、养阴。玄参滋阴作用不及生地黄，但降火之力较生地黄强；玄参又能解毒，瘰疬疮毒多用之，而生地黄善于滋阴养血，阴血不足之证多用之。麦冬甘、微苦，寒，入肺、胃、心经，功效为养阴润肺、清心除烦、益胃生津，主治肺燥干咳、吐血、咯血、肺痿、肺痈、虚劳烦热、消渴、热病津伤、咽干口燥、便秘。神曲甘、辛，温，归脾、胃经，功效为健脾和胃、消食化积，主治饮食停滞、消化不良、脘腹胀满、食欲不振、呕吐泻痢。神曲具有助消化、抑制病原菌以及解热、排毒，修复消化道微生态的作用。综上所述，在阴阳分药分时痛泻药方汤阴药中，柴胡为君药，清泄胆火；郁金为臣药，辅助清泄胆火和肺火；白芍为佐药，收敛肝胆之气；泽泻和茯苓为佐药，清泄脾胃、肾、肺经之湿；生地黄、玄参和麦冬为佐药，清热解毒、滋阴生血、补益津液；神曲促进消化，修复消化道微生态，清除肠胃积食以及降解毒素，为使药；柴胡为交通内外的引经药，也为使药。

【运用】本方证为脾胃虚寒，肝气郁结，阳不控阴导致的腹泻疼痛的方剂。患者表现为肠鸣腹痛、大便泄泻、泻必腹痛、泻后痛缓、脉弦而缓。对于阳明湿热和热毒的腹痛泄泻，忌用原方。但是，本方为阴阳分药分时，先用阴药泻火排湿排毒，然后用阳药温健脾胃，大补元气，修复和调节胃肠道和肝胆功能。

泻下清稀者，阴药加薏苡仁，增加茯苓的用量以祛湿；久泻者，阳药中加炒黄芪，阴药中加升麻以止泻；舌苔黄腻者，阴药中加黄连，阳药中加煨木香以清热燥湿，理气止泻。

本方可以用于治疗慢性结肠炎、肠易激综合征、溃疡性结肠炎、小儿消化不良等属肝旺脾虚患者。

## 第三节  阴阳分药分时调和肠胃剂

阴阳分药分时调和肠胃剂，适用于邪犯肠胃、中焦寒热互结证。本证的发病原因为寒热互结，胃肠升降失常，症见心下痞满、腹胀食少、恶心呕吐、肠鸣下利等。常用辛开、苦降之品如干姜、生姜、半夏、黄连、黄芩等为主组成寒热并用的方剂。代表方剂有阴阳分药分时三方泻心汤，该方从半夏泻心汤、生姜泻心汤、甘草泻心汤三方合体衍生而来。

## 阴阳分药分时三方泻心汤

### 半夏泻心汤原方（《伤寒论》）

【组成】半夏（洗）半升，黄芩、干姜、人参各三两，黄连一两，大枣（擘）十二枚，炙甘草三两。

【用法】上七味，以水一斗，煮取六升，去滓，再煎，取三升，温服一升，日三服。

【功效】和胃降逆，开结除痞。

【主治】胃气不和，心下痞证。心下痞，但满不痛，或呕吐，肠鸣下利，舌苔黄腻，脉弦数。

【原方之弊】本方所治之证是脾胃失和。本方用阴阳合药，药性偏寒凉，立意于泻下，泻心火。此药日三服，下午和晚上服用尚可，早上服用必然伤脾阳。脾阳不升，故胃阴不降。人体的气血运行正常，火生土，心火旺脾阳，心火并无害于脾土。胃中所生邪火，恰是脾阳不升、脾阳不足，导致心火在脾土中运行不畅，形成邪火郁积胃中。因此，治疗方法是阳时旺心火，升脾阳，阴时泻心火，滋养胃阴。

### 生姜泻心汤原方（《伤寒论》）

【组成】生姜（切）四两，炙甘草三两，人参三两，干姜一两，黄芩三两，半夏（洗）半升，黄连一两，大枣（擘）十二枚。

【用法】上八味，以水一斗，煮取六升，去滓，再煎取三升。每次温服一升，日三次。

【功用】和胃消痞，散结除水。

【主治】伤寒汗后，胃阳虚弱，水饮内停，心下痞硬，肠鸣下利；妊娠恶阻，噤口痢。现用于胃下垂、胃扩张、慢性胃炎等属胃阳虚弱，水饮内停者。

## 甘草泻心汤原方（《伤寒论》）

【组成】炙甘草四两，黄芩三两，干姜三两，半夏（洗）半升，大枣（擘）十二枚，黄连一两。

【用法】以水一升，煮取六升，去滓，再煎取三升。温服一升，每日三次。

【功用】益气和胃，消痞止呕。

【主治】伤寒痞证。胃气虚弱，腹中雷鸣，下利，水谷不化，心下痞硬而满，干呕心烦不得安，狐惑病。临床常用于急慢性胃肠炎症、白塞氏综合征等。

### 阴阳分药分时三方泻心汤阳药

【组成】人参9～15克，大枣6～12克，白术6～12克，砂仁6～9克，半夏9～12克，干姜9～12克，炙甘草9～12克。

【用法】去中医院抓阳药中药配方颗粒制剂，一服药二格。每天早上饭前口服一次或午饭前口服一次，一天一次或者二次，根据病情轻重而定，轻者一次，重者二次。

### 阴阳分药分时三方泻心汤阴药

【组成】黄芩9～18克，黄连3～9克，泽泻6～12克，茯苓6～12克，白芍9～15克，麦冬9～15克，神曲9～15克。

【用法】去中医院抓阴药中药配方颗粒制剂，一服药二格。在晚饭前或者睡觉前一小时服用一格阴药。

### 阴阳分药分时三方泻心汤

【功用】阳药大补元气，扶阳生津，祛湿化痰，健脾和胃；阴药清泄三焦之火，排肝胆、肠胃之毒，收敛生津，消食化积，健脾和胃。

【主治】（1）胃气不和，心下痞证。心下痞，但满不痛，或呕吐，肠鸣下利，舌苔黄腻，脉弦数。（2）伤寒汗后，胃阳虚弱，水饮内停，心下痞硬，肠鸣下利；妊娠恶阻，噤口痢。现用于胃下垂、胃扩张、慢性胃炎等属胃阳虚弱，水饮内停者。（3）主治伤寒痞证，胃气虚弱，腹中雷鸣，下利，水谷不化，心下痞硬而满，干呕心烦不得安，狐惑病。临床常用于急慢性胃肠炎症、白塞氏综合征等。

【方解】原方治小柴胡汤证因误下，损伤中阳，寒从中生，少阳邪热乘虚内陷，以致寒热错杂，而成心下痞证。心下指胃脘，痞指胃脘部堵塞不适。无形邪气内陷于里，故但满而不痛不硬，按之濡软。中阳虚损，寒热互结，升降失常，则恶心呕吐，肠鸣下利。治宜平调寒热，益气和胃，散结除痞。

阴阳分药分时三方泻心汤阳药包含人参、大枣、白术、砂仁、半夏、干姜、炙甘草。人参甘、微苦，平，归脾、肺、心经，功效为大补元气、复脉固脱、补脾益肺、生津、安神，主治体虚欲脱、肢冷脉微、脾虚食少便溏、气短乏力、肺虚喘咳、津伤口渴、内热消渴、久病虚羸、惊悸失眠、阳痿宫冷、心力衰竭、心源性休克为君药。大枣甘、温，归脾、胃经，功效为补中益气、养血安神、缓和药性，主治脾胃虚弱、食少便溏、血虚萎黄、妇女脏躁，为臣药。白术苦、甘，温，归脾、胃经，功效为补气健脾、燥湿利水、止汗、安胎，主治脾气虚弱、食少便溏、痰饮水肿、表虚自汗、胎动不安。砂仁辛，温，归脾、胃经，功效为化湿、行气、温中、安胎，主治湿阻气滞、脘腹胀痛、食欲不振、寒湿泄泻、妊娠恶阻、胎动不安。干姜辛，热，归脾、胃、心、肺经，功效为温中散寒、回阳通脉、温肺化饮，主治脘腹冷痛、呕吐泄泻、亡阳虚脱、肢冷脉微、痰饮咳喘。半夏辛，温，有毒，归脾、胃、肺经，功效为燥湿化痰、降逆止呕、消痞散结，主治湿痰咳嗽、风痰眩晕、痰厥头痛、呕吐反胃、胸脘痞闷、梅核气、瘿瘤痰核、痈疽肿毒。白术、砂仁、半夏和干姜，这四味药温中健脾、祛湿化痰，为佐药。炙甘草甘，平，归心、肺、脾、胃经，功效为补脾和胃、益气复脉、调和诸药，主治脾胃虚弱、倦怠乏力、心悸气短、咳嗽痰多、脘腹、四肢挛急疼痛、痈肿疮毒，缓解药物之毒性、烈性，为使药。阴阳分药分时三方泻心汤阳药的综合功效是大补元气、扶阳生津、祛湿化痰、健脾和胃。

阴阳分药分时三方泻心汤阴药包含黄芩、黄连、泽泻、茯苓、白芍、麦冬、神曲。黄芩苦，寒，归肺、胆、胃、大肠经，功效为清热燥湿、泻火解毒、止血、安胎，主治湿温、黄疸、泻痢、热淋、高热烦渴、肺热咳嗽、血热吐衄、痈肿疮毒、胎热不安。黄连苦，寒，归心、胃、肝、大肠经，功效为清热燥湿、泻火解毒，主治胃肠湿热、呕吐、泻痢、高热神昏、心烦不寐、血热吐衄、疮疡肿毒、脓耳、湿疮、胃火牙痛。黄芩和黄连清泻心、肝胆、肺和大肠、胃之火，为君药。泽泻味甘，性寒，具有利水渗湿、泄热的功效，一般用于治疗水肿、小便不利、尿少、热淋涩痛等。茯苓甘、淡，平，归心、肺、肾经，功效为利水渗湿、健脾、安神。泽泻和茯苓清泻肝肾等下焦之火，为臣药。白芍苦、酸，微寒，趋于沉降，归肝、脾经，功效为养血调经、敛阴止汗、柔肝止痛、平抑肝阳，主治血虚萎黄、月经不调、崩漏下血，可以用来治疗多种原因的出汗证，还可以治疗肝木瘀滞所致的胁痛、腹痛和四肢挛痛，平抑肝阳，是治疗肝阳上亢头痛眩晕的常用药。麦冬甘、微苦，寒，入肺、胃、心经，功效为养阴润肺、清心除烦、益胃生津，主治肺燥干咳、吐血、咯血、肺痿、肺痈、虚劳烦热、消渴、热病津伤、咽干口燥、便秘。白芍收敛柔肝，麦冬益胃生津，二者为佐药。神曲甘、辛，温，归脾、胃经，功效为健脾和胃、消食化积，主治饮食停滞、消化不良、脘腹胀满、食欲不振、呕吐泻痢。神曲健脾和胃、消食化积，具有助消化、抑制病原菌以及解热、排毒、修复消化道微生态的作用，为使药。阴阳分药分时三方泻心汤阴药的综合功效是清泄三焦之火，排肝胆、肠胃之毒，收敛生津，消食化积，健脾和胃。

【运用】本方是主治中气虚弱，寒热错杂，升降失常而致肠胃不和的代表方剂。患者的表现是心下痞满不痛，呕吐泄利，苔腻微黄。

本方用于治疗急慢性胃肠炎、慢性结肠炎、神经性呕吐、慢性肝炎、早期肝硬化等病属寒热互结，虚实夹杂者以及脾胃不和导致的皮肤病。

# 第四节　阴阳分药分时表里双解剂

阴阳分药分时表里双解剂，适用于表里同病。阴阳分药分时表里双解剂，是指凡用解表药配以泻下、清热、温里药，具有表里同治、内外分解的作用，治疗表里同病的方剂。由于表里同病，临床症候表现比较复杂，按八纲辨证，可分表虚里实、表实里虚、表里俱虚、表里俱实，以及表热里寒、表寒里热、表里俱热、表里俱寒等症。如果单施解表，则里邪不能去；单治其里，则在表之邪也难解，唯有表里同治，双管齐下为适宜。本类方剂由解表药和泻下药、清热药、温里药等组成，阳药通常是解表药、温里药；阴药通常是泻下药、清热药。代表方剂如阴阳分药分时大柴胡汤、阴阳分药分时防风通圣汤、阴阳分药分时葛根黄芩黄连汤等，这些方剂从大柴胡汤、防风通圣汤和葛根黄芩黄连汤等传统药方化裁和衍生而来。

## 阴阳分药分时大柴胡汤

### 大柴胡汤原方（《金匮要略》）

【组成】柴胡半斤，黄芩三两，芍药三两，半夏（洗）半升，生姜（切）五两，大枣（擘）十二枚，枳实（炙）四枚，大黄二两。

【用法】上八味，以水一斗二升，煮取六升，去滓，再煮，温服一升，每日三服。现代用法：水煎，去滓再煎，分二次温服。

【功用】和解少阳，内泻热结。

【主治】少阳、阳明合病。往来寒热，胸胁苦满，呕不止，郁郁微烦，心下痞硬，或心下满痛，大便不解或协热下利，舌苔黄，脉弦有力。

【原方之弊】本方所治之病牵涉脾胃和肝胆。这四个脏腑的气血升降彼此是不一样的。利用阴阳合药调理这四个彼此气血运行不一样的脏腑，这方子的药物比例和剂量的把握是一个很大的难题。一旦调理不好，病情就很容易恶化进入少阴或者厥阴等内部脏腑。如果患者的自我恢复能力强，用药能自我恢复尚可。此药阴阳合药，药性偏寒，服用会伤脾胃之阳。对于体弱之人，如果服用后阳气不能回复，产生的后遗症就难以治疗。

### 阴阳分药分时大柴胡汤阳药

【组成】党参 15～30 克，大枣 6～9 克，白术 6～12 克，桂枝 6～12 克，干姜 9～12 克，半夏 9～12 克，炙甘草 6～9 克。

【用法】去中医院抓阳药中药配方颗粒制剂，一服药二格。每天早餐饭前或午饭前口服阳药一次，一天一次或者二次，根据病情轻重而定，轻者一次，重者二次。

### 阴阳分药分时大柴胡汤阴药

【组成】柴胡 15～30 克，黄芩 9～18 克，大黄 6～12 克，白芍 9～15 克，枳实 9～15 克。

【用法】去中医院抓阴药中药配方颗粒制剂，一服药二格。在晚饭前或者睡觉前一小时服用一格阴药，如果大便不下，可以多喝一格。

### 阴阳分药分时大柴胡汤

【功用】阳药补中益气，祛湿化痰，健脾和胃；阴药泻热解毒，通便排毒。

【主治】少阳、阳明合病。往来寒热，胸胁苦满，呕不止，郁郁微烦，心下痞硬，或心下满痛，大便不解或协热下利，舌苔黄，脉弦有力。

【方解】本方证为少阳邪热未解，初入阳明所致，但仍以少阳为主，故见往来寒热，胸胁苦满，说明病位仍未离少阳。但较小柴胡汤为重，则见郁郁微烦，呕不止；邪热初入阳明，虽有热结，但里实不甚，则见心下满痛，大便不解或协热下利，舌苔黄，脉弦有力。治宜和解少阳，内泄热结。

阴阳分药分时大柴胡汤阳药包含党参、大枣、白术、桂枝、干姜、半夏、炙甘草。党参甘，平，归脾、肺经，功效为补中益气、生津养血，主治中气不足、食少便溏、咳喘气短、津伤口渴、血虚萎黄、心悸头晕。党参补中益气、生津养血，为君药。大枣甘，温，归脾、胃经，功效为补中益气、养血安神、缓和药性，主治脾胃虚弱、食少便溏、血虚萎黄、妇女脏躁。大枣补中益气、养血安神、缓和药性，为臣药。白术苦、甘，温，归脾、胃经，功效为补气健脾、燥湿利水、止汗、安胎，主治脾气虚弱、食少便溏、痰饮水肿、表虚自汗、胎动不安。桂枝辛、甘，温，归心、肺、膀胱经，功效为发汗解表、温经通阳，主治风寒表证、风寒湿痹、关节疼痛、水肿、痰饮、胸痹、心悸、瘀滞经闭、痛经、癥瘕、脘腹疼痛。干姜辛，热，归脾、胃、心、肺经，功效为温中散寒、回阳通脉、温肺化饮，主治脘腹冷痛、呕吐泄泻、亡阳虚脱、肢冷脉微、痰饮咳喘。半夏辛，温，有毒，归脾、胃、肺经，功效为燥湿化痰、降逆止呕、消痞散结，主治湿痰咳嗽、风痰眩晕、痰厥头痛、呕吐反胃、胸脘痞闷、梅核气、瘿瘤痰核、痈疽肿毒。白术、桂枝、干姜、半夏这四味药温中健脾、祛湿散寒，为佐药。

炙甘草平，甘，入心、脾、肺、胃经，功效为补脾和胃、益气复脉，主治脾胃虚弱、倦怠乏力、心动悸、脉结代，为使药。阴阳分药分时大柴胡汤阳药的综合功效是补中益气、祛湿化痰、健脾和胃。

阴阳分药分时大柴胡汤阴药包含柴胡、黄芩、大黄、白芍、枳实。柴胡苦、辛，微寒，归心包络、肝、胆、三焦经，功效为疏散退热、疏肝解郁、升举阴气，主治感冒发热、寒热往来、胁肋胀痛、月经不调、脱肛、子宫脱垂。柴胡疏肝退热，为君药。黄芩苦，寒，归肺、胆、胃、大肠经，功效为清热燥湿、泻火解毒、止血、安胎，主治湿温、黄疸、泻痢、热淋、高热烦渴、肺热咳嗽、血热吐衄、痈肿疮毒、胎热不安。大黄苦、寒，归脾、胃、大肠、肝、心包经，功效为泻下攻积、清热泻火、凉血解毒、活血祛瘀，主治肠道积滞、大便秘结、血热吐衄、目赤、咽痛、牙龈肿痛、热毒疮疡、水火烫伤、血瘀经闭、跌打损伤、湿热黄疸、热淋。黄芩和大黄泻火解毒，为臣药。白芍苦、酸，微寒，归肝、脾经，功效为养血敛阴、柔肝止痛、平抑肝阳，主治月经不调、崩漏、虚汗、脘腹急痛、胁肋疼痛、四肢挛痛、头痛眩晕，为佐药。枳实苦、辛，微寒，归脾、胃、大肠经，功效为破气消积、化痰除痞，主治食积停滞、腹痛便秘、泻痢后重、痰阻胸痞、胸痹结胸、子宫脱垂、胃下垂、脱肛，为使药。阴阳分药分时大柴胡汤阴药的综合功效是泻热解毒、通便排毒。

【运用】本方为主治少阳阳明合病的代表方剂。患者的表现是往来寒热，胸胁苦满，心下满痛，呕吐便秘，苔黄、脉弦数。

有黄疸症状者，阴药中加茵陈、栀子、郁金以清热利湿退黄；如果胁痛严重者，在阳药中加青木香、延胡索，在阴药中加赤芍以行气活血止痛；肝胆结石患者，可以在阴药中加鸡内金、海金沙、金钱草、郁金以化石。

本方用于治疗急性胰腺炎、急性胆囊炎、胆石症、胃及十二指肠溃疡等属少阳阳明合病者。

# 阴阳分药分时防风通圣汤

## 防风通圣散原方（《黄帝素问宣明论方》）

【组成】防风、川芎、当归、芍药、大黄、薄荷叶、麻黄、连翘、芒硝各半两，石膏、黄芩、桔梗各一两，滑石三两，甘草二两，荆芥、白术、栀子各一分。

【用法】上药为末，每服6克，水煎，加生姜3片，温服。现代用法：做水丸，每服6克，或作汤剂，水煎服。

【功用】疏风解表，清热通里。

【主治】风热壅盛，表里俱实证。症见憎寒壮热，头目昏眩，目赤睛痛，口苦而干，咽喉不利，胸膈痞满，咳呕喘满，涕唾黏稠，大便秘结，小便赤涩，舌苔黄腻，脉数有力。亦治疮疡肿毒，肠风痔漏，鼻赤瘾疹、丹毒斑疹等。

### 阴阳分药分时防风通圣汤阳药

【组成】防风6～12克，麻黄6～12克，川芎6～12克，荆芥6～9克，薄荷3～6克，当归6～12克，白术6～12克，桔梗6～9克。

【用法】去中医院抓阳药中药配方颗粒制剂，一服药二格。每天早上或午饭前口服一次阳药一格，一天一次或者二次，根据病情轻重而定，轻者一次，重者二次。

### 阴阳分药分时防风通圣汤阴药

【组成】石膏12～24克，滑石20～40克，大黄6～12克，芒硝6～12克，黄芩12～24克，连翘6～12克，栀子3～9克，白芍6～12克。

【用法】去中医院抓阴药中药配方颗粒制剂，一服药二格。在晚饭前或者睡觉前一小时服用一格阴药，一天服用一次或者二次，根据病情而定。

### 阴阳分药分时防风通圣汤

【功用】阳药祛风发汗解表，化痰祛湿健脾补血；阴药泻热解毒，通便排毒，养血敛阴。

【主治】风热壅盛，表里俱实证。症见憎寒壮热，头目昏眩，目赤睛痛，口苦而干，咽喉不利，胸膈痞满，咳呕喘满，涕唾黏稠，大便秘结，小便赤涩，舌苔黄腻，脉数有力。亦治疮疡肿毒，肠风痔漏，鼻赤瘾疹，丹毒斑疹。

【方解】本方所治之证乃由外感风邪，内有蕴热，表里皆实所致。外感风邪，邪正交争于表，故憎寒壮热无汗；风热上攻，以致头目昏眩，目赤睛痛；内有蕴热，故口苦舌干，咽喉不利，涕唾黏稠，便秘溲赤。疮疡肿毒，肠风痔漏，鼻赤瘾疹等证，亦属风热壅盛所致。治宜疏风解表，通里清热。

阴阳分药分时防风通圣汤阳药包含防风、麻黄、川芎、荆芥、薄荷、当归、白术、桔梗。防风辛、甘，微温，归膀胱、肝、脾经，功效为祛风解表、胜湿止痛、解痉，主治外感表证、风疹瘙痒、风湿痹痛、破伤风，为君药。麻黄辛、微苦，温，归肺、膀胱经，功效为发汗解表、宣肺平喘、利水消肿，主治风寒感冒、咳嗽气喘、水肿、风湿痹痛及阴疽、痰核。川芎辛，温，归肝、胆、心包经，功效为活血行气、祛风止痛，主治月经不调、胁痛、胸痹、疮疡肿痛、跌打损伤、头痛、风湿痹痛。荆芥辛，微温，归肺、肝经，功效为祛风解表、透疹、止血，主治外感表证、风疹瘙痒、麻疹不畅、疮疡肿瘤、出血证。薄荷辛，凉，归肺、肝经，功效为发散风热、清利头目、利咽、透疹，主治风热表证、头痛目赤、咽喉肿痛、麻疹不透、风疹瘙痒。麻黄、川芎、荆芥、薄荷，四药发汗解表、祛风止痛、发散风热，为臣药。当归甘、辛，温，归肝、心、脾经，功效为活血止痛、补血调经、润肠通便，主治血虚眩晕、月经不调、经闭、痛经、面色萎黄、虚寒腹痛、跌打损伤、风湿痹痛、痈疽疮疡、肠燥便秘。桔梗苦、辛，平，归肺经，功效为宣肺、利咽、祛痰、排脓，主治咳嗽痰多、咽痛、失音、肺痈吐脓。当归、桔梗化痰补血、润肠通便，为使药。阴阳分药分时防风通圣汤阳药的综合功效是祛风发汗解表、化痰祛湿、健脾补血。

阴阳分药分时防风通圣汤阴药包含石膏、滑石、大黄、芒硝、黄芩、连翘、栀子、白芍。石膏辛、甘，大寒，归肺、胃经，功效为清热泻火、除烦止渴，主治高热烦渴、肺热咳喘、胃火头痛、牙龈肿痛、疮疡久溃、湿疹、烫伤。石膏清热泻火、除烦止渴，为君药。滑石甘、淡，寒，归胃、膀胱经，功效为利水通淋、清解暑热，主治小便不利、淋沥涩痛、暑热烦渴、湿温胸闷、湿热泄泻、湿疹、痱子。大黄苦，寒，归脾、胃、大肠、肝、心包经，功效为泻下攻积、清热泻火、凉血解毒、活血祛瘀，主治肠道积滞、大便秘结、血热吐衄、目赤、咽痛、牙龈肿痛、热毒疮疡、水火烫伤、血瘀经闭、跌打损伤、湿热黄疸、热淋。芒硝咸、苦，寒，归胃、大肠经，功效为泻下软坚、清热泻火，主治实热积滞、大便燥结、咽痛口疮、目赤肿痛。黄芩苦，寒，归肺、胆、胃、大肠经，功效为清热燥湿、泻火解毒、止血、安胎，主治湿温、黄疸、泻痢、热淋、高热烦渴、肺热咳嗽、血热吐衄、痈肿疮毒、胎热不安。连翘苦，微寒，归肺、心、胆经，功效为清热解毒、消痈散结，主治外感风热、温病发热、疮疡肿痛、瘰疬。栀子苦，寒，归心、肺、胃、三焦经，功效为清热泻火、凉血、解毒、利湿，主治心烦失眠、躁扰不宁、湿热黄疸、血热吐衄。滑石、大黄、芒硝、黄芩、连翘和栀子，泻热解毒、通便排毒，为臣药。白芍苦、酸，微寒，归肝、脾经，功效为养血敛阴、柔肝止痛、平抑肝阳，主治月经不调、崩漏、虚汗、脘腹急痛、胁肋疼痛、四肢挛痛、头痛眩晕，为佐药。阴阳分药分时防风通圣汤阴药的综合功效是泻热解毒、通便排毒、养血敛阴。

【运用】本方主治风热郁结，气滞热蕴证。患者的表现是憎寒壮热无汗，口苦咽干，二便秘涩，舌苔黄腻，脉数。本方对于虚者以及孕妇慎用。

如果是表证轻症，可以减少解表阳药如麻黄、防风的剂量；头痛目赤者，可以在阴药中加蔓荆子、菊花等，以疏风清热、清利头目；胸闷咳嗽者，可以在阳药中加半夏，在阴药中加瓜蒌、杏仁；正气不虚者，可以减少当归、白芍、白术的剂量。

本方用于治疗流行性感冒、荨麻疹、疮疡初起等属风热壅盛，表里俱实者。

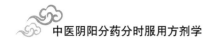

# 阴阳分药分时葛根黄芩黄连汤

## 葛根黄芩黄连汤原方（《伤寒论》）

【组成】葛根半斤，甘草二两，黄芩三两，黄连三两。

【用法】先煮葛根，后纳诸药，水煎服。

【功用】解表清热，止泻痢。

【主治】外感表证未解而热邪入里，身热下利，胸脘烦热，口干作渴，或喘而汗出，苔黄，脉数。

### 阴阳分药分时葛根黄芩黄连汤阳药

【组成】人参5～15克，当归15～30克，川芎9～15克，桂枝9～12克，麻黄6～12克，干姜6～12克，防风9～15克，炒白术10～15克。

【用法】去中医院抓阳药中药配方颗粒制剂，一服药二格。每天早上或午饭前口服一次，一天一次或者二次，根据病情轻重而定，轻者一次，重者二次。

### 阴阳分药分时葛根黄芩黄连汤阴药

【组成】葛根30～60克，黄芩9～18克，黄连9～18克，白芍6～9克，麦冬9～15克。

【用法】去中医院抓阴药中药配方颗粒制剂，一服药二格。每天晚饭前口服一次或晚睡前一小时口服一次，一天一次或者二次，根据病情轻重而定，轻者一次，重者二次。

### 阴阳分药分时葛根黄芩黄连汤

【功用】阳药大补气血，行气活血，温经散寒，发汗解表，健脾和胃；阴药发表解肌，清热燥湿，养血敛阴，滋阴生津。

【主治】外感表证未解而热邪入里，身热下利，胸脘烦热，口干作渴，或喘而汗出，苔黄，脉数。

【方解】外感表证初起，邪在太阳，理应解表。但表证未解，误用攻下，虚其里气，以致表热内陷阳明而下利不止，故称"协热下利"。此时表证未解，里热已炽，故见身热、胸脘烦热、口中作渴；里热上蒸于肺则作喘，外蒸肌表则汗出。治宜外解肌表之邪，内清肠胃之热。

阴阳分药分时葛根黄芩黄连汤阳药包含人参、当归、川芎、桂枝、麻黄、干姜、防风、炒白术。人参甘、微苦，平，归脾、肺、心经，功效为大补元气、复脉固脱、补脾益肺、生津、安神，主治体虚欲脱、肢冷脉微、脾虚食少便溏、气短乏力、肺虚喘咳、津伤口渴、内热消渴、久病虚羸、惊悸失眠、阳痿宫冷、心力衰竭、心源性休克。人参大补元气、复脉固脱、补脾益肺、生津、安神，为君药。当归甘、辛，温，归肝、心、脾经，功效为活血止痛、补血调经、润肠通便，主治血虚眩晕、月经不调、经闭、痛经、面色萎黄、虚寒腹痛、跌打损伤、风湿痹痛、痈疽疮疡、肠燥便秘，为臣药。川芎辛，温，归肝、胆、心包经，功效为活血行气、祛风止痛，主治月经不调、胁痛、胸痹、疮疡肿痛、跌打损伤、头痛、风湿痹痛。桂枝辛、甘，温，归心、肺、膀胱经，功效为发汗解表、温经通阳，主治风寒表证、风寒湿痹、关节疼痛、水肿、痰饮、胸痹、心悸、瘀滞经闭、痛经、癥瘕、脘腹疼痛。麻黄辛、微苦，温，归肺、膀胱经，功效为发汗解表、宣肺平喘、利水消肿，主治风寒感冒、咳嗽气喘、水肿、风湿痹痛及阴疽、痰核。干姜辛，热，归脾、胃、心、肺经，功效为温中散寒、回阳通脉、温肺化饮，主治脘腹冷痛、呕吐泄泻、亡阳虚脱、肢冷脉微、痰饮咳喘。防风辛、甘，微温，归膀胱、肝、脾经，功效为祛风解表、胜湿止痛、解痉，主治外感表证、风疹瘙痒、风湿痹痛、破伤风。川芎、桂枝、干姜、麻黄、防风，行气活血、温经解表，为佐药。白术苦、甘，温，归脾、胃经，功效为补气健脾、燥湿利水、止汗、安胎，主治脾气虚弱、食少便溏、痰饮水肿、表虚自汗，胎动不安，为使药。阴阳分药分时葛根黄芩黄连汤阳药的综合功效是大补气血、行气活血、温经散寒、发汗解表、健脾和胃。

阴阳分药分时葛根黄芩黄连汤阴药包含葛根、黄芩、黄连、白芍、麦冬。葛根甘、辛，凉，归肺、胃经，功效为发表解肌、透疹、升阳止泻、生津止渴，主治外感发热、项背强痛、麻疹不透、湿热泻痢、脾虚泄泻、热病烦渴、消渴证，为君药。黄芩苦，寒，归肺、胆、胃、大肠经，功效为清热燥湿、泻火解毒、止血、安胎，主治湿温、黄疸、泻痢、热淋、高热烦渴、肺热咳嗽、血热吐衄、痈肿疮毒、胎热不安。黄连苦，寒，归心、胃、肝、大肠经，功效为清热燥湿、泻火解毒，主治胃肠湿热、呕吐、泻痢、高热神昏、心烦不寐、血热吐衄、疮疡肿毒、脓耳、湿疮、胃火牙痛。黄芩和黄连，二者清热燥湿、泻火解毒，为臣药。白芍苦、酸，微寒，归肝、脾经，功效为养血敛阴、柔肝止痛、平抑肝阳，主治月经不调、崩漏、虚汗、脘腹急痛、胁肋疼痛、四肢挛痛、头痛眩晕，为佐药。麦冬甘、微苦，微寒，归肺、心、胃经，功效为养阴润肺、益胃生津、清心除烦，主治燥咳痰稠、劳嗽咯血、口渴咽干、心烦失眠，为使药。阴阳分药分时葛根黄芩黄连汤阴药的综合功效是发表解肌、清热燥湿、养血敛阴、滋阴生津。

【运用】本方是主治热泻、热痢的代表方剂，不论有无表证，皆可用之。患者的表现是身热下利、苔黄脉数。虚寒下利者忌用。

如果患者腹痛，可以在阴药中加白芍、当归尾以柔肝止痛；热痢里急后重者，可以在阳药中加木香、槟榔以行气而除后重；如果患者呕吐，可以在阳药中加半夏、生姜以降逆呕吐；如果夹杂有食滞者，可以在阴药中加焦山楂、神曲以消食止泻。

本方用于治疗急性肠炎、细菌性痢疾、肠伤寒、胃肠型感冒等属表证未解，里热甚者。

# 第十章 阴阳分药分时清热剂

凡是以清热药为主，温热祛湿药为辅，具有清热、泻火、凉血、解毒、滋阴透热等作用，治疗里热证的方剂，统称为阴阳分药分时清热剂。其立法依据是《素问·至真要大论》中的"热者寒之，温者清之"，属于"八法"中的"清法"。

温、热、火三者属性相同，但是温热程度不同，温为热之渐，火为热之极，都为热性，故均可用清热剂治疗。清热剂一般都是寒凉之药，寒凉伤脾胃和心，为求快速控制和清除邪热，所用寒凉药剂必然轻微过量或较重过量，所以服用清热剂后，必须服用温热之药以修复和调节心脾功能。采用阴阳分药分时，阴药可以快速清热，无需阳药佐治，中和阴药清热功效；阳药快速清除阴药的寒凉之害，可快速修复和调整心脾功能。传统的阴阳合药方剂，根据病情不同、体质及气候的差异，往往需要斟酌清热药的种类和剂量，以及佐治药、温补药的种类和剂量。相对而言，阴阳分药分时开方时的顾虑要简化许多。

里热证的病因，刨除先天原因，后天一般都是外感诱发或内伤所致。外感都为六淫邪气入里化热；内伤多见五志过极，脏腑偏胜，或饮食偏嗜化火，或病久耗阴，虚热内生。一般而言，论性质，里热分实热和虚热，实热是邪气侵入体内引起全身之燥热，虚热是寒邪胜阳气，压缩阳气在局部聚集，出现的局部燥热的现象，其实整体为寒凉的体质。从病位来分，病位有在气、在血、在脏、在腑和深伏阴分；还有邪火旺盛，冲刺内外，气血同病。里热证在临床表现症候复杂，病情轻重缓急差异大，所以各种治法和用方差异很大。本章主要根据病位分为阴阳分药分时清气分热剂、阴阳分药分时清营凉血剂、阴阳分药分时清热解毒剂、阴阳分药分时清脏腑热剂、阴阳分药分时清热祛暑剂、阴阳分药分时清虚热剂六类。

传统的阴阳合药清热剂是在表证已解，里热已盛或里热虽盛，尚未结实的情况下使用。但是，阴阳分药分时清热剂可以在表证未解或已解的情况都可以使用。使用阴阳分药分时清热剂时应注意以下事项：

（1）辨发病部位。如果热在气而凉血，则必然引邪入里；如果热在血而清气，则使邪不外透而邪结深伏。

（2）辨真假。切不可误用于真寒假热之证。

（3）辨虚实。实热宜清之，如果多次重用清热泻火之剂而热不退，可能是清热之药引起心、脾胃等经络郁结，人体为修复自身，打通经络诱发升温机制，出现药寒体热的情况。若利用阴阳合药治疗，这时候比较棘手。而利用阴阳分药分时治疗，则相对比较简单，因为阴阳分药分时会彼此纠偏，不会出现寒极生热、热极生寒的现象。

由于阴阳分药分时，用药剂量比阴阳合药剂量少，所以出现药害的概率也大为减少。

（4）权衡热证之程度，病情之轻重，量证投药，药证相符。里热证患者往往寒热夹杂，开阴阳合药方剂时往往考虑如何君臣佐使来用药对症。阴阳分药分时与四时之气相耦合，往往药半功倍，处方也比较简单。不像阴阳合药之剂，下清热重剂担心伤脾胃，下清热轻剂又担心药不及病。

（5）注意保护脾胃，补充津液。寒凉苦燥之药最容易伤脾胃，郁结经络，所以不易久服。阴阳分药分时中的阳药往往温健脾胃，阴药往往加滋阴生血之药，补益津液。阴阳合药方剂中，虽然经常采用佐药克制寒凉药，但是毕竟整体药性还是偏寒凉，容易伤脾胃。

# 第一节　阴阳分药分时清气分热剂

阴阳分药分时清气分热剂，适用于热在气分，热盛津伤，或气阴两伤之证。症见壮热，烦渴，大汗，脉洪大有力；或热病后期，气分余热未清，气津两伤，症见身热多汗、心胸烦闷、口干舌红等。阴阳分药分时清气分热剂常用阴药有石膏、知母、竹叶、麦冬、地黄，阴阳分药分时清气分热剂常用阳药有人参、桂枝、黄芪、陈皮、半夏等。本证的代表方剂有阴阳分药白虎汤、阴阳分药分时竹叶石膏汤等，这些方剂从白虎汤、竹叶石膏汤等融合、衍生而来。

## 阴阳分药分时白虎汤

### 白虎汤原方（《伤寒论》）

【组成】石膏（碎）一斤，知母六两，炙甘草二两，粳米六合。

【用法】汤剂。先煎石膏，再入余三味同煎二次，煎至米熟汤成，去渣温服，每日三次。

【功用】清热生津。

【主治】阳明气分热盛证。症见壮热面赤，烦渴引饮，汗出恶热，脉洪大有力。

【原方之弊】本方阴阳合药，药性偏寒凉，服药过后，容易误伤脾胃，耗损津液。石膏、知母是本方主药，味苦凉，性寒凉，容易伤脾胃，尤其是脾胃本来虚弱的患者。对于表证未解的无汗发热、口不渴者，真寒假热的阴盛格阳证等均禁用本方。对于治疗体格健壮的阳明经热结患者，本方非常合适；但是对于气血亏虚患者，本方不宜。有鉴于此，根据此方融合补中益气汤和建中汤等衍生出阴阳分药分时白虎汤。

### 阴阳分药分时白虎汤阳药

【组成】红参 9 ～ 15 克，苍术 15 ～ 30 克，白术 6 ～ 12 克，桂枝 9 ～ 12 克，砂仁 6 ～ 9 克，干姜 15 ～ 30 克，陈皮 6 ～ 12 克，大枣 6 ～ 12 克，炙甘草 15 ～ 30 克。

【用法】去中医院抓阳药中药配方颗粒制剂，一服药一格。在发病的第二至第四天早上或午饭前口服阳药，调理脾胃。

### 阴阳分药分时白虎汤阴药

【组成】石膏 50 ～ 150 克，知母 15 ～ 30 克，大黄 6 ～ 9 克，泽泻 15 ～ 30 克，茯苓 15 ～ 30 克，柴胡 6 ～ 12 克，生地黄 15 ～ 30 克，麦冬 9 ～ 15 克，神曲 15 ～ 30 克。

【用法】去中医院抓阴药中药配方颗粒制剂，一服药二格。如果是突发性高烧，先服下阴药颗粒一格；隔二个小时后，如果体温下降不明显，再服一格阴药；如果有余热，第二天晚饭前或晚饭后继续服阴药一格一次或二次；服用阴药后，喝粳米粥、小米粥或稀饭来保养脾胃。

### 阴阳分药分时白虎汤

【功用】阴药清热解毒，滋阴生津，排湿排毒，修复消化道微生态；阳药大补元气，健脾养胃，祛痰化湿，补益津液。

【主治】阳明气分热盛证。症见壮热面赤，烦渴引饮，汗出恶热，脉洪大有力。

【方解】本方证为风寒之邪化热内传阳明之经，或温邪热毒传入气分而致。邪气内传，里热炽盛，邪盛而正气不衰，正邪相战导致壮热出汗，不恶寒而恶热，口干烦躁。所以，治疗方法理应清理里热，滋阴生津，清热解毒排毒，修复消化道微生态；随后，大补元气，温健脾胃，修复脾胃功能。

阴阳分药分时白虎汤阳药包含红参、苍术、白术、桂枝、砂仁、干姜、陈皮、大枣和炙甘草等诸药。红参是中药的一种，人参的熟制品，除具有补元气、补脾肺、生津安神的作用外，药性更温，具有火大、劲足、功效强的特点。苍术辛、苦、温，归脾、胃经，功效为燥湿健脾、辟秽、祛风湿，主治湿浊中阻、腹胀呕恶、风寒湿痹、足膝肿痛、风寒感冒、雀目夜盲。白术味甘、苦，性温，归脾、胃经，功效为健脾、益气、燥湿利水、止汗、安胎。桂枝味辛、甘，性温，归膀胱、心、肺经，功效为发表解肌、温经通脉、助阳化气、平冲降气，属辛温解表药。砂仁味辛、涩，性温，无毒，归脾、胃经，功效为行气调中、和胃、醒脾，主治腹痛痞胀、胃呆食滞、噎膈呕吐、寒泻冷痢、妊娠胎动。干姜味辛，性热，经归脾、胃、肾、心、肺经，功效为温中散寒、回阳通脉、温肺化饮。陈皮味苦、辛，性温，归肺、脾经，功效为理气健脾、燥湿化痰，主治脘腹胀满、食少吐泻、咳嗽痰多。大枣味甘，性温，归脾、胃经，功效为益气生津、补脾和胃、调营卫、解药毒，主治胃虚食少、气血津液不足、脾弱便溏、营卫不和、心悸怔忡、妇人脏躁。炙甘草味甘，性温，归心、肺、胃、脾经，功效为补脾和胃、益气复脉。阴阳分药分时白虎汤的阳药，红参大补元气，为君药；苍术和白术健脾胃、去脾湿，桂枝解肌，三者为臣药；干姜温中，砂仁温脾胃，陈皮理气健脾，这三味也为臣药；大枣补益津液，为佐药；炙甘草调和诸药，为使药。

阴阳分药分时白虎汤阴药包含石膏、知母、大黄、泽泻、茯苓、柴胡、生地黄、麦冬、神曲。石膏甘、辛，大寒，无毒，归肺、胃经，功效为清热泻火、除烦止渴，主治外感热病、高热烦渴、肺热喘咳、胃火亢盛、热病壮热不退、心烦神昏、胃火头痛、胃火牙痛、热毒壅盛、发斑发疹、口舌生疮、谵语发狂、口渴咽干、肺热喘急、中暑自汗、痈疽疮疡、溃不收口、烧烫伤。知母味苦，性寒，归肺、胃、肾经，功效为滋阴降火、润燥滑肠，主治烦热消渴、骨蒸劳热、肺热咳嗽、大便燥结、小便不利。大黄苦，寒，归胃、大肠、肝、脾经，功效为攻积滞、清湿热、泻火、凉血、祛瘀、解毒，主治实热便秘、热结胸痞、湿热泻痢、黄疸、淋病、水肿腹满、小便不利、目赤、咽喉肿痛、口舌生疮、胃热呕吐、吐血、咯血、衄血、便血、尿血、蓄血、经闭、产后瘀滞腹痛、癥瘕积聚、跌打损伤、热毒痈疡、丹毒、烫伤。泽泻味甘，性寒，具有利水渗湿、泻热等功效，主治水肿、小便不利、尿少、热淋涩痛等。茯苓甘、淡、平，归心、肺、肾经，功效为利水渗湿、健脾、安神。柴胡味苦，性微寒，功效为解表里、疏肝、升阳。生地黄味甘，苦、性寒，归心、肝、肾经，功效为清热凉血、生津润燥，主治急性热病、高热神昏、斑疹、津伤烦渴、血热妄行之吐血、衄血、崩漏、便血、口舌生疮、咽喉肿痛、劳热咳嗽、跌打伤痛、痈肿。麦冬甘、微苦，寒，归肺、胃、心经，功效为养阴润肺、清心除烦、益胃生津，主治肺燥干咳、吐血、咯血、肺痿、肺痈、虚劳烦热、消渴、热病津伤、咽干口燥、便秘。神曲甘、辛，温，归脾、胃经，功效为健脾和胃、消食化积，主治饮食停滞、消化不良、脘腹胀满、食欲不振、呕吐泻痢。因此，综上所述，阴阳分药分时白虎汤的阴药，石膏大清里热，为君药；知母清热解毒，为臣药；大黄、泽泻、茯苓、柴胡清泄大肠、肝肾的内热，预防邪热内传，也为臣药；生地黄、麦冬滋阴生津，为佐药；神曲解诸药之毒，清泄体内毒素，抑制病原体生长，补充益生菌，修复消化道微生态，为使药。

【运用】本方主治阳明气分热盛证。患者表现为大热、大汗、大渴、脉洪大等燥热病症。本方阴药中石膏用量较大，清热能力较强，有大寒伤阳之弊。本方采用阴阳分药分时，一服阴药分成二格，可以根据病情灵活使用阴药的剂量，也可以用阳药修复阴药的药害，这样既可以保证清除里热彻底，又可以修复和调理好脾胃功能。对于表证未解的无汗发热、口渴者；血虚发热或气虚发热，喜热饮，脉洪大但重按无力者；真寒假热的阴盛格阳证者，均忌用白虎汤，但是本方可以使用治疗这三类病。不过须注意的是应先服阳药，早上或中午服用；后服阴药，晚上饭前或睡前一小时服用即可。

如果患者兼有阳明腑实，热结便秘，症见神魂颠倒、言语无理、大便秘结、小便少而颜色红赤的，在阴药中加大黄、芒硝以攻泻热结，在阳药中加厚朴宽肠通便；温热病引起气血成风、高热烦躁、口干口渴、神魂颠倒、言语无理、手脚抽搐的患者，可以在阴药中加羚羊角、水牛角以凉肝息风止痉；消渴症引起的烦躁口渴为主证的，病属胃热津伤者，在阴药中加麦冬、天花粉、石斛等滋阴生津润燥；温疟而见寒热往来，热多寒少者，兼有少阳郁滞的，可以在阴药中多加柴胡，以和中透解。本方已加柴胡，这是提前预防阳明经热清理不当，提前截取热邪入少阳，治一病，防一病，治中带防。

本方用于治疗感染性疾病如大叶性肺炎、流行性脑膜炎、流行性出血热，牙龈炎等属气分热盛者。糖尿病、老年性口腔干燥症、脑卒中、变应性亚败血症、急性虹膜睫状体炎、风湿性心肌炎、小儿疱疹性口腔炎、登革热、风湿性关节炎、不明原因高热等属里热炽盛者都可以用本方治疗。

# 阴阳分药分时白虎加人参汤

## 白虎加人参汤原方（《伤寒论》）

【组成】石膏（碎）一斤，知母六两，炙甘草二两，粳米六合，人参三两。

【用法】汤剂。上五味，以水一斗，煮米熟汤成，去渣滓，温服一升，日三服。

【功用】清热、益气、生津。

【主治】气分热盛，气阴两伤证。汗、吐、下后，里热炽盛，再见"四大"症者；白虎汤症见有背微恶寒，或饮不解渴，或脉浮大而芤；暑热病气津两伤等证。

### 阴阳分药分时白虎加人参汤阳药

【组成】红参 9～15 克，苍术 15～30 克，白术 6～12 克，桂枝 9～12 克，砂仁 6～9 克，干姜 15～30 克，陈皮 6～12 克，大枣 6～12 克，炙甘草 15～30 克。

【用法】去中医院抓阳药中药配方颗粒制剂，一服药二格。如果退烧顺利，在喝下阴药后的第 2～3 天，早上或者中午口服一次阳药。

### 阴阳分药分时白虎加人参汤阴药

【组成】石膏 50～150 克，知母 15～30 克，大黄 6～9 克，泽泻 15～30 克，茯苓 15～30 克，柴胡 6～12 克，生地黄 15～30 克，麦冬 9～15 克，神曲 15～30 克。

【用法】去中医院抓阴药中药配方颗粒制剂，一服药二格。如果是突发性的高热，马上服用阴药一格，间隔半个小时或者一个小时后，如果不能退烧，继续服用阴药一格或者多格。如果有余热，在发病的第二至第四天晚饭前或者睡觉前一个小时口服一次阴药。服用阴药后，喝粳米粥、小米粥或者稀饭来保养脾胃，补充津液。

### 阴阳分药分时白虎加人参汤

【功用】阴药清热解毒，滋阴生津，排湿排毒，修复消化道微生态；阳药大补元气，健脾养胃，祛痰化湿，补益津液。

【主治】气分热盛，气阴两伤证。汗、吐、下后，里热炽盛，再见"四大"症者；白虎汤症见有背微恶寒，或饮不解渴，或脉浮大而芤；暑热病气津两伤等症。

【方解】方法同"阴阳分药分时白虎汤"。

【运用】略。

## 阴阳分药分时白虎加苍术汤

### 白虎加苍术汤原方（《类证活人书》）

【组成】石膏（碎）一斤，知母六两，炙甘草二两，苍术、粳米各三两。

【用法】上锉，如麻豆大。每服五钱，水一盏半，煎至八九分，去滓，取六分清汁温服。

【功用】清热祛湿。

【主治】湿温病。症见身热胸痞，汗多，舌红苔白腻等。风湿热痹证，症见身大热、关节肿痛等。

### 阴阳分药分时白虎加苍术汤阳药

【组成】红参9～15克，苍术15～30克，白术6～12克，桂枝9～12克，砂仁6～9克，干姜15～30克，陈皮6～12克，大枣6～12克，炙甘草15～30克。

【用法】去中医院抓阳药中药配方颗粒制剂。一服药二格。如果退烧顺利，在喝下阴药后的第2～3天，早上或者中午口服一次阳药。

### 阴阳分药分时白虎加苍术汤阴药

【组成】石膏50～150克，知母15～30克，大黄6～9克，泽泻15～30克，茯苓15～30克，柴胡6～12克，生地黄15～30克，麦冬9～15克，神曲15～30克。

【用法】去中医院抓阴药中药配方颗粒制剂，一服药二格。如果是突发性的高热，马上服用阴药一格，间隔半个小时或者一个小时后，如果不能退烧，继续服用阴药一格或者多格。如果有余热，在发病的第二至第四天晚饭前或者睡觉前一个小时口服一次阴药。喝阴药后，喝粳米粥、小米粥或者稀饭来保养脾胃，补充津液。

### 阴阳分药分时白虎加苍术汤

【功用】阴药清热解毒，滋阴生津，排湿排毒，修复消化道微生态；阳药大补元气，健脾养胃，祛痰化湿，补益津液。

【主治】湿温病。症见身热胸痞、汗多、舌红苔白腻等。风湿热痹证，症见身大热、关节肿痛等。

【方解】方法同"阴阳分药分时白虎汤"。

【运用】略。

## 阴阳分药分时竹叶石膏汤

### 竹叶石膏汤原方（《伤寒论》）

【组成】石膏（碎）一斤，淡竹叶二把，炙甘草二两，粳米半升，人参二两。

【用法】上七味，以水一斗，煮取六升，去滓，内粳米，煮米熟，汤成去米，温服一升，日三服。

【功用】清热生津，益气和胃。

【主治】伤寒、温病、暑病余热未清，气津两伤证。身热多汗，心胸烦热，气逆欲呕，口干喜饮，气短神疲，或虚烦不寐，舌红少苔，脉虚数。

### 阴阳分药分时竹叶石膏汤阳药

【组成】红参9～15克，半夏9～15克，白术6～12克，桂枝9～12克，砂仁6～9克，干姜15～30克，陈皮6～12克，大枣6～12克，炙甘草15～30克。

【用法】去中医院抓阳药中药配方颗粒制剂，一服药二格。如果服用阴药退烧顺利，在喝下阴药后的第2～3天，早上或者中午口服一次阳药。

### 阴阳分药分时竹叶石膏汤阴药

【组成】石膏50～150克，淡竹叶15～30克，大黄6～9克，泽泻15～30克，茯苓15～30克，柴胡6～12克，生地黄15～30克，麦冬9～15克，神曲15～30克。

【用法】去中医院抓阴药中药配方颗粒制剂，一服药二格。如果是突发性的高热，马上服用阴药一格，间隔半个或者一个小时后，如果不能退烧，继续服用阴药一格或者多格。如果有余热，在发病的第二至第四天晚饭前或者睡觉前一个小时口服一次阴药。喝阴药后，喝粳米粥、小米粥或者稀饭来保养脾胃，补充津液。

## 阴阳分药分时竹叶石膏汤

【功用】阳药大补元气，健脾养胃，祛痰化湿，补益津液；阴药清热解毒，滋阴生津，排湿排毒，修复消化道微生态。

【主治】伤寒、温病、暑病余热未清，气津两伤证。身热多汗，心胸烦热，气逆欲呕，口干喜饮，气短神疲，或虚烦不寐，舌红少苔，脉虚数。

【方解】本方所治之证是热病之后，余热未清，气津已伤，胃气不和所致。热病后期，高热虽退，但是余热未尽，留恋气分，故见身热汗出、脉数、心胸烦闷；余热上扰心神而虚烦不寐，舌红苔少，脉虚少力；气逆欲呕，为余热扰胃，胃失和降所致。对此之治，如果只清热而不益气生津，则气津难复，如只补气津而不清热，则邪热尚存，恐死灰复燃。唯有清补并行，方为两全。故以清热生津，益气和胃立法。

阴阳分药分时竹叶石膏汤阳药包含红参、苍术、白术、桂枝、砂仁、干姜、陈皮、大枣和炙甘草等诸药。红参是人参的熟制品，除具有补元气、补脾肺、生津安神的功效外，还具有火大、劲足、功效强的特点。半夏辛，温，有毒，归脾、胃、肺经，功效为燥湿化痰、降逆止呕、消痞散结，主治湿痰咳嗽、风痰眩晕、痰厥头痛、呕吐反胃、胸脘痞闷、梅核气、瘿瘤痰核、痈疽肿毒。白术味甘、苦，性温，归脾、胃经，功效为健脾、益气、燥湿利水、止汗、安胎。桂枝味辛、甘，性温，归膀胱、心、肺经，功效为发表解肌、温经通脉、助阳化气、平冲降气，属辛温解表药。砂仁味辛、涩，性温，无毒，归脾、胃经，功效为行气调中、和胃、醒脾，主治腹痛痞胀、胃呆食滞、噎膈呕吐、寒泻冷痢、妊娠胎动。干姜味辛，性热，归脾、胃、肾、心、肺经，功效为温中散寒、回阳通脉、温肺化饮。陈皮味苦、辛，性温，归肺、脾经，功效为理气健脾、燥湿化痰，主治脘腹胀满、食少吐泻、咳嗽痰多。大枣味甘，性温，归脾、胃经，功效为益气生津、补脾和胃、调营卫、解药毒，主治胃虚食少、气血津液不足、脾弱便溏、营卫不和、心悸怔忡、妇人脏躁。炙甘草味甘，性温，归心、肺、胃、脾经，功效为补脾和胃、益气复脉。综上所述，阴阳分药分时竹叶石膏汤阳药中，红参大补元气，为君药；白术健脾胃、去脾湿，桂枝解肌，三者为臣药；砂仁温脾胃，干姜温中，半夏和陈皮理气健脾，这四味也为臣药；大枣补益津液，为佐药；炙甘草调和诸药，为使药。

阴阳分药分时竹叶石膏汤阴药包含石膏、淡竹叶、大黄、泽泻、茯苓、柴胡、生地黄、麦冬、神曲。石膏甘、辛，大寒，无毒，归肺、胃经，功效为清热泻火、除烦止渴，主治外感热病、高热烦渴、肺热喘咳、胃火亢盛、热病壮热不退、心烦神昏、胃火头痛、胃火牙痛、热毒壅盛、发斑发疹、口舌生疮、谵语发狂、口渴咽干、肺热喘急、中暑自汗、痈疽疮疡、溃不收口、汤火烫伤。淡竹叶味甘、淡，性寒，归心、胃、小肠经，功效为清性热除烦、利尿，主治性热病烦渴、小便赤涩淋痛、口舌生疮。大黄苦，寒，归胃、大肠、肝、脾经，功效为攻积滞、清湿热、泻火、凉血、祛瘀、解毒，主治实热便秘、热结胸痞、湿热泻痢、黄疸、淋病、水肿腹满、小便不利、目赤、咽喉肿痛、口舌生疮、胃热呕吐、吐血、咯血、衄血、便血、尿血、蓄血、经闭、产后瘀滞腹痛、癥瘕积聚、跌打损伤、热毒痈疡、丹毒、烫伤。泽泻味甘，性寒，具有利水渗湿、泻热的功效，一般用于治疗水肿、小便不利、尿少、热淋涩痛等病症。茯苓味甘、淡，性平，归心、肺、肾经，功效为利水渗湿、健脾、安神。柴胡味苦，性微寒，归肝、胆、肺经，功效是和解表里、疏肝、升阳。生地黄味甘、苦，性寒，归心、肝、肾经，功效为清热凉血、生津润燥，主治急性热病、高热神昏、斑疹、津伤烦渴、血热妄行之吐血、衄血、崩漏、便血、口舌生疮、咽喉肿痛、劳热咳嗽、跌打伤痛、痈肿。麦冬甘、微苦，寒，归肺、胃、心经，功效为养阴润肺、清心除烦、益胃生津，主治肺燥干咳、吐血、咯血、肺痿、肺痈、虚劳烦热、消渴、热病津伤、咽干口燥、便秘。神曲甘、辛，温，归脾、胃经，功效为健脾和胃、消食化积，主治饮食停滞、消化不良、脘腹胀满、食欲不振、呕吐泻痢。综上所述，阴阳分药分时竹叶石膏汤的阴药，石膏大清里热，为君药；淡竹叶清热解毒，为臣药；大黄、泽泻、茯苓、柴胡，清泄大肠、肝肾的内热，预防邪热内传，也为臣药；生地黄、麦冬滋阴生津，为佐药；神曲解诸药之毒，清泄体内毒素，抑制病原体生长，补充益生菌，修复消化道微生态，为使药。

【运用】本方主治伤寒、暑病、温病余热未清、气津两伤证。患者的表现是身热多汗、心胸烦热，气逆欲呕，气短神疲，舌红少苔，脉虚数。

若胃阴不足、胃火上逆、口舌糜烂，阴药中可加石斛、天花粉清热养阴生津；胃火炽盛、消谷善饥、舌红脉数，阴药中可加知母、天花粉以增强清热生津之效；气分热犹盛，阴药中可加知母、黄连，增强清热之力。

本方用于治疗急性放射性食管炎、小儿口疮、病毒性心肌炎、糖尿病、小儿急性肾炎、复发性口腔溃疡等病症；也可用于治疗心肌炎、急性热病恢复期、无名低热、癌性发热、流行性出血热、小儿夏季热等多种疾病辨证属于"余热未尽，气阴两伤，胃失和降"者。

## 第二节　阴阳分药分时清营凉血剂

阴阳分药分时清营凉血剂，适用于热在营分，或者热在血分之证。邪热传营证见身热夜甚，神烦少寐，时有谵语，或斑疹隐隐，舌绛而干等；热入血分则见神昏谵语，出血发斑，舌绛起刺等。治疗热入营血证，常以清营血药物如水牛角、丹参、黄芩、生地黄、麦冬等为主方药。但由于营邪或者血邪都由气邪传入而来，所以清营凉血证还需配合清气分药如金银花、连翘、淡竹叶等引邪外透或外出；热邪入血分容易胁迫或诱导血妄行离经，或瘀堵成斑，或者出血，故常用牡丹皮、赤芍等药来散瘀凉血。寒凉药伤脾胃，为了祛邪不伤正，在用阴药清营凉血的同时，阳药中常用人参、党参、桂枝、黄芪、陈皮、半夏等药保护脾胃。本证的代表方剂有阴阳分药分时清营汤、阴阳分药分时水牛角地黄汤等，这些方剂从清营汤、犀角地黄汤等融合、衍生而来。

# 阴阳分药分时清营汤

## 清营汤原方（《温病条辨》）

【组成】犀角三钱（现以水牛角代），生地黄五钱，玄参三钱，竹叶心一钱，麦冬三钱，丹参二钱，黄连一钱五分，金银花三钱，连翘二钱，连心用。

【用法】汤剂。水煎服，每日三次。

【功用】清营解毒，透热养阴。

【主治】热入营分证。症见身热夜甚，神烦少寐，时有谵语，口渴或不渴，或斑疹隐隐，舌绛而干，脉细数。

【原方之弊】本方虽然为阴阳合药，但是基本上都是纯阴之药，既入血分，也入气分来清热解毒，因此，药性偏寒凉，寒凉异常，服药过后，容易误伤脾胃，导致心火不入土，心火入肝、入肺等地，导致恶热难退或者加重。所以，本方出手，一旦阳气恢复不来，病情就容易失控或者恶化。对于体格健壮的血热者，本方非常合适；但是，对于气血亏虚患者，本方不宜。但是，此类人群又容易发生寒热夹杂之恶热病。有鉴于此，根据此方融合补中益气汤和建中汤等衍生出阴阳分药分时清营凉血汤。

## 阴阳分药分时清营汤阳药

【组成】党参9～15克，白术6～12克，黄芪9～12克，砂仁6～9克，干姜15～30克，陈皮6～12克，大枣6～12克，生甘草15～30克。

【用法】去中医院抓阳药中药配方颗粒制剂，一服药一格。在发病的第二至第四天早上或午饭前口服阳药，调理脾胃。

## 阴阳分药分时清营汤阴药

【组成】水牛角30～60克，大黄6～9克，连翘6～12克，金银花6～12克，生地黄15～30克，玄参6～9克，麦冬15～30克，丹参15～30克，柴胡6～12克，神曲15～30克。

【用法】去中医院抓阴药中药配方颗粒制剂，一服药二格。如果是突发性高烧，先

服下阴药颗粒一格；隔二个小时后，如果体温下降不明显，再服一格阴药；如果有余热，第二天晚饭前或晚饭后继续喝阴药一格一次或二次；服用阴药后，喝粳米粥、小米粥或稀饭来保养脾胃。

## 阴阳分药分时清营汤

【功用】阳药补中益气，健胃消食；阴药清热凉血，泻火解毒，通便排毒，消食和胃。

【主治】热入营分证。症见身热夜甚，神烦少寐，时有谵语，口渴或不渴，或斑疹隐隐，舌绛而干，脉细数。

【方解】本方证乃邪热内传营分，耗伤营阴所致。邪热传营，伏于阴分，入夜阳气内归营阴，与热相合，故身热夜甚；营气通于心，热扰心营，故神烦少寐、时有谵语；邪热深入营分，则蒸腾营阴，使血中津液上潮于口，故本应口渴而反不渴；邪热初入营分，气分热邪未尽，灼伤肺胃阴津，则必见身热口渴、苔黄燥；目喜开、闭不一，是为火热欲从外泄，阴阳不相既济所致；斑疹隐隐，乃热伤血络，血不循经，溢出脉外之征；舌绛而干，脉数，亦为热伤营阴之象。遵《素问·至真要大论》"热淫于内，治以咸寒，佐以甘苦"之旨，治宜咸寒清营解毒为主，辅以透热养阴。

阴阳分药分时清营汤阳药包含党参、白术、黄芪、砂仁、干姜、大枣、陈皮、生甘草。党参甘，平，归脾、肺经，功效为补中益气、生津养血，主治中气不足、食少便溏、咳喘气短、津伤口渴、血虚萎黄、心悸头晕，为君药。白术苦、甘，温，归脾、胃经，功效为补气健脾、燥湿利水、止汗、安胎，主治脾气虚弱、食少便溏、痰饮水肿、表虚自汗、胎动不安。黄芪甘，微温，归脾、肺经，功效为益卫固表、补气升阳、托毒生肌、利水消肿，主治气虚乏力、食少便溏、中气下陷、久泻脱肛、自汗盗汗、血虚萎黄、阴疽漫肿、气虚水肿、内热消渴。砂仁辛，温，归脾、胃经，功效为化湿、行气、温中、安胎，主治湿阻气滞、脘腹胀痛、食欲不振、寒湿泄泻、妊娠恶阻、胎动不安。白术补气健脾、燥湿利水、益卫固表、补气升阳；砂仁化湿、行气、温中。干姜辛，热，归脾、胃、心、肺经，功效为温中散寒、回阳通脉、温肺化饮，主治脘腹冷痛、呕吐泄泻、亡阳虚脱、肢冷脉微、痰饮咳喘。大枣甘，温，归脾、胃经，功效为补中益气、养血安神、缓和药性，主治脾胃虚弱、食少便溏、血虚萎黄、妇女脏躁。白术、黄芪、砂仁、干姜、大枣，补中益气、温经健脾，为臣药。陈皮味辛、苦，性温，归脾、胃、肺经，功效为理气和中、燥湿化痰、利水通便，主治脾胃不和、脘腹胀痛、不思饮食、呕吐哕逆、痰湿阻肺、咳嗽痰多、胸膈满闷、头目眩晕、水肿、小便不利、大便秘结、乳痈疮癣、中鱼蟹毒、酒毒，为佐药。甘草甘，平，归心、肺、脾、胃经，功效为补脾益气、清热解毒、祛痰止咳、缓急止痛、调和诸药，用于脾胃虚弱、倦怠乏力、心悸气短、咳嗽痰多、脘腹、四肢挛急疼痛、痈肿疮毒、缓解药物毒性、烈性，为使药。阴阳分药分时清营汤阳药的综合功效是补中益气、健胃消食。

阴阳分药分时清营汤的阴药包含水牛角、生地黄、玄参、麦冬、丹参、金银花、连翘、柴胡、大黄、神曲。水牛角苦，寒，归心、肝经，功效为清热凉血、解毒、定惊，主治温病高热、神昏谵语、发斑发疹、吐血衄血、惊风、癫狂，为君药。大黄苦，寒，归脾、胃、大肠、肝、心包经，功效为泻下攻积、清热泻火、凉血解毒、活血祛瘀，主治肠道积滞、大便秘结、血热吐衄、目赤、咽痛、牙龈肿痛、热毒疮疡、水火烫伤、血瘀经闭、跌打损伤、湿热黄疸、热淋。金银花味甘，性寒，归肺、心、胃、大肠经，功效为清热解毒、疏散风热，主治外感风热、温病发热、痈肿疮疡、咽喉肿痛、热毒痢疾。连翘苦，微寒，归肺、心、胆经，功效为清热解毒、消痈散结，主治外感风热、温病发热、疮疡肿痛、瘰疬。大黄、连翘、金银花，泻热解毒、通便排毒，为臣药。生地黄甘、苦，寒，归心、肝、肾经，功效为清热凉血、养阴生津，主治热病心烦、舌绛、血热吐衄、斑疹紫黑、热病伤阴、消渴多饮。玄参甘、苦、咸，微寒，归肺、胃、肾经，功效为清热凉血、滋阴降火、解毒散结，用于热入营血、温毒发斑、热病伤阴、舌绛烦渴、津伤便秘、骨蒸劳嗽、目赤、咽痛、白喉、瘰疬、痈肿疮毒。麦冬甘、微苦，微寒，归肺、心、胃经，功效为养阴润肺、益胃生津、清心除烦，主治燥咳痰稠、劳嗽咯血、口渴咽干、心烦失眠。丹参苦，微寒，归心、心包、肝经，功效为活血祛瘀、凉血消痈、养血安神，主治月经不调、心腹疼痛、癥瘕积聚、风湿热痹、疮疡肿痛、烦躁不寐、心悸、失眠。麦冬、玄参和丹参滋阴生津，为佐药。柴胡苦、辛，微寒，归心包络、肝、胆、三焦经，功效为疏散退热、疏肝解郁、升举阳气，主治感冒发热、寒热往来、胁肋胀痛、月经不调、脱肛、子宫脱垂。神曲甘、辛，温，归脾、胃经，功效为消食和胃、止泻解表，主治宿食不化、脘腹胀满及因感冒引起的胃肠道症状。柴胡疏肝清热，神曲消食和胃，二者为使药。阴阳分药分时清营汤阴药的综合功效是清热凉血、泻火解毒、通便排毒、消食和胃。

【运用】本方是主治温病邪热初入营分的代表方剂。患者的表现是身热夜甚，心烦少寐，舌绛而干，脉细数等。

如果是气分热盛而营分热轻，在阴药中增加金银花、连翘、淡竹叶等以增强清热解毒能力，相对减少犀角（水牛角）、生地黄、玄参用量；如果患者神昏不清，胡言乱语，可以服用安宫牛黄丸以清心开窍；如果患者抽搐，热极生风，可以在阴药中添加羚羊角、钩藤，并服用紫雪丹以息风止痉；如果寸脉大、舌干较严重的患者，可以去黄连以避免苦燥伤阴。

本方用于治疗乙型脑炎、流行性脑脊髓膜炎、败血症、肠伤寒或其他热性病属营分热盛者。使用要注意舌诊，必须是舌绛而干。若舌质绛而苔白滑，是夹有湿邪，误用本方，则助湿留邪，且易延误病情。

# 阴阳分药分时水牛角地黄汤

## 犀角地黄汤原方（《备急千金要方》）

【组成】犀角一两（水牛角代替），生地黄八两，芍药三两，牡丹皮二两。

【用法】上药四味，㕮咀，以水九升，煮取三升，分三服。现代用法：作汤剂，水煎服，水牛角镑片先煎，余药后下。

【功用】清热解毒，凉血散瘀。

【主治】（1）热入血分证。症见身热谵语，斑色紫黑，舌绛起刺，脉细数。（2）热伤血络证。症见吐血、衄血、便血、尿血等。（3）蓄血瘀热证。症见喜忘如狂，漱水不欲咽，大便色黑易解等。

### 阴阳分药分时水牛角地黄汤阳药

【组成】党参9～15克，白术6～12克，黄芪9～12克，砂仁6～9克，干姜15～30克，陈皮6～12克，大枣6～12克，甘草15～30克。

【用法】去中医院抓阳药中药配方颗粒制剂，一服药二格。在发病的第二至第四天早上或午饭前口服阳药，调理脾胃。

### 阴阳分药分时水牛角地黄汤阴药

【组成】水牛角30～60克，生地黄120～240克，白芍30～60克，牡丹皮15～30克。

【用法】去中医院抓阴药中药配方颗粒制剂，一服药二格。如果是突发性高烧，先服下阴药颗粒一格；隔二个小时后，如果体温下降不明显，再服一格阴药；如果有余热，第二天晚饭前或晚饭后继续喝阴药一格一次或二次；服用阴药后，喝粳米粥、小米粥或稀饭来保养脾胃。

### 阴阳分药分时水牛角地黄汤

【功用】阳药补中益气，健胃消食；阴药清热凉血，活血化瘀，养阴生津，养血敛阴。

【主治】（1）热入血分证。症见身热谵语，斑色紫黑，舌绛起刺，脉细数。（2）热伤血络证。症见吐血、衄血、便血、尿血等。（3）蓄血瘀热证。症见喜忘如狂，漱水不欲咽，大便色黑易解等。

【方解】本方治证由营热不解，深陷血分所致。心主血，又主神明，热入血分，一则热扰心神，致躁扰昏狂；二则热邪迫血妄行，致使血不循经，上溢则见吐血、衄血，下出则见便血、尿血，外溢肌肤则见发斑；三则血分热毒耗伤血中津液，则舌紫绛而干；又与热互结，致蓄血瘀热，喜忘如狂，但因邪居阴分，热蒸阴液上潮，故漱水不欲咽。此际不清其热则血热不宁，不散其血则瘀血不去，不滋其阴则火热不熄，正如叶天士所谓"入血就恐耗血动血，直须凉血散血。"治以清热解毒、凉血散瘀。

阴阳分药分时水牛角地黄汤阳药包含党参、白术、黄芪、砂仁、干姜、大枣、陈皮、甘草。党参甘，平，归脾、肺经，功效为补中益气、生津养血，主治中气不足、食少便溏、咳喘气短、津伤口渴、血虚萎黄、心悸头晕，为君药。白术苦、甘，温，归脾、胃经，功效为补气健脾、燥湿利水、止汗、安胎，主治脾气虚弱、食少便溏、痰饮水肿、表虚自汗、胎动不安。黄芪甘，微温，归脾、肺经，功效为益卫固表、补气升阳、托毒生肌、利水消肿，主治气虚乏力、食少便溏、中气下陷、久泻脱肛、自汗盗汗、血虚萎黄、阴疽漫肿、气虚水肿、内热消渴。砂仁辛，温，归脾、胃经，功效为化湿、行气、温中、安胎，主治湿阻气滞、脘腹胀痛、食欲不振、寒湿泄泻、妊娠恶阻、胎动不安。干姜辛，热，归脾、胃、心、肺经，功效为温中散寒、回阳通脉、温肺化饮，主治脘腹冷痛、呕吐泄泻、亡阳虚脱、肢冷脉微、痰饮咳喘。大枣甘，温，归脾、胃经，功效为补中益气、养血安神、缓和药性，主治脾胃虚弱、食少便溏、血虚萎黄、妇女脏躁。白术、黄芪、砂仁、干姜、大枣，补中益气、温经健脾，为臣药。陈皮味辛、苦，性温，归脾、胃、肺经，功效为理气和中、燥湿化痰、利水通便，主治脾胃不和、脘腹胀痛、不思饮食、呕吐哕逆、痰湿阻肺、咳嗽痰多、胸膈满闷、头目眩晕、水肿、小便不利、大便秘结、乳痈疮癣、中鱼蟹毒或酒毒。陈皮健胃消食，为佐药。甘草甘，平，归心、肺、脾、胃经，功效为补脾益气、清热解毒、祛痰止咳、缓急止痛、调和诸药，用于脾胃虚弱、倦怠乏力、心悸气短、咳嗽痰多、脘腹、四肢挛急疼痛、痈肿疮毒、缓解药物毒性和烈性，为使药。阴阳分药分时水牛角地黄汤阳药的综合功效是补中益气、健胃消食。

阴阳分药分时水牛角地黄汤阴药包含水牛角、生地黄、白芍和牡丹皮。水牛角苦，寒，归心、肝经，功效为清热凉血、解毒、定惊，用于温病高热、神昏谵语、发斑发疹、吐血衄血、惊风、癫狂，为君药。生地黄甘、苦，寒，归心、肝、肾经，功效为清热凉血、养阴生津，主治热病心烦、舌绛、血热吐衄、斑疹紫黑、热病伤阴、消渴多饮，为臣药。牡丹皮苦、辛，微寒，归心、肝、胃经，功效为清热凉血、活血散瘀、退蒸，主治血热吐衄、发斑、阴虚内热、无汗骨蒸、经闭痛经、跌打损伤、疮疡肿痛、肠痈腹痛，也为臣药。白芍苦、酸，微寒，归肝、脾经，功效为养血敛阴、柔肝止痛、平抑肝阳，主治月经不调、崩漏、虚汗、脘腹急痛、胁肋疼痛、四肢挛痛、头痛眩晕，为佐使药，引药入心和肝。阴阳分药分时水牛角地黄汤阴药的综合功效是清热凉血、活血化瘀、养阴生津、养血敛阴。

【运用】本方是主治热入血分证的代表方剂。患者的表现是各种失血，斑色紫黑、身热谵语，舌红绛，脉数。本方对于阳虚失血、脾胃虚弱者忌用。

若见蓄血，喜忘如狂者，邪热与血瘀互结，在阴药中加大黄、黄芩，以清热逐瘀，凉血散瘀；如果热到神昏者，口服安宫牛黄丸或紫雪丹以清热开窍；郁怒而加肝火者，在阴药中加柴胡、黄芩、栀子以清泻肝火；热伤血络，破血忘行之出血，在阴药中加白茅根、侧柏炭、小蓟以凉血止血。

本方适用于治疗急性重症肝炎、肝昏迷、弥漫型血管内凝血、尿毒症、过敏性紫癜、急性白血病、败血症、尿毒症等属于血分热盛者。

## 第三节 阴阳分药分时清热解毒剂

阴阳分药分时清热解毒剂，适用于瘟疫、温毒及多种热毒证或疮疡疔毒等疾病的治疗，包括三焦火毒炽盛引起高热烦扰、口燥咽干、便秘尿黄或吐衄发斑，或红肿热痛，舌红苔黄，脉数有力等。

阴阳分药分时清热解毒剂的常用阴药有黄连、黄芩、黄柏、石膏、连翘、板蓝根、蒲公英等。如果热聚胸膈，便秘尿赤者，可配伍大黄、芒硝等通利以导热下行；若风热疫病发于头面红肿者，可配伍牛蒡子、薄荷、僵蚕等辛凉疏散之品以分消热毒；如果热毒凝集成阳实或者阴实者，可配伍当归尾、贝母、穿山甲、猪蹄甲、皂荚等活血行气散结之品以消痈散结。代表性方剂有阴阳分药分时黄连解毒汤、阴阳分药分时普济消毒饮、阴阳分药分时仙方活命饮、阴阳分药分时凉膈散等，这些方剂从黄连解毒汤、普济消毒饮、仙方活命饮、凉膈散等衍生而来。

### 阴阳分药分时黄连解毒汤

**黄连解毒汤原方（《外台秘要》引崔氏方）**

【组成】黄连三两，黄芩、黄柏各二两，栀子（擘）十四枚。

【用法】上四味切，以水六升，煮取二升，分服。

【功用】泻火解毒。

【主治】一切实热火毒，三焦热盛之症。大热烦躁，口燥咽干，错语，不眠；或热病吐血、衄血；或热甚发斑，身热下痢，湿热黄疸；外科痈疽疔毒，小便赤黄，舌红苔黄，脉数有力。

【原方之弊】本方大阴之药黄连、黄芩和栀子泻火解毒。这些药下午和晚上服用尚可，早上服用容易伤寒脾胃。因此，本方需要配伍阳药处方来健脾养胃。

### 阴阳分药分时黄连解毒汤阳药

【组成】人参9～15克，白术6～12克，桂枝9～12克，砂仁6～9克，干姜15～30克，陈皮6～12克，大枣6～12克，炙甘草15～30克。

【用法】去中医院抓阳药中药配方颗粒制剂，一服药二格。服用阴药后第二至第三天，早上或午饭前口服阳药，调理脾胃。

### 阴阳分药分时黄连解毒汤阴药

【组成】黄连30～60克，黄芩15～30克，黄柏6～9克，栀子15～30克，丹参15～30克，柴胡6～12克。

【用法】去中医院抓阴药中药配方颗粒制剂，一服药二格。如果是突发性高烧，先服下阴药颗粒一格；隔二个小时后，如果体温下降不明显，再服一格阴药；如果有余热，第二天晚饭前或晚饭后继续喝阴药一格一次或二次；服用阴药后，喝粳米粥、小米粥或稀饭来保养脾胃。

### 阴阳分药分时黄连解毒汤

【功用】阳药补益气血，温中健脾；阴药清热燥湿，泻火解毒，滋阴生津，疏肝解郁。

【主治】一切实热火毒，三焦热盛之症。症见大热烦躁，口燥咽干，错语，不眠；或热病吐血、衄血；或热甚发斑，身热下痢，湿热黄疸；外科痈疽疔毒，小便赤黄，舌红苔黄，脉数有力。

【方解】方证乃火毒炽盛，充斥三焦所致。火毒炽盛，内外皆热，上扰神明，故烦热错语；血为热迫，随火上逆，则为吐衄；热伤络脉，血溢肌肤，则为发斑；热盛则津伤，故口燥咽干；热壅肌肉，则为痈肿疔毒；舌红苔黄，脉数有力，皆为火毒炽盛之证。综上诸症，皆为实热火毒为患，治宜泻火解毒。

阴阳分药分时黄连解毒汤阳药包括红参、白术、桂枝、砂仁、干姜、陈皮、大枣、炙甘草。人参甘、微苦，平，归脾、肺、心经，功效为大补元气、复脉固脱、补脾益肺、生津、安神，主治体虚欲脱、肢冷脉微、脾虚食少便溏、气短乏力、肺虚喘咳、津伤口渴、内热消渴、久病虚羸、惊悸失眠、阳痿宫冷、心力衰竭、心源性休克，为君药。白术苦、甘，温，归脾、胃经，功效为补气健脾、燥湿利水、止汗、安胎，主治脾气虚弱、食少便溏、痰饮水肿、表虚自汗、胎动不安。桂枝辛、甘，温，归心、肺、膀胱经，功效为发汗解表、温经通阳，主治风寒表证、风寒湿痹、关节疼痛、水肿、痰饮、胸痹、心悸、瘀滞经闭、痛经、癥瘕、脘腹疼痛。砂仁辛，温，归脾、胃经，功效为化湿、行气、温中、安胎，主治湿阻气滞、脘腹胀痛、食欲不振、寒湿泄泻、妊娠恶阻、胎动不安。干姜辛，热，归脾、胃、心、肺经，功效为温中散寒、回阳通脉、温肺化饮，主治脘腹冷痛、呕吐泄泻、亡阳虚脱、肢冷脉微、痰饮咳喘。白术、桂枝、砂仁、陈皮和干姜，祛湿化痰、温中健脾，为臣药。大枣甘，温，归脾、胃经，功效为补中益气、养血安神、缓和药性，主治脾胃虚弱、食少便溏、血虚萎黄、妇女脏躁，为佐药。炙甘草味甘，性平，入心、脾、肺、胃经，功效为补脾和胃、益气复脉，主治脾胃虚弱、倦怠乏力、心动悸、脉结代，为使药。阴阳分药分时黄连解毒汤阳药的综合功效是补益气血、温中健脾。

　　阴阳分药分时黄连解毒汤阴药包含黄连、黄芩、黄柏、栀子、丹参、柴胡。黄连苦，寒，归心、胃、肝、大肠经，功效清热燥湿、泻火解毒，主治胃肠湿热、呕吐、泻痢、高热神昏、心烦不寐、血热吐衄、疮疡肿毒、脓耳、湿疮、胃火牙痛，为君药。黄芩苦，寒，归肺、胆、胃、大肠经，功效为清热燥湿、泻火解毒、止血、安胎，主治湿温、黄疸、泻痢、热淋、高热烦渴、肺热咳嗽、血热吐衄、痈肿疮毒、胎热不安。黄柏苦，寒，归肾、膀胱、大肠经，功效为清热燥湿、泻火解毒、退虚热，主治湿热泻痢、黄疸、带下、热毒疮疡、湿疹、阴虚发热。栀子苦，寒，归心、肺、胃、三焦经，功效为清热泻火、凉血、解毒、利湿，主治心烦失眠、躁扰不宁、湿热黄疸、血热吐衄。黄芩、黄柏、栀子，这三味药苦寒，祛湿祛热、清热解毒，为臣药。丹参苦，微寒，归心、心包、肝经，功效为活血祛瘀、凉血消痈、养血安神，主治月经不调、心腹疼痛、癥瘕积聚、风湿热痹、疮疡肿痛、烦躁不寐、心悸、失眠，为佐药。柴胡苦、辛，微寒，归心包络、肝、胆、三焦经，功效为疏散退热、疏肝解郁、升举阴气，主治感冒发热、寒热往来、胁肋胀痛、月经不调、脱肛、子宫脱垂，为使药。阴阳分药分时黄连解毒汤阴药的综合功效是清热燥湿、泻火解毒、滋阴生津、疏肝解郁。

　　【运用】本方是主治三焦火毒症的代表方剂。患者的临床表现为大热烦躁，口燥咽干，热病吐血、衄血；或热甚发斑，舌红苔黄，脉数有力。

　　便秘者，在阴药中加大黄以泻下焦实热；吐血、衄血、发斑者，在阴药中加玄参、生地黄、牡丹皮以清热凉血；黄疸者，在阴药中加大黄、茵陈清热祛湿退黄；疮疡肿毒者，在阴药中加蒲公英、连翘以清热解毒。

　　本方常用于败血症、脓毒血症、痢疾、肺炎、泌尿系感染、流行性脑脊髓膜炎、乙型脑炎以及感染性炎症等属热毒者。本方为大苦大寒之剂，不宜久服或过量服用，非火盛者不宜使用。

# 阴阳分药分时普济消毒饮

## 普济消毒饮原方（《东垣试效方》）

【组成】黄芩（酒炒）、黄连（酒炒）各五钱，陈皮（去白）、甘草（生用）、玄参、柴胡、桔梗各二钱，连翘、板蓝根、马勃、牛蒡子、薄荷各一钱，僵蚕、升麻各七分。

【用法】上药为末，汤调，时时服之，或蜜拌为丸，嚼化。现代用法：水煎服。

【功用】清热解毒，疏风散邪。

【主治】大头瘟。症见恶寒发热，头面红肿焮痛，目不能开，咽喉不利，舌燥口渴，舌红苔黄，脉浮数有力。

## 阴阳分药分时普济消毒饮阳药

【组成】人参9～15克，白术6～12克，桔梗9～12克，砂仁6～9克，干姜15～30克，陈皮6～12克，牛蒡子6～12克，薄荷9～15克，炙甘草15～30克。

【用法】去中医院抓阳药中药配方颗粒制剂，一服药二格。服用阴药后第2～3天，早上或午饭前口服阳药，调理脾胃。

## 阴阳分药分时普济消毒饮阴药

【组成】黄连15～30克，黄芩15～30克，连翘6～9克，板蓝根6～9克，马勃3～6克，僵蚕5～10克，玄参6～12克，生甘草15～30克，柴胡6～9克，升麻6～9克。

【用法】去中医院抓阴药中药配方颗粒制剂，一服药二格。如果是突发性高烧，先服下阴药颗粒一格；隔二个小时后，如果体温下降不明显，再服一格阴药；如果有余热，第二天晚饭前或晚饭后继续服阴药一格一次或二次；服用阴药后，喝粳米粥、小米粥或稀饭来保养脾胃。

## 阴阳分药分时普济消毒饮

【功用】阳药祛湿化痰，补益气血，健脾和胃；阴药清热祛湿，化痰降火，清热解毒。

【主治】大头瘟。恶寒发热，头面红肿焮痛，目不能开，咽喉不利，舌燥口渴，舌红苔黄，脉浮数有力。

【方解】本方主治大头瘟（原书称大头天行），乃感受风热疫毒之邪，壅于上焦，发于头面所致。风热疫毒袭表，卫阳被郁，则恶寒发热；头为诸阳之会，疫毒上攻，则头面红肿焮痛，目不能开，咽喉不利；舌红苔黄，脉浮数有力为热毒炽盛之象。疫毒宜清解，风热宜疏散，病位在上宜因势利导。故治宜解毒散邪兼施而以清热解毒为主。

阴阳分药分时普济消毒饮阳药包含人参、白术、桔梗、砂仁、干姜、陈皮、牛蒡子、薄荷、炙甘草。人参味甘、微苦，性平，归脾、肺、心经，功效为大补元气、复脉固脱、补脾益肺、生津、安神，主治体虚欲脱、肢冷脉微、脾虚食少便溏、气短乏力、肺虚喘咳、津伤口渴、内热消渴、久病虚羸、惊悸失眠、阳痿宫冷、心力衰竭、心源性休克，为君药。白术苦、甘，温，归脾、胃经，功效为补气健脾、燥湿利水、止汗、安胎，主治脾气虚弱、食少便溏、痰饮水肿、表虚自汗、胎动不安。桔梗苦、辛，平，归肺经，功效为宣肺、利咽、祛痰、排脓，主治咳嗽痰多、咽痛、失音、肺痈吐脓。砂仁辛，温，归脾、胃经，功效为化湿、行气、温中、安胎，主治湿阻气滞、脘腹胀痛、食欲不振、寒湿泄泻、妊娠恶阻、胎动不安。干姜辛，热，归脾、胃、心、肺经，功效为温中散寒、回阳通脉、温肺化饮，主治脘腹冷痛、呕吐泄泻、亡阳虚脱、肢冷脉微、痰饮咳喘。陈皮味辛、苦，性温，归脾、胃、肺经，功效为理气和中、燥湿化痰、利水通便，主治脾胃不和、脘腹胀痛、不思饮食、呕吐哕逆、痰湿阻肺、咳嗽痰多、胸膈满闷、头目眩晕、水肿、小便不利、大便秘结、乳痈疮癣、中鱼蟹毒、酒毒。牛蒡子味辛、苦，性寒，归肺、胃经，功效为疏散风热、宣肺透疹、解毒利咽，主治风热感冒、咳嗽痰多、麻疹、风疹、咽喉肿痛、痄腮、丹毒、痈肿疮毒。白术、桔梗、砂仁、干姜、陈皮、牛蒡子，这六味药祛湿化痰、温经散寒、健脾开胃，为臣药。薄荷辛，凉，归肺、肝经，功效为发散风热、清利头目、利咽、透疹，主治风热表证、头痛目赤、咽喉肿痛、麻疹不透、风疹瘙痒，为佐药。炙甘草味甘，性平，入心、脾、肺、胃经，功效为补脾和胃、益气复脉，主治脾胃虚弱、倦怠乏力、心动悸、脉结代。阴阳分药分时普济消毒饮阳药的综合功效是祛湿化痰、补益气血、健脾和胃。

阴阳分药分时普济消毒饮阴药包含黄连、黄芩、连翘、板蓝根、马勃、玄参、僵蚕、生甘草、柴胡、升麻。黄连苦，寒，归心、胃、肝、大肠经，功效为清热燥湿、泻火解毒，主治胃肠湿热、呕吐、泻痢、高热神昏、心烦不寐、血热吐衄、疮疡肿毒、脓耳、湿疮、胃火牙痛，为君药。黄芩苦，寒，归肺、胆、脾、大肠、小肠经，功效为清热燥湿、泻火解毒、止血、安胎，主治湿温、暑湿、胸闷呕吐、湿热痞满、泻痢、黄疸、肺热咳嗽、高热烦渴、血热吐衄、痈肿疮毒、胎动不安。连翘苦，微寒，归肺、心、胆经，功效为清热解毒、消痈散结，主治外感风热、温病发热、疮疡肿痛、瘰疬。板蓝根味苦，性寒，入心、胃经，功效为清热解毒、凉血、利咽，本品功效与大青叶相似，可代大青叶使用，但以解毒散结见长主治温热病发热、头痛、咽痛、斑疹及痄腮、疮疡、大头瘟等。马勃味辛，性平，归肺经，功效为清肺利咽、止血，主治风热郁肺咽痛、音哑、咳嗽；外治鼻衄、创伤出血。玄参苦、甘、咸，寒，归肺、胃、肾经，功效为清热凉血、解毒散结、滋阴生津，主治热入营分、身热夜甚、血热发斑、咽喉肿痛、痈肿疮毒、肠燥便秘。玄参咸、辛，平，归肝、肺、胃经。僵蚕具有息风止痉、祛风止痛、化痰散结的功效，用于肝风夹痰、惊痫抽搐、小儿急惊、破伤风、中风、风热头痛、目赤咽痛、风疹瘙痒、发颐疔腮。黄芩苦寒祛湿祛火，连翘苦寒祛湿泻火，板蓝根清热解毒，马勃清肺解毒，僵蚕祛风化痰，这五味药为臣药。生甘草甘、平，归心、肺、脾、胃经，功效为补脾益气、清热解毒、祛痰止咳、缓急止痛、调和诸药，主治脾胃虚弱、倦怠乏力、心悸气短、咳嗽痰多、脘腹、四肢挛急疼痛、痈肿疮毒、缓解药物毒性与烈性，为佐药。柴胡苦、辛、微寒，归心包络、肝、胆、三焦经，功效为疏散退热、疏肝解郁、升举阳气，主治感冒发热、寒热往来、胁肋胀痛、月经不调、脱肛、子宫脱垂。升麻辛、甘、微寒，归肺、脾、大肠、胃经，功效为发表透疹、清热解毒、升举阳气，主治风热头痛、麻疹不畅、齿痛口疮、咽喉肿痛、脏器下垂。柴胡和升麻为使药。阴阳分药分时普济消毒饮阴药的综合功效是清热祛湿、化痰降火、清热解毒。

【运用】本方是主治大头瘟的代表方剂。患者的临床表现是恶寒发热，头面红肿焮痛，舌红苔白兼黄，脉浮数。

若大便秘结者，可在阴药中加酒大黄以泻热通便；腮腺炎并发睾丸炎者，可在阴药中加川楝子、龙胆草以泻肝经湿热。

本方用于治疗颜面丹毒、流行性腮腺炎、急性扁桃体炎、头面部蜂窝织炎、淋巴结炎伴淋巴管回流障碍等属风热毒邪为患者。因本方中的药物多苦寒辛散，对于阴虚及脾虚便溏者慎用。

# 阴阳分药分时仙方活命饮

## 仙方活命饮原方（《校注妇人良方》）

【组成】白芷、贝母、防风、赤芍、当归尾、甘草节、皂角刺、炒穿山甲、炙天花粉、乳香、没药各一钱，金银花、陈皮各三钱。

【用法】上药用酒一大碗，煎五、七沸服。现代用法：水煎服或水酒各半煎服。

【功用】清热解毒，消肿溃坚，活血止痛。

【主治】痈疡肿毒初起。患处红肿，焮痛，或身热微恶寒，舌苔薄白或微黄，脉数有力。

### 阴阳分药分时仙方活命饮阴药

【组成】穿山甲6～9克，贝母9～15克，天花粉9～15克，金银花6～12克，赤芍6～9克，柴胡6～12克。

【用法】去中医院抓阴药中药配方颗粒制剂，一服药二格。如果是突发性高烧，先

服下阴药颗粒一格；隔二个小时后，如果体温下降不明显，再服一格阴药；如果有余热，第二天晚饭前或晚饭后继续服用阴药一格次或二次；服用阴药后，喝粳米粥、小米粥或稀饭来保养脾胃。

## 阴阳分药分时仙方活命饮阳药

【组成】白芷15～30克，防风6～12克，皂角刺9～12克，乳香6～9克，没药15～30克，陈皮6～12克，当归尾9～15克，甘草节9～15克。

【用法】去中医院抓阳药中药配方颗粒制剂，一服药二格。在发病的第二天至第四天早上或午饭前口服阳药，调理脾胃。

## 阴阳分药分时仙方活命饮

【功用】阳药解表散寒，祛风止痛，活血止痛，消肿生肌；阴药软坚化结，祛湿化痰，清热生津，疏肝解郁。

【主治】痈疡肿毒初起。患处红肿，焮痛，或身热微恶寒，舌苔薄白或微黄，脉数有力。

【方解】本方所治为热毒壅聚、营卫不畅，气滞血瘀所致，属于阳证痈疡。热毒壅聚，则局部红肿热痛；邪正交争于肌表，则身热微恶寒；舌苔薄白或微黄，脉数有力，为阳证痈疡之征。本证的特征是发病迅速，易肿易成脓、易溃易敛。阳证疮疡初起者，必治以清热解毒，并配以理气活血，散结疏风之法。

阴阳分药分时仙方活命饮阳药包含白芷、防风、皂角刺、乳香、没药、陈皮、当归尾、甘草节。白芷辛，温，归胃、大肠、肺经，功效为解表散寒、祛风止痛、宣通鼻窍、燥湿止带、消肿排脓，主治感冒头痛、眉棱骨痛、鼻塞流涕、鼻衄、鼻渊、牙痛、带下、疮疡肿痛，为君药。防风辛、甘，微温，归膀胱、肝、脾经，功效为祛风解表、胜湿止痛、解痉，主治外感表证、风疹瘙痒、风湿痹痛、破伤风。皂角刺味辛，性温，有毒（一说无毒），归肺、肝经，功效为消肿托毒、排脓、杀虫，主治痈疽初起或脓成不溃，外治疥癣麻风。乳香辛、苦，温，归心、肝、脾经，功效为活血止痛、消肿生肌，主治痛经闭经、胃脘疼痛、风湿痹痛、跌打伤痛、痈肿疮疡。没药苦，平，归心、肝、脾经，功效为活血止痛、消肿生肌，主治经闭腹痛、胃脘疼痛、跌打伤痛、痈肿疮疡。陈皮味辛、苦，性温，归脾、胃、肺经，功效为理气和中、燥湿化痰、利水通便，主治脾胃不和、脘腹胀痛、不思饮食、呕吐哕逆、痰湿阻肺、咳嗽痰多、胸膈满闷、头目眩晕、水肿、小便不利、大便秘结、乳痈疮癣、中鱼蟹毒、酒毒。防风、皂角刺、乳香、没药，这四味药祛风解表、消肿排毒、活血止痛、消肿生肌，为臣药。当归尾甘、辛，温，归肝、心、脾经，功效为活血止痛、破血调经、润肠通便，主治血虚眩晕、月经不调、经闭、痛经、面色萎黄、虚寒腹痛、跌打损伤、风湿痹痛、痈疽疮疡、肠燥便秘，为佐药。甘草节甘，性生凉，炙温，归肝经，功效为解毒、利咽、和中，主治痈疽疮毒、咽喉肿痛，为使药。阴阳分药分时仙方活命饮阳药的综合功效是解表散寒、祛风止痛、活血止痛、消肿生肌。

阴阳分药分时仙方活命饮阴药包含穿山甲、贝母、天花粉、金银花、赤芍、柴胡。穿山甲咸，微寒，归肝、胃经，功效为活血通经、下乳、消肿排脓，主治经闭、癥瘕、乳汁不通、风湿痹痛、四肢拘挛、痈肿、瘰疬痰核，为君药。川贝母苦、甘，微寒；浙贝母苦，寒，归肺、心经。贝母功效为化痰止咳、清热散结，主治肺热咳嗽、阴虚燥咳、痈肿、瘰疬。天花粉苦、微甘，寒，归肺、胃经，功效为清热生津、消肿排脓，主治热病津伤、口干、消渴、肺热咳嗽、肺燥咳血、热毒疮痈。金银花甘，寒，归肺、心、胃、大肠经，功效为清热解毒、疏散风热，主治外感风热、温病发热、痈肿疮疡、咽喉肿痛、热毒痢疾；贝母、天花粉、金银花，这三味药化痰止咳、清热生津、清热解毒，为臣药。赤芍苦，微寒，归肝经，功效为清热凉血、活血化瘀、止痛，主治血热妄行、吐衄发斑、瘀血经闭、跌打损伤、热毒疮疡、肝火目赤，为佐药。柴胡苦、辛，微寒，归心包络、肝、胆、三焦经，功效为疏散退热、疏肝解郁、升举阴气，主治感冒发热、寒热往来、胁肋胀痛、月经不调、脱肛、子宫脱垂，为使药。阴阳分药分时仙方活命饮阴药的综合功效是软坚化结、祛湿化痰、清热生津、疏肝解郁。

【运用】本方是治疗阳证疮疡初起的代表方剂。患者的临床表现是局部红肿焮痛，伴有身热微恶寒，脉数有力。

本方用于治疗化脓性炎症，如蜂窝织炎、化脓性扁桃体炎、乳腺炎、脓疱疮、疖肿等属阳证、实证者。疮疡已溃及阴疽患者忌用，脾胃素虚、气血不足者慎用。

# 阴阳分药分时凉膈汤

### 凉膈散原方（《太平惠民和剂局方》）

【组成】川大黄、朴硝、甘草（炙）各二十两、山栀子仁、薄荷（去梗）、黄芩各十两，连翘二斤半。

【用法】上药为粗末，每服二钱，水一盏，入竹叶七片，蜜少许，煎至七分，去滓，食后温服。小儿可服半钱，更随岁数加减服之。得利下止服。现代用法：水煎服。

【功用】泻火通便，清上泄下。

【主治】上中二焦积热证。身热口渴，面赤唇焦，胸膈烦热，口舌生疮，或咽痛吐衄，便秘溲赤，舌红苔黄，脉滑数。

### 阴阳分药分时凉膈汤阳药

【组成】人参9～15克，白术6～12克，桂枝9～12克，砂仁6～9克，干姜15～30克，陈皮6～12克，大枣6～12克，炙甘草15～30克。

【用法】去中医院抓阳药中药配方颗粒制剂，一服药二格。在发病的第二至第四天早上或午饭前口服阳药，调理脾胃。

### 阴阳分药分时凉膈汤阴药

【组成】大黄10～20克，芒硝5～15克，栀子9～15克，黄芩15～30克，连翘9～15克，薄荷6～12克，生甘草6～12克。

【用法】去中医院抓阴药中药配方颗粒制剂，一服药二格。如果是突发性高烧，先服下阴药颗粒一格；隔二个小时后，如果体温下降不明显，再服一格阴药；如果有余热，第二天晚饭前或晚饭后继续服阴药一格一次或二次；服用阴药后，喝粳米粥、小米粥或稀饭来保养脾胃。

### 阴阳分药分时凉膈汤

【功用】阳药补益气血，祛湿化痰，温经散寒，健脾和胃；阴药消痈散结，清热泻火，通便排毒。

【主治】上中二焦积热证。身热口渴，面赤唇焦，胸膈烦热，口舌生疮，或咽痛吐衄，便秘溲赤，舌红苔黄，脉滑数。

【方解】积热瘀滞为上、中二焦所致。积热瘀滞胸膈，郁而不达，则身热不已，胸膈烦热；火热上冲，则面赤唇焦，口舌生疮；积热日久，伤津化燥，则便秘溲赤；舌红苔黄，脉滑数，为实热内积之象。治宜清上泻下并举，以清泄膈热。

阴阳分药分时凉膈汤阳药包含人参、白术、桂枝、砂仁、干姜、陈皮、大枣、炙甘草。人参甘、微苦，平，归脾、肺、心经，功效为大补元气、复脉固脱、补脾益肺、生津、安神，主治体虚欲脱、肢冷脉微、脾虚食少便溏、气短乏力、肺虚喘咳、津伤口渴、内热消渴、久病虚羸、惊悸失眠、阳痿宫冷；心力衰竭、心源性休克，为君药。白术苦、甘，温，归脾、胃经，功效为补气健脾、燥湿利水、止汗、安胎，主治脾气虚弱、食少便溏、痰饮水肿、表虚自汗、胎动不安。桂枝辛、甘，温，归心、肺、膀胱经，功效为发汗解表、温经通阳，主治风寒表证、风寒湿痹、关节疼痛、水肿、痰饮、胸痹、心悸、瘀滞经闭、痛经、癥瘕、脘腹疼痛。砂仁辛，温，归脾、胃经，功效为化湿、行气、温中、安胎，主治湿阻气滞、脘腹胀痛、食欲不振、寒湿泄泻、妊娠恶阻、胎动不安。干姜辛，热，归脾、胃、心、肺经，功效为温中散寒、回阳通脉、温肺化饮，主治脘腹冷痛、呕吐泄泻、亡阳虚脱、肢冷脉微、痰饮咳喘。陈皮味辛、苦，性温，归脾、胃、肺经，功效为理气和中、燥湿化痰、利水通便，主治脾胃不和、脘腹胀痛、不思饮食、呕吐哕逆、痰湿阻肺、咳嗽痰多、胸膈满闷、头目眩晕、水肿、小便不利、大便秘结、乳痈疮癣、中鱼蟹毒、酒毒。白术、桂枝、砂仁、干姜、陈皮，这五味药祛湿化痰、温经散寒、健脾和胃、为臣药。大枣甘，温，归脾、胃经，功效为补中益气、养血安神、缓和药性，主治脾胃虚弱、食少便溏、血虚萎黄、妇女脏躁，为佐药。炙甘草性温，味甘，入心、脾、肺、胃经，功效为补脾和胃、益气复脉，主治脾胃虚弱、倦怠乏力、心动悸、脉结代，为使药。阴阳分药分时凉膈汤阳药的综合功效是补益气血、祛湿化痰、温经散寒、健脾和胃。

阴阳分药分时凉膈汤阴药包含大黄、芒硝、栀子、黄芩、连翘、薄荷、生甘草。大黄苦，寒，归脾、胃、大肠、肝、心包经，功效为泻下攻积、清热泻火、凉血解毒、活血祛瘀，主治肠道积滞、大便秘结、血热吐衄、目赤、咽痛、牙龈肿痛、热毒疮疡、水火烫伤、血瘀经闭、跌打损伤、湿热黄疸、热淋，为君药。芒硝咸、苦，寒，归胃、大肠经，功效为泻下软坚、清热泻火，主治实热积滞、大便燥结、咽痛口疮、目赤肿痛。栀子苦，寒，归心、肺、胃、三焦经，功效为清热泻火、凉血、解毒、利湿，主治心烦失眠、躁扰不宁、湿热黄疸、血热吐衄。黄芩苦，寒，归肺、胆、胃、大肠经，功效为清热燥湿、泻火解毒、止血、安胎，主治湿温、黄疸、泻痢、热淋、高热烦渴、肺热咳嗽、血热吐衄、痈肿疮毒、胎热不安。连翘苦，微寒，归肺、心、胆经，功效为清热解毒、消痈散结，主治外感风热、温病发热、疮疡肿痛、瘰疬。芒硝、栀子、黄芩、连翘，这四味药消痈散结、清热泻火、通便排毒，为臣药。薄荷辛，凉，归肺、肝经，功效为发散风热、清利头目、利咽、透疹，主治风热表证、头痛目赤、咽喉肿痛、麻疹不透、风疹瘙痒，为佐药。生甘草味甘，性平，入心、脾、肺、胃经，功效为补脾益气、清热解毒、祛痰止咳、缓急止痛、调和诸药，主治脾胃虚弱、倦怠乏力、心悸气短、咳嗽痰多、痈肿疮毒，为使药。阴阳分药分时凉膈汤阴药的综合功效是消痈散结、清热泻火、通便排毒。

【运用】本方是主治上中焦邪郁生热证。患者的临床表现是面赤唇黑，胸膈烦躁，口舌生疮，便秘溲赤，舌红苔黄，脉滑数。

若热结壅阻上焦、大便不燥者，去朴硝，在阳药中加桔梗，在阴药中加石膏以清热凉膈。

本方用于治疗咽炎、口腔炎、急性扁桃体炎、胆道感染、急性黄疸型肝炎等属上中二焦火热者。体虚患者及孕妇，忌用或慎用本方。

# 第四节　阴阳分药分时清脏腑热剂

清脏腑热剂，适用于邪热偏盛于某一脏腑而产生的火热证。本类方剂的配伍运用，是根据所属脏腑火热征候的不同以及不同脏腑生理特点而分别使用不同的清热药为主组成。如心经有热，常用黄连、木通、淡竹叶等，代表方剂如泻心汤、导赤散；肝经有热，常用龙胆草、黄芩等，代表方剂如龙胆泻肝汤、左金丸；肺经有热，常用桑白皮、生甘草、葶苈等，代表方剂如泻白散、葶苈汤；脾经有热，常用石膏、防风等，代表方剂如泻黄散；胃经有热，常用黄连、升麻等，代表方剂如清胃散、玉女煎；大肠有热常用黄连、白头翁等，代表方剂如白头翁汤、芍药汤。阴阳分药分时清脏腑热剂是在清脏腑热剂的基础上衍生而成，代表方剂有阴阳分药分时导赤汤、阴阳分药分时龙胆泻肝汤、阴阳分药分时泻白汤、阴阳分药分时葶苈汤、阴阳分药分时清胃汤、阴阳分药分时玉女煎、阴阳分药分时白头翁汤、阴阳分药分时芍药汤。

## 阴阳分药分时导赤汤

### 导赤散原方（《小儿药证直诀》）

【组成】生地黄、木通、生甘草梢各等分。

【用法】上药为末，每服三钱，水一盏，入淡竹叶同煎至五分，食后温服。现代用法：水煎服，用量酌情增减。

【功用】清心养阴，利水通淋。

【主治】（1）心火亢盛证：心胸烦热，口渴面赤，意欲冷饮，以及口舌生疮。（2）心热移于小肠：小便赤涩刺痛，舌红脉数。

【原方之弊】本方原本是治疗小孩下焦燥热的方剂。虽然剂量很少，药效也偏凉，但是多少还是有碍脾胃，所以，还需配合健脾养胃之药服用为妥。

### 阴阳分药分时导赤汤阳药

【组成】党参9～15克，白术6～12克，砂仁6～9克，干姜6～9克，陈皮6～12克，炙甘草6～9克。

【用法】去中医院抓阳药中药配方颗粒制剂，一服药二格。服用阴药后第二至第三天，早上或午饭前口服阳药，调理脾胃。

### 阴阳分药分时导赤汤阴药

【组成】生地黄30～60克，木通5～30克，生甘草15～30克。

【用法】去中医院抓阴药中药配方颗粒制剂，一服药二格。如果是突发性高烧，先

服下阴药颗粒一格；隔二个小时后，如果体温下降不明显，再服一格阴药；如果有余热，第二天晚饭前或晚饭后继续服阴药一格一次或二次；服用阴药后，喝粳米粥、小米粥或稀饭来保养脾胃。

## 阴阳分药分时导赤汤

【功用】阳药补中益气，生津养血，健脾消食；阴药清热凉血，养阴生津。

【主治】（1）心火亢盛证：心胸烦热，口渴面赤，意欲冷饮，以及口舌生疮。（2）心热移于小肠：小便赤涩刺痛，舌红脉数。

【方解】本证多由心经热盛移于小肠所致，治疗以清心养阴、利水通淋为主。心火循经上炎，故见心胸烦热、面赤、口舌生疮；火热之邪灼伤津液，故见口渴、意欲饮冷；心热下移小肠，故见小便赤涩刺痛；舌红、脉数，均为内热之象。

阴阳分药分时导赤汤阳药包含党参、白术、砂仁、干姜、陈皮、炙甘草。党参甘，平，归脾、肺经，功效为补中益气、生津养血，主治中气不足、食少便溏、咳喘气短、津伤口渴、血虚萎黄、心悸头晕，为君药。白术苦、甘，温，归脾、胃经，功效为补气健脾、燥湿利水、止汗、安胎，主治脾气虚弱、食少便溏、痰饮水肿、表虚自汗、胎动不安。砂仁辛，温，归脾、胃经，功效为化湿、行气、温中、安胎，主治湿阻气滞、脘腹胀痛、食欲不振、寒湿泄泻、妊娠恶阻、胎动不安。干姜辛，热，归脾、胃、心、肺经，功效为温中散寒、回阳通脉、温肺化饮，主治脘腹冷痛、呕吐泄泻、亡阳虚脱、肢冷脉微、痰饮咳喘。陈皮味辛、苦，性温，归脾、胃、肺经，功效为理气和中、燥湿化痰、利水通便，主治脾胃不和、脘腹胀痛、不思饮食、呕吐哕逆、痰湿阻肺、咳嗽痰多、胸膈满闷、头目眩晕、水肿、小便不利、大便秘结、乳痈疮癣、中鱼蟹毒、酒毒。白术、砂仁、干姜、陈皮，这四味药燥湿化痰、温胃健脾，为臣药。炙甘草味甘，性平，入心、脾、肺、胃经，功效为补脾和胃、益气复脉，主治脾胃虚弱、倦怠乏力、心动悸、脉结代，为使药。阴阳分药分时导赤汤阳药的综合功效是补中益气、生津养血、健脾消食。

阴阳分药分时导赤汤阴药包含生地黄、木通、生甘草。生地黄甘、苦，寒，归心、肝、肾经，功效为清热凉血、养阴生津，主治热病心烦、舌绛、血热吐衄、斑疹紫黑、热病伤阴、消渴多饮，为君药。木通苦，寒，归心、小肠、膀胱经，功效为利水通淋、泄热下乳，主治小便不利、淋沥涩痛、口舌生疮、乳汁不多、湿热痹证，为臣药。生甘草味甘，性平，入心、脾、肺、胃经，功效为补脾益气、清热解毒、祛痰止咳、缓急止痛，主治脾胃虚弱、倦怠乏力、心悸气短、痈肿疮毒，为佐使药。阴阳分药分时导赤汤阴药的综合功效是清热凉血、养阴生津。

【运用】本方是主治心经火热证的代表方剂。患者的临床表现是心胸烦热，口渴面赤，口舌生疮，小便赤涩，舌红脉数。

若心火较盛，可在阴药中加黄连以清心泻火；心热移于小肠，小便不通，可在阴药中加车前子、赤茯苓以增强清热利水之功；阴虚较甚，可在阴药中加麦冬增强清心养阴之力；小便淋涩明显，可在阴药中加瞿麦、滑石之属，增强利尿通淋之效；出现血淋，可在阴药中可加白茅根、小蓟、旱莲草凉血止血。

本方用于治疗口腔炎、鹅口疮、小儿夜啼等心经有热者。方中木通苦寒，生地黄阴柔寒凉，故原方脾胃虚弱者慎用，但本方可以用。

# 阴阳分药分时龙胆泻肝汤

## 龙胆泻肝汤原方（《医方集解》）

【组成】龙胆草（酒炒）6 克，黄芩（炒）9 克，栀子（酒炒）9 克，泽泻 12 克，木通 6 克，车前子 9 克，当归（酒洗）3 克，柴胡 6 克，生地黄（酒炒）9 克，生甘草 6 克。（原书未标注用量）

【用法】水煎服。亦可制成丸剂，每服 6～9 克，日二次，温开水送下。

【功用】泻肝胆实火，清下焦湿热。

【主治】（1）肝胆实火上炎证。症见头痛目赤，胁痛口苦，耳聋耳肿，舌红苔黄，脉弦数有力。（2）肝经湿热下注。症见证阴肿，阴痒，筋痿，阴汗，小便淋浊，或妇女带下黄臭等，舌红苔黄腻，脉弦数有力。

### 阴阳分药分时龙胆泻肝汤阳药

【组成】人参 9～15 克，白术 6～12 克，砂仁 6～9 克，干姜 15～30 克，陈皮 6～12 克，当归 6～12 克，炙甘草 6～9 克。

【用法】去中医院抓阳药中药配方颗粒制剂，一服药二格。服用阴药后第 2～3 天，早上或午饭前口服阳药，调理脾胃。

### 阴阳分药分时龙胆泻肝汤阴药

【组成】龙胆草 6～12 克，黄芩 9～15 克，栀子 9～15 克，车前子 9～15 克，生地黄 9～15 克，柴胡 6～12 克，木通 6～12 克，生甘草 6～12 克。

【用法】去中医院抓阴药中药配方颗粒制剂，一服药二格。如果是突发性高烧，先服下阴药颗粒一格；隔二个小时后，如果体温下降不明显，再服一格阴药；如果有余热，第二天晚饭前或晚饭后继续喝阴药一格一次或二次；服用阴药后，喝粳米粥、小米粥或稀饭来保养脾胃。

## 阴阳分药分时龙胆泻肝汤

【功用】阳药大补气血，祛湿化痰，健脾和胃；阴药泻肝胆实火，清下焦湿热。

【主治】（1）肝胆实火上炎证。症见头痛目赤，胁痛口苦，耳聋耳肿，舌红苔黄，脉弦数有力。（2）肝经湿热下注证。症见阴肿，阴痒，筋痿，阴汗，小便淋浊，或妇女带下黄臭等，舌红苔黄腻，脉弦数有力。

【方解】本方证是由肝胆实火循经上炎或肝胆湿热下注所致。肝胆实火循经上炎，则头部、耳目作痛，或失聪；肝火郁结，经脉不舒，则胁痛且口苦；湿热循经下注，则阴痒、阴肿、筋痿、阴汗；舌红苔黄腻，脉弦数有力皆为火盛及湿热之象。治宜清泻肝胆实火，清利肝经湿热。

阴阳分药分时龙胆泻肝汤阳药包含人参、白术、砂仁、干姜、陈皮、当归、炙甘草。人参甘、微苦，平，归脾、肺、心经，功效为大补元气、复脉固脱、补脾益肺、生津、安神，主治体虚欲脱、肢冷脉微、脾虚食少便溏、气短乏力、肺虚喘咳、津伤口渴、内热消渴、久病虚羸、惊悸失眠、阳痿宫冷、心力衰竭、心源性休克，为君药。白术苦、甘，温，归脾、胃经，功效为补气健脾、燥湿利水、止汗、安胎，主治脾气虚弱、食少便溏、痰饮水肿、表虚自汗、胎动不安。砂仁辛，温，归脾、胃经，功效为化湿、行气、温中、安胎，主治湿阻气滞、脘腹胀痛、食欲不振、寒湿泄泻、妊娠恶阻、胎动不安。干姜辛，热，归脾、胃、心、肺经，功效为温中散寒、回阳通脉、温肺化饮，主治脘腹冷痛、呕吐泄泻、亡阳虚脱、肢冷脉微、痰饮咳喘。陈皮味辛、苦，性温，归脾、胃、肺经，功效为理气和中、燥湿化痰、利水通便，主治脾胃不和、脘腹胀痛、不思饮食、呕吐哕逆、痰湿阻肺、咳嗽痰多、胸膈满闷、头目眩晕、水肿、小便不利、大便秘结、乳痈疮癣、中鱼蟹毒或酒毒。白术、砂仁、干姜、陈皮，这四味药祛湿化痰、健脾和胃，为臣药。当归甘、辛，温，归肝、心、脾经，功效为活血止痛、补血调经、润肠通便，主治血虚眩晕、月经不调、经闭、痛经、面色萎黄、虚寒腹痛、跌打损伤、风湿痹痛、痈疽疮疡、肠燥便秘，为佐药。炙甘草味甘，性平，入心、脾、肺、胃经，功效为补脾和胃、益气复脉，主治脾胃虚弱、倦怠乏力、心动悸、脉结代，为使药。阴阳分药分时龙胆泻肝汤阳药的综合功效是大补气血、祛湿化痰、健脾和胃。

阴阳分药分时龙胆泻肝汤阴药包含龙胆草、黄芩、栀子、木通、车前子、柴胡、生地黄、生甘草。龙胆草苦，寒，归肝、胆经，功效为清热燥湿、泻肝火，主治湿热黄疸、阴肿、白带、肝胆实火、目赤耳聋、高热惊风，为君药。黄芩苦，寒，归肺、胆、脾、大肠、小肠经，功效为清热燥湿、泻火解毒、止血、安胎，主治湿温、暑湿、胸闷呕吐、湿热痞满、泻痢、黄疸、肺热咳嗽、高热烦渴、血热吐衄、痈肿疮毒、胎动不安。栀子苦，寒，归心、肺、胃、三焦经，功效为清热泻火、凉血、解毒、利湿，主治心烦失眠、躁扰不宁、湿热黄疸、血热吐衄。车前子甘，寒，归肾、肝、肺经，功效为利水通淋、利湿止泻、清肝明目、清肺化痰，主治小便不利、水肿、淋证、暑湿泄泻、肝热目赤、肺热咳嗽。黄芩、栀子、车前子，这三味药清热燥湿、利水通淋、为臣药。生地黄、苦，寒，归心、肝、肾经，功效为清热凉血、养阴生津，主治热病心烦、舌绛、血热吐衄、斑疹紫黑、热病伤阴、消渴多饮，为佐药。木通苦，寒，归心、小肠、膀胱经，功效为利水通淋、泄热下乳，主治小便不利、淋沥涩痛、口舌生疮、乳汁不多、湿热痹证。柴胡苦、辛，微寒，归心包络、肝、胆、三焦经，功效为疏散退热、疏肝解郁、升举阴气，主治感冒发热、寒热往来、胁肋胀痛、月经不调、脱肛、子宫脱垂。生甘草味甘，性平，入心、脾、肺、胃经，功效为补脾益气、清热解毒、祛痰止咳、缓急止痛，主治脾胃虚弱、倦怠乏力、心悸气短、痈肿疮毒。木通、柴胡、生甘草，这三味药引药入经，调和诸药，为使药。阴阳分药分时龙胆泻肝汤阴药的综合功效是泻肝胆实火、清下焦湿热。

【运用】本方是主治肝胆实火上炎或肝经湿热下注的代表方剂。患者的临床表现是头痛目赤，胁痛口苦，或阴肿阴痒，或小便淋浊，或妇女带下黄臭，舌红苔黄或黄腻，脉弦数有力。

肝胆实火热盛，去木通、车前子，在阴药中加黄连泻火；若湿盛热轻者，去黄芩、生地黄，在阴药中加滑石、薏苡仁以增强利湿之功；阴囊囊肿，红热甚者，在阴药中加连翘、黄芩、大黄以泻火解毒。

本方用于治疗顽固性偏头痛、头部湿疹、高血压、急性结膜炎、虹膜睫状体炎、外耳道疖肿、鼻炎、急性黄疸型肝炎、急性胆囊炎，以及泌尿生殖系炎症、急性肾盂肾炎、急性膀胱炎、尿道炎、外阴炎、睾丸炎、腹股沟淋巴结炎、急性盆腔炎、带状疱疹等病属肝经实火、湿热者。

本方多为苦寒清利之品，易伤脾胃之气，应中病即止，原方不宜多服久服，脾胃虚弱者应慎用，不过本方可以用。


# 阴阳分药分时泻白汤

## 泻白散原方（《小儿药证直诀》）

【组成】地骨皮、桑白皮（炒）各一两，炙甘草一钱。

【用法】上药锉散，入粳米一撮，水二小盏，煎七分，食前服。现代用法：水煎服。

【功用】清泻肺热，止咳平喘。

【主治】肺热咳喘证。气喘咳嗽，皮肤蒸热，日晡尤甚，舌红苔黄，脉细数。

## 阴阳分药分时泻白汤阳药

【组成】党参 9～15 克，白术 6～12 克，砂仁 3～6 克，陈皮 3～6 克。

【用法】去中医院抓阳药中药配方颗粒制剂，一服药二格。服用阴药后第二至第三天，早上或午饭前口服阳药，调理脾胃。

## 阴阳分药分时泻白汤阴药

【组成】地骨皮 6～12 克，桑白皮 6～12 克，生甘草 6～9 克。

【用法】去中医院抓阴药中药配方颗粒制剂，一服药二格。如果是突发性高烧，先服下阴药颗粒一格；隔二个小时后，如果体温下降不明显，再服一格阴药；如果有余热，第二天晚饭前或晚饭后继续服阴药一格一次或二次；服用阴药后，喝粳米粥、小米粥或稀饭来保养脾胃。

## 阴阳分药分时泻白汤

【功用】阳药补中益气，健脾和胃；阴药清热退蒸，泻肺平喘。

【主治】肺热咳喘证。气喘咳嗽，皮肤蒸热，日晡尤甚，舌红苔黄，脉细数。

【方解】本方证乃肺有伏火，肺失清肃所致。肺主气，宜清肃下降，肺有伏火，则气逆不降而为喘咳；肺合皮毛，肺热外蒸皮毛，则皮肤蒸热，日晡尤甚；舌红苔黄，脉象细数是热邪渐伤阴分之候。治宜清泄肺中郁热，平喘止咳。

阴阳分药分时泻白汤阳药包含党参、白术、砂仁、陈皮。党参甘，平，归脾、肺经，功效为补中益气、生津养血，主治中气不足、食少便溏、咳喘气短、津伤口渴、血虚萎黄、心悸头晕，为君药。白术苦、甘，温，归脾、胃经，功效为补气健脾、燥湿利水、止汗、安胎，主治脾气虚弱、食少便溏、痰饮水肿、表虚自汗、胎动不安。砂仁辛，温，归脾、胃经，功效为化湿、行气、温中、安胎，主治湿阻气滞、脘腹胀痛、食欲不振、寒湿泄泻、妊娠恶阻、胎动不安。白术和砂仁祛湿健脾，为臣药。陈皮味辛、苦，性温，归脾、胃、肺经，功效为理气和中、燥湿化痰、利水通便，主治脾胃不和、脘腹胀痛、不思饮食、呕吐哕逆、痰湿阻肺、咳嗽痰多、胸膈满闷、头目眩晕、水肿、小便不利、大便秘结、乳痈疮癣、中鱼蟹毒或酒毒，为佐使药。阴阳分药分时泻白汤阳药的综合功效是补中益气、健脾和胃。

阴阳分药分时泻白汤阴药包含地骨皮、桑白皮、生甘草。地骨皮甘、淡，寒，归肺、肝、肾经，功效为清热退蒸、凉血，主治阴虚发热、肺热咳嗽、血热出血、消渴。地骨皮清热退蒸、凉血，为君药。桑白皮甘，寒，归肺经，功效为泻肺平喘、利水消肿，主治肺热咳喘，水肿胀满，为臣药。生甘草味甘，性平，入心、脾、肺、胃经，功效为补脾益气、清热解毒、祛痰止咳、缓急止痛、调和诸药，主治脾胃虚弱、倦怠乏力、心悸气短、咳嗽痰多，为阴药之佐使药。阴阳分药分时泻白汤阴药的综合功效是清热退蒸、泻肺平喘。

【运用】本方是主治肺热喘咳的代表方剂。患者的临床表现是气喘咳嗽，皮肤蒸热，日晡尤甚，舌红苔黄，脉弦数。

肺经热重者，可在阴药中加黄芩、知母等以增强清泄肺热之效；燥热咳嗽者，可在阴药中加瓜蒌皮、川贝母等润肺止咳；阴虚潮热者，在阴药中加银柴胡、鳖甲滋阴退热；热伤阴津、烦热口渴者，在阴药中加天花粉、芦根清热生津。

本方用于治疗小儿麻疹初期、肺炎或支气管炎等属肺中伏火郁热者。风寒咳嗽、肺虚喘咳者不宜使用。

# 阴阳分药分时苇茎汤

## 苇茎汤原方（《备急千金要方》）

【组成】苇茎（切）二升，加水二斗，煮取五升，去滓；薏苡仁半升；瓜瓣半升；桃仁三十枚。

【用法】原方上四味㕮咀，纳苇汁中煮取二升，服一升，当有所见吐脓血。现代用法：水煎服。

【功用】清肺化痰，逐瘀排脓。

【主治】肺痈。身有微热，咳嗽吐痰色黄，甚则咳吐腥臭脓痰，胸中隐隐作痛，舌红苔黄腻，脉滑数。

### 阴阳分药分时苇茎汤阳药

【组成】人参9～15克，白术6～12克，桂枝9～12克，砂仁6～9克，干姜15～30克，陈皮6～12克，大枣6～12克，炙甘草15～30克。

【用法】去中医院抓阳药中药配方颗粒制剂，一服药二格。服用阴药后第二至第三天，早上或午饭前口服阳药，调理脾胃。

### 阴阳分药分时苇茎汤阴药

【组成】芦根30～60克，薏苡仁30～60克，南瓜子仁24～48克，桃仁9～18克。

【用法】去中医院抓阴药中药配方颗粒制剂，一服药二格。如果是突发性高烧，先服下阴药颗粒一格；隔二个小时后，如果体温下降不明显，再服一格阴药；如果有余热，第二天晚饭前或晚饭后继续服阴药一格一次或二次；服用阴药后，喝粳米粥、小米粥或稀饭来保养脾胃。

## 阴阳分药分时苇茎汤

【功用】阳药大补气血，祛湿化痰，温经散寒，健脾消食；阴药清热泻火，润肺排脓，消炎杀菌。

【主治】肺痈。症见身有微热，咳嗽吐痰色黄，甚则咳吐腥臭脓痰，胸中隐隐作痛，舌红苔黄腻，脉滑数。

【方解】肺痈之病，由热毒壅肺、痰热瘀血互结所致。痰热壅于肺，肺失清肃，则咳嗽发热；痰热瘀血内壅，气滞血瘀，郁结成痈，血败肉腐，酿化为脓血，故咳吐黄痰，甚则咳吐腥臭脓痰；痰热内蕴，肺络不通，故胸中隐隐作痛；舌红苔黄腻，脉滑数，皆为痰热内盛之征。故治宜清肺化痰，逐瘀排脓。

阴阳分药分时苇茎汤阳药包含人参、白术、桂枝、砂仁、干姜、陈皮、大枣、炙甘草。人参甘、微苦，平，归脾、肺、心经，功效为大补元气、复脉固脱、补脾益肺、生津、安神，主治体虚欲脱、肢冷脉微、脾虚食少便溏、气短乏力、肺虚喘咳、津伤口渴、内热消渴、久病虚羸、惊悸失眠、阳痿宫冷、心力衰竭、心源性休克，为君药。白术苦、甘，温，归脾、胃经，功效为补气健脾、燥湿利水、止汗、安胎，主治脾气虚弱、食少便溏、痰饮水肿、表虚自汗、胎动不安。桂枝辛、甘，温，归心、肺、膀胱经，功效为发汗解表、温经通阳，主治风寒表证、风寒湿痹、关节疼痛、水肿、痰饮、胸痹、心悸、瘀滞经闭、痛经、癥瘕、脘腹疼痛。砂仁辛，温，归脾、胃经，功效为化湿、行气、温中、安胎，主治湿阻气滞、脘腹胀痛、食欲不振、寒湿泄泻、妊娠恶阻、胎动不安。干姜辛，热，归脾、胃、心、肺经，功效为温中散寒、回阳通脉、温肺化饮，主治脘腹冷痛、呕吐泄泻、亡阳虚脱、肢冷脉微、痰饮咳喘。陈皮味辛、苦，性温，归脾、胃、肺经，功效为理气和中、燥湿化痰、利水通便，主治脾胃不和、脘腹胀痛、不思饮食、呕吐哕逆、痰湿阻肺、咳嗽痰多、胸膈满闷、头目眩晕、水肿、小便不利、大便秘结、乳痈疮癣、中鱼蟹毒或酒毒。白术、桂枝、砂仁、干姜、陈皮，这五味药祛湿化痰、温经散寒、健脾消食，为臣药。大枣甘，温，归脾、胃经，功效为补中益气、养血安神、缓和药性，主治脾胃虚弱、食少便溏、血虚萎黄、妇女脏躁，为佐药。炙甘草味甘，性平，入心、脾、肺、胃，功效为补脾和胃、益气复脉，主治脾胃虚弱、倦怠乏力、心动悸、脉结代，为使药。阴阳分药分时苇茎汤阳药的综合功效是大补气血、祛湿化痰、温经散寒、健脾消食。

阴阳分药分时苇茎汤阴药包含芦根、薏苡仁、白瓜子仁、桃仁。芦根甘，寒，归肺、胃经，功效为清热泻火、生津止渴、除烦、止呕、利尿，主治热病烦渴、肺热咳嗽、肺痈吐脓、胃热呕哕、热淋涩痛，为君药。薏苡仁甘、淡，微寒，归脾、胃、肺经，功效为利水渗湿、健脾止泻、祛湿除痹、清热排脓，主治小便不利、水肿、脚气、脾虚泄泻、风湿痹痛、筋脉挛急、肺痈、肠痈。南瓜子甘，平，归胃、大肠经，功效为消炎、杀虫，主治虫积腹痛、血吸虫病。薏苡仁、南瓜子这二味药清热排脓、消炎杀菌，为臣药。桃仁苦，平，归心、肝、肺、大肠经，功效为活血祛瘀、润肠通便，主治经闭、痛经、产后瘀阻、跌打伤痛、肺痈、肠痈、肠燥便秘，为佐使药。阴阳分药分时苇茎汤阴药的综合功效是清肺化痰、逐瘀排脓。

【运用】本方是主治肺痈的代表方剂。不论肺痈将成或已成，或善后调理，均可应用。患者的临床表现是胸痛，咳嗽，吐痰腥臭或脓血，舌红苔黄腻，脉数。

若肺痈脓未成者，可在阴药中加金银花、鱼腥草以增强清热解毒之功；脓已成者，可在阳药中加桔梗，在阴药中加生甘草、贝母以增强化痰排脓之效。

本方用于治疗肺脓疡、大叶性肺炎、支气管炎、百日咳等属肺热痰瘀互结者。

# 阴阳分药分时清胃汤

## 清胃散原方（《兰室秘藏》）

【组成】生地黄、当归各三分，牡丹皮半钱，黄连六分（夏月倍之），升麻一钱。

【用法】上药为末，都作一服，水一盏半，煎至七分，去滓，放冷服之。现代用法：作汤剂，水煎服。

【功用】清胃凉血。

【主治】胃火牙痛。牙痛牵引头疼，面颊发热，其齿喜冷恶热，或牙宣出血，或牙龈红肿溃烂，或唇舌腮颊肿痛，口气热臭，口干舌燥，舌红苔黄，脉滑数。

### 阴阳分药分时清胃汤阳药

【组成】党参9～15克，白术6～12克，当归9～12克，炙甘草9～15克。

【用法】去中医院抓阳药中药配方颗粒制剂，一服药二格。服用阴药后第二至第三天，早上或午饭前口服阳药，调理脾胃。

### 阴阳分药分时清胃汤阴药

【组成】生地黄15～30克，麦冬15～30克，黄连6～12克，牡丹皮9～18克，升麻6～9克，柴胡6～9克。

【用法】去中医院抓阴药中药配方颗粒制剂，一服药二格。如果是突发性高烧，先服下阴药颗粒一格；隔二个小时后，如果体温下降不明显，再服一格阴药；如果有余热，第二天晚饭前或晚饭后继续服阴药一格一次或二次；服用阴药后，喝粳米粥、小米粥或稀饭来保养脾胃。

## 阴阳分药分时清胃汤

【功用】阳药补中益气，健脾和胃；阴药滋阴生津，清热泻火，疏肝解郁。

【主治】胃火牙痛。牙痛牵引头疼，面颊发热，其齿喜冷恶热，或牙龈出血，或牙龈红肿溃烂，或唇舌腮颊肿痛，口气热臭，口干舌燥，舌红苔黄，脉滑数。

【方解】本方证是由胃有积热，循经上攻所致。足阳明胃经循鼻入上齿，手阳明大肠经上项贯颊人下齿，胃中热盛，循经上攻，故牙痛牵引头痛、面颊发热、唇舌腮颊肿痛；胃热上冲则口气热臭；胃为多气多血之腑，胃热则伤及血络，则见牙龈出血，甚则牙龈溃烂；口干舌燥、舌红苔黄、脉滑数俱为胃热津伤之候。治宜清胃凉血。

阴阳分药分时清胃汤阳药包含党参、白术、当归、炙甘草。党参甘，平，归脾、肺经，功效为补中益气、生津养血，主治中气不足、食少便溏、咳喘气短、津伤口渴、血虚萎黄、心悸头晕，为君药。白术苦、甘，温，归脾、胃经，功效为补气健脾、燥湿利水、止汗、安胎，主治脾气虚弱、食少便溏、痰饮水肿、表虚自汗、胎动不安，为臣药。当归甘、辛，温，归肝、心、脾经，功效为活血止痛、补血调经、润肠通便，主治血虚眩晕、月经不调、经闭、痛经、面色萎黄、虚寒腹痛、跌打损伤、风湿痹痛、痈疽疮疡、肠燥便秘，为佐药。炙甘草味甘，性平，入心、脾、肺、胃经，功效为补脾和胃、益气复脉，主治脾胃虚弱、倦怠乏力、心动悸、脉结代，为使药。阴阳分药分时清胃汤阳药的综合功效是补中益气、健脾和胃。

阴阳分药分时清胃汤阴药包含生地黄、黄连、牡丹皮、麦冬、升麻、柴胡。生地黄甘、苦，寒，归心、肝、肾经，功效为清热凉血、养阴生津，主治热病心烦、舌绛、血热吐衄、斑疹紫黑、热病伤阴、消渴多饮，为君药。麦冬甘、微苦，微寒，归肺、心、胃经，功效为养阴润肺、益胃生津、清心除烦，主治燥咳痰稠、劳嗽咯血、口渴咽干、心烦失眠，为臣药。黄连苦，寒，归心、胃、肝、大肠经，功效为清热燥湿、泻火解毒，主治胃肠湿热、呕吐泻痢、高热神昏、心烦不寐、血热吐衄、疮疡肿毒、脓耳湿疮、胃火牙痛。牡丹皮苦、辛，微寒，归心、肝、胃经，功效为清热凉血、活血散瘀、退蒸，主治血热吐衄、发斑、阴虚内热、无汗骨蒸、经闭痛经、跌打损伤、疮疡肿痛、肠痈腹痛。黄连、牡丹皮这二味药清热凉血、泻火解毒，为佐药。升麻辛、甘，微寒，归肺、脾、大肠、胃经，功效为发表透疹、清热解毒、升举阳气，主治风热头痛、麻疹不畅、齿痛口疮、咽喉肿痛、脏器下垂。柴胡苦、辛，微寒，归心包络、肝、胆、三焦经，功效为疏散退热、疏肝解郁、升举阳气，主治感冒发热、寒热往来、胁肋胀痛、月经不调、脱肛、子宫脱垂。升麻、柴胡这二味药清热解毒、疏肝解郁，为使药。阴阳分药分时清胃汤阴药的综合功效是滋阴生津、清热泻火、疏肝解郁。

【运用】本方是主治胃火牙痛的代表方剂。患者的临床表现是牙痛牵引头痛，或牙宣出血，或牙龈红肿溃烂，或唇舌腮颊肿痛，舌红苔黄，脉滑数。

若肠燥便秘，可在阴药中加大黄以导热下行；口渴饮冷，可在阴药中加石膏、玄参、天花粉以清热生津；胃火炽盛之牙衄，可在阴药中加牛膝导血热下行。

本方适用于治疗口腔炎、牙周炎等属胃火上攻者。风寒及肾虚火炎者不宜使用。

# 阴阳分药分时玉女煎

## 玉女煎原方（《景岳全书》）

【组成】石膏三至五钱，熟地黄三至五钱或一两，麦冬二钱，知母、牛膝各一钱半。

【用法】上药用水一盅半，煎七分，温服或冷服。现代做法：水煎服。

【功用】清胃热，滋肾阴。

【主治】胃热阴虚证。头痛牙痛，牙齿松动，齿龈出血，烦热口渴，舌红苔黄而干，脉浮洪滑大，重按无力。亦治消渴、消谷善饥等。

### 阴阳分药分时玉女煎阳药

【组成】人参9～15克，白术6～12克，补骨脂6～9克，干姜15～30克，陈皮6～12克，大枣6～12克，炙甘草6～9克。

【用法】去中医院抓阳药中药配方颗粒制剂，一服药二格。服用阴药后第二至第三天，早上或午饭前口服阳药，调理脾胃。

### 阴阳分药分时玉女煎阴药

【组成】石膏30～60克，生地黄15～30克，麦冬15～30克，知母5～15克，牛膝5～15克。

【用法】去中医院抓阴药中药配方颗粒制剂，一服药二格。如果是突发性高烧，先服下阴药颗粒一格；隔二个小时后，如果体温下降不明显，再服一格阴药；如果有余热，第二天晚饭前或晚饭后继续服阴药一格一次或二次；服用阴药后，喝粳米粥、小米粥或稀饭来保养脾胃。

### 阴阳分药分时玉女煎

【功用】阳药大补元气，祛湿化痰，健脾和胃；阴药清热泻火，滋阴润肺，益胃生津。

【主治】胃热阴虚证。头痛牙痛，牙齿松动，齿龈出血，烦热口渴，舌红苔黄而干，脉浮洪滑大，重按无力。亦治消渴，消谷善饥等。

【方解】本方证乃阴虚胃热，虚火上攻所致，即"少阴不足，阳明有余"。阳明有余，胃热上攻，少阴不足，虚火上炎，既灼伤津液，又损伤血络，则见头痛牙痛，齿龈出血，烦热口渴；肾主骨，齿为骨之余，肾虚不足，则牙齿松动；胃热有余，消谷善饥；舌红苔黄而干，脉浮洪滑大，重按无力，为胃热阴虚之征。故治宜清胃热，滋肾阴。

阴阳分药分时玉女煎阳药包含人参、白术、补骨脂、干姜、陈皮、大枣、炙甘草。人参甘、微苦，平，归脾、肺、心经，功效为大补元气、复脉固脱、补脾益肺、生津、安神，主治体虚欲脱、肢冷脉微、脾虚食少便溏、气短乏力、肺虚喘咳、津伤口渴、内热消渴、久病虚羸、惊悸失眠、阳痿宫冷，心力衰竭、心源性休克，为君药。白术苦、甘，温，归脾、胃经，功效为补气健脾、燥湿利水、止汗、安胎，主治脾气虚弱、食少便溏、痰饮水肿、表虚自汗、胎动不安。补骨脂苦、辛，大温，归肾、脾经，功效为补肾壮阳、固精缩尿、温脾止泻，主治肾虚阳痿、腰膝冷痛、肾虚遗精、尿频遗尿、五更泄泻。干姜辛，热，归脾、胃、心、肺经，功效为温中散寒、回阳通脉、温肺化饮，主治脘腹冷痛、呕吐泄泻、亡阳虚脱、肢冷脉微、痰饮咳喘。陈皮味辛、苦，性温，归脾、胃、肺经，功效为理气和中、燥湿化痰、利水通便，主治脾胃不和、脘腹胀痛、不思饮食、呕吐哕逆、痰湿阻肺、咳嗽痰多、胸膈满闷、头目眩晕、水肿、小便不利、大便秘结、乳痈疮癣、中鱼蟹毒或酒毒。白术、补骨脂、干姜、陈皮这四味药祛湿化痰、健脾养胃、补肾壮阳，为臣药。大枣甘，温，归脾、胃经，功效为补中益气、养血安神、缓和药性，主治脾胃虚弱、食少便溏、血虚萎黄、妇女脏躁，为佐药。炙甘草味甘，性平，入心、脾、肺、胃经，功效为补脾和胃、益气复脉，主治脾胃虚弱、倦怠乏力、心动悸、脉结代，为使药。阴阳分药分时玉女煎阳药的综合功效是大补元气、祛湿化痰、健脾和胃。

阴阳分药分时玉女煎阴药包含石膏、生地黄、麦冬、知母、牛膝。石膏辛、甘，大寒，归肺、胃经，功效为清热泻火、除烦止渴，主治高热烦渴、肺热咳喘、胃火头痛、牙龈肿痛、疮疡久溃、湿疹、烫伤，为君药。生地黄甘、苦，寒，归心、肝、肾经，功效为清热凉血、养阴生津，主治热病心烦、舌绛、血热吐衄、斑疹紫黑、热病伤阴、消渴多饮。麦冬甘、微苦，微寒，归肺、心、胃经，功效为养阴润肺、益胃生津、清心除烦，主治燥咳痰稠、劳嗽咯血、口渴咽干、心烦失眠。知母苦、甘，性寒，归肺、胃、肾经，功效为清热泻火、滋阴润燥，主治温热病壮热烦渴、肺热咳嗽、阴虚干咳、骨蒸潮热、内热消渴。生地黄、麦冬、知母这三味药清热泻火、滋阴润肺、益胃生津，为臣药。牛膝味苦、酸，性平，归肝、肾经，疏利下行，能补能泄，功效为活血祛瘀、补肝肾、强筋骨、引血下行、利尿通淋，主治血滞经闭、痛经、产后血瘀腹痛、胞衣不下、癥瘕、跌打损伤、腰膝酸痛、筋骨痿弱、脚气肿胀、吐血、衄血、头痛、牙痛、咽喉肿痛、热淋、血淋、石淋、痈肿恶疮，为佐使药。阴阳分药分时玉女煎阴药的综合功效是清热泻火、滋阴润肺、益胃生津。

【运用】本方是主治胃热阴虚症的代表方剂。患者的临床表现是头痛，牙痛，齿松牙衄，烦热干渴，舌红苔黄而干。

火盛者，可在阴药中加山栀子、地骨皮以清热泻火；血分热盛、齿衄出血量多者，可去熟地黄，在阴药中加生地黄、玄参以增强清热凉血之功。

本方用于治疗牙龈炎、糖尿病、急性口腔炎等胃热阴虚者。大便溏泄、脾胃阳虚者不宜使用。

# 阴阳分药分时白头翁汤

## 白头翁汤原方（《伤寒论》）

【组成】白头翁二两，黄柏三两，黄连三两，秦皮三两。

【用法】上药四味，以水七升，煮取二升，去滓，温服一升，不愈再服一升。现代用法：水煎服。

【功用】清热解毒，凉血止痢。

【主治】热毒痢疾。腹痛，里急后重，肛门灼热，下利脓血，赤多白少，渴欲饮水，舌红苔黄，脉弦数。

### 阴阳分药分时白头翁汤阳药

【组成】人参9～15克，白术6～12克，砂仁6～9克，干姜15～30克，陈皮6～12克，大枣6～12克，炙甘草15～30克。

【用法】去中医院抓阳药中药配方颗粒制剂，一服药二格。服用阴药后第二至第三天，早上或午饭前口服阳药，调理脾胃。

### 阴阳分药分时白头翁汤阴药

【组成】白头翁15～30克，黄柏12～24克，黄连6～12克，秦皮12～24克，柴胡6～12克，神曲15～30克。

【用法】去中医院抓阴药中药配方颗粒制剂，一服药二格。如果是突发性高烧，先服下阴药颗粒一格；隔二个小时后，如果体温下降不明显，再服一格阴药；如果有余热，第二天晚饭前或晚饭后继续服阴药一格一次或二次；服用阴药后，喝粳米粥、小米粥或稀饭来保养脾胃。

### 阴阳分药分时白头翁汤

【功用】阳药大补气血，健脾和胃；阴药清热燥湿，解毒止痢，疏肝解郁，消食和胃。

【主治】热毒痢疾。腹痛，里急后重，肛门灼热，下利脓血，赤多白少，渴欲饮水，舌红苔黄，脉弦数。

**【方解】**本方证是因湿热疫毒深陷血分，下迫大肠所致。疫毒壅滞大肠，损伤血络，见下痢脓血、赤多白少；热毒阻滞气机，则腹痛里急后重；渴欲饮水，舌红苔黄，脉弦数皆为热邪内盛之象。治宜清热解毒，凉血止痢。

阴阳分药分时白头翁汤阳药包含人参、白术、砂仁、干姜、陈皮、大枣、炙甘草。人参甘、微苦，平，归脾、肺、心经，功效为大补元气、复脉固脱、补脾益肺、生津、安神，主治体虚欲脱、肢冷脉微、脾虚食少便溏、气短乏力、肺虚喘咳、津伤口渴、内热消渴、久病虚羸、惊悸失眠、阳痿宫冷、心力衰竭、心源性休克，为君药。白术苦、甘，温，归脾、胃经，功效为补气健脾、燥湿利水、止汗、安胎，主治脾气虚弱、食少便溏、痰饮水肿、表虚自汗、胎动不安。砂仁辛，温，归脾、胃经，功效为化湿、行气、温中、安胎，主治湿阻气滞、脘腹胀痛、食欲不振、寒湿泄泻、妊娠恶阻、胎动不安。干姜辛，热，归脾、胃、心、肺经，功效为温中散寒、回阳通脉、温肺化饮，主治脘腹冷痛、呕吐泄泻、亡阳虚脱、肢冷脉微、痰饮咳喘。陈皮味辛、苦，性温，归脾、胃、肺经，功效为理气和中、燥湿化痰、利水通便，主治脾胃不和、脘腹胀痛、不思饮食、呕吐哕逆、痰湿阻肺、咳嗽痰多、胸膈满闷、头目眩晕、水肿、小便不利、大便秘结、乳痈疮癣、中鱼蟹毒或酒毒。白术、砂仁、干姜、陈皮，这四味药祛湿化痰、健胃和胃，为臣药。大枣甘，温，归脾、胃经，功效为补中益气、养血安神、缓和药性，主治脾胃虚弱、食少便溏、血虚萎黄、妇女脏躁，为佐药。炙甘草味甘，性平，入心、脾、肺、胃经，功效为补脾和胃、益气复脉，主治脾胃虚弱、倦怠乏力、心动悸、脉结代，为使药。阴阳分药分时白头翁汤阳药的综合功效是大补气血、健脾和胃。

阴阳分药分时白头翁汤阴药包含白头翁、黄柏、黄连、秦皮、柴胡、神曲。白头翁苦，寒，归大肠经，功效为清热解毒、凉血止痢，主治热毒血痢、阴痒带下，为君药。黄柏苦，寒，归肾、膀胱、大肠经，功效为清热燥湿、泻火解毒、退虚热，主治湿热泻痢、黄疸、带下、热毒疮疡、湿疹、阴虚发热。黄连苦，寒，归心、胃、肝、大肠经，功效为清热燥湿、泻火解毒，主治胃肠湿热、呕吐、泻痢、高热神昏、心烦不寐、血热吐衄、疮疡肿毒、脓耳、湿疮、胃火牙痛。秦皮苦、涩，寒，归肝、胆、大肠经，功效为清热燥湿、收涩止痢、止带、明目，主治湿热泻痢、赤白带下、目赤肿痛、目生翳膜。黄柏、黄连、秦皮这三味药清热燥湿、泻火解毒，为臣药。柴胡苦、辛，微寒，归心包络、肝、胆、三焦经，功效为疏散退热、疏肝解郁、升举阳气，主治感冒发热、寒热往来、胁肋胀痛、月经不调、脱肛、子宫脱垂，为佐药。神曲甘、辛，温，归脾、胃经，功效为消食和胃、止泻解表，主治宿食不化、脘腹胀满及因感冒引起的胃肠道症状，为使药。阴阳分药分时白头翁汤阴药的综合功效是清热燥湿、解毒止痢、疏肝解郁、消食和胃。

**【运用】**本方是用于主治热毒痢疾的代表方剂。患者的临床表现是腹痛，下痢脓血，赤多白少，舌红苔黄，脉弦数。

若外有表邪、恶寒发热者，可在阴药中加葛根、连翘、金银花以透表解热；里急后重较甚，在阳药中加木香、槟榔，可在阴药中加枳壳以调气；脓血多者，可在阴药中加赤芍、牡丹皮、地榆以凉血和血；夹有食滞者，可在阴药中加焦山楂、枳实以消食导滞；用于阿米巴痢疾，可在阴药中配合吞服鸦胆子（桂圆肉包裹），疗效更佳。

本方用于治疗阿米巴痢疾、细菌性痢疾等病毒偏盛者。素体脾胃虚弱者慎用。

# 阴阳分药分时芍药汤

## 芍药汤原方（《素问病机气宜保命集》）

【组成】芍药一两，当归半两，黄连半两，槟榔、木香、甘草（炒）各二钱，大黄三钱，黄芩半两，官桂二钱半。

【用法】上药㕮咀，每服半两，水二盏，煎至一盏，食后温服。现代用法：水煎服。

【功用】清热燥湿，调气和血。

【主治】湿热痢疾。腹痛，便脓血，赤白相兼，里急后重，肛门灼热，小便短赤，舌苔黄腻，脉弦数。

## 阴阳分药分时芍药汤阳药

【组成】人参9～15克，当归15～30克，肉桂5～10克，槟榔6～12克，木香6～9克，炙甘草6～12克。

【用法】去中医院抓阳药中药配方颗粒制剂，一服药二格。服用阴药后第二至第三天，早上或午饭前口服阳药一次。

## 阴阳分药分时芍药汤阴药

【组成】白芍30～60克，黄连15～30克，黄芩15～30克，大黄9～18克，生甘草15～30克。

【用法】去中医院抓阴药中药配方颗粒制剂，一服药二格。如果是突发性高烧，先服下阴药颗粒一格；隔二个小时后，如果体温下降不明显，再服一格阴药；如果有余热，第二天晚饭前或晚饭后继续服阴药一格一次或二次；服用阴药后，喝粳米粥、小米粥或稀饭来保养脾胃。

## 阴阳分药分时芍药汤

【功用】阳药补益气血，温经散寒，行气破结；阴药敛血养阴，燥湿泻火，通便排毒。

**【主治】**湿热痢疾。腹痛，便脓血，赤白相兼，里急后重，肛门灼热，小便短赤，舌苔黄腻，脉弦数。

**【方解】**本方证是由湿热壅滞肠中、气血失调所致。湿热下注大肠，搏结气血，酿为脓血，而为下痢赤白；肠道气机阻滞则腹痛，里急后重，肛门灼热，小便短赤；舌苔黄腻、脉象弦数等俱为湿热内蕴之象。治宜清热燥湿，调和气血。

阴阳分药分时芍药汤阳药包含人参、当归、肉桂、槟榔、木香、炙甘草。人参甘、微苦，平，归脾、肺、心经，功效为大补元气、复脉固脱、补脾益肺、生津、安神，主治体虚欲脱、肢冷脉微、脾虚食少便溏、气短乏力、肺虚喘咳、津伤口渴、内热消渴、久病虚羸、惊悸失眠、阳痿宫冷、心力衰竭、心源性休克，为君药。当归甘、辛，温，归肝、心、脾经，功效为活血止痛、补血调经、润肠通便，主治血虚眩晕、月经不调、经闭、痛经、面色萎黄、虚寒腹痛、跌打损伤、风湿痹痛、痈疽疮疡、肠燥便秘，为臣药。肉桂辛、甘，热，归肾、脾、心、肝经，功效为补火助阳、散寒止痛、温通经脉，主治肾阳不足、阳痿宫冷、脘腹冷腹、寒痹腰痛、寒疝腹痛、寒凝血瘀、经闭痛经、胸痹心痛。槟榔苦、辛，温，归胃、大肠经，功效为杀虫、破结、下气行水，主治虫积、食滞、脘腹胀痛、泻痢后重、水肿、疟疾、痰癖。木香辛、苦，温，归脾、胃、大肠、胆经，功效为行气止痛、调中宣滞，主治脘腹胀痛、泻痢后重、脾虚食少、胁痛、黄疸。肉桂、槟榔、木香，这三味药温经行气、杀虫破结，为阳药之佐药。炙甘草味甘，性平，入心、脾、肺、胃经，功效为补脾和胃、益气复脉，主治脾胃虚弱、倦怠乏力、心动悸、脉结代，为使药。阴阳分药分时芍药汤阳药的综合功效是补益气血、温经散寒、行气破结。

阴阳分药分时芍药汤阴药包含白芍、黄连、黄芩、大黄、生甘草。白芍苦、酸，微寒，归肝、脾经，功效为养血敛阴、柔肝止痛、平抑肝阳，主治月经不调、崩漏、虚汗、脘腹急痛、胁肋疼痛、四肢挛痛、头痛眩晕，为阴药之君药。黄连苦，寒，归心、胃、肝、大肠经，功效为清热燥湿、泻火解毒，主治胃肠湿热、呕吐、泻痢、高热神昏、心烦不寐、血热吐衄、疮疡肿毒、脓耳、湿疮、胃火牙痛。黄芩苦，寒，归肺、胆、脾、大肠、小肠经，功效为清热燥湿、泻火解毒、止血、安胎，主治湿温、暑湿、胸闷呕吐、湿热痞满、泻痢、黄疸、肺热咳嗽、高热烦渴、血热吐衄、痈肿疮毒、胎动不安。大黄苦，寒，归脾、胃、大肠、肝、心包经，功效为泻下攻积、清热泻火、凉血解毒、活血祛瘀，主治肠道积滞、大便秘结、血热吐衄、目赤、咽痛、牙龈肿痛、热毒疮疡、水火烫伤、血瘀经闭、跌打损伤、湿热黄疸、热淋。黄连、黄芩这二味药清热燥湿、泻火解毒，为臣药。大黄泻下攻积、清热泻火、凉血解毒、活血祛瘀，为佐药。生甘草味甘，性平，入心、脾、肺、胃经，功效为补脾益气、清热解毒、祛痰止咳、缓急止痛、调和诸药，主治脾胃虚弱、倦怠乏力、心悸气短、痈肿疮毒、缓解药物毒性烈性，为使药。阴阳分药分时芍药汤阴药的综合功效是敛血养阴、燥湿泻火、通便排毒。

【运用】本方是主治湿热痢疾的代表方剂。患者的临床表现是痢下赤白，腹痛里急，苔腻微黄。

苔黄而干、热甚伤津者，可去肉桂，在阴药中加乌梅，避温就凉；如苔腻脉滑，兼有食积，在阴药中加山楂、神曲以消导；如热毒重者，在阴药中加白头翁、金银花增强解毒之力；如痢下赤多白少，或纯下血痢，在阴药中加牡丹皮、地榆凉血止血。

本方适用于治疗细菌性痢疾、阿米巴痢疾、过敏性结肠炎、急性肠炎等属湿热。痢疾初起有表证者，虚寒性下痢者，均禁用本方。

# 第五节　阴阳分药分时清热祛暑剂

阴阳分药分时清热祛暑剂，适用于夏日感受暑邪而发生的暑热证。暑为阳邪，其性炎热。故暑热证表现为身热、汗出、面赤、小便短赤、舌红、脉数或洪大等一系列热证候。治法当祛暑清热，配以滋阴生津。如暑热夹杂表寒者，应祛暑解表；暑伤气阴者，当清暑热，补气阴；暑热夹杂湿邪者，当清暑热利湿气。代表方剂有阴阳分药分时香薷汤、阴阳分药分时清暑益气汤，这些方剂从香薷散、清暑益气汤衍生而来。

## 阴阳分药分时香薷汤

### 香薷散原方（《太平惠民和剂局方》）

【组成】香薷一斤，炒白扁豆、姜制厚朴各半斤。

【用法】原方作散剂，现代多水煎服，或加酒少量同煎。

【功用】祛暑解表，化湿和中。

【主治】阴暑证。症见恶寒发热，头重身痛，无汗，腹痛吐泻，胸脘痞闷，舌苔白腻，脉浮。

【原方之弊】本方阴阳合药，祛湿润下。祛湿和润下相克，所以此方治疗轻症尚可，对于重症就会贻误病机。此方药性偏温，补充津液之要不足，服用虽然可祛湿，但是伤津液，又容易形成虚火。

### 阴阳分药分时香薷汤阳药

【组成】香薷 12～24 克，厚朴 6～12 克，干姜 6～12 克，陈皮 6～12 克，薄荷 6～9 克，炙甘草 6～9 克。

【用法】去中医院抓阳药中药配方颗粒制剂，一服药二格。每天早餐或者午餐饭前服用阳药颗粒一格。

## 阴阳分药分时香薷汤阴药

【组成】生地黄30～60克，炒白扁豆15～30克，木通5～15克，生甘草5～10克。

【用法】去中医院抓阴药中药配方颗粒制剂，一服药二格。每天晚饭前或者睡觉前服用阴药颗粒一格。

## 阴阳分药分时香薷汤

【功用】阳药发汗解表，化湿和中；阴药清热凉血，养阴生津，健脾化湿。

【主治】阴暑证。症见恶寒发热，头重身痛，无汗，腹痛吐泻，胸脘痞闷，舌苔白腻，脉浮。

【方解】本证多由暑月外感于寒、内伤于湿所致，治疗以祛暑解表、化湿和中为主。外感寒邪，腠理闭塞，故症见恶寒发热、头痛头重、脉浮等表证。饮食生冷，湿伤脾胃，气机不畅，故症见胸闷泛恶、四肢倦怠，甚或腹痛吐泻。

阴阳分药分时香薷汤阳药包含香薷、厚朴、干姜、陈皮、薄荷、炙甘草。香薷辛，微温，归肺、胃经，功效为发汗解表、化湿和中、利水消肿，主治暑湿表证、水肿、小便不利，为君药。厚朴苦、辛，温，归脾、胃、肺、大肠经，功效为燥湿、行气、消积、平喘，主治湿阴气滞、脘腹胀满、咳嗽气喘。干姜辛，热，归脾、胃、心、肺经，功效为温中散寒、回阳通脉、温肺化饮，主治脘腹冷痛、呕吐泄泻、亡阳虚脱、肢冷脉微、痰饮咳喘。陈皮味辛、苦，性温，归脾、胃、肺经，功效为理气和中、燥湿化痰、利水通便，主治脾胃不和、脘腹胀痛、不思饮食、呕吐哕逆、痰湿阻肺、咳嗽痰多、胸膈满闷、头目眩晕、水肿、小便不利、大便秘结、乳痈疮癣、中鱼蟹毒或酒毒。厚朴、干姜、陈皮这三味药祛湿化痰、健脾和胃，为臣药。薄荷辛，凉，归肺、肝经，功效为发散风热、清利头目、利咽、透疹，主治风热表证、头痛目赤、咽喉肿痛、麻疹不透、风疹瘙痒，为佐药。炙甘草味甘，性平，入心、脾、肺、胃经，功效为补脾和胃、益气复脉，主治脾胃虚弱、倦怠乏力、心动悸、脉结代，为使药。阴阳分药分时香薷汤阳药的综合功效是发汗解表、化湿和中。

阴阳分药分时香薷汤阴药包含生地黄、炒白扁豆、木通、生甘草。生地黄甘、苦，寒，归心、肝、肾经，功效为清热凉血、养阴生津，主治热病心烦、舌绛、血热吐衄、斑疹紫黑、热病伤阴、消渴多饮，为君药。炒扁豆甘，微温，归脾、胃经，功效为健脾化湿，主治脾虚泄泻、带下、暑湿吐泻，为臣药。木通苦，寒，归心、小肠、膀胱经，功效为利水通淋、泄热下乳，主治小便不利、淋沥涩痛、口舌生疮、乳汁不多、湿热痹证，为佐药。生甘草味甘，性平，入心、脾、肺、胃经，功效为补脾益气、清热解毒、缓急止痛、调和诸药，主治脾胃虚弱、倦怠乏力、心悸气短、痈肿疮毒，为使药。阴阳分药分时香薷汤阴药的综合功效就是清热凉血，养阴生津，健脾化湿。

【运用】本方是主治阴暑证的代表方剂。患者的临床表现是恶寒发热，头痛身热，无汗，腹痛吐泻，舌苔白腻，脉浮。

若兼内热者，在阴药中加黄连以清热；湿盛于里者，在阴药中加茯苓、甘草以利湿和中；素体脾虚、中气不足者，在阳药中加人参、黄芪、白术以益气健脾燥湿。

本方用于治疗夏季感冒、急性胃肠炎等属外感风寒夹湿证者。若属表虚有汗或中暑发热汗出、心烦口渴者，不宜使用。

# 阴阳分药分时清暑益气汤

## 清暑益气汤原方（《温热经纬》）

【组成】西洋参6克，石斛15克，麦冬9克，黄连3克，淡竹叶6克，荷梗15克，知母6克，甘草3克，粳米15克，西瓜翠衣30克。（原书未标注用量）

【用法】水煎服。

【功用】清暑益气，养阴生津。

【主治】暑热气津两伤证。身热汗多，心烦口渴，小便短赤，体倦少气，精神不振，脉虚数。

### 阴阳分药分时清暑益气汤阳药

【组成】西洋参9～15克，白术6～12克，砂仁6～9克，干姜15～30克，陈皮6～12克，当归6～12克，炙甘草6～9克。

【用法】去中医院抓阳药中药配方颗粒制剂，一服药二格。每天早上或者午饭前服用一格阳药。

### 阴阳分药分时清暑益气汤阴药

【组成】西瓜翠衣30～60克，黄连6～9克，知母6～12克，淡竹叶6～12克，荷梗15～30克，麦冬9～18克，石斛15～30克，生甘草6～12克。

【用法】去中医院抓阴药中药配方颗粒制剂，一服药二格。下午或者晚饭前口服阴药一格。

### 阴阳分药分时清暑益气汤

【功用】阳药补气养阴，清火生津，祛湿化痰，健脾和胃；阴药清热除烦，解渴利尿，滋阴生津。

【主治】暑热气津两伤证。身热汗多，心烦口渴，小便短赤，体倦少气，精神不振，脉虚数。

【方解】本方治证乃暑热内侵、耗伤气津所致。暑为阳邪，其性开泄，暑热伤人，易扰心神，伤津耗气，故症见身热汗多，心烦口渴，小便短赤，体倦少气，精神不振，脉虚数。治宜清热祛暑，益气生津。

阴阳分药分时清暑益气汤阳药包含西洋参、白术、砂仁、干姜、陈皮、当归、炙甘草。西洋参苦、微甘，寒，归心、肺、肾经，功效为补气养阴、清火生津，主治烦渴少气、口干舌燥、喘咳痰血，为君药。白术苦、甘，温，归脾、胃经，功效为补气健脾、燥湿利水、止汗、安胎，主治脾气虚弱、食少便溏、痰饮水肿、表虚自汗、胎动不安。砂仁辛，温，归脾、胃经，功效为化湿、行气、温中、安胎，主治湿阻气滞、脘腹胀痛、食欲不振、寒湿泄泻、妊娠恶阻、胎动不安。干姜辛，热，归脾、胃、心、肺经，功效为温中散寒、回阳通脉、温肺化饮，主治脘腹冷痛、呕吐泄泻、亡阳虚脱、肢冷脉微、痰饮咳喘。陈皮味辛、苦，性温，归脾、胃、肺经，功效为理气和中、燥湿化痰、利水通便，主治脾胃不和、脘腹胀痛、不思饮食、呕吐哕逆、痰湿阻肺、咳嗽痰多、胸膈满闷、头目眩晕、水肿、小便不利、大便秘结、乳痈疮癣、中鱼蟹毒、酒毒。白术、砂仁、干姜、陈皮，这四味药祛湿化痰、健脾和胃，为臣药。当归甘、辛，温，归肝、心、脾经，功效为活血止痛、补血调经、润肠通便，主治血虚眩晕、月经不调、经闭、痛经、面色萎黄、虚寒腹痛、跌打损伤、风湿痹痛、痈疽疮疡、肠燥便秘，为佐药。炙甘草味甘，性平，入心、脾、肺、胃经，功效为补脾和胃、益气复脉，主治脾胃虚弱、倦怠乏力、心动悸、脉结代，为使药。阴阳分药分时清暑益气汤阳药的综合功效是补气养阴、清火生津、祛湿化痰、健脾和胃。

阴阳分药分时清暑益气汤阴药包含西瓜翠衣、黄连、知母、淡竹叶、荷梗、麦冬、石斛、生甘草。西瓜翠衣味甘、淡，性凉，入心、胃、膀胱经，功效为清暑除烦、解渴利尿，主治暑热烦渴、小便短少、水肿、口舌生疮，为君药。黄连苦，寒，归心、胃、肝、大肠经，功效为清热燥湿、泻火解毒，主治胃肠湿热、呕吐、泻痢、高热神昏、心烦不寐、血热吐衄、疮疡肿毒、脓耳、湿疮、胃火牙痛。知母苦、甘，寒，归肺、胃、肾经，功效为清热泻火、滋阴润燥，主治高热烦渴、肺热咳嗽、阴虚干咳、骨蒸潮热、内热消渴。淡竹叶味甘、淡，性寒，归心、胃、小肠经，功效为清热除烦、利尿，主治热病烦渴、小便赤涩淋痛、口舌生疮。荷梗微苦，平，归肝、脾经，功效为清暑、宽中理气，主治中暑头昏、胸闷、气滞。黄连、知母、淡竹叶、荷梗，这四味药清热祛湿、利尿排毒，为臣药。麦冬味甘、微苦，微寒，归肺、心、胃经，具有养阴润肺、益胃生津、清心除烦的功效，主治燥咳痰稠、劳嗽咯血、口渴咽干、心烦失眠。石斛甘，微寒，归胃、肾经，功效为养胃生津、滋阴除热，主治津伤口渴、食少便秘、虚热不退、目暗昏花。麦冬、石斛这二味药滋阴生津，为佐药。生甘草味甘，性平，入心、脾、肺、胃经，功效为补脾益气、清热解毒、缓急止痛、调和诸药，主治脾胃虚弱、倦怠乏力、心悸气短、痈肿疮毒。生甘草补脾和胃、益气复脉，为使药。阴阳分药分时清暑益气汤阴药的综合功效是清热除烦、解渴利尿、滋阴生津。

【运用】本方是主治夏月感暑、气阴两伤证的代表方剂。患者的临床表现是身热汗多，心烦口渴，体倦少气，脉虚数。

若暑热较高，在阴药中可加石膏以清热解暑；暑热夹湿、苔白腻者，可去阴柔之麦冬、石斛、知母，在阳药中加藿香，在阴药中加六一散等，以增强祛湿之功；黄连味苦质燥，若暑热不盛者可去之；用于小儿夏季发热者，可去黄连、知母，在阴药中加白薇、地骨皮等。

本方用于治疗中暑、小儿夏季热等属暑热气阴不足者。本方滋腻养阴之品较多，对暑热夹湿者，原方不宜使用，本方可以。

# 第六节 阴阳分药分时清虚热剂

阴阳分药分时清虚热剂，适用于热病后期，余热未尽，阴液已伤，热伏阴分所致的夜热早凉、舌红少苔；或由肝肾阴虚，以致骨蒸潮热或久热不退的虚热证；或阴虚火盛的发热盗汗证。本类方剂常以滋阴清热的鳖甲、知母、生地黄与清透伏热的青蒿、秦艽、柴胡、地骨皮等配伍组方，代表方剂有阴阳分药分时青蒿鳖甲汤、阴阳分药分时清骨汤、阴阳分药分时当归六黄汤等，这些方剂从青蒿鳖甲汤、清骨散、当归六黄汤等衍生而来。

## 阴阳分药分时青蒿鳖甲汤

### 青蒿鳖甲汤原方（《温病条辨》）

【组成】青蒿二钱，鳖甲五钱，细生地四钱，知母二钱，丹皮三钱。

【用法】水五杯，煮取二杯，日再服。现代用法：水煎服。

【功用】养阴透热。

【主治】温病后期，邪伏阴分证。症见夜热早凉，热退无汗，舌红少苔，脉细数。

【原方之弊】本方是纯阴药制剂，截疟滋阴降火，治疗温病后期之证，症见夜热早凉。这说明此患者自身心火不旺，此热为虚火。此药早上服用，一定伤阳气，下午和晚饭服用尚可。如果此患者自身的恢复能力强，又能抗此寒凉之方，心阳能够恢复，用此药治疗有效；如果患者心阳不足，抗不住此药，造成脾胃虚寒，此方将不仅不能治病，还将病气往里托。许多急性肝炎患者或结核病患者都因此药演变成慢性肝炎或者慢性肺结核，或者造成病情加重。所以，此药必须与扶阳方剂配合服用才好，由此衍生出阴阳分药分时青蒿鳖甲汤。

### 阴阳分药分时青蒿鳖甲汤阳药

【组成】红参9～15克，白术6～12克，补骨脂6～12克，干姜6～9克，陈皮6～12克，炙甘草6～9克。

【用法】去中医院抓三副中药复方颗粒制剂，一服药一格。在喝下阴药的当天，如果退烧顺利，在退烧后的一个小时或二个小时后服用阳药一格；在发病的第二天或第三天或第四天早上或午饭前口服一次。

### 阴阳分药分时青蒿鳖甲汤阴药

【组成】青蒿6～12克，鳖甲15～30克，知母6～12克，生地黄12～24克，牡丹皮9～18克，山茱萸15～30克。

【用法】去中医院抓三副中药复方颗粒制剂，一服药二格。先服下阴药颗粒一格；隔二个小时后，如果体温下降不明显，再服一格阴药；第二天晚饭前或晚饭后继续服阴药一格一次或二次；服用阴药后，喝粳米粥、小米粥或稀饭来保养脾胃。

### 阴阳分药分时青蒿鳖甲汤

【功用】阳药补益元气，温肾壮阳，健脾和胃；阴药清热潜阴，滋阴生津，截疟退黄，敛血养肝。

【主治】温病后期，邪伏阴分证。症见夜热早凉，热退无汗，舌红少苔，脉细数。

【方解】本方证为温病后期，阴液已伤，余邪深伏阴分所致。夜间属阴，余热深伏阴分，则夜热早凉；白昼阳气来复，邪不出表，仍伏阴分，加之温病津伤，则热退无汗；舌红少苔、脉象细数皆为阴虚有热之候。此邪伏阴分，阴津虚耗，无力透邪外出。既不能纯用滋阴之品，恐滋腻恋邪；更不能单用苦寒，恐化燥伤阴之弊，须养阴与透邪并进。

阴阳分药分时青蒿鳖甲汤阳药包含人参、白术、补骨脂、干姜、陈皮、炙甘草。人参甘、微苦，平，归脾、肺、心经，功效为大补元气、复脉固脱、补脾益肺、生津、安神，主治体虚欲脱、肢冷脉微、脾虚食少便溏、气短乏力、肺虚喘咳、津伤口渴、内热消渴、久病虚羸、惊悸失眠、阳痿宫冷、心力衰竭、心源性休克，为君药。白术苦、甘，温，归脾、胃经，功效为补气健脾、燥湿利水、止汗、安胎，主治脾气虚弱、食少便溏、痰饮水肿、表虚自汗、胎动不安。补骨脂苦、辛，大温，归肾、脾经，功效为补肾壮阳、固精缩尿、温脾止泻，主治肾虚阳痿、腰膝冷痛、肾虚遗精、尿频遗尿、五更泄泻。干姜辛，热，归脾、胃、心、肺经，功效为温中散寒、回阳通脉、温肺化饮，主治脘腹冷痛、呕吐泄泻、亡阳虚脱、肢冷脉微、痰饮咳喘。白术、补骨脂、干姜，这三味药祛湿健脾、温肾壮阳，为臣药。陈皮味辛、苦，性温，归脾、胃、肺经，功效为理气和中、燥湿化痰、利水通便，主治脾胃不和、脘腹胀痛、不思饮食、呕吐哕逆、痰湿阻肺、咳嗽痰多、胸膈满闷、头目眩晕、水肿、小便不利、大便秘结、乳痈疮癣、中鱼蟹毒、酒毒，为佐药。炙甘草味甘，性平，入心、脾、肺、胃经，功效为补脾和胃、益气复脉，主治脾胃虚弱、倦怠乏力、心动悸、脉结代，为使药。阴阳分药分时青蒿鳖甲汤阳药的综合功效是补益元气、温肾壮阳、健脾和胃。

阴阳分药分时青蒿鳖甲汤阴药包含青蒿、鳖甲、知母、生地黄、牡丹皮、山茱萸。青蒿苦、辛，寒，归肝、胆经，功效为清虚热、除骨蒸、解暑热、截疟、退黄，主治温邪伤阴、夜热早凉、阴虚发热、骨蒸劳热、暑邪发热、疟疾寒热、湿热黄疸。鳖甲咸，微寒，归肝、肾经，功效为滋阴潜阳、退热除蒸、软坚散结，主治阴虚发热、骨蒸劳热、阴虚阳亢、头晕目眩、虚风内动、经闭、癥瘕。青蒿和鳖甲为君药。知母苦、甘，寒，归肺、胃、肾经，功效为清热泻火、滋阴润燥，主治高热烦渴、肺热咳嗽、阴虚干咳、骨蒸潮热、内热消渴。生地黄甘、苦，寒，归心、肝、肾经，功效为清热凉血、养阴生津，主治热病心烦、舌绛、血热吐衄、斑疹紫黑、热病伤阴、消渴多饮。知母、生地黄为臣药。牡丹皮苦、辛，微寒，归心、肝、胃经，功效为清热凉血、活血散瘀、退蒸，主治血热吐衄、发斑、阴虚内热、无汗骨蒸、经闭痛经、跌打损伤、疮疡肿痛、肠痈腹痛。山茱萸酸，性微温，归肝、肾经，功效为补益肝肾、收敛固涩，主治头晕目眩、腰膝酸软、崩漏、带下、月经过多、遗精、遗尿、大汗不止、体虚欲脱。牡丹皮和山茱萸为佐使药。阴阳分药分时青蒿鳖甲汤阴药的综合功效是清热潜阴、滋阴生津、截疟退黄、敛血养肝。

【运用】本方是主治温病后期，余热未尽，阴液不足之虚热证。患者的临床表现是夜热早凉，热退无汗，舌红少苔，脉细数。

如果患者阳虚严重，在阳药中加附子、鹿角胶、阿胶、当归等大补阳气和气血的药物。

本方用于治疗原因不明的发热、妇科手术后低热、慢性肾盂肾炎、肺结核、肾结核等属阴虚内热、低热不退者。青蒿不耐高温，可用沸药汁泡服。对阴虚欲作抽搐者，不宜使用本方。

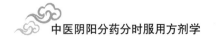

# 阴阳分药分时清骨汤

## 清骨散原方（《证治准绳》）

【组成】银柴胡一钱五分，胡黄连、秦艽、鳖甲、地骨皮、青蒿、知母各一钱，甘草五分。

【用法】水煎服。

【功用】清虚热，退骨蒸。

【主治】阴虚内热，虚劳骨蒸证。症见虚劳发热，骨蒸潮热，或低热日久不退，形体消瘦，唇红颧赤，舌红少苔，脉细数。

### 阴阳分药分时清骨汤阳药

【组成】制附子9～15克，白术6～12克，补骨脂6～12克，干姜6～9克，陈皮6～12克，红参9～15克，炙甘草6～9克。

【用法】去中医院抓三副中药复方颗粒制剂，一服药一格。在喝下阴药的当天，如果退烧顺利，在退烧后的一个小时或二个小时后服用阳药一格；在发病的第二至第四天早上或午饭前口服一次。

### 阴阳分药分时清骨汤阴药

【组成】青蒿6～12克，鳖甲15～30克，黄连6～9克，地骨皮6～9克，秦艽6～9克，知母6～9克，生地黄12～24克，柴胡9～18克，山茱萸15～30克，生甘草6～12克。

【用法】去中医院抓三副中药复方颗粒制剂，一服药二格。先服下阴药颗粒一格；隔二个小时后，如果体温下降不明显，再服一格阴药；第二天晚饭前或晚饭后继续喝阴药一格一次或二次；服用阴药后，喝粳米粥、小米粥或稀饭来保养脾胃。

### 阴阳分药分时清骨汤

【功用】阳药扶阳救逆，温阳健脾，补中益气，健脾和胃；阴药泻火解毒，退黄杀疟，滋阴潜阳，生津养血。

【主治】阴虚内热，虚劳骨蒸证。症见虚劳发热，骨蒸潮热，或低热日久不退，形体消瘦，唇红颧赤，舌红少苔，脉细数。

【方解】本证多由肝肾阴亏、虚火内扰所致，治疗以清虚热、退骨蒸为主。阴虚生内热，虚热蕴蒸，故见骨蒸劳热，心烦口渴；虚火上炎故见唇红颧赤；虚火迫津外泄，故见夜寐汗出；阴液亏损，无法濡养肌肤，故见形体消瘦。

阴阳分药分时清骨汤阳药包含制附子、白术、补骨脂、干姜、陈皮、红参、炙甘草。制附子味辛、甘，性大热，有小毒，入心、肾、脾经，功效为回阳救逆、补火助阳、散寒止痛，主治亡阳厥逆、肢冷脉微、阳痿宫冷、脘腹冷痛、阴寒水肿、风寒湿痹，为君药。白术苦、甘，温，归脾、胃经，功效为补气健脾、燥湿利水、止汗、安胎，主治脾气虚弱、食少便溏、痰饮水肿、表虚自汗、胎动不安。补骨脂苦、辛，大温，归肾、脾经，功效为补肾壮阳、固精缩尿、温脾止泻，主治肾虚阳痿、腰膝冷痛、肾虚遗精、尿频遗尿、五更泄泻。干姜辛，热，归脾、胃、心、肺经，功效为温中散寒、回阳通脉、温肺化饮，主治脘腹冷痛、呕吐泄泻、亡阳虚脱、肢冷脉微、痰饮咳喘。陈皮味辛、苦，性温，归脾、胃、肺经，功效为理气和中、燥湿化痰、利水通便，主治脾胃不和、脘腹胀痛、不思饮食、呕吐哕逆、痰湿阻肺、咳嗽痰多、胸膈满闷、头目眩晕、水肿、小便不利、大便秘结、乳痈疮癣、中鱼蟹毒、酒毒。白术、补骨脂、陈皮，这三味药补气健脾、温肾壮阳、燥湿化痰、健脾和胃，为臣药。人参甘、微苦，平，归脾、肺、心经，功效为大补元气、复脉固脱、补脾益肺、生津、安神，主治体虚欲脱、肢冷脉微、脾虚食少便溏、气短乏力、肺虚喘咳、津伤口渴、内热消渴、久病虚羸、惊悸失眠、阳痿宫冷、心力衰竭、心源性休克，为佐药。炙甘草味甘，性平，入心、脾、肺、胃经，功效为补脾和胃、益气复脉，主治脾胃虚弱、倦怠乏力、心动悸、脉结代，为使药。阴阳分药分时清骨汤阳药的综合功效是扶阳救逆、温阳健脾、补中益气、健脾和胃。

阴阳分药分时清骨汤阴药包含青蒿、鳖甲、黄连、地骨皮、秦艽、知母、生地黄、山茱萸、柴胡、生甘草。青蒿苦、辛，寒，归肝、胆经，功效为清虚热、除骨蒸、解暑热、截疟、退黄，主治温邪伤阴、夜热早凉、阴虚发热、骨蒸劳热、暑邪发热、疟疾寒热、湿热黄疸。鳖甲咸，微寒，归肝、肾经，功效为滋阴潜阳、退热除蒸、软坚散结，主治阴虚发热、骨蒸劳热、阴虚阳亢、头晕目眩、虚风内动、经闭、癥瘕。青蒿和鳖甲共为君药。黄连苦，寒，归心、胃、肝、大肠经，功效为清热燥湿、泻火解毒，主治胃肠湿热、呕吐、泻痢、高热神昏、心烦不寐、血热吐衄、疮疡肿毒、脓耳、湿疮、胃火牙痛。地骨皮甘、淡，寒，归肺、肝、肾经，功效为清热退蒸、凉血，主治阴虚发热、肺热咳嗽、血热出血、消渴。秦艽苦、辛，微寒，归胃、肝、胆经，功效为祛风湿、舒筋通络、清虚热，主治风湿痹痛、关节拘挛、手足不遂、骨蒸潮热、湿热黄疸。黄连、地骨皮、秦艽，这三味药清热祛湿、泻火解毒，为臣药。知母苦、甘，寒，归肺、胃、肾经，功效为清热泻火、滋阴润燥，主治温高热烦渴、肺热咳嗽、阴虚干咳、骨蒸潮热、内热消渴。生地黄甘、苦，寒，归心、肝、肾经，功效为清热凉血、养阴生津，主治热病心烦、舌绛、血热吐衄、斑疹紫黑、热病伤阴、消渴多饮。山茱萸酸，微温，归肝、肾经，功效为补益肝肾、收敛固涩，主治头晕目眩、腰膝酸软、崩漏、带下、月经过多、遗精、遗尿、大汗不止、体虚欲脱。知母、生地黄、山茱萸这三味药补益心肝肾阴，滋阴生津，为佐药。柴胡苦、辛，微寒，归心包络、肝、胆、三焦经，功效为疏散退热、疏肝解郁、升举阴气，主治感冒发热、寒热往来、胁肋胀痛、月经不调、脱肛、子宫脱垂。生甘草味甘，性平，入心、脾、肺、胃经，功效为补脾和胃、益气复脉，主治脾胃虚弱、倦怠乏力、心动悸、脉结代，为使药。柴胡、生甘草调和诸药、引药入经，为使药。阴阳分药分时清骨汤阴药的综合功效是泻火解毒、退黄杀疟、滋阴潜阳、生津养血。

【运用】本方是主治肝肾阴虚、虚火内扰证的代表方剂。患者的临床表现是骨蒸劳热，形体消瘦，困倦盗汗，或口渴心烦，舌红少苔，脉细数。

若血虚者，在阳药中加当归、熟地黄，在阴药中加白芍、生地黄以养血；若咳嗽，在阳药中加桔梗，在阴药中加五味子、阿胶、麦冬以润肺止咳。

本方用于治疗结核病、慢性消耗性疾病的发热骨蒸等属阴虚内热者。阴虚较甚、潮热较轻者，原方不宜使用，但本方可以用。

# 阴阳分药分时当归六黄汤

## 当归六黄汤原方（《兰室秘藏》）

【组成】当归、生地黄、黄芩、黄柏、黄连、熟地黄各等分，黄芪加一倍。

【用法】水煎服。

【功用】滋阴泻火，固表止汗。

【主治】阴虚火旺，盗汗低热，面赤口干，心烦唇燥，大便干结，小便短赤，舌红绛，脉数。

### 阴阳分药分时当归六黄汤阳药

【组成】黄芪12～24克，川芎6～12克，当归12～24克，人参6～9克，炙甘草6～9克。

【用法】去中医院抓三副中药复方颗粒制剂，一服药一格。在喝下阴药的当天，如果退烧顺利，在退烧后的一个小时或二个小时后服用阳药一格；在发病的第二至第四天早上或午饭前口服一次。

### 阴阳分药分时当归六黄汤阴药

【组成】黄连6～12克，黄芩6～12克，黄柏6～12克，生地黄6～12克，柴胡6～12克，生甘草6～9克。

【用法】去中医院抓三副中药复方颗粒制剂，一服药二格。先服下阴药颗粒一格；隔两个小时后，如果体温下降不明显，再服一格阴药；第二天晚饭前或晚饭后继续喝阴药一格一次或两次；服用阴药后，喝粳米粥、小米粥或稀饭来保养脾胃。

## 阴阳分药分时当归六黄汤

【功用】阳药补气升阳，补血生津；阴药清清热燥湿，泻火解毒，滋阴生津，疏肝解郁。

【主治】阴虚火旺，盗汗低热，面赤口干，心烦唇燥，大便干结，小便短赤，舌红绛，脉数。

【方解】本证多由阴虚火旺所致，治疗以滋阴泻火、固表止汗为主。肾阴亏虚不能于心火，虚火伏于阴分，助长阴分伏火，迫使阴液失守而盗汗；虚火上炎，故见面赤心烦；火耗阴津，乃见口干唇燥；舌红苔黄、脉数皆内热之象。

阴阳分药分时当归六黄汤阳药包含黄芪、川芎、当归、人参、炙甘草。黄芪甘，微温，归脾、肺经，功效为益卫固表、补气升阳、托毒生肌、利水消肿，主治气虚乏力、食少便溏、中气下陷、久泻脱肛、自汗盗汗、血虚萎黄、阴疽漫肿、气虚水肿、内热消渴，为君药。川芎辛，温，归肝、胆、心包经，功效为活血行气、祛风止痛，主治月经不调、胁痛、胸痹、疮疡肿痛、跌打损伤、头痛、风湿痹痛。当归甘、辛，温，归肝、心、脾经，功效为活血止痛、补血调经、润肠通便，主治血虚眩晕、月经不调、经闭、痛经、面色萎黄、虚寒腹痛、跌打损伤、风湿痹痛、痈疽疮疡、肠燥便秘。当归和川芎活血行气、活血止痛、行气补血，为臣药。人参甘、微苦，平，归脾、肺、心经，功效为大补元气、复脉固脱、补脾益肺、生津、安神，主治体虚欲脱、肢冷脉微、脾虚食少便溏、气短乏力、肺虚喘咳、津伤口渴、内热消渴、久病虚羸、惊悸失眠、阳痿宫冷、心力衰竭、心源性休克，为佐药。炙甘草味甘，性平，入心、脾、肺、胃经，功效为补脾和胃、益气复脉，主治脾胃虚弱、倦怠乏力、心动悸、脉结代，为使药。阴阳分药分时当归六黄汤阳药的综合功效是补气升阳、补血生津。

阴阳分药分时当归六黄汤阴药包含黄连、黄芩、黄柏、生地黄、柴胡、生甘草。黄连苦，寒，归心、胃、肝、大肠经，功效为清热燥湿、泻火解毒，主治胃肠湿热、呕吐、泻痢、高热神昏、心烦不寐、血热吐衄、疮疡肿毒、脓耳、湿疮、胃火牙痛，为君药。黄芩苦，寒，归肺、胆、脾、大肠、小肠经，功效为清热燥湿、泻火解毒、止血、安胎，主治湿温、暑湿、胸闷呕吐、湿热痞满、泻痢、黄疸、肺热咳嗽、高热烦渴、血热吐衄、痈肿疮毒、胎动不安。黄柏苦，寒，归肾、膀胱、大肠经，功效为清热燥湿、泻火解毒、退虚热，主治湿热泻痢、黄疸、带下、热毒疮疡、湿疹、阴虚发热。黄芩、黄柏，这二味药清热燥湿、泻火解毒，为臣药。生地黄甘、苦，寒，归心、肝、肾经，功效为清热凉血、养阴生津，主治热病心烦、舌绛、血热吐衄、斑疹紫黑、热病伤阴、消渴多饮，为佐药。柴胡苦、辛，微寒，归心包络、肝、胆、三焦经，功效为疏散退热、疏肝解郁、升举阳气，主治感冒发热、寒热往来、胁肋胀痛、月经不调、脱肛、子宫脱垂。生甘草味甘，性平，入心、脾、肺、胃经，功效为补脾和胃、益气复脉，主治脾胃虚弱、倦怠乏力、心动悸、脉结代。柴胡和生甘草调和诸药、引药入经，为使药。阴阳分药分时当归六黄汤阴药的综合功效是清热燥湿、泻火解毒、滋阴生津、疏肝解郁。

【运用】本方是主治阴虚火旺所致的盗汗证的代表方剂。患者的临床表现是发热盗汗、面赤心烦，大便干结，小便黄赤，舌红苔黄，脉数。

若阴虚而实火较轻者，可去黄连、黄芩，在阴药中加知母，以泻火而不伤阴；汗出甚者，可在阴药中加浮小麦、山茱萸增强止汗作用；阴虚阳亢、潮热颊赤突出者，在阴药中加白芍、龟板滋阴潜阳。

本方用于治疗甲状腺功能亢进、结核病、糖尿病、更年期综合征等属阴虚火旺者。本方养阴泻火之力颇强，对于阴虚火旺、中气未伤者适用。若脾胃虚弱、纳减便溏者不宜使用。

# 第十一章　阴阳分药分时温里剂

凡是以温热药为主，滋阴生血排毒药为辅，具有温中散寒、回阳救逆、温经散寒等作用，治疗里寒热证的方剂，统称阴阳分药分时温里剂。本类方剂是根据《素问·至真要大论》"寒者，热之"、"治寒以热"和《素问·三部九候论》"虚者补之"的原则立法的，属于"八法"中的温法和补法。

里寒证，是由寒邪直接或者热邪间接在体内所致，也可由先天禀赋不足所致。寒邪侵袭人体，人体直接受寒而成里寒之证。热邪侵袭人体，或者寒邪侵袭人体后风寒化热邪，热邪伤阴耗阳，久病之后，血虚体寒。先天禀赋不足者，气血虚弱，寒凉内生。饮食不温，喜吃冷食，喜喝寒凉之饮，着衣不合时宜，或者口服寒凉之药太过，这些情况都会耗损阳气，逐渐造成里寒之证。

里寒之证患者表现为手足不温、四肢寒凉、面色苍白、蜷缩喜温、口淡不渴、小便清长、舌苔淡白、脉沉迟或缓等。里寒证高发人群是气血虚弱之人，耐热不耐寒，或者寒热都不耐，喜春夏，不喜秋冬；里寒证高发时期是秋冬，如今，空调和冷饮导致人群四季都可以着凉，所以春夏也是多发季节。考虑到发病的部位、发病的轻重缓急，本章方剂分为阴阳分药分时温中散寒剂（中焦寒凉）、阴阳分药分时回阳救逆剂（四肢厥逆，寒入三阴）、阴阳分药分时温经散寒（四肢寒凉，经络瘀堵）三类。

由于寒为阴邪，易伤阳气，故阴阳温里剂中在温热药基础上配伍补血、补气、补阳药物。由于温里剂都为辛温燥热之药，只能适应于阳虚里寒之证，绝非真热假寒之症。在临床用药时，必须审慎辨明寒之真假、寒之虚实、寒之部位等。

## 第一节　阴阳分药分时温中祛寒剂

阴阳分药分时温中祛寒剂，适用于中焦虚寒证。脾胃位于中焦，胃的功能在于消化吸收营养，沉降胃气，脾的功能在于升发阳气，运转四肢大脑等肌肉和神经。一旦脾胃虚寒，就会出现纳差、呕吐下利、肢体困倦、手脚无力、头昏眼花、手足不温、舌苔白滑、脉沉迟等症。脾胃虚寒，表明气血两虚，且寒，所以常用温中散寒之药如干姜、吴茱萸、乌药等；同时，用补中益气、健脾的人参、党参、白术、苍术、黄芪等药为主的方剂。代表方剂有阴阳分药理中汤，这个方剂从理中丸等融合、衍生而来。

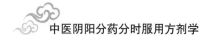

# 阴阳分药分时理中汤

## 理中丸原方（《伤寒论》）

【组成】干姜、人参、白术、炙甘草各三两。

【用法】丸剂：上药为末，炼蜜为丸，如鸡子黄许大。以沸汤数合，和一丸，研碎，温服之，日三次，夜二次。腹中未热，益至三四丸。

【功用】温中祛寒，补气健脾。

【主治】（1）脾胃虚寒证。症见脘腹疼痛，喜温喜按，畏寒肢冷，纳差，或呕吐，自利不渴，舌淡苔百润，脉沉细或沉迟无力。（2）脾胃虚寒所致的胸痹，或病后多涎唾，或小儿慢惊等。

【原方之弊】本方阴阳合药，药性偏温热，久服容易产生燥热，引发阴虚内热；其次，每日二至三次，早上和中午服用为宜，晚上和睡前服用则容易产生燥热，与晚上气血下降相悖，所以，这也会产生药害。

## 阴阳分药分时理中汤阳药

【组成】人参15～30克，黄芪9～15克，大枣6～12克，砂仁6～9克，干姜15～30克，桂枝9～12克，陈皮6～12克，白术6～12克，炙甘草15～30克。

【用法】去中医院抓阳药中药配方颗粒制剂，一服药二格。每天早餐或午餐前服用阳药一格。根据病情，每天口服一次或者二次。

## 阴阳分药分时理中汤阴药

【组成】生地黄9～15克，玄参9～15克，麦冬6～12克，泽泻15～30克，茯苓15～30克，酸枣仁15～30克，白芍6～12克，五味子15～30克，神曲9～15克。

【用法】去中医院抓阴药中药配方颗粒制剂，一服药二格。每天晚餐前或者睡觉前一个小时服用阴药一格。根据病情，每天口服一次或者二次。

## 阴阳分药分时理中汤

【功用】阳药补中益气，生津养血，祛湿化痰，健脾和胃；阴药清热凉血，养阴生津，安心宁神，消食和胃。

【主治】（1）脾胃虚寒证。症见脘腹疼痛，喜温喜按，畏寒肢冷，纳差，或呕吐，自利不渴，舌淡苔百润，脉沉细或沉迟无力。（2）脾胃虚寒所致的胸痹，病后多涎唾，小儿慢惊等。

【方解】本方所治诸证皆由脾胃虚寒、升降失常所致。本方证治广泛，但总属脾胃虚寒。一则失于温煦，症见脘腹疼痛，喜温喜按，畏寒肢冷或胸痹证；二则运化失常，症见腹满食少；三则升降失常，症见呕吐下利；四则摄纳无权，症见阳虚失血，或病后喜垂涎沫等。舌淡苔白润，口不渴，脉沉细或沉迟无力皆为虚寒之象。治宜温中祛寒，补气健脾。

阴阳分药分时理中汤阳药包含干姜、人参、白术、黄芪、桂枝、砂仁、陈皮、大枣、炙甘草。人参甘、微苦，平，归脾、肺、心经，功效大补元气、复脉固脱、补脾益肺、生津、安神，主治体虚欲脱、肢冷脉微、脾虚食少便溏、气短乏力、肺虚喘咳、津伤口渴、内热消渴、久病虚羸、惊悸失眠、阳痿宫冷、心力衰竭、心源性休克，为君药。黄芪味甘，微温，归脾、肺经，功效为益卫固表、补气升阳、托毒生肌、利水消肿。大枣味甘，性温，可以补中益气、调理脾胃。砂仁味辛、涩，性温，无毒，归脾、胃经，功效主治为行气调中、和胃、醒脾，主治腹痛痞胀、胃呆食滞、噎膈呕吐、寒泻冷痢、妊娠胎动。干姜味辛，性热，归脾、胃、肾、心、肺经，功效为温中散寒、回阳通脉、温肺化饮。桂枝味辛、甘，性温，归膀胱、心、肺经，功效为发表解肌、温经通脉、助阳化气、平冲降气，属辛温解表药。黄芪补中益气，大枣补血缓中，砂仁健脾胃，干姜和桂枝温经散寒、健脾胃，这五味药为臣药。白术味甘、苦，性温，归脾、胃经，功效为健脾、益气、燥湿利水、止汗、安胎。陈皮味苦、辛，性温，归肺、脾经，功效为理气健脾、燥湿化痰，主治脘腹胀满、食少吐泻、咳嗽痰多。白术、陈皮，这二味药为佐药。炙甘草味甘，性温，归心、肺、胃、脾经，功效滋阴养血、益气通阳、复脉定悸、健脾益气、和中，调和诸药，为使药。阴阳分药分时理中汤阳药的综合功效是补中益气、生津养血、祛湿化痰、健脾和胃。

阴阳分药分时理中汤阴药包含生地黄、玄参、麦冬、泽泻、茯苓、酸枣仁、白芍、五味子、神曲。生地黄甘、苦，寒，归心、肝、肾经，功效清热凉血、养阴生津，主治热病心烦、舌绛、血热吐衄、斑疹紫黑、热病伤阴、消渴多饮，为君药。玄参苦、甘、咸，寒，归肺、胃、肾经，功效清热凉血、解毒散结、滋阴生津，主治热入营分、身热夜甚、血热发斑、咽喉肿痛、痈肿疮毒、肠燥便秘。麦冬甘、微苦、微寒，归肺、心、胃经，功效养阴润肺、益胃生津、清心除烦，主治燥咳痰稠、劳嗽咯血、口渴咽干、心烦失眠。酸枣仁甘，平，入心、肝经，功效养心安神、敛汗，主治失眠、惊悸、自汗、盗汗。白芍苦、酸，微寒，归肝、脾经，功效养血敛阴、柔肝止痛、平抑肝阳，主治月经不调、崩漏、虚汗、脘腹急痛、胁肋疼痛、四肢挛痛、头痛眩晕。五味子酸，温，归肺、肾、心经，功效敛肺滋肾、生津敛汗、涩精止泻、宁心安神，主治久咳虚喘、津伤口渴、自汗盗汗、肾虚遗精、脾肾虚泻、心悸失眠。玄参、麦冬、酸枣、白芍、五味子这五味药滋阴生津、敛肝养血、安心宁神，为臣药。泽泻甘、淡，寒，归肾、膀胱经，功效利水渗湿、泄热，主治小便不利、水肿、泄泻、淋浊、带下。茯苓味甘、淡，性平，归心、肺、脾、肾经，功效利水渗湿、健脾、宁心，主治水肿尿少、痰饮眩悸、脾虚食少、便溏泄泻、心神不安、惊悸失眠。泽泻、茯苓这二味药为佐药。神曲甘、辛，温，归脾、胃经，功效消食和胃、止泻解表，主治宿食不化、脘腹胀满及因感冒引起的胃肠道症状，为使药。阴阳分药分时理中汤阴药的综合功效是清热凉血、养阴生津、安心宁神、消食和胃。

【运用】本方温补脾胃，是治疗中焦虚寒的代表方剂。患者的临床表现是自利不渴、呕吐腹痛、舌淡苔白、脉沉细。

本方用于治疗急慢性胃肠炎、胃及十二指肠溃疡、胃痉挛、胃下垂、胃扩张、慢性结肠炎等属脾胃虚寒者。湿热内蕴中焦或脾胃阴虚者禁用。

# 第二节　阴阳分药分时回阳救逆剂

阴阳分药分时回阳救逆剂，适用于心阳衰微，阴寒内盛，或阴盛格阳及戴阳的危急重症。症见四肢厥逆，恶寒倦卧，精神萎靡，甚至冷汗淋漓，脉微欲绝。

常用辛热药物附子、干姜等为主，配以益气固脱之人参、黄芪等组成方剂。

代表方剂有阴阳分药分时扶阳救心汤、阴阳分药分时回阳救急汤，这些方剂从四逆汤、破格救心汤、回阳救急汤等融合、衍生而来。

## 阴阳分药分时九阳救心汤

### 四逆汤原方（《伤寒论》）

【组成】附子一枚（生用，去皮，破八片），干姜一两半，炙甘草二两。

【用法】上三味，以水三升，煮取一升二合，去滓，分温再服。体壮者可大附子一枚，干姜三两。现代用法：水煎服。

【功用】回阳救逆。

【主治】心肾阳衰寒厥证。四肢厥冷，恶寒蜷卧，神疲欲寐，下利清谷，呕吐腹痛，舌苔白滑，脉沉细；或太阳病误汗亡阳。

【原方之弊】本方是纯阳方剂之药，附子、干姜和炙甘草都是辛温药。虽然此药能回阳救逆，但是后续无滋阴生血之药配合，治疗效果也会大打折扣。所以，此方应配合既要扶阳又要滋阴生血的方剂服用。由此，结合破格救心汤，衍生出阴阳分药分时九阳救心汤。

## 破格救心汤原方（《李可老中医危急重症疑难病经验专辑》）

**【组成】**制附子 30～200 克，干姜 60 克，炙甘草 60 克，高丽参 10～30 克（另煎浓汁兑服），山茱萸 60～120 克，生龙牡粉、活磁石粉各 30 克，麝香 0.5 克（分次冲服）。

**【用法】**病势缓者，加冷水 2000 毫升，文火煮取 1000 毫升，5 次分服，2 小时1 次，日夜连服 1～2 剂。病势危急者，开水武火急煎，随煎，随喂，或鼻饲给药，24 小时内，不分昼夜频频喂服 1～3 剂。

**【功用】**回阳救阴。

**【主治】**凡内外妇儿各科危重急症，或大吐大泻，或吐衄便血，或外感寒温，大汗不止，或久病气血耗伤殆尽等各种原因导致的阴竭阳亡，元气暴脱，心衰休克，生命垂危（一切心源性休克、中毒性、失血性休克及急症导致循环衰竭）。症见冷汗淋漓，四肢冰冷，面色惨白，或萎黄、灰败，唇、舌、指甲青紫，口鼻气冷，喘息抬肩，口开目闭，二便失禁，神志昏迷，气息奄奄，脉象沉微细弱，一分钟 50 克次以下，或散乱如丝，雀啄屋漏，或脉潮涌壶沸，数急无伦，一分钟120～240 次以上。

## 阴阳分药分时九阳救心汤阳药

**【组成】**制附子 30～200 克，干姜 30～60 克，炙甘草 30～60 克，高丽参 15～30 克（另煎浓汁兑服），山茱萸 60～120 克，麝香 0.3～0.5 克（分次冲服），白术9～15 克，黄芪 9～15 克，桂枝 9～15 克，砂仁 9～15 克，麻黄 9～15 克，补骨脂 9～15 克，当归 15～30 克。

**【用法】**去中医院抓阳药中药配方颗粒制剂，一服药二格。在发病的当天口服 1～4次，每次一格，或者四格，第二至第四天早上或午饭前口服一次。

## 阴阳分药分时九阳救心汤阴药

**【组成】**制附子 15～30 克，干姜 15～30 克，炙甘草 15～30 克，高丽参 15～30 克，山茱萸 30～60 克，黄芪 9～15 克，桂枝 9～15 克，砂仁 9～15 克，熟地黄 9～15 克，当归 15～30 克，鹿角胶 9～15 克，阿胶 9～15 克，泽泻 15～30 克，茯苓 15～30 克，酸枣仁 15～30 克，芍药 6～12 克，五味子 15～30 克，神曲 9～15克，生龙骨 15～30 克，生牡蛎 15～30 克，活磁石 15～30 克。

**【用法】**去中医院抓阴药中药配方颗粒制剂，一服药二格。在发病的当天服用阳药的一个小时后开始交替服用阴药和阳药；在发病的第二天、第三天晚饭前或者睡觉前一个小时用一次阴药，如此类推。

## 阴阳分药分时九阳救心汤

【功用】阳药大补五脏六腑之阳气，滋养三脏之阴精，回阳救逆，滋阴生津；阴药回阳救逆，大补气血，敛阴潜阳，交通心肾，安心宁神。

【主治】症见凡内外妇儿各科危重急症，或大吐大泻，或吐衄便血，或外感寒温，大汗不止，或久病气血耗伤殆尽等各种原因导致的阴竭阳亡、元气暴脱、心衰休克、生命垂危（一切心源性休克、中毒性、失血性休克及急症导致循环衰竭）。症见冷汗淋漓，四肢冰冷，面色惨白，或萎黄、灰败，唇、舌、指甲青紫，口鼻气冷，喘息抬肩，口开目闭，二便失禁，神志昏迷，气息奄奄，脉象沉微细弱，一分钟50克次以下；或散乱如丝，雀啄屋漏，或脉潮涌壶沸，数急无伦，一分钟 120 ～ 240 次以上。

【方解】本方证乃因心肝脾肺肾五脏阳衰、阴寒内盛所致，又称阳虚寒厥证。阳衰不能温煦周身四末，故恶寒蜷卧、四肢厥冷，而冷过肘膝；阳虚不能鼓动血行，故脉微细。《素问·生气通天论》曰："阳气者，精则养神。"今心阳衰微，神失所养，则神衰欲寐；肾阳衰微，火不暖土，则腹痛吐利。此阳衰寒盛之证，非纯阳大辛大热之品，不足以破阴寒，回阳气，救厥逆。所以治疗宜大补阳气、回阳救逆。

阴阳分药分时扶阳救心汤阳药包含制附子、麝香、干姜、炙甘草、高丽参、山茱萸、麝香、白术、黄芪、桂枝、砂仁、麻黄、补骨脂。制附子辛、甘，大热，低毒，归心、肾、脾经，功效为回阳救逆、补火助阳、散寒止痛，主补心阳。麝香辛、温，归心、脾经，功效为开窍醒脾、活血化瘀、止痛、催产。桂枝辛、甘，温，归心、肺、膀胱经，功效为发汗解表、温经通阳，主补心阳。当归甘、辛，温，归肝、心、脾经，功效为活血止痛、补血调经、润肠通便，主补肝阳。干姜味辛，性热，经归脾、胃、肾、心、肺经，功效为温中散寒、回阳通脉、温肺化饮，主补脾阳。砂仁味辛，性温，归胃、脾、肾经，功效为化湿开胃、温脾止泻、理气安胎，主补胃阳。麻黄辛、微苦，温，归肺、膀胱经，功效为发汗解表、宣肺平喘、利水消肿，主补肺阳。补骨脂苦、辛，大温，归肾、脾经，功效为补肾壮阳、固精缩尿、温脾止泻，主补肾阳。白术苦、甘，温，归脾、胃经，功效为补气健脾、燥湿利水、止汗、安胎，主补脾阳。制附子、麝香、桂枝、当归、干姜、砂仁、麻黄、补骨脂、白术，这九味药大补心肝脾肺肾阳，回阳救逆，为君药。高丽参甘、微苦，温，归肺、脾、心经，功效大补元气、复脉固脱、益气摄血，主补心阴。黄芪甘、微温，归脾、肺经，功效为益卫固表、补气升阳、托毒生肌、利水消肿，主补脾阴。山茱萸味酸，微温，归肝、肾经，功效为补益肝肾、收敛固涩，主补肝阴。高丽参、黄芪和山茱萸补心肝脾三阴，为臣药，也佐制九阳之药的阳性，所以，也为佐药。炙甘草味甘，性平，入心、脾、肺、胃经，功效为补脾和胃、益气复脉、佐制附子的毒性、调和诸药，为佐使药。阴阳分药分时九阳救心汤阳药的综合功效是大补五脏六腑之阳气，滋养三脏之阴精，回阳救逆，滋阴生津。

阴阳分药分时九阳救心汤阴药包含制附子、干姜、炙甘草、高丽参、山茱萸、黄芪、桂枝、砂仁、熟地黄、当归、鹿角胶、阿胶、泽泻、茯苓、酸枣仁、芍药、五味子、神曲、生龙骨、生牡蛎、活磁石。制附子辛、甘，大热，低毒，归心、肾、脾经，功效为回阳救逆、补火助阳、散寒止痛，主补心阳。桂枝辛、甘，温，归心、肺、膀胱经，功效为发汗解表、温经通阳，主补心阳。当归甘、辛，温，归肝、心、脾经，功效为活血止痛、补血调经、润肠通便，主补肝阳。干姜味辛，性热，归脾、胃、肾、心、肺经，功效为温中散寒、回阳通脉、温肺化饮，主补脾阳。砂仁味辛，性温，归胃、脾、肾经，功效为化湿开胃、温脾止泻、理气安胎，主补胃阳。制附子、桂枝、当归、干姜、砂仁，这五味药大补心肝脾肺肾阳、回阳救逆，同为君药。高丽参甘、微苦，温，归肺、脾、心经，功效为大补元气、复脉固脱、益气摄血，主补心阴。黄芪甘、微温，归脾、肺经，功效为益气固表、补气升阳、托毒生肌、利水消肿，主补脾阴。山茱萸味酸，微温，归肝、肾经，功效为补益肝肾、收敛固涩，主补肝阴。熟地黄甘，微温，归肝、肾经，功效为养血滋阴、补精益髓。鹿角胶味甘、咸，性温，无毒，归肝、肾经，功效为温补肝肾、益精养血，主治肝肾不足所致的腰膝酸冷、阳痿遗精、虚劳羸瘦、崩漏下血、便血尿血、阴疽肿痛。阿胶甘，平，归肺、肝、肾经，功效为补血止血、滋阴润肺。五味子酸，温，归肺、肾、心经，功效为敛肺滋肾、生津敛汗、涩精止泻、宁心安神。高丽参、黄芪、山茱萸、熟地黄、鹿角胶、阿胶、五味子补心肝脾肺肾五脏之阴，为臣药；同时佐制五阳之药的阳性，所以也为佐药。炙甘草味甘，性平，入心、脾、肺、胃经，功效为补脾和胃、益气复脉、佐制附子的毒性、调和诸药，为佐使药。泽泻甘、淡，寒，归肾、膀胱经，功效为利水渗湿，泄热。茯苓甘、淡，平，归心、肺、脾、肾经，功效为利水渗湿、健脾、化痰、宁心安神。芍药味苦、酸，性微寒，入肝、脾经，功效为养血敛阴、平抑肝阳、柔肝止痛。酸枣仁甘，平，入心、肝经，功效为养心安神、敛汗。炙甘草、泽泻、茯苓、芍药、酸枣仁这五味药为佐药。生龙骨甘、涩，平，归心、肝、肾经，功效为镇静安神、平肝潜阳、收敛固涩。牡蛎咸，微寒，归肝、肾经，功效为平肝潜阳、软坚散结、收敛固涩。磁石辛、咸，寒，归肝、心、肾经，功效为潜阳安神、聪耳明目、纳气平喘。神曲甘、辛，温，归脾、胃经，功效为消食和胃、止泻解表。生龙骨、生牡蛎、活磁石、神曲这四味药为使药。阴阳分药分时九阳救心汤阴药的综合功效是回阳救逆、大补气血、敛阴潜阳、交通心肾、安心宁神。

【运用】本方为主治心肝脾肺肾五脏六腑阳虚厥寒、回阳救逆的代表方剂。患者的表现是头腹冰凉，四肢厥逆，恶寒蜷卧，神衰欲寐，面色苍白，脉沉微细。对于真热假寒之四肢厥逆者，禁用本方，这类患者腹部温热、有便秘等阳明发热等症状。

本方常用于治疗心肺衰竭、心肌梗死、心力衰竭、急慢性胃肠炎吐泻过多，或某些急证见大汗出而休克属阳衰阴盛者；本方加味可用于顽固性风湿性关节炎。

使用时需注意，本方所治厥逆，非阳衰阴盛者禁用。若温服本方，服药格拒者，可冷服。原方生附子有大毒，用量宜慎，须久煎。

制附子低毒，有炙甘草和干姜佐制，可以放心服用；中药颗粒冲泡就可以马上服用，解决治疗急病急用药的困难。

# 阴阳分药分时回阳救急汤

## 回阳救急汤原方（《伤寒论》）

【组成】熟附子三钱、干姜二钱、肉桂一钱、人参三钱、白术三钱、茯苓三钱、半夏三钱、陈皮三钱、甘草二钱、五味子三钱，麝香三厘临服时加入汤内调服，生姜三片。

【用法】水煎服。

【功用】回阳救逆，益气复脉。

【主治】主治寒邪直中三阴，真阳衰微。症见四肢厥冷，恶寒蜷卧，吐泻腹痛，口不渴，神衰欲寐，或身寒战栗，或指端口唇发绀，或口吐涎沫，舌淡苔白滑，脉沉迟无力，甚或无脉。

### 阴阳分药分时回阳救急汤阳药

【组成】制附子15～30克，干姜9～15克，炙甘草15～30克，红参9～15克，陈皮9～15克，麝香0.1～0.3克，白术9～15克，肉桂6～9克，砂仁6～9克，麻黄6～9克，补骨脂9～15克，半夏9～15克。

【用法】去中医院抓中药复方颗粒制剂，一服药一格。在发病的当天马上服用1～4次阳药。在发病的第2～3天早上和午饭前口服一次阳药。

### 阴阳分药分时回阳救急汤阴药

【组成】熟地黄15～30克，鹿角胶3～6克，阿胶3～6克，高丽参10～15克，五味子9～15克，山茱萸15～30克，茯苓9～15克。

【用法】去中医院抓中药复方颗粒制剂，一服药二格。在发病的当天，服用阳药一次或二次，人恢复意识清醒后，开始服用阴药；第二天按一般规律服用，晚上饭前或者睡觉前一个小时服用一次阴药，如此类推。

### 阴阳分药分时回阳救急汤

【功用】阳药大补阳气，回阳救逆，滋阴生津；阴药温补气血，敛阴潜阳。

【主治】主治寒邪直中三阴，真阳衰微。症见四肢厥冷，恶寒蜷卧，吐泻腹痛，口不渴，神衰欲寐，或身寒战栗，或指端口唇发绀，或口吐涎沫，舌淡苔白滑，脉沉迟无力，甚或无脉。

【方解】本方证是由寒邪直中三阴，阴寒内盛，真阳衰微欲脱所致。素体阳虚，寒邪直中，三阴受寒，故腹痛、吐泻、肢厥、神衰、脉微俱见，身寒战栗、唇指青紫、无脉乃阴寒内盛、阳微欲脱之兆。治当回阳固脱，益气生脉。

阴阳分药分时回阳救急汤阳药包含制附子、干姜、炙甘草、红参、陈皮、麝香、白术、肉桂、砂仁、麻黄、补骨脂、半夏。制附子辛、甘，大热，低毒，归心、肾、脾经，功效为回阳救逆、补火助阳、散寒止痛、主补心阳，为君药。麝香辛，温，归心、脾经，功效为开窍醒脾、活血化瘀、止痛、催产。肉桂辛、甘，热，归肾、脾、心、肝经，功效为补火助阳、散寒止痛、温通经脉。当归甘、辛，温，归肝、心、脾经，功效为活血止痛、补血调经、润肠通便，主补肝阳。干姜味辛，性热，经归脾、胃、肾、心、肺经，功效为温中散寒、回阳通脉、温肺化饮，主补脾阳。砂仁味辛，性温，归胃、脾、肾经，功效为化湿开胃、温脾止泻、理气安胎，主补胃阳。麻黄辛、微苦，温，归肺、膀胱经，功效为发汗解表、宣肺平喘、利水消肿，主补肺阳。补骨脂苦、辛，大温，归肾、脾经，功效为补肾壮阳、固精缩尿、温脾止泻，主补肾阳。白术苦、甘，温，归脾、胃经，功效为补气健脾、燥湿利水、止汗、安胎，主补脾阳。麝香、肉桂、当归、干姜、砂仁、麻黄、补骨脂、白术，这八味药大补心肝脾肺肾阳、回阳救逆，同为臣药。红参甘、微苦，温，归肺、脾、心经，功效为大补元气、复脉固脱、益气摄血，主补心阴。半夏味辛，性温，有毒，归于肺、脾、胃三经，功效为燥湿化痰、化痰散结、辛散温通、降逆止呕。陈皮味苦、辛，性温，归肺、脾经，功效为理气健脾、燥湿化痰，主治脘腹胀满、食少吐泻、咳嗽痰多。红参、半夏、陈皮三味药为佐药。炙甘草味甘，性平，入心、脾、肺、胃经，功效为补脾和胃、益气复脉、佐制附子的毒性、调和诸药，为使药。阴阳分药分时回阳救急汤阳药的综合功效是大补阳气、回阳救逆、滋阴生津。

阴阳分药分时回阳救急汤阴药包含熟地黄、高丽参、山茱萸、鹿角胶、阿胶、茯苓、五味子。熟地黄甘，微温，归肝、肾经，功效为养血滋阴、补精益髓。鹿角胶味甘、咸，性温，归肝、肾经，具有补肝肾、益精血、止血之效，熟地黄和鹿角胶二者共为阴药之君药。阿胶甘，平，归肺、肝、肾经，功效为补血止血、滋阴润肺。五味子酸，温，归肺、肾、心经，功效为敛肺滋肾、生津敛汗、涩精止泻、宁心安神，主补肺阴和肾阴。高丽参甘、微苦，温，归肺、脾、心经，功效为大补元气、复脉固脱、益气摄血，主补心阴。山茱萸味酸，微温，归肝、肾经，功效为补益肝肾、收敛固涩，主补肝阴。阿胶、五味子、高丽参和山茱萸共补五脏之阴，为臣药。茯苓甘、淡，平，归心、肺、脾、肾经，功效为利水渗湿、健脾、化痰、宁心安神，为佐使药。阴阳分药分时回阳救急汤阴药的综合功效是温补气血、敛阴潜阳。

【运用】本方是主治疗寒邪直中三阴、真阳衰微病症的代表方剂。患者的临床表现是四肢厥冷，神衰欲寐，下利腹痛，脉微或无脉。

原方辛热峻猛，不宜过量久服，过阳伤阴，本方阴阳分药分时，可以持续服用，尤其是对于阴阳二虚的患者。本方中麝香应冲服，用量不宜大。若呕吐涎沫，或少腹痛者，在阳药中可加盐炒吴茱萸，温胃暖肝，下气止呕；泄泻不止者，在阳药中可加黄芪等益气升阳止泻；呕吐不止者，在阳药中可加姜汁温胃止呕；若无脉者，可在阳药中加少许猪胆汁，用为反佐，以防阳微阴盛而成阳脱之变。

本方用于治疗急性胃肠炎吐泻过多、心源性休克等属阴盛阳衰气脱者。

# 第三节　阴阳分药分时温经散寒剂

阴阳分药分时温中散寒剂适用于寒邪滞经脉所致诸病证。本类病证多由阳气不足、营虚血弱、经脉空虚、复感寒邪、血脉凝滞所致，症见手足不温、肢体麻木疼痛、发阴疽等。本类方剂常用温经散寒的桂枝、细辛等药与补养气血当归、白芍、黄芪等配伍组成，代表方剂有阴阳分药分时当归四逆汤，阴阳分药分时黄芪桂枝五物汤和阴阳分药分时阳和汤，这些方剂从当归四逆汤、黄芪桂枝五物汤和阳和汤等融合、衍生而来。

## 阴阳分药分时当归四逆汤

当归四逆汤原方（《伤寒论》）

【组成】当归三两，桂枝（去皮）三两，芍药三两，细辛三两，炙甘草二两，通草二两，大枣（擘）二十五枚。

【用法】上七味，以水八升，煮取三升，去滓，温服一升，日三服。现代用法：水煎服。

【功用】温经散寒，养血通脉。

【主治】血虚寒凝经脉证。手足厥寒，舌淡苔白，脉沉细或细而欲绝，或寒入经络，腰、股、腿、足疼痛等。

【原方之弊】本方阴阳合药，药性偏温热，久服容易产生燥热，引发阴虚内热；其次，每日2～3次，早上和中午服用为宜，晚上和睡前服用则容易生产燥热，与晚上气血下降相悖，所以，这也会产生药害。

### 阴阳分药分时当归四逆汤阳药

【组成】当归15～30克，川芎9～15克，桂枝9～15克，细辛6～9克，砂仁6～9克，补骨脂6～12克，大枣6～12克，炙甘草6～12克。

【用法】去中医院抓阳药中药配方颗粒制剂，一服药二格。在发病的当天首先口服阳药，然后服用阴药；在发病的第二至第三天，每天早上或午饭前口服一次阳药。

### 阴阳分药分时当归四逆汤阴药

【组成】熟地黄 15～30 克，通草 6～12 克，酸枣仁 15～30 克，芍药 6～12 克，五味子 15～30 克，神曲 9～15 克。

【用法】去中医院抓中药复方颗粒制剂，一服药二格，在服用阳药的下午开始服用一格阴药。在发病的第二至第三天，每天晚上饭前或睡觉前一小时服用一格阴药。

### 阴阳分药分时当归四逆汤

【功用】阳药补益气血，温经散寒，活血通脉；阴药滋阴生血，安心宁神，消食化积，清热利水。

【主治】血虚寒凝经脉证。症见手足厥寒，舌淡苔白，脉沉细或细而欲绝，或寒入经络，腰、股、腿、足疼痛等。

【方解】本方证由营血虚弱、寒凝经脉、血行不利所致。素体血虚又经脉受寒，寒邪凝滞，血行不利，阳气不能达于四肢末端，营血不能充盈血脉，遂呈手足厥寒，脉细欲绝。其手足厥寒只表现为掌至腕、踝不温，与四逆汤之四肢厥逆有别。治宜温经散寒，养血通脉。

阴阳分药分时当归四逆汤阳药包含当归、川芎、桂枝、细辛、砂仁、补骨脂、大枣、炙甘草。当归甘、辛，温，归肝、心、脾经，功效为活血止痛、补血调经、润肠通便，为君药。川芎辛，温，归肝、胆、心包经，功效为活血行气、祛风止痛。桂枝，辛、甘，温，归心、肺、膀胱经，功效为发汗解表、温经通阳。细辛味辛，性温，归肺、肾经，功效为祛风止痛、散寒解表、温肺化饮、宣通鼻窍。砂仁味辛，性温，归胃经、脾经、肾经，功效为化湿开胃、温脾止泻、理气安胎。补骨脂苦、辛，大温，归肾、脾经，功效为补肾壮阳、固精缩尿、温脾止泻。川芎主入肝胆经，桂枝主入心肺经，细辛主入肺经，砂仁主入胃经，补骨脂主入肾经，这五味药为臣药。大枣甘，温，归脾、胃经，功效为补中益气、养血安神、缓和药性，为佐药。炙甘草味甘，性温，归心、肺、胃、脾经，功效为滋阴养血、益气通阳、复脉定悸、健脾、益气、和中、止咳平喘、清热解毒、止痛。炙甘草既可以佐制诸药燥烈之药性，也能调和诸药，所以为使药。阴阳分药分时当归四逆汤阳药的综合功效是补益气血、温经散寒、活血通脉。

阴阳分药分时当归四逆汤阴药包含熟地黄、通草、酸枣仁、芍药、五味子、神曲。熟地黄甘，微温，归肝、肾经，功效养血滋阴、补精益髓，为君药。五味子酸，温，归肺、肾、心经，功效敛肺滋肾、生津敛汗、涩精止泻、宁心安神。白芍味苦、酸，性微寒，入肝、脾经，功效养血敛阴、平抑肝阳、柔肝止痛。五味子和白芍为臣药。酸枣仁甘、平，入心，肝经，功效为养心安神、敛汗。神曲味酸、辛、甘，性温，入脾、胃经，功效为消食调中、健脾和胃，主治饮食停滞、胸痞腹胀、食欲不振、呕吐泄泻。酸枣仁养心安神，神曲消食化积，为佐药。通草甘、淡，微寒，归肺、胃经，功效为清热利水、通乳，为使药。阴阳分药分时当归四逆汤阴药的综合功效是滋阴生血、安心宁神、消食化积、清热利水。

【运用】本方是主治血虚寒厥证的代表方剂。患者的表现是手足厥寒，舌淡苔白，脉细欲绝。少阴阳虚寒厥者，原方不宜使用；本方阴药中补加滋阴生血之药，调整后也可以用。冻疮后期，寒郁化热，而热证较明显者禁用。

如果治腰、股、腿、足疼痛属血虚寒凝者，在阳药中可酌加续断、牛膝、鸡血藤、木瓜等活血祛瘀之品；若在阳药中加吴茱萸、生姜，又可治本方证内有久寒，兼有水饮呕逆之证；若用治妇女血虚寒凝之经期腹痛，及男子寒疝、睾丸掣痛，牵引少腹冷痛、肢冷脉弦者，在阳药中可酌加乌药、茴香、高良姜、香附等理气止痛；若血虚寒凝所致的手足冻疮，不论初期未溃或已溃者，均可以本方加减运用。

本方常用于血栓闭塞性脉管炎、无脉症、雷诺病、小儿麻痹、冻疮、妇女痛经、肩周炎、风湿性关节炎等属血虚寒凝者。

# 阴阳分药分时黄芪桂枝五物汤

## 黄芪桂枝五物汤原方（《金匮要略》）

【组成】黄芪三两，桂枝三两，芍药三两，生姜六两，大枣十二枚。

【用法】上五味，以水六升，煮取二升，温服七合，日三服。

【功用】益气温经，和血通痹。

【主治】血痹证。症见肌肤麻木不仁，或肢体疼痛，或汗出恶风，舌苔淡白，脉微涩而紧者。

## 阴阳分药分时黄芪桂枝五物汤阳药

【组成】黄芪30～60克，桂枝9～15克，干姜18～36克，大枣6～12克。

【用法】去中医院抓阳药中药配方颗粒制剂，一服药二格。在发病的当天马上先口服阳药一次或二次，然后根据情况，随后口服阴药一次或者二次。在发病的第二至第三天，每天早上或午饭前口服一次阳药。

## 阴阳分药分时黄芪桂枝五物汤阴药

【组成】通草6～12克，酸枣仁15～30克，芍药9～15克，五味子15～30克，神曲 9 ～ 15 克。

【用法】去中医院抓阴药中药配方颗粒制剂，一服药二格。在服用阳药的下午开始服用一格或者二格阴药。在发病的第二至第三天，晚上饭前或睡觉前一小时服用一格阴药。

## 阴阳分药分时黄芪桂枝五物汤

【功用】阳药补气温阳，通络活血；阴药收敛固涩，益气生津，消食化积，通理消化道和尿道。

【主治】血痹证。症见肌肤麻木不仁，或肢体疼痛，或汗出恶风，舌苔淡白，脉微涩而紧者。

【方解】本方证为素体虚弱、风邪袭脉、血脉凝涩所致。血痹即血脉闭阻。由于机体素虚，表卫不固，感受风邪，客于血脉，气血不畅，肌肤失养，故见麻木不仁、脉涩而紧。治宜益气和血，温经通痹。

阴阳分药分时黄芪桂枝五物汤阳药包含黄芪、桂枝、干姜、大枣。黄芪甘，微温，归脾、肺经，功效为益卫固表、补气升阳、托毒生肌、利水消肿，为君药。桂枝辛、甘，温，归心、肺、膀胱经，功效为发汗解表、温经通阳。干姜辛，热，归脾、胃、心、肺经，功效为温中散寒、回阳通脉、温肺化饮。桂枝和干姜为臣药。大枣甘，温，归脾、胃经，功效为补中益气、养血安神、缓和药性。大枣兼有补血和调和药性的功效，为佐使药。阴阳分药分时黄芪桂枝五物汤阳药的综合功效是补气温阳、通络活血。

阴阳分药分时黄芪桂枝五物汤阳药包含通草、酸枣仁、芍药、五味子、神曲。白芍味苦、酸，性微寒，入肝、脾经，功效为养血敛阴、平抑肝阳、柔肝止痛，为君药。五味子酸、甘，温，归肺、心、肾经，功效为收敛固涩、益气生津、补肾宁心。酸枣仁甘，平，入心、肝经，功效为养心安神，敛汗。五味子和酸枣仁为臣药。神曲甘、辛，温，归脾、胃经，功效为消食和胃、止泻解表，为佐药。通草甘、淡，微寒，归肺、胃经，功效为清热利水、通乳，为使药。阴阳分药分时黄芪桂枝五物汤阴药的综合功效是收敛固涩、益气生津、消食化积、通理消化道和尿道。

【运用】本方是主治血痹证的代表方剂。患者的表现是肌肤麻木不仁，肢节疼痛，或汗出恶风，脉微。对于血痹属热者，原方不可以使用，本方可以使用。临床主要用于治疗末梢神经炎、面瘫、中风后遗症、糖尿病周围神经病变、颈椎病、奥沙利铂的周围神经毒性、IgA 肾病及皮肤瘙痒等病证。

临床如见病发于头部，在阳药中加川芎、苍耳子；发于面部，在阳药中加白附子、白僵蚕；发于胸部，在阳药中加白芥子；发于腹部，在阳药中加木香、大腹皮；发于背部，在阳药中加羌活；发于腰部，在阳药中加补骨脂、续断；发于四肢，在阳药中加鸡血藤，在阴药中加桑枝；发于上肢，在阳药中加姜黄、羌活；发于下肢，在阳药中加牛膝、苍术；如果患者血虚严重，在阳药中加当归、鸡血藤以养血和血；血瘀者，阳药中加川芎、桃仁和红花，阴药中加地龙和水蛭以活血化瘀；风邪严重者则在阳药中加防风、白花蛇或蝎子。

# 阴阳分药分时阳和汤

## 阳和汤原方（《外科证治全生集》）

【组成】熟地黄一两，麻黄五分，鹿角胶三钱，白芥子炒研二钱，肉桂（去皮、研粉）一钱，生甘草一钱，炮姜炭五分。

【用法】水煎，日三服。

【功用】温阳补血，散寒通滞。

【主治】阴疽。症见患处皮色不变，漫肿无头，酸痛无热，口中不渴，舌淡苔白，脉沉细或迟细，适用于如贴骨疽、脱疽、流注、痰核、鹤膝风等属阴寒阴结证患者。

### 阴阳分药分时阳和汤阳药

【组成】鹿角胶 9～15 克，熟地黄 15～30 克，白芥子 9～15 克，肉桂 6～9 克，炮姜炭 3～6 克，麻黄 6～9 克，生甘草 6～12 克。

【用法】去中医院抓阳药中药配方颗粒制剂，一服药二格。在发病的当天马上先口服阳药一次或二次，然后根据情况，随后口服阴药一次或者二次。在发病的第二至第三天，每天早上或午饭前口服一次阳药。

### 阴阳分药分时阳和汤阴药

【组成】生地黄 15～30 克，牡蛎 15～30 克，丹参 15～30 克，芍药 6～12 克，五味子 15～30 克，山茱萸 9～15 克，茯苓 9～15 克。

【用法】去中医院抓阴药中药配方颗粒制剂，一服药二格。在服用阳药的下午开始服用一格或者二格阴药。在发病的第二至第三天，晚上饭前或睡觉前一小时服用一格阴药。

### 阴阳分药分时阳和汤

【功用】阳药祛湿化痰，补益精血，通经活络；阴药清热凉血，养阴生津，活血养肝，软坚化结。

【主治】阴疽。症见患处皮色不变，漫肿无头，酸痛无热，口中不渴，舌淡苔白，脉沉细或迟细。如贴骨疽、脱疽、流注、痰核、鹤膝风等属阴寒阴结证患者。

【方解】阴疽多由素体阳虚，营血不足，寒凝湿滞，痹阻于肌肉、筋骨、血脉所致，故局部或全身见一系列虚寒表现。治宜温阳补血，散寒通滞。

阴阳分药分时阳和汤阳药包含鹿角胶、熟地黄、白芥子、肉桂、麻黄、炮姜炭、生甘草。鹿角胶味甘、咸，性温，归肝、肾经，具有补肝肾、益精血、止血之效。熟地黄甘，微温，归肝、肾经，功效为养血滋阴、补精益髓。鹿角胶和熟地黄大补气血，皆为君药。白芥子辛，温，归肺经，功效为温肺祛痰、利气散结、通络止痛。肉桂辛、甘，热，归肾、脾、心、肝经，功效为补火助阳、散寒止痛、温通经脉。炮姜炭味苦、辛，性温，具有为温中散寒、温经止血的功效。白芥子、肉桂和炮姜碳温经通络，为臣药。麻黄辛、微苦，温，归肺、膀胱经，功效为发汗解表、宣肺平喘、利水消肿，微微耗损阳气，为佐药。生甘草补脾益气、清热解毒、祛痰止咳、缓急止痛、调和诸药，为使药。阴阳分药分时阳和汤阳药的综合功效是祛湿化痰、补益精血、通经活络。

阴阳分药分时阳和汤阴药包含生地黄、牡蛎、丹参、芍药、五味子、山茱萸、茯苓。生地黄甘、苦，寒，归心、肝、肾经，功效为清热凉血、养阴生津，为君药。白芍味苦、酸，性微寒，入肝、脾经，功效为养血敛阴、平抑肝阳、柔肝止痛。五味子酸，温，归肺、肾、心经，功效为敛肺滋肾、生津敛汗、涩精止泻、宁心安神。山茱萸酸，微温，归肝、肾经，功效为补益肝肾、收敛固涩。丹参苦，微寒，归心、心包、肝经，功效为活血祛瘀、凉血消痈、养血安神。茯苓味甘、淡，性平，归心、肺、脾、肾经，功效为利水渗湿、健脾、宁心，为佐药。生牡蛎咸，微寒，归肝、胆、肾经，功效为重镇安神、潜阳补阴、软坚散结，为使药。阴阳分药分时阳和汤阴药的综合功效是清热凉血、养阴生津、活血养肝、软坚化结。

【运用】本方为主治阴疽的代表方剂。患者的表现是患部漫肿无头，皮色不变，酸痛无热，脉迟细或沉细。

如兼气虚不足，可在阳药中加党参、黄芪等补气之品效果更佳；阴寒重者，可以在阳药中加附子温阳散寒；改肉桂为桂枝，加强温经通滞作用。

本方用于治疗骨结核、腹膜结核、慢性骨髓炎、骨膜炎、慢性淋巴结炎、类风湿性关节炎、血栓闭塞性脉管炎、肌肉深部脓疡等属血虚寒凝者。

# 第十二章　阴阳分药分时补益剂

　　凡是以补益药为主，化痰泻下药为辅，具有补益人体气、血、阴、阳不足的作用，治疗各种虚者兼瘀证的方剂，统称阴阳分药分时补益剂。其立法依据，首先，《素问·三部九候论》说"虚则补之"，《素问·至真要大论》说"损者益之""劳者温之"等，属于"八法"中的补法；其次，《肾虚血瘀论》说"久病则虚，久病则瘀"；再次，虚不受补，其意是身体状态不好，导致无法食用营养或药效太高的食物或药品，也指一些肠胃功能不佳，消化吸收状况很差，甚至湿热很重，舌苔厚腻，平时吃饭都觉得不太消化的人，其中的重要原因是虚病成瘀、瘀不受补。因此，补法中要加活血化痰泻下药等诸药来促进补药的吸收。

　　虚证是指人体的气血阴阳等不足而产生的身体虚弱的病证。虚证的成因可以分成两大类，一类是先天因素，先天禀赋不足造成；另一类是后天失调，后天受伤、生病或饮食不洁、过度劳累等原因造成。对于许多患者，往往这两种因素都有，如果先天禀赋不足，后天失调，往往造成严重的虚证。常见的虚证发病原因是饮食、睡眠无规律，超长时间劳动，忧虑过度，病后缺乏调养等因素。这些因素造成人体的阳气和气血消耗过度，消化吸收能力削弱，造血能力的削弱，气血瘀堵，最终造成人体气虚血虚。根据虚证涉的范围和种类，虚证大体可以分为气虚、血虚、气血两虚、阴虚、阳虚、阴阳两虚等类型。

　　补益人体气血阴阳不足时，可以采取直接补益法，即气虚补气、血虚补血、阴虚补阴、阳虚补阳。根据气血阴阳互根和相互转换的关系，也可以采取间接补益法，即生气补血、生血补气、生阴补阳、生阳补阴。由于气血相生，气为血之主，气能生血、行血、摄血，血为气之母，血能生气，血能载气。所以，补气和补血一般都是兼用。"血不自生，须得生阳气之药。血自旺矣"（《脾胃论》），"血虚者，补其气而血自生"（《温病条辩》）。阴阳互根，阴阳互补，"善补阴者必于阳中求阴，善补阳者必于阴中求阳"（《景岳全书》）。根据五行相生的理论，间接补益法还可以通过虚者补其母，即培土生金、补火生土、滋水涵木、补金生水、补木生火等五脏相生的方法，达到补益不足又补而不滞的目的。

　　使用补益剂药要辨明虚证的实质和具体部位，首先要辨明虚证的真假，也是要辨明真虚假实证和真实假虚证。《景岳全书·传忠录》曰："至虚之病，反见盛势。"《医宗必读·疑似之症须辩论》："至如至实有羸状，误补益疾；至虚有盛候，反泻含冤。""脾胃损伤虚也，甚则胀满而食不得入，气不得舒，便不得利，皆至虚者有盛候也。"这是由于补益药是通过脾胃吸收和肝胆转化为气血，因此使用补益药要调理好脾胃和肝胆功能，补益药才能好好吸收和转化。瘀不受补，所以要适当配合活血化瘀药以及泻下排毒药服用。补益药多味厚滋腻，宜文火久煎，饭前空腹服用。补益剂虽有补益之功，但过犹不及，所以也要把握好配方、剂量。

　　一年有四季，一天有二十四小时，人体禀天地灵气而生，所以气血在人体的流动符合子午流注。因为人体的环境是一个大的气候环境。补益之药和服用之时与环境相生，则药半功倍；如果与环境相克，则药倍功半，甚至产生伤害。一般而言，药分阴阳，四季和时辰也分阴阳。四季和时辰属阳，在四季和时辰的阳时服用阳性补药，阳中补阳；四季和时辰属阴，在四季和时辰的阴时服用阴性补药，阴中补阴。古语言："春夏养阳，秋冬养阴"，就是说在春夏阳气升发的时候，服用补阳之药调养身体，人体的阳气升发会更快；在秋冬阴气凝重的时候，服用滋阴之药调养身体，更有利于人体滋阴生血。《思考中医》中提到："开中药就是开时间"。北方五行属水，人体容易缺火，冬天的时候，北方老人的心血管和肺部疾病高发，但是，在南方海南岛，因南方五行属火，许多患者不用任何医药，很多心血管和肺病患者很快缓解或康复，这就是利用温暖的大气环境来治病，人病天治，无药而治。早吃姜如参汤，晚吃姜如砒霜。可见服药时间对于补益药的药效影响之大。可是，当前许多中医专家对于服药时间缺乏重视。补益药方剂对路的条件下，服用时间和服用药效关系很大。因为补益药要长时间吃，服用的时间不对，产生药害的概率是非常大的。所以，以后大家要重视补益药的药性和服用时间。

## 第一节　阴阳分药分时补气剂

　　阴阳分药分时补气剂，适用于心肝脾肺肾气虚证。患者表现为肢体倦怠乏力、少气懒言、言语低微、动则气喘、面色苍白、食少便溏、舌淡苔白、脉沉细，或虚热自汗，或脱肛、子宫脱垂等。阴阳分药分时补气剂阳药常用人参、党参、黄芪、苍术、白术、砂仁、陈皮、桔梗、炙甘草等；阴阳分药分时补气剂阴药常用茯苓、泽泻、薏苡仁、柴胡、升麻等。这些药剂主要以补气药为主，兼有理气、化痰、升阳举陷、补血、敛气、敛血、祛湿等药组成。本证的代表方剂有阴阳分药分时四君子汤、阴阳分药分时参苓白术汤和阴阳分药分时补中益气汤、阴阳分药分时生脉汤、阴阳分药分时玉屏风汤、阴阳分药分时人参蛤蚧汤等。这些方剂从四君子汤、参苓白术散、补中益气汤、生脉散、玉屏风散、人参蛤蚧散等融合、衍生而来。

# 阴阳分药分时四君子汤

## 四君子汤原方（《太平惠民和剂局方》）

【组成】人参（去芦）、白术、茯苓（去皮）、炙甘草各等分。

【用法】汤剂。共为细末，每次15克，水煎服。

【功用】益气健脾。

【主治】脾胃气虚证。症见面色萎黄，语声低微，气短乏力，食少便溏，舌淡苔白，脉虚弱。

【原方之弊】本方阴阳合药，药性偏温，补气偏升。本方适合早上和中午服用，利升阳气，不宜晚上和睡前服用。虚病必瘀，此方缺乏化痰活血等药，适合于治疗脾胃气虚证的轻症，久病和重者不宜。

## 阴阳分药分时四君子汤阳药

【组成】人参15～30克，白术6～12克，黄芪15～30克，桂枝9～12克，砂仁6～9克，干姜15～30克，陈皮6～12克，炙甘草9～15克。

【用法】去中医院抓阳药中药配方颗粒制剂，一服药二格。每天早上或午饭前服药一次。

## 阴阳分药分时四君子汤阴药

【组成】茯苓15～30克，柴胡6～12克，升麻15～30克，五味子15～30克，生牡蛎9～15克，麦冬9～15克，神曲9～15克。

【用法】去中医院抓阴药中药配方颗粒制剂，一服药二格。每天晚饭前或睡觉前一个小时服用一格阴药。

## 阴阳分药分时四君子汤

【功用】阳药益气健脾；阴药祛湿，疏肝敛气，滋阴生血，促进消化，修复消化道微生态。

【主治】脾胃气虚证。症见面色萎黄，语声低微，气短乏力，食少便溏，舌淡苔白，脉虚弱。

【方解】本方证为脾胃气虚、运化发凉、气血生化不足所致。脾胃为后天之本，气血生化之源。脾胃虚弱，则气血生化不足，故面色苍白，言语低微，运气气喘。脾阳补升，胃气不降，脾胃痰湿内生，故纳差，容易腹泻，大便溏薄。舌淡，感觉无味；舌苔白，表示脾胃虚寒，脉虚弱，表现为沉细，这些均为中焦脾胃虚弱的表现。所以，直接治法为补土，健脾胃之气；间接治法为补火生土，壮火食气。

阴阳分药分时四君子汤阳药包含人参、白术、黄芪、桂枝、砂仁、干姜、陈皮、炙甘草。红参是中药的一种，是人参的熟制品，但药性更温，除具有补元气、补脾肺、生津安神的作用外，还具有火大、劲足、功效强的特点。白术味甘、苦，性温，归脾经、胃经，功效为健脾、益气、燥湿利水、止汗、安胎。黄芪味甘，性温，归肺、脾经，是一种非常重要的补气药，不但补全身之气，而且善补肌表之气，尤其对脾气虚所引起的疲倦、乏力、精神萎靡、食欲不振的病人，具有益气固表、敛汗固脱、利尿消肿、托疮排脓、调节血压、保肝护肝和强心功能等功效。桂枝味辛、甘，性温，归膀胱、心、肺经，功效为发表解肌、温经通脉、助阳化气、平冲降气，属辛温解表药。砂仁味辛、涩，性温，无毒，入脾、胃经，功效为行气调中、和胃、醒脾，主治腹痛痞胀、胃呆食滞、噎膈呕吐、寒泻冷痢、妊娠胎动。干姜味辛，性热，归脾、胃、肾、心、肺经，功效为温中散寒、回阳通脉、温肺化饮。陈皮味苦、辛，性温，归肺、脾经，功效为理气健脾、燥湿化痰，主治脘腹胀满、食少吐泻、咳嗽痰多。炙甘草味甘，性平，归心、肺、胃、脾经，功效为滋阴养血、益气通阳、复脉定悸、健脾、益气、和中、止咳平喘、清热解毒、止痛。人参大补元气，为君药。白术健脾燥湿，黄芪益气固表，砂仁和胃醒脾，为臣药。桂枝、干姜为补火生土之臣药。陈皮化痰祛湿理气，为佐药。炙甘草益气通阳、复脉定悸、健脾、益气、和中、调和诸药，为使药。

阴阳分药分时四君子汤阴药包含茯苓、柴胡、升麻、五味子、生牡蛎、麦冬、神曲。茯苓味甘、淡，性平，入药具有利水渗湿、益脾和胃、宁心安神之功用。柴胡药性辛、苦，微寒，归肝、胆经，此药属于疏散风热药物，具有疏散退热、疏肝解郁、升举阴气的功效。升麻性味为辛、甘，微寒，入脾、胃经，具有发表透疹、清热解毒、升举阴气的功效，主要用于气虚下陷、久泻脱肛、崩漏下血，善引清阳之气上升，而为升阳举陷之要药。五味子味酸、甘，性温，归肺、心、肾经，功效为收敛固涩、益气生津、补肾宁心，主治久嗽虚喘、梦遗滑精、遗尿尿频、久泻不止、自汗盗汗、津伤口渴、内热消渴、心悸失眠。生牡蛎味咸，微寒，归肝、胆、肾经，具有重镇安神、潜阳补阴、软坚散结、滋阴养血、补五脏、活血等功效，适用于惊悸失眠、眩晕耳鸣、瘰疬痰核、症瘕痞块等的治疗。麦冬味甘，性微寒，具有养阴生津、润肺清心、消炎抗菌的功效，可治疗肺燥干咳、阴虚痨嗽、喉痹咽痛、心烦失眠和肠燥便秘等。神曲甘、辛，温，归脾、胃经，功效为健脾和胃、消食化积，主治饮食停滞、消化不良、脘腹胀满、食欲不振、呕吐泻痢，具有助消化、抑制病原菌以及解热、排毒、修复消化道微生态的作用。在阴阳分药分时四君子汤阴药中，茯苓为君药；柴胡、五味子、生牡蛎为臣药；麦冬补祛湿药之津液，为佐药；神曲为使药。

【运用】本方主治脾胃虚弱证，也是阴阳分药分时补气剂的基础方。患者的表现为面色苍白、食欲差、气短乏力、舌淡苔白、脉虚弱。

如果患者呕吐，在阳药中加半夏降逆止呕；胸膈痞满者，可在阴药中加枳壳，在阳药中加陈皮，以行气宽胸；心悸失眠者，在阴药中加酸枣仁、五味子，以安心宁神；手脚冰凉、中焦和下焦虚寒严重者，可以在阳药中加附子。

本方用于治疗慢性胃炎、胃及十二指肠溃疡等病证属脾胃气虚者。

# 阴阳分药分时参苓白术汤

## 参苓白术散原方（《太平惠民和剂局方》）

【组成】莲子肉（去皮）一斤，薏苡仁一斤，缩砂仁一斤，桔梗（炒令深黄色）一斤，白扁豆（姜汁浸，去皮，微炒）一斤半，白茯苓二斤，人参二斤，炒甘草二斤，白术二斤，山药二斤。

【用法】汤剂。共为细末，每次 15 克，水煎服。

【功用】益气健脾，渗湿止泻。

【主治】脾虚夹湿证。症见饮食不化，胸脘痞闷，肠鸣泄泻，四肢乏力，形体消瘦，面色萎黄，舌淡苔白腻，脉虚缓。

## 阴阳分药分时参苓白术汤阳药

【组成】人参 15～30 克，白术 6～12 克，山药 15～30 克，桂枝 9～12 克，砂仁 6～9 克，干姜 15～30 克，桔梗 6～12 克，炙甘草 9～15 克。

【用法】去中医院抓阳药中药配方颗粒制剂，一服药二格。每天早上或午饭前服药一次。

## 阴阳分药分时参苓白术汤阴药

【组成】茯苓 15～30 克，薏苡仁 15～30 克，炒白扁豆 15～30 克，莲子肉 9～15 克，柴胡 6～12 克，升麻 6～12 克，五味子 15～30 克，生牡蛎 15～30 克，神曲 9～15 克。

【用法】去中医院抓阴药中药配方颗粒制剂，一服药二格。在每天晚饭前或睡觉前一个小时服用一格阴药。

## 阴阳分药分时参苓白术汤

【功用】阳药益气健脾；阴药祛湿，疏肝敛气，滋阴生血，促进消化，修复消化道微生态。

【主治】脾胃气虚证。症见面色萎黄，语声低微，气短乏力，食少便溏，舌淡苔白，脉虚弱。

【方解】本方证是由脾虚不运、湿浊内阻所致。脾虚不运，饮食不化；湿浊内阻，气机不畅，清浊不分，故见胸脘痞闷，肠鸣泄泻；脾虚气血生化不足，肢体肌肤失于濡养，故四肢无力、形体消瘦、面色萎黄；舌淡、苔白腻、脉虚缓皆为脾虚湿盛之象。治宜补益脾胃，兼以渗湿止泻。

阴阳分药分时参苓白术汤阳药包含人参、白术、山药、桂枝、砂仁、干姜、桔梗和炙甘草。红参是中药的一种，是人参的熟制品，但药性更温，除具有补元气、补脾肺、生津安神的作用外，还具有火大、劲足、功效强的特点。白术味甘、苦，性温，归脾经、胃经，功效为健脾、益气、燥湿利水、止汗、安胎。山药甘，平，归脾、肺、肾经，功效为益气养阴、补益脾肺、补肾固精，主治脾虚食少、大便溏泄、肺虚咳喘、遗精尿频、阴虚消渴。桂枝味辛、甘，性温，归膀胱、心、肺经，功效为发表解肌、温经通脉、助阳化气、平冲降气，属辛温解表药。砂仁味辛、涩，性温，无毒，归脾、胃经，功效为行气调中、和胃、醒脾，主治腹痛痞胀、胃呆食滞、噎膈呕吐、寒泻冷痢、妊娠胎动。干姜味辛，性热，归脾、胃、肾、心、肺经，功效为温中散寒、回阳通脉、温肺化饮。桔梗苦、辛，平，归肺经，功效为宣肺利咽、祛痰排脓，主治咳嗽痰多、咽痛、失音、肺痈吐脓。炙甘草味甘，性温，归心、肺、胃、脾经，功效为滋阴养血、益气通阳、复脉定悸、健脾、益气、和中、止咳平喘、清热解毒、止痛。人参大补元气，为君药。白术健脾燥湿，山药健脾益气，砂仁和胃醒脾，为臣药。桂枝、干姜二者为补火生土之臣药。陈皮宣肺利气，为佐药。炙甘草益气通阳、复脉定悸、健脾、益气、和中，调和诸药，为使药。

阴阳分药分时参苓白术汤阴药包含茯苓、薏苡仁、炒白扁豆、莲子肉、柴胡、升麻、五味子、生牡蛎、神曲。茯苓味甘、淡，性平，入药具有利水渗湿、益脾和胃、宁心安神之功用。薏苡仁甘、淡，微寒，归脾、胃、肺经，功效为利水渗湿、健脾止泻、祛湿除痹、清热排脓。扁豆甘，微温，归脾、胃经，功效为健脾化湿。莲子肉味甘、涩，性平，归脾、肾、心经，功效为补脾止泻、益肾涩精、养心安神，主治脾虚泄泻、肾虚遗精、妇女带下。柴胡辛、苦，性微寒，归肝、胆经，属于疏散风热药物，具有疏散退热、疏肝解郁、升举阳气的功效，在临床上可以用来治疗外感发热症状，也可以用来治疗肝郁气滞导致的胸胁疼痛、月经不调等症状，对于中气下陷导致的脏器脱垂也有一定的作用。升麻性味为辛、甘，微寒，入脾胃经，具有发表透疹、清热解毒、升举阳气的功效，主要用于气虚下陷、久泻脱肛、崩漏下血，善引清阳之气上升，而为升阳举陷之要药。五味子味酸、甘，性温，归肺、心、肾经，功效为收敛固涩、益气生津、补肾宁心，主治久咳虚喘、梦遗滑精、遗尿尿频、久泻不止、自汗盗汗、津伤口渴、内热消渴、心悸失眠。生牡蛎味咸，微寒，归肝、胆、肾经，具有重镇安神、潜阳补阴、软坚散结、滋阴养血、补五脏、活血等功效，适用于惊悸失眠、眩晕耳鸣、瘰疬痰核、癥瘕痞块等的治疗。神曲甘、辛，温，归脾、胃经，功效健脾和胃、消食化积，主治饮食停滞、消化不良、脘腹胀满、食欲不振、呕吐泻痢，具有助消化、抑制病原菌以及解热、排毒、修复消化道微生态的作用。在阴阳分药分时参苓白术汤阴药中，茯苓为君药；薏苡仁、炒白扁豆、莲子肉健脾祛湿，为臣药。五味子、生牡蛎补阴潜阳，为佐药；柴胡为使药；神曲为使药。阴阳分药分时参苓白术汤阴药的综合功效为健脾祛湿、滋阴生津、安心宁神。

**【运用】**本方为主治脾虚湿盛泄泻的代表方剂。患者的表现是泄泻、舌苔白腻、脉虚缓。原方药效平和，因为是阴阳合药，见效慢，所以以为丸剂。本方阴阳分药分时后，虽然药性平和，但是比阴阳合药见效快，可以用于肺脾气虚痰湿咳嗽症。

如果里寒严重而腹痛者，可以在阳药中加肉桂、干姜以温中祛寒止痛；如果纳差食少者，可以在阳药中加炒麦芽，在阴药中加山楂、炒神曲等以消食和胃；痰多色白者，可以在阳药中加半夏、陈皮等燥湿化痰。

本方用于慢性胃肠炎、贫血、慢性支气管炎、慢性肾炎以及妇女带下清稀量多等病属脾虚湿盛者。

# 阴阳分药分时补中益气汤

## 补中益气汤原方（《脾胃论》）

**【组成】**黄芪一钱，炙甘草五分，人参（去芦）三分，当归（酒焙干或晒干）二分，橘皮（不去白）二分或三分，升麻二分或三分，柴胡二分或三分，白术三分。

**【用法】**上咀咀，都作一服，水二盏，煎至一盏，去滓，空腹时稍热服。现代用法：水煎服。或作丸剂，每服10～15克，日2～3次，温开水或姜汤下。

**【功用】**补中益气，升阳举陷。

**【主治】**（1）脾胃气虚证：少气懒言，体倦肢软，面色㿠白，饮食减少，大便稀溏，舌淡，脉大而虚软。

（2）气虚发热证：身热，自汗，渴喜热饮，气短乏力，舌淡，脉虚。

（3）气虚下陷证：脱肛，子宫脱垂，久泻，久痢，崩漏，气短乏力。

### 阴阳分药分时补中益气汤阳药

**【组成】**人参5～15克，白术6～12克，黄芪15～30克，当归10～30克，砂仁6～9克，干姜5～15克，陈皮6～12克，炙甘草9～15克。

**【用法】**去中医院抓阳药中药配方颗粒制剂，一服药二格。每天早上或午饭前服药一次。

## 阴阳分药分时补中益气汤阴药

【组成】茯苓 15 ～ 30 克，五味子 15 ～ 30 克，白芍 9 ～ 15 克，麦冬 9 ～ 15 克，柴胡 6 ～ 12 克，升麻 15 ～ 30 克，神曲 9 ～ 15 克。

【用法】去中医院抓阴药中药配方颗粒制剂，一服药二格。每天晚饭前或睡觉前一个小时服用一格阴药。

## 阴阳分药分时补中益气汤

【功用】阳药益气健脾，健胃消食；阴药健脾祛湿，补血敛阴，疏肝解郁，安心宁神。

【主治】脾胃气虚证。症见面色萎黄，语声低微，气短乏力，食少便溏，舌淡苔白，脉虚弱。

【方解】本方证系脾胃气虚、清阳下陷所致。脾胃气虚，纳运乏力，故饮食减少、少气懒言、大便稀薄；脾主升清，脾虚气陷，故见脱肛、子宫下垂等；清阳陷于下焦，郁遏不达则发热，因非实火，故其热不甚，病程较长，时发时止；气虚腠理不固，阴液外泄则自汗。治宜补中益气，升阳举陷。

阴阳分药分时补中益气汤阳药包含人参、白术、黄芪、当归、砂仁、干姜、陈皮、炙甘草。红参是人参的熟制品，药性更温，除具有补元气、补脾肺、生津安神的作用外，还具有火大、劲足、功效强的特点。白术味甘、苦，性温，归脾、胃经，功效为健脾、益气、燥湿利水、止汗、安胎。黄芪味甘，性温，归肺、脾经，是一种非常重要的补气药，不但补全身之气，而且善补肌表之气，尤其对脾气虚所引起的疲倦、乏力、精神萎靡、食欲不振的病人，具有益气固表、敛汗固脱、利尿消肿、托疮排脓、调节血压、保肝护肝和强心功能等作用。当归甘、辛，温，归肝、心、脾经，功效为活血止痛、补血调经、润肠通便。砂仁味辛、涩，性温，无毒，入脾、胃经，功效为行气调中、和胃、醒脾，主治腹痛痞胀、胃呆食滞、噎膈呕吐、寒泻冷痢、妊娠胎动。干姜味辛，性热，经归脾、胃、肾、心、肺经，功效为温中散寒、回阳通脉、温肺化饮。陈皮味苦、辛，性温，归肺、脾经，功效为理气健脾、燥湿化痰，主治脘腹胀满、食少吐泻、咳嗽痰多。炙甘草味甘，性温，归心、肺、胃、脾经，功效为滋阴养血、益气通阳、复脉定悸、健脾、益气、和中、止咳平喘、清热解毒、止痛。综上所述，在阴阳分药分时补中益气汤阳药中，人参大补元气，为君药。白术健脾燥湿，黄芪益气固表，砂仁和胃醒脾，三者为臣药。当归、干姜二者为补火生土之臣药。陈皮化痰祛湿理气，为佐药。炙甘草益气通阳、复脉定悸、健脾、益气、和中、调和诸药，为使药。

阴阳分药分时补中益气汤阴药包含茯苓、柴胡、升麻、五味子、白芍、麦冬、神曲。茯苓味甘、淡，性平，入药具有利水渗湿、益脾和胃、宁心安神之功用。柴胡药辛、苦，微寒，归于肝、胆经，属于疏散风热药物，具有疏散退热、疏肝解郁、升举阴气的功效，在临床上可以用来治疗外感发热症状，也可以用来治疗肝郁气滞导致的胸胁疼痛，月经不调等。对于中气下陷导致的脏器脱垂，此药也有一定的作用。升麻性味为辛、甘，微寒，具有发表透疹、清热解毒、升举阴气的功效，主治气虚下陷、久泻脱肛、崩漏下血。本品入脾、胃经，善引清阳之气上升，而为升阳举陷之要药。五味子味酸、甘，性温，归肺、心、肾经，功效为收敛固涩、益气生津、补肾宁心，主治久咳虚喘、梦遗滑精、遗尿尿频、久泻不止、自汗盗汗、津伤口渴、内热消渴、心悸失眠。白芍苦、酸，微寒，归肝、脾经，功效为养血敛阴、柔肝止痛、平抑肝阳。麦冬味甘，性微寒，具有养阴生津、润肺清心、消炎抗菌等作用，可治疗肺燥干咳、阴虚痨嗽、喉痹咽痛、心烦失眠和肠燥便秘等症状。神曲甘、辛，温，归脾、胃经，功效为健脾和胃、消食化积，主治饮食停滞、消化不良、脘腹胀满、食欲不振、呕吐泻痢，具有助消化、抑制病原菌以及解热、排毒、修复消化道微生态的作用。在阴阳分药分时补中益气汤阴药中，茯苓为君药；五味子、白芍补阴潜阳，为臣药；麦冬为佐药；柴胡、神曲为使药。阴阳分药分时补中益气汤阴药的综合功效是健脾祛湿、补血敛阴、疏肝解郁、安心宁神。

【运用】本方为补气升阳、甘温除热的代表方剂。患者的表现是体倦乏力、少气懒言、面色萎黄、脉虚软无力。

如果腹部疼痛，在阴药中加白芍柔肝止痛；如果头痛，在阳药中加川芎，在阴药中加蔓荆子；如果气滞，阳药中加木香，阴药中加枳壳等。

本方用于治疗内脏下垂、久泻、久痢、脱肛、重症肌无力、乳糜尿、慢性肝炎等；妇科之子宫脱垂、妊娠及产后癃闭、胎动不安、月经过多；眼科之眼睑下垂、麻痹性斜视等属脾胃气虚或中气下陷者。

# 阴阳分药分时生脉汤

## 生脉散原方（《医学启源》）

【组成】人参五分，麦冬五分，五味子七粒。

【用法】水煎服：原方无剂量，按常规剂量酌定。口服液：每次 10 毫升，每日 3 次。注射液：静脉滴注，每次 20～60 毫升，用 5% 葡萄糖注射液 250～500 毫升稀释后使用，或遵医嘱，供心肌梗死、心源性休克、感染性休克等急重病应用。

【功用】益气生津，敛阴止汗。

【主治】气阴两伤证。（1）久咳伤肺，气阴两虚证。症见干咳少痰、短气自汗、口干舌燥、脉虚细。（2）暑热耗气伤阴证。症见汗多神疲、体倦乏力、气短懒言、咽干口渴、舌干红少苔、脉虚数。

### 阴阳分药分时生脉汤阳药

【组成】人参5～15克，白术6～12克，黄芪6～12克，干姜15～30克，陈皮6～12克，炙甘草9～15克。

【用法】去中医院抓阳药中药配方颗粒制剂，一服药二格。每天早上或午饭前服药一次。

### 阴阳分药分时生脉汤阴药

【组成】生地黄9～15克，玄参9～15克，麦冬9～15克，五味子15～30克，茯苓15～30克，柴胡6～12克。

【用法】去中医院抓阴药中药配方颗粒制剂，一服药二格。每天晚饭前或睡觉前一个小时服用一格阴药。

### 阴阳分药分时生脉汤

【功用】阳药大补元气，健脾理气；阴药滋阴生津，疏肝解郁，收敛宁心。

【主治】气阴两伤证。（1）久咳伤肺，气阴两虚证。症见干咳少痰、短气自汗、口干舌燥、脉虚细。（2）暑热耗气伤阴证。症见汗多神疲、体倦乏力、气短懒言、咽干口渴、舌干红少苔、脉虚数。

【方解】本方所治为温热、暑热之邪，耗气伤阴，或久咳伤肺，气阴两虚之证。温暑之邪袭人，热蒸汗泄，最易耗气伤津，导致气阴两伤之证。肺主皮毛，暑伤肺气，卫外失固，津液外泄，故汗多；肺主气，肺气受损，故气短懒言、神疲乏力；阴伤而津液不足以上承，则咽干口渴。舌干红少苔，脉虚数或虚细，乃气阴两伤之象。咳嗽日久伤肺，气阴不足者，亦可见上述征象，治宜益气养阴生津。

阴阳分药分时生脉汤阳药包含人参、白术、黄芪、干姜、陈皮、炙甘草。人参具有补元气、补脾肺、生津安神的作用，为君药。白术味甘、苦，性温，归脾、胃经，功效为健脾、益气、燥湿利水、止汗、安胎。黄芪味甘，性温，归肺、脾经，是一种非常重要的补气药，不但可以补全身之气，而且善补肌表之气，尤其对脾气虚所引起的疲倦、乏力、精神萎靡、食欲不振的病人，具有益气固表、敛汗固脱、利尿消肿、托疮排脓、调节血压、保肝护肝和强心功能等功效。干姜味辛，性热，归脾、胃、肾、心、肺经，功效温中散寒、回阳通脉、温肺化饮。白术、黄芪健脾益气，干姜温中散寒、回阳通脉，三者为臣药。陈皮味苦、辛，性温，归肺、脾经，功效为理气健脾、燥湿化痰，主治脘腹胀满、食少吐泻、咳嗽痰多。陈皮燥湿化痰、理气健脾，为佐药。炙甘草味甘，性温，归心、肺、胃、脾经，功效为滋阴养血、益气通阳、复脉定悸、健脾、益气、和中、止咳平喘、清热解毒、止痛、调和诸药，为使药。阴阳分药分时生脉汤阳药的综合功效是大补元气、健脾理气。

阴阳分药分时生脉汤阴药包含生地黄、玄参、麦冬、五味子、茯苓、柴胡。生地黄、玄参和麦冬为增液汤的组成成分，滋阴生津，三者为君药。五味子味酸、甘，性温，归肺、心、肾经，功效为收敛固涩、益气生津、补肾宁心，主治久咳虚喘、梦遗滑精、遗尿尿频、久泻不止、自汗盗汗、津伤口渴、内热消渴、心悸失眠。五味子收敛固涩、益气生津、补肾宁心，为臣药。茯苓味甘、淡，性平，入药具有利水渗湿、益脾和胃、宁心安神之功用，佐治补水太过，为佐药。柴胡药辛、苦，性微寒，归于肝、胆经，具有疏散退热、疏肝解郁、升举阳气的功效，在临床上可以用来治疗外感发热症状，也可以用来治疗肝郁气滞导致的胸胁疼痛、月经不调等症状，对于中气下陷导致的脏器脱垂也有一定的作用。柴胡疏肝解郁，引药入肝，为使药。阴阳分药分时生脉汤阴药的综合功效是滋阴生津、疏肝解郁、收敛宁心。

【运用】本方为主治气阴两虚证的代表方剂。患者的表现是身体疲倦、气短、自汗、精神疲倦、咽喉干燥、舌发红、脉虚。

方中人参性味甘温，有大补元气之功，若气虚不甚者，可换为党参；若气阴不足，兼有内热者，则可用西洋参代之；若病情急重者，全方用量亦宜加重，或使用注射剂。如果患者口渴喜饮，在阴药中加芦根、天花粉、葛根；舌红、脉数者，在阴药中加黄连、栀子；心阳不振者，在阳药中加附子、干姜；汗多欲脱，在阴药中加龙骨、牡蛎。

本方适用于治疗冠心病、心绞痛、慢性心力衰竭、扩张型心肌病、缺血性中风、非小细胞肺癌等心血管系统、呼吸系统疾病，以及急危重症属气阴两虚者。

# 阴阳分药分时玉屏风汤

## 玉屏风散原方（《丹溪心法》）

【组成】防风一两，黄芪（蜜炙）、白术各二两。

【用法】上每服三钱，水一盏半，加大枣一枚，煎七分，去滓，食后热服。现代用法：研末，每日二次，每次6～9克，大枣煎汤送服。汤剂：水煎服，用量按原方比例酌定。

【功用】益气固表止汗。

【主治】表虚自汗证。自汗恶风，面色㿠白，舌淡苔白，脉浮缓，以及虚人易感风邪者。

### 阴阳分药分时玉屏风汤阳药

【组成】黄芪15 ～ 30克，白术15 ～ 30克，防风6 ～ 12克，补骨脂6 ～ 9克，淫羊藿6 ～ 9克，制附子6 ～ 12克，炙甘草6 ～ 12克。

【用法】去中医院抓阳药中药配方颗粒制剂，一服药二格。每天早上或午饭前服药一次。

### 阴阳分药分时玉屏风汤阴药

【组成】生地黄9 ～ 15克，麦冬9 ～ 15克，五味子15 ～ 30克，茯苓15 ～ 30克，生牡蛎9 ～ 15克，柴胡6 ～ 12克。

【用法】去中医院抓阴药中药配方颗粒制剂，一服药一格或二格。每天晚饭前或睡觉前一个小时服用一格阴药。

### 阴阳分药分时玉屏风汤

【功用】阳药补土火制水，固表止汗；阴药滋阴生津，平肝潜阳。

【主治】表虚自汗证。自汗恶风，面色㿠白，舌淡苔白，脉浮缓，以及虚人易感风邪者。

【方解】本方之自汗证是因脾肺气虚、卫表不固所致。肺气虚，则卫表不固，腠理疏松，营阴不能内守，故自汗出，恶风易感风邪；脾气虚，气血化源不足，故面色㿠白、舌淡苔白、脉浮缓。治宜益气固表，以达止汗之功。

阴阳分药分时玉屏风汤阳药包含黄芪、白术、防风、补骨脂、淫羊藿、制附子、炙甘草。黄芪味甘，性温，归肺、脾经，可以补全身之气，而且善补肌表之气，尤其对脾气虚所引起的疲倦、乏力、精神萎靡、食欲不振的病人，具有益气固表、敛汗固脱、利尿消肿、托疮排脓、调节血压、保肝护肝和强心功能等功效。黄芪补气固表，为君药。白术味甘、苦，性温，归脾、胃经，功效为健脾、益气、燥湿利水、止汗、安胎。防风辛、甘，微温，归膀胱、肝、脾经，功效为祛风解表、胜湿止痛、解痉，主治外感表证、风疹瘙痒、风湿痹痛、破伤风。白术和防风健脾益气，防风固表，为臣药。补骨脂苦、辛，大温，归肾、脾经，功效为补肾壮阳、固精缩尿、温脾止泻，主治肾虚阳痿、腰膝冷痛、肾虚遗精、尿频遗尿、五更泄泻。淫羊藿辛、甘，温，归肝、肾经，功效为补肾壮阳，祛风除湿，主治肾虚阳痿、腰膝无力、风寒湿痹、筋骨酸痛。附子辛、甘，大热，有毒，归心、肾、脾经，功效为回阳救逆、补火助阳、散寒止痛，主治亡阳虚脱、肢冷脉微、心阳不足、胸痹心痛、虚寒吐泻、脘腹冷痛、肾阳虚衰、阳痿宫冷、阴寒水肿、阳虚外感、寒湿痹痛。附子、补骨脂和淫羊藿温阳制水，佐治补土太过，为佐药。炙甘草甘，平，归心、肺、脾、胃经，功效为补脾益气、清热解毒、祛痰止咳、缓急止痛、调和诸药，主治脾胃虚弱、倦怠乏力、心悸气短、咳嗽痰多、脘腹、四肢挛急疼痛、痈肿疮毒、缓解药物毒性、烈性。炙甘草调和诸药，佐制附子的毒性，为使药。阴阳分药分时玉屏风汤阳药的综合功效是补土火制水、固表止汗。

阴阳分药分时玉屏风汤阴药包含生地黄、麦冬、五味子、茯苓、生牡蛎、柴胡。生地黄甘、苦，寒，归心、肝、肾经，功效为清热凉血、养阴生津，主治热病心烦、舌绛、血热吐衄、斑疹紫黑、热病伤阴、消渴多饮。麦冬味甘，性微寒，具有养阴生津、润肺清心、消炎抗菌等功效，主治肺燥干咳、阴虚痨嗽、喉痹咽痛、心烦失眠和肠燥便秘等。五味子味酸、甘，性温，归肺、心、肾经，功效为收敛固涩、益气生津、补肾宁心，主治久咳虚喘、梦遗滑精、遗尿尿频、久泻不止、自汗盗汗、津伤口渴、内热消渴、心悸失眠。生地黄、麦冬和五味子滋阴生津，为君药。茯苓味甘、淡、性平，具有利水渗湿、益脾和胃、宁心安神之功用。牡蛎咸，微寒，归肝、肾经，功效为平肝潜阳、软坚散结、收敛固涩，主治头晕目眩、肝风抽搐、瘰疬、痰核、自汗、盗汗、遗精、崩漏、带下。茯苓和生牡蛎健脾祛湿、平肝潜阳，为佐药。柴胡药辛、苦，性微寒，归肝、胆经，具有疏散退热、疏肝解郁、升举阴气的功效，主治外感发热、肝郁气滞导致的胸胁疼痛、月经不调等症状，对于中气下陷导致的脏器脱垂，此药也有一定的作用。柴胡疏肝解郁，为使药。阴阳分药分时玉屏风汤阴药的功效是滋阴生津、平肝潜阳。

【运用】本方是主治益气固表，治疗表虚自汗的代表方剂。患者的表现是自汗恶风、面色㿠白、舌淡、脉浮缓。

如果患者自汗严重，可以在阳药中加浮小麦、麻黄根，阴药加煅牡蛎收涩止汗；如果气短乏力，可以在阳药中加人参或重用黄芪益气补虚。

本方用于治疗或预防小儿及成人反复发作的上呼吸道感染、肾小球肾炎易于伤风感冒而致病情反复发作者，过敏性鼻炎、慢性荨麻疹、支气管哮喘等病症属表虚不固、外感风邪而反复发作者。

# 阴阳分药分时人参蛤蚧汤

### 人参蛤蚧散原方（《御药院方》）

【组成】蛤蚧一对，人参、茯苓、知母、贝母、桑白皮各二两，甘草五两，杏仁六两。

【用法】制为散剂，早晚各一次，每服6克，温水送下。如用汤剂，方中蛤蚧、人参研末另吞，余药用常规剂量。

【功用】补肺益肾，止咳定喘。

【主治】主治肺肾气虚，痰热内蕴咳喘证。症见咳嗽气喘，呼多吸少，声音低怯，痰稠色黄，或咳吐脓血，胸中烦热，身体消瘦，或遍身浮肿，苔黄腻，脉浮虚。

### 阴阳分药分时人参蛤蚧汤阳药

【组成】人参15～30克，白术6～12克，黄芪15～30克，制附子6～12克，补骨脂6～9克，淫羊藿6～9克，麻黄3～6克，炙甘草6～12克。

【用法】去中医院抓阳药中药配方颗粒制剂，一服药二格。每天早上或午饭前服药一次。

### 阴阳分药分时人参蛤蚧汤阴药

【组成】蛤蚧3～6克，海马3～6克，杏仁6～18克，五味子6～9克，知母6～9克，浙贝母6～9克，桑白皮9～15克，茯苓9～15克。

【用法】去中医院抓阴药中药配方颗粒制剂，一服药二格。每天晚饭前或睡觉前一个小时服用一格阴药。

### 阴阳分药分时人参蛤蚧汤

【功用】阳药补土生金，补火化金为水，发汗解表；阴药补肾益肺，清热排毒。

【主治】主治肺肾气虚、痰热内蕴咳喘证。症见咳嗽气喘，呼多吸少，声音低怯，痰稠色黄，或咳吐脓血，胸中烦热，身体消瘦，或遍身浮肿，苔黄腻，脉浮虚。

【方解】本方证为肺肾虚衰、痰热内蕴、气逆不降所致。久病导致肺肾两虚，肺虚不降，肾虚不纳，故咳嗽气喘，而且呼吸不畅、呼多吸少、声音低微；肺肾气虚、水液失调、湿聚成痰、蕴而化热、痰热阻肺，故咳痰黄稠；痰热壅肺、灼伤血络，则胸中烦热，咳吐脓血。水湿泛滥，则全身水肿；久病正虚，则身体瘦弱。本病本虚标实，虚实兼夹，治宜补肺益肾固本治虚，止咳定喘治标去实。

阴阳分药分时人参蛤蚧汤阳药包含人参、白术、黄芪、制附子、补骨脂、淫羊藿、麻黄、炙甘草。黄芪味甘，性温，归肺、脾经，不但可以补全身之气，而且善补肌表之气，尤其对脾气虚所引起的疲倦、乏力、精神萎靡、食欲不振的病人，具有益气固表、敛汗固脱、利尿消肿、托疮排脓、调节血压、保肝护肝和强心功能等功效。黄芪补气固表，为君药。白术味甘、苦，性温，归脾、胃经，功效为健脾、益气、燥湿利水、止汗、安胎。防风辛、甘，微温，归膀胱、肝、脾经，功效为祛风解表、胜湿止痛、解痉，主治外感表证、风疹瘙痒、风湿痹痛、破伤风。白术和防风健脾益气、防风固表，为臣药。补骨脂苦、辛，大温，归肾、脾经，功效为补肾壮阳、固精缩尿、温脾止泻，主治肾虚阳痿、腰膝冷痛、肾虚遗精、尿频遗尿、五更泄泻。淫羊藿辛、甘，温，归肝、肾经，功效为补肾壮阳、祛风除湿，主治肾虚阳痿、腰膝无力、风寒湿痹、筋骨酸痛。附子辛、甘，大热，有毒，归心、肾、脾经，功效为回阳救逆、补火助阳、散寒止痛，主治亡阳虚脱、肢冷脉微、心阳不足、胸痹心痛、虚寒吐泻、脘腹冷痛、肾阳虚衰、阳痿宫冷、阴寒水肿、阳虚外感、寒湿痹痛。麻黄辛、微苦，温，归肺、膀胱经，功效为发汗解表、宣肺平喘、利水消肿，主治风寒感冒、咳嗽气喘、水肿、风湿痹痛及阴疽、痰核。附子、补骨脂和淫羊藿温阳制水，麻黄发汗解表，佐治补土太过，为佐药。炙甘草甘，平，归心、肺、脾、胃经，功效为补脾益气、清热解毒、祛痰止咳、缓急止痛、调和诸药，主治脾胃虚弱、倦怠乏力、心悸气短、咳嗽痰多、脘腹、四肢挛急疼痛、痈肿疮毒，缓解药物毒性、烈性。炙甘草调和诸药，佐制附子的毒性，为使药。阴阳分药分时人参蛤蚧汤阳药的综合功效是补土生金、补火化金为水、发汗解表。

阴阳分药分时人参蛤蚧汤阴药包含蛤蚧、海马、杏仁、五味子、知母、浙贝母、桑白皮、茯苓。蛤蚧咸，平，归肺、肾经，功效为补肺益肾、纳气定喘、助阳益精，主治肺肾不足、虚喘气促、劳嗽咳血、阳痿、遗精。海马味甘、咸，性温，归肝经、肾经，功效为温肾壮阳、散结消肿。蛤蚧和海马补肺益肾，纳气定喘，为君药。杏仁苦，微温，有小毒，归肺、大肠经，功效为止咳平喘、润肠通便，主治咳嗽气喘、肠燥便秘。五味子味酸、甘，性温，归肺、心、肾经，功效为收敛固涩、益气生津、补肾宁心，主治久咳虚喘、梦遗滑精、遗尿尿频、久泻不止、自汗盗汗、津伤口渴、内热消渴、心悸失眠。知母苦、甘，寒，归肺、胃、肾经，功效为清热泻火、滋阴润燥，主治高热烦渴、肺热咳嗽、阴虚干咳、骨蒸潮热、内热消渴。浙贝母苦，寒，归肺、心经，功效为化痰止咳、清热散结，主治肺热咳嗽、阴虚燥咳、痈肿、瘰疬。杏仁、五味子、知母和浙贝母都能滋阴润肺，为臣药。桑白皮甘，寒，归肺经，功效为泻肺平喘、利水消肿，主治肺热咳喘、水肿胀满。茯苓味甘、淡，性平，具有利水渗湿、益脾和胃、宁心安神之功用。桑白皮和茯苓都能祛湿泻热排毒，为佐使药。阴阳分药分时人参蛤蚧汤阴药的综合功效就是补肾益肺、清热排毒。

【运用】本方是主治气喘咳嗽日久、肺肾虚衰，兼有痰热之症的代表方剂。患者的表现是气喘，咳嗽，痰稠色黄，脉浮虚。对于肺肾两虚偏寒之咳喘，或兼新感外邪者，原方不宜，本方可以使用。

如果无明显热象，去桑白皮、知母；阴虚严重者，阴药中加麦冬、百合、沙参以养阴润肺；咳嗽吐脓血或痰中带血者，在阴药中加白茅根、地榆、侧柏以清热凉血止血。

本方适用于治疗慢性支气管炎、支气管扩张、肺源性心脏病、肺结核、肺肿瘤等证属肺肾气虚、痰热内蕴的病症。

# 第二节 阴阳分药分时补血剂

阴阳分药分时补血剂，适用于心肝脾肺肾血虚证。患者表现为面色萎黄，头晕目眩，唇爪色淡，心悸，失眠，舌淡，脉细，或妇女月经不调，量少色淡，或经闭等。常以补血药如熟地黄、当归、白芍、阿胶、龙眼肉等为主，适当配伍补气、活血祛瘀、理气之药等组成方剂。代表方剂有阴阳分药分时四物汤、阴阳分药分时当归补血汤、阴阳分药分时归脾汤，这些方剂从四物汤、当归补血汤、归脾汤衍生而来。

## 阴阳分药分时四物汤

### 四物汤原方（《仙授理伤续断秘方》）

【组成】白芍、川当归、熟地黄、川芎各等分。

【用法】每服48克，用水煎服，每日2次。

【功用】补血活血，调经化瘀。

【主治】营血虚滞证。症见冲任虚损，月经不调，脐腹亏痛，崩中漏下，血瘕块硬，时发疼痛；妊娠将理失宜，胎动不安，腹痛血下；及产后恶露不下，结生瘕聚，少腹坚痛，时作寒热；跌打损伤，腹内积有瘀血。

【原方之弊】本方是三阳一阴的阴阳合药方剂，总体药性偏温热。早上和中午服用为宜。长期早晚服用，容易产生虚热。

#### 阴阳分药分时四物汤阳药

【组成】熟地黄15～30克，当归15～30克，川芎9～15克。

【用法】去中医院抓阳药中药配方颗粒制剂，一服药二格。每天早上或午饭前服药一次。

#### 阴阳分药分时四物汤阴药

【组成】生地黄15～30克，黄精6～12克，白芍15～30克。

【用法】去中医院抓阴药中药配方颗粒制剂，一服药二格。每天晚饭前或睡觉前一个小时服用一格阴药。

#### 阴阳分药分时四物汤

【功用】阳药活血补血；阴药滋阴生津，养血敛阴。

【主治】营血虚滞证。症见冲任虚损，月经不调，脐腹亏痛，崩中漏下，血瘕块硬，时发疼痛；妊娠将理失宜，胎动不安，腹痛血下；产后恶露不下，结生瘕聚，少腹坚痛，时作寒热；跌打损伤，腹内积有瘀血。

【方解】本方是治疗营血亏虚、血行不畅的常用方剂。治以活血补血。

阴阳分药分时四物汤阳药包含熟地黄、当归、川芎。熟地黄甘，微温，归肝、肾经，功效为养血滋阴、补精益髓，主治血虚萎黄、眩晕心悸、月经不调、潮热盗汗、消渴、腰酸耳鸣，为君药。当归甘、辛，温，归肝、心、脾经，功效为活血止痛、补血调经、润肠通便，主治血虚眩晕、月经不调、经闭、痛经、面色萎黄、虚寒腹痛、跌打损伤、风湿痹痛、痈疽疮疡、肠燥便秘，为臣药。川芎辛，温，归肝、胆、心包经，功效为活血行气、祛风止痛，主治月经不调、胁痛、胸痹、疮疡肿痛、跌打损伤、头痛、风湿痹痛，为佐使药。阴阳分药分时四物汤阳药的综合功效是活血补血。

阴阳分药分时四物汤阴药包含生地黄、黄精、白芍。生地黄甘、苦，寒，归心、肝、肾经，功效为清热凉血、养阴生津，主治热病心烦、舌绛、血热吐衄、斑疹紫黑、热病伤阴、消渴多饮，为君药。黄精味甘，性平，入肺、脾、肾经，功效为润肺滋阴、补脾益气，主治燥咳少痰、食少倦怠、腰膝酸软，为臣药。白芍苦、酸，微寒，归肝、脾经，功效为养血敛阴、柔肝止痛、平抑肝阳，主治月经不调、崩漏、虚汗、脘腹急痛、胁肋疼痛、四肢挛痛、头痛眩晕，为佐使药。阴阳分药分时四物汤阴药的综合功效是滋阴生津、养血敛阴。

【运用】本方是治疗气血亏虚、补血调经的基础方剂。患者的临床表现是心悸失眠，头晕，面色无华，舌淡，脉细。

若兼气虚者，在阳药中加人参、黄芪，以补气生血；以血滞为主者，在阳药中加桃仁、红花，白芍易为赤芍，以加强活血祛瘀之力；血虚有寒者，在阳药中加肉桂、炮姜、吴茱萸，以温通血脉；血虚有热者，在阴药中加黄芩、牡丹皮、熟地黄易为生地黄，以清热凉血；妊娠胎漏者，在阳药中加阿胶、艾叶，以止血安胎。若妊娠胎动不安，下血不止者，在阳药中加艾叶、阿胶，同煎如前法。或血脏虚冷，崩中去血过多，在阳药中亦加阿胶、艾叶煎。

本方孕妇慎用。阴虚血热之月经过多、胎动漏红忌用。

# 阴阳分药分时当归补血汤

> **当归补血汤原方（《内外伤辨惑论》）**
>
> 【组成】黄芪一两，当归二钱。
>
> 【用法】上药研粗末，水煎服。现临床常用饮片作汤剂煎服。
>
> 【功用】补气生血。
>
> 【主治】血虚发热证。症见劳倦内伤，元气虚弱，肌热面赤，烦渴欲饮，妇人经期、产后血虚发热、头痛，疮疡久溃不愈，脉洪大而虚、重按无力。

### 阴阳分药分时当归补血汤阳药

【组成】黄芪30～60克，当归15～30克，川芎6～9克。

【用法】去中医院抓阳药中药配方颗粒制剂，一服药二格。每天早上或午饭前服药一次。

### 阴阳分药分时当归补血汤阴药

【组成】生地黄30～60克，黄精15～30克，白芍15～30克。

【用法】去中医院抓阴药中药配方颗粒制剂，一服药二格。每天晚饭前或睡觉前一个小时服用一格阴药。

### 阴阳分药分时当归补血汤

【功用】阳药补气生血，活血止痛；阴药滋阴生血，养血敛阴。

【主治】血虚发热证。症见劳倦内伤，元气虚弱，肌热面赤，烦渴欲饮，妇人经期、产后血虚发热、头痛，疮疡久溃不愈，脉洪大而虚、重按无力。

【方解】本证多由劳倦内伤、血虚气弱、阳气浮越所致，治疗以补气生血为主。血虚气弱，阴不维阳，故肌热面赤、烦渴引饮，此种烦渴，常时烦时止，渴喜热饮；脉洪大而虚、重按无力，是血虚气弱、阳气浮越之象。

阴阳分药分时当归补血汤阳药包含黄芪、当归、川芎。黄芪甘，微温，归脾、肺经，功效为益卫固表、补气升阳、托毒生肌、利水消肿，主治气虚乏力、食少便溏、中气下陷、久泻脱肛、自汗盗汗、血虚萎黄、阴疽漫肿、气虚水肿、内热消渴，为君药。当归甘、辛，温，归肝、心、脾经，功效为活血止痛、补血调经、润肠通便，主治血虚眩晕、月经不调、经闭、痛经、面色萎黄、虚寒腹痛、跌打损伤、风湿痹痛、痈疽疮疡、肠燥便秘，为臣药。川芎辛，温，归肝、胆、心包经，功效活血行气、祛风止痛，主治月经不调、胁痛、胸痹、疮疡肿痛、跌打损伤、头痛、风湿痹痛，为佐使药。阴阳分药分时当归补血汤阳药的综合功效是补气生血、活血止痛。

阴阳分药分时当归补血汤阴药包含生地黄、黄精、白芍。生地黄甘、苦，寒，归心、肝、肾经，功效为清热凉血、养阴生津，主治热病心烦，舌绛，血热吐衄，斑疹紫黑，热病伤阴，消渴多饮，为君药。黄精味甘，性平，入肺、脾、肾经，功效为润肺滋阴、补脾益气，主治燥咳少痰、食少倦怠、腰膝酸软，为臣药。白芍苦、酸，微寒，归肝、脾经，功效为养血敛阴、柔肝止痛、平抑肝阳，主治月经不调、崩漏、虚汗、脘腹急痛、胁肋疼痛、四肢挛痛、头痛眩晕，为佐使药。阴阳分药分时当归补血汤阴药的综合功效是滋阴生血、养血敛阴。

【运用】本方是主治血虚阳虚发热证的代表方剂。患者的临床表现是肌热面红，烦

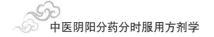

渴欲饮，脉洪大而虚，重按无力。

若妇女经期，或产后感冒发热头痛者，在阳药中加葱白、豆豉、生姜、大枣以疏风解表；若疮疡久溃不愈、气血两虚而又余毒未尽者，在阴药中可加金银花、甘草以清热解毒；若血虚气弱出血不止者，在阴药中可加煅龙骨、阿胶、山茱萸以固涩止血。

本方用于治疗冠心病心绞痛等心血瘀阻者；妇人经期、产后发热等血虚阳浮者；各种贫血、过敏性紫癜等血虚有热者。阴虚内热证禁用。

# 阴阳分药分时归脾汤

## 归脾汤原方（《济生方》）

【组成】白术、当归、白茯苓、炒黄芪、龙眼肉、远志、炒酸枣仁各一钱，木香五分，炙甘草三分，人参一钱。

【用法】加生姜、大枣，水煎服。

【功用】益气补血，健脾养心。

【主治】（1）心脾气血两虚证。症见心悸怔忡，健忘失眠，盗汗虚热，神疲倦怠，面色萎黄，舌淡苔薄白，脉细弱。（2）脾不统血证。症见便血，皮下紫癜，妇女崩漏，月经超前，量多色淡，或淋漓不止，舌淡，脉细弱。

### 阴阳分药分时归脾汤阳药

【组成】人参6～12克，白术6～12克，炒黄芪6～12克，远志6～12克，龙眼肉6～12克，木香3～6克，当归6～12克，炙甘草3～6克。

【用法】去中医院抓阳药中药配方颗粒制剂，一服药二格。每天早上或午饭前服药一次。

### 阴阳分药分时归脾汤阴药

【组成】茯苓15～30克，酸枣仁6～12克，白芍15～30克，生甘草6～12克。

【用法】去中医院抓阴药中药配方颗粒制剂，一服药二格。每天晚饭前或睡觉前一个小时服用一格阴药。

### 阴阳分药分时归脾汤

【功用】阳药补中益气，健脾和胃；阴药祛湿健脾，养血敛阴，安心宁神。

【主治】（1）心脾气血两虚证。症见心悸怔忡，健忘失眠，盗汗虚热，神疲倦怠，面色萎黄，舌淡苔薄白，脉细弱。（2）脾不统血证。症见便血，皮下紫癜，妇女崩漏，月经超前，量多色淡，淋漓不止，舌淡，脉细弱。

【方解】本方多由思虑过度、劳伤心脾、气血亏虚所致，治疗以益气补血、健脾养心为主。心藏神而主血，脾主思而统血，思虑过度，心脾气血暗耗，脾气亏虚则体倦、食少；心血不足则见惊悸、怔忡、健忘、不寐、盗汗；面色萎黄，舌质淡，苔薄白，脉细缓均属气血不足之象。

阴阳分药分时归脾汤阳药包含人参、当归、龙眼肉、白术、炒黄芪、远志、木香、炙甘草。人参甘、微苦，平，归脾、肺、心经，功效为大补元气、复脉固脱、补脾益肺、生津、安神，主治体虚欲脱、肢冷脉微、脾虚食少便溏、气短乏力、肺虚喘咳、津伤口渴、内热消渴、久病虚羸、惊悸失眠、阳痿宫冷、心力衰竭、心源性休克，为君药。当归甘、辛，温，归肝、心、脾经，功效为活血止痛、补血调经、润肠通便，主治血虚眩晕、月经不调、经闭、痛经、面色萎黄、虚寒腹痛、跌打损伤、风湿痹痛、痈疽疮疡、肠燥便秘。龙眼肉甘，温，归心、脾经，功效为补心脾、益气血，主治惊悸失眠、面色萎黄、少气乏力。白术苦、甘，温，归脾、胃经，功效为补气健脾、燥湿利水、止汗、安胎，主治脾气虚弱、食少便溏、痰饮水肿、表虚自汗、胎动不安。黄芪甘、微温，归脾、肺经，功效为益卫固表、补气升阳、托毒生肌、利水消肿，主治气虚乏力、食少便溏、中气下陷、久泻脱肛、自汗盗汗、血虚萎黄、阴疽漫肿、气虚水肿、内热消渴。当归、龙眼肉、黄芪、白术四味药补气补血、健脾祛湿，为臣药。远志苦、辛，微温，入心、肺、肾经，功效为安神益智、祛痰开窍、消痈肿，主治惊悸失眠、多梦健忘、神昏癫痫、咳嗽痰多、痈疽肿毒。木香辛、苦，温，归脾、胃、大肠、胆经，功效为行气止痛、调中宣滞，主治脘腹胀痛、泻痢后重、脾虚食少、胁痛、黄疸。远志、木香行气开窍、安神益智、消肿止痛，为佐药。炙甘草味甘，性平，入心、脾、肺、胃经，功效为补脾和胃、益气复脉、调和诸药，主治脾胃虚弱、倦怠乏力、心动悸、脉结代，为使药。阴阳分药分时归脾汤阳药的综合功效是补中益气、健脾和胃。

阴阳分药分时归脾汤阴药包含茯苓、酸枣仁、白芍、生甘草。茯苓甘、淡，平，归心、肺、脾、肾经，功效为利水渗湿、健脾、化痰、宁心安神，为君药。酸枣仁甘，平，入心、肝经，功效为养心安神、敛汗，主治失眠、惊悸、自汗、盗汗，为臣药。白芍苦、酸，微寒，归肝、脾经，功效为养血敛阴、柔肝止痛、平抑肝阳，主治月经不调、崩漏、虚汗、脘腹急痛、胁肋疼痛、四肢挛痛、头痛眩晕。白芍养血敛阴、柔肝止痛、平抑肝阳，为佐药。生甘草味甘，性平，入心、脾、肺、胃经，功效为补脾和胃、益气复脉，主治脾胃虚弱、倦怠乏力、心动悸、脉结代，为使药。阴阳分药分时归脾汤阴药的综合功效是祛湿健脾、养血敛阴、安心宁神。

【运用】本方是主治心脾气血两虚证或脾不统血证的代表方剂。患者的临床表现：（1）脾气血两虚证，症见心悸怔忡、健忘失眠、盗汗虚热、神疲倦怠、面色萎黄、舌淡苔薄白、脉细弱；（2）脾不统血证，症见便血、皮下紫癜、妇女崩漏、月经超前、

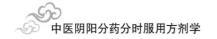

量多色淡、淋漓不止、舌淡、脉细弱。

崩漏下血偏寒者，在阳药中可加艾叶炭、炮姜炭，以温经止血；偏热者，在阴药中加生地黄炭、阿胶珠、棕榈炭，以清热止血。

# 第三节　阴阳分药分时气血双补剂

阴阳分药分时气血双补剂，适用于气血两虚证，症见面色无华、头晕目眩、心悸怔忡、食少体倦、气短懒言、舌淡、脉虚细无力等。常用补气药人参、党参、白术、炙甘草等与补血药熟地黄、当归、白芍、阿胶等并用组成方剂，再配以滋阴药生地黄、玉竹、黄精、白芍等。由于气血两虚证的气虚和血虚程度并非相等，故组方时当据气血不足的偏重程度决定补气与补血的主次，并适当配伍理气及活血之品，使补而不滞。代表方剂有阴阳分药分时八珍汤、阴阳分药分时炙甘草汤等，这些代表方剂从八珍汤、炙甘草汤等衍生而来。

## 阴阳分药分时八珍汤

### 八珍汤原方（《正体类要》）

【组成】人参、白术、白茯苓、当归、川芎、白芍药、熟地黄各一钱，炙甘草五分。

【用法】上为末，每服9克，水一盏半，加生姜五片、大枣一枚，煎至七分，去滓，不拘时候，通口服。现代用法：作汤剂，加生姜3片，大枣5枚，水煎服，用量根据病情酌定。

【功用】益气补血。

【主治】气血两虚证。面色苍白或萎黄，头晕目眩，四肢倦怠，气短懒言，心悸怔忡，饮食减少，舌淡苔薄白，脉细弱或虚大无力。

【原方之弊】首先，本方为大补气血的阴阳合药，早上和中午服用较为适宜，如果晚上服用，容易逆时生虚火。古语言："虚不受补"。这说明气血虚弱之人气是不容易进补的。这其中原因之一是气血虚弱之人气血瘀堵而导致瘀不受补。其次，就是所用之药，服用逆时。虽然是补药，但是服用逆时，等同于轻微的毒药，产生毒副作用。再次，就是用药剂量太大。气血虚弱之人容易受邪，但是服用补药，也需量少次多，循序渐进，不可大剂量进补。

### 阴阳分药分时八珍汤阳药

【组成】人参9～18克，白术9～18克，当归9～18克，川芎9～18克，熟地黄 9 ～ 18 克，炙甘草 5 ～ 10 克。

【用法】去中医院抓阳药中药配方颗粒制剂，一服药二格。每天早上或午饭前服药一次。

### 阴阳分药分时八珍汤阴药

【组成】生地黄 9 ～ 18 克，麦冬 9 ～ 18 克，五味子 9 ～ 18 克，茯苓 9 ～ 18 克，白芍 9 ～ 18 克，生甘草 5 ～ 10 克。

【用法】去中医院抓阴药中药配方颗粒制剂，一服药二格。每天晚饭前或睡觉前一个小时服用一格阴药。

### 阴阳分药分时八珍汤

【功用】阳药补气生血，活血补血，健脾和胃；阴药滋阴生津，安心宁神。

【主治】气血两虚证。症见面色苍白或萎黄，头晕目眩，四肢倦怠，气短懒言，心悸怔忡，饮食减少，舌淡苔薄白，脉细弱或虚大无力。

【方解】本方所治气血两虚证多由久病失治、病后失调、失血过多而致，病在心、脾、肝三脏。心主血，肝藏血，心肝血虚，故见面色苍白、头晕目眩、心悸怔忡、舌淡脉细。脾主运化而化生气血，脾气虚，故面黄肢倦、气短懒言、饮食减少、脉虚无力。治宜益气与养血并重。

阴阳分药分时八珍汤阳药包含人参、白术、当归、川芎、熟地黄、炙甘草。人参甘、微苦，平，归脾、肺、心经，功效为大补元气、复脉固脱、补脾益肺、生津、安神，主治体虚欲脱、肢冷脉微、脾虚食少便溏、气短乏力、肺虚喘咳、津伤口渴、内热消渴、久病虚羸、惊悸失眠、阳痿宫冷，心力衰竭、心源性休克，为君药。白术苦、甘，温，归脾、胃经，功效为补气健脾、燥湿利水、止汗、安胎，主治脾气虚弱、食少便溏、痰饮水肿、表虚自汗、胎动不安。当归甘、辛，温，归肝、心、脾经，功效为活血止痛、补血调经、润肠通便，主治血虚眩晕、月经不调、经闭、痛经、面色萎黄、虚寒腹痛、跌打损伤、风湿痹痛、痈疽疮疡、肠燥便秘。川芎辛，温，归肝、胆、心包经，功效为活血行气、祛风止痛，主治月经不调、胁痛、胸痹、疮疡肿痛、跌打损伤、头痛、风湿痹痛。白术、当归、川芎三味药补气生血、活血化瘀、祛风止痛，为臣药。熟地黄甘、微温，归肝、肾经，功效为养血滋阴、补精益髓，主治血虚萎黄、眩晕心悸、月经不调、潮热盗汗、消渴、腰酸耳鸣，为佐药。炙甘草味甘，性平，入心、脾、肺、胃经，功效为补脾和胃、益气复脉、调和诸药，主治脾胃虚弱、倦怠乏力、心动悸、脉结代，为使药。阴阳分药分时八珍汤阳药的综合功效是补气生血、活血补血、健脾和胃。

阴阳分药分时八珍汤阴药包含生地黄、麦冬、五味子、茯苓、白芍、生甘草。生地黄甘、苦，寒，归心、肝、肾经，功效为清热凉血、养阴生津，主治热病心烦、舌绛、血热吐衄、斑疹紫黑、热病伤阴、消渴多饮，为君药。麦冬甘、微苦，微寒，归肺、心、胃经，功效为养阴润肺、益胃生津、清心除烦，主治燥咳痰稠、劳嗽咯血、口渴咽干、心烦失眠。五味子酸，温，归肺、肾、心经，功效为敛肺滋肾、生津敛汗、涩精止泻、宁心安神，主治久咳虚喘、津伤口渴、自汗盗汗、肾虚遗精、脾肾虚泻、心悸失眠。麦冬、五味子滋阴生津，为臣药。茯苓入心、肺、脾经，功效为渗湿利水、健脾和胃、宁心安神，主治小便不利、水肿胀满、痰饮咳逆、呕逆、恶阻、泄泻、遗精、淋浊、惊悸、健忘等。茯苓之利水，是通过健运脾肺的功能而达到的，与其他直接利水的中药不同。白芍苦、酸，微寒，归肝、脾经，功效为养血敛阴、柔肝止痛、平抑肝阳，主治月经不调、崩漏、虚汗、脘腹急痛、胁肋疼痛、四肢挛痛、头痛眩晕。茯苓、白芍两味药利水渗湿、养血敛阴，为佐药。生甘草味甘，性平，入心、脾、肺、胃经，功效为补脾益气、清热解毒、调和诸药，主治脾胃虚弱、倦怠乏力、心悸气短，为使药。阴阳分药分时八珍汤阴药的综合功效是滋阴生津、安心宁神。

【运用】本方是主治气血两虚证的代表方剂。患者的临床表现是气短乏力，心悸眩晕，舌淡，脉细无力。

若以血虚为主，眩晕心悸明显者，可在阴药中加大生地黄、白芍用量；以气虚为主，气短乏力明显者，可在阳药中加大人参、白术用量；兼见不寐者，可在阴药中加酸枣仁、五味子。

本方用于治疗病后虚弱、各种慢性病，以及妇女月经不调等属气血两虚者。

# 阴阳分药分时炙甘草汤

## 炙甘草汤原方（《伤寒论》）

【组成】炙甘草四两，生姜三两，人参二两，生地黄一斤，桂枝（去皮）三两，阿胶二两，麦冬（去心）半升，麻仁半升，擘大枣三十枚。

【用法】上以清酒七升，水八升，先煮八味，取三升，去滓，内胶烊消尽，温服一升，日三服。（现代用法：水煎服，阿胶烊化，冲服）

【功用】滋阴养血，益气复脉。

【主治】（1）阴血不足，阳气虚弱证脉结代，心动悸，虚羸少气，舌光少苔，或质干而瘦小。（2）虚劳肺痿咳嗽，或吐涎沫，形瘦短气，自汗盗汗，虚烦不眠，咽干舌燥，大便干结，脉虚数。

### 阴阳分药分时炙甘草汤阳药

【组成】炙甘草12～24克，人参6～12克，阿胶6～12克，大枣9～18克，干姜 9 ～ 18 克，桂枝 9 ～ 18 克。

【用法】去中医院抓阳药中药配方颗粒制剂，一服药二格。每天早上或午饭前服药一次。

### 阴阳分药分时炙甘草汤阴药

【组成】生地黄 30 ～ 60 克，麦冬 10 ～ 20 克，火麻仁 10 ～ 20 克，五味子 15 ～ 30 克，山茱萸 15 ～ 30 克，生甘草 9 ～ 18 克。

【用法】去中医院抓阴药中药配方颗粒制剂，一服药二格。每天晚饭前或睡觉前一个小时服用一格阴药。

### 阴阳分药分时炙甘草汤

【功用】阳药滋阴养血，益气复脉；阴药滋阴生津，安心宁神。

【主治】（1）阴血不足，阳气虚弱证脉结代，心动悸，虚羸少气，舌光少苔，或质干而瘦小。（2）虚劳肺痿咳嗽，或吐涎沫，形瘦短气，自汗盗汗，虚烦不眠，咽干舌燥，大便干结，脉虚数。

【方解】本方是《伤寒论》治疗心动悸、脉结代的名方。其证是由阴血不足、阳气不振所致。阴血不足，血脉无以充盈，加之阳气不振，无力鼓动血脉，脉气不相接续，故脉结代；阴血不足，心体失养，或心阳虚弱，不能温养心脉，故心动悸。治宜滋心阴，养心血，益心气，温心阳，以复脉定悸。

阴阳分药分时炙甘草汤阳药包含炙甘草、人参、阿胶、大枣、干姜、桂枝。炙甘草味甘，性平，入心、脾、肺、胃经，功效为补脾和胃、益气复脉，主治脾胃虚弱、倦怠乏力、心动悸、脉结代，为君药。人参甘、微苦，平，归脾、肺、心经，功效为大补元气、复脉固脱、补脾益肺、生津、安神，主治体虚欲脱、肢冷脉微、脾虚食少便溏、气短乏力、肺虚喘咳、津伤口渴、内热消渴、久病虚羸、惊悸失眠、阳痿宫冷、心力衰竭、心源性休克。阿胶甘，平，归肺、肝、肾经，功效为补血止血、滋阴润肺，主治血虚萎黄、眩晕心悸、吐血衄血、便血崩漏、心烦失眠、燥咳少痰。大枣甘，温，归脾、胃经，功效为补中益气、养血安神、缓和药性，主治脾胃虚弱、食少便溏、血虚萎黄、妇女脏躁。人参、阿胶、大枣三味药大补气血，为臣药。干姜辛，热，归脾、胃、心、肺经，功效为温中散寒、回阳通脉、温肺化饮，主治脘腹冷痛、呕吐泄泻、亡阳虚脱、肢冷脉微、痰饮咳喘，为佐药。桂枝辛、甘，温，归心、肺、膀胱经，功效为发汗解表、温经通阳，主治风寒表证、风寒湿痹、关节疼痛、水肿、痰饮、胸痹、心悸、瘀滞经闭、痛经、癥瘕、脘腹疼痛，为使药。阴阳分药分时炙甘草汤阳药的综合功效为滋阴养血、益气复脉。

阴阳分药分时炙甘草汤阴药包含生地黄、麦冬、火麻仁、五味子、山茱萸、生甘草。生地黄甘、苦，寒，归心、肝、肾经，功效为清热凉血、养阴生津，主治热病心烦、舌绛、血热吐衄、斑疹紫黑、热病伤阴、消渴多饮，为君药。麦冬甘、微苦，微寒，归肺、心、胃经，功效为养阴润肺、益胃生津、清心除烦，主治燥咳痰稠、劳嗽咯血、口渴咽干、心烦失眠。火麻仁甘，平，归脾、胃、大肠经，功效为润肠通便，主治肠燥便秘、习惯性便秘。麦冬、火麻仁滋阴脾胃，为臣药。五味子酸，温，归肺、肾、心经，功效为敛肺滋肾、生津敛汗、涩精止泻、宁心安神，主治久咳虚喘、津伤口渴、自汗盗汗、肾虚遗精、脾肾虚泻、心悸失眠。山茱萸酸，微温，归肝、肾经，功效为补益肝肾、收敛固涩，主治头晕目眩、腰膝酸软、崩漏、带下、月经过多、遗精、遗尿、大汗不止、体虚欲脱。五味子、山茱萸敛阴养血，为佐药。生甘草味甘，性平，入心、脾、肺、胃经，功效为补脾益气、清热解毒、缓急止痛、调和诸药，主治脾胃虚弱、倦怠乏力、心悸气短，为使药。阴阳分药分时炙甘草汤阴药的综合功效是滋阴生津、安心宁神。

【运用】本方是阴阳气血并补之剂。患者的临床表现是脉结代，心动悸，虚羸少气，舌光色淡少苔。

本方在阴药中可加酸枣仁、柏子仁以增强养心安神定悸之力，或加龙齿、磁石重镇安神；偏于心气不足者，在阳药中重用炙甘草、人参；偏于阴血虚者，在阴药中重用生地黄、麦冬；心阳偏虚者，在阳药中易桂枝为肉桂，加附子以增强温心阳之力；阴虚而内热较盛者，易人参为南沙参，并减去桂枝、生姜、大枣、酒，酌加知母、黄柏，则滋阴液降虚火之力更强。

本方用于治疗功能性心律不齐、期外收缩、冠心病、风湿性心脏病、病毒性心肌炎、甲状腺功能亢进等有心悸、气短、脉结代等属阴血不足、阳气虚弱者。

本方对于虚劳肺痿属气阴两伤者，益气滋阴而补肺，但对阴伤肺燥较甚者，方中生姜、桂枝减少用量或不用，因为温药有耗伤阴液之弊，故应慎用。

# 第四节　阴阳分药分时补阴剂

阴阳分药分时补阴剂，适用于阴虚证，患者表现为形体消瘦、头晕耳鸣、潮热颧红、五心烦热、盗汗失眠、腰酸遗精、咳嗽咳血、口燥咽干、舌红少苔、脉细数。常用补阴药如熟地黄、麦冬、沙参、龟甲等为主组方，配伍黄连、黄柏等以清虚热。阴虚分两类，其中一类是真阴虚，只有补阴即可。但是，在正常情况下，人体的气血是循环通畅的，并不存在真正长久性的多余能量导致人体低烧或高热，大部分情况都是气血瘀滞导致的虚寒假热。人体消瘦，往往是脾胃虚寒，火不生土。所以，这类患者并不是简单的阴虚，而是阳虚导致的阴虚。所以，补阴之时，要补阳。这类患者往往占大多数。本证的代表方剂有阴阳分药分时八味地黄汤、阴阳分药分时大补左归汤、阴阳分药分时百合固金汤、阴阳分药分时一贯煎、阴阳分药分时益胃汤、阴阳分药分时七宝美髯汤等，这些方剂从六味地黄丸、左归丸、大补阴丸、百合固金汤、一贯煎、益胃汤、七宝美髯丹等融合、衍生而来。

# 阴阳分药分时八味地黄汤

## 六味地黄丸原方（原名地黄丸，《小儿药证直诀》）

【组成】熟地黄八钱，山茱萸四钱，干山药四钱，泽泻、牡丹皮、茯苓（去皮）各三钱。

【用法】丸剂。每次6克，每日2次，温开水送服，也可以作汤剂温服。

【功用】滋阴补肾，填精益髓。

【主治】真阴不足证。症见头晕眩晕，腰酸腿软，耳聋失眠，遗精滑泄，口燥舌干，舌红少苔，脉沉细数。

【原方之弊】本方阴阳合药，三补三泻，药性平和，但是药性偏温之药，久服容易生虚火，导致晚上兴奋或者睡眠不佳。

### 阴阳分药分时八味地黄汤阳药

【组成】党参15～30克，白术6～12克，黄芪15～30克，熟地黄9～12克，山茱萸6～9克，山药15～30克，陈皮6～12克，炙甘草9～15克。

【用法】去中医院抓阳药中药配方颗粒制剂，一服药二格。每天早上或午饭前服药一次。

### 阴阳分药分时八位地黄汤阴药

【组成】茯苓15～30克，泽泻15～30克，牡丹皮15～30克，菟丝子6～12克，枸杞9～15克，丹参9～15克，麦冬9～15克，生地黄9～15克。

【用法】去中医院抓阴药中药配方颗粒制剂，一服药二格。每天晚饭前或睡觉前一个小时服用一格阴药。

### 阴阳分药分时八味地黃汤

【功用】阳药补血养阴，益精填髓，补气活血，理气化痰，养胃健脾；阴药滋阴生血，补益津液，利水祛湿，清热排毒，安心宁神。

【主治】真阴不足证。症见头晕眩晕，腰酸腿软，耳聋失眠，遗精滑泄，口燥舌干，舌红少苔，脉沉细数。

【方解】本方证为肝肾真阴不足，气虚淤滞，导致内生虚热。肾藏精，主骨生髓，腰为肾之府，齿为骨之余，脑为髓之海。肾阴不足则精亏髓少，故腰膝酸软，牙齿动摇，头晕目眩；肾开窍于耳，肾阴不足，精不上承，故耳鸣耳聋；肾藏精，为封藏之本，肾阴虚则精不生血，血不生阳，阳虚不能控阴，所以盗汗遗精。肾生精，肝升血。精髓不足，肝肾不生血，则血虚，血虚气血运转不灵，气血运转不灵则生血瘀，血瘀则生虚热，故阴虚生内热。一旦气滞血瘀，虚火上炎，故骨蒸潮热，消渴，盗汗，舌红少苔，脉沉细数等。小儿囟门不合，也为肾虚生骨迟缓所致。所以，治疗方法理应补肾生精，促精髓生血，促精血生阳，活血化瘀，阳升阴降，虚热自消。

阴阳分药分时八味地黄汤阳药包含熟地黄、山药、山茱萸、党参、白术、黄芪、陈皮、炙甘草。熟地黄补血养阴、益精填髓，为君药。山药补脾胃、生津液、补肾水，山茱萸补益肝肾、涩精固脱、止崩止带、生津止渴，二者为臣药。党参补中益气、止渴、健脾益肺、养血生津，白术祛湿健脾，黄芪益气固表、敛汗固脱，三者为佐药。陈皮理气健脾、燥湿化痰，炙甘草补脾和胃、益气复脉，二者为使药。阴阳分药分时八味地黄汤阳药的综合功效是补血养阴、益精填髓、补气活血、理气化痰、养胃健脾。

阴阳分药分时八味地黄汤阴药包含生地黄、麦冬、丹参、枸杞、菟丝子、茯苓、泽泻、牡丹皮。生地黄清热凉血、养阴生津，主要滋养肾；麦冬养阴生津、润肺清心，主要滋养肺阴；丹参清热凉血、活血散瘀、清利肝胆，主要滋养心阴，这三味药皆为君药。枸杞补益肝肾、填精明目，菟丝子补肾益精、清肝明目，二者皆补益肝肾，以肾为主，为臣药。茯苓利水渗湿化痰、益脾和胃、宁心安神，通利中焦；泽泻利水、渗湿、泄热，通利下焦；牡丹皮清热凉血、活血散瘀、清利心肝肾，三者皆为佐使药，滋阴降火排毒。阴阳分药分时八味地黄汤阴药的综合功效是滋阴生血、补益津液、利水祛湿、活血化瘀、活血化瘀、清热排毒、安心宁神。

【运用】本方是主治肝肾阴虚的代表方剂。患者表现为腰膝酸软、头晕目眩、口燥咽干、舌红少苔、脉沉细。原方熟地黄味厚滋腻，有碍脾运，脾虚食少容易腹泻的患者慎用，本方采用阴阳分药分时，阴药和阳药中都分别考虑到脾胃吸收问题，加了健脾胃、促消化的药，所以本方对于这类患者也可以使用。

如果患者阴虚，气血瘀滞导致虚火旺盛，可以在本方的阴药中加知母、玄参、黄柏等以加强清热降火的功效；如果患者兼有脾虚气滞的情况，在阳药中加白术、砂仁、陈皮等以防气虚滞脾。本方是由宋代医家钱乙将《金匮要略》中的肾气丸减去附子、桂枝变化而成，用于治疗小儿"五迟"症。这是因为肾气丸采用阴阳合药，晚上服用容易产生药害，故去附子、桂枝，同时采用阴阳分药分时，加上附子、桂枝的药效更强。

本方用于治疗慢性肾炎、高血压、糖尿病、肺结核、肾结核、甲状腺功能亢进、中心视网膜炎及无排卵型功能失调性子宫出血、围绝经期综合征、前列腺炎等病症属肾阴不足者。

# 阴阳分药分时大补左归汤

## 左归丸原方（《景岳全书》）

【组成】熟地黄八两，山药四两，枸杞子四两，山茱萸四两，川牛膝（酒洗，蒸熟）三两，菟丝子四两，鹿角胶四两，龟板胶四两。

【用法】丸剂。上药为蜜丸，每次9克，每日2次，于饭前用开水或淡盐水汤送服。

【功用】滋阴补肾，填精益髓。

【主治】真阴不足证。症见头目眩晕，腰酸腿软，耳聋失眠，遗精滑泄，自汗盗汗，口燥舌干，舌红少苔，脉细。

## 大补阴丸原方（原名大补丸，《丹溪心法》）

【组成】熟地黄（酒蒸）、龟板（酥炙）各六两，黄柏（炒褐色）、知母（酒浸，炒）各四两。

【用法】丸剂。上药为细末，猪脊髓，蜜为丸。每服6～9克，每日2次，淡盐水送服。

【功用】滋阴降火。

【主治】阴虚火旺证。症见骨蒸潮热，盗汗遗精，咳嗽咳血，心烦易怒，足膝疼热，舌红少苔，尺脉数而有力。

### 阴阳分药分时大补左归汤阳药

【组成】鹿角胶9～12克，熟地黄15～30克，山药6～9克，枸杞15～30克，菟丝子6～12克，人参9～15克，白术15～30克，砂仁9～12克，陈皮15～30克。

【用法】去中医院抓阳药中药配方颗粒制剂，一服药二格。每天早上或午饭前服药一次。

### 阴阳分药分时大补左归汤阴药

【组成】龟板胶6～9克，黄柏15～30克，知母15～30克，山茱萸9～15克，柴胡6～12克，牛膝15～30克，生地黄15～30克，麦冬3～6克，茯苓15～30克，神曲9～15克。

【用法】去中医院抓阴药中药配方颗粒制剂，一服药二格。每天晚饭前或睡觉前一个小时服用一格阴药。

## 阴阳分药分时大补左归汤

【功用】阳药温补肝肾，大补气血，健脾祛湿，理气化痰，温阳养胃；阴药潜阴滋阴，滋阴生血，收敛肝气，疏肝解郁，消食解毒。

【主治】真阴不足证。症见头目眩晕，腰酸腿软，耳聋失眠，遗精滑泄，自汗盗汗，口燥舌干，舌红少苔，脉细。

【方解】本方证为真阴不足，精髓亏虚，水不制火，肝肾阴虚，虚火旺盛。肝肾阴虚，导致气血不足，气血瘀滞，所以头困头晕、腰酸腿软、遗精滑泄。肾阴不足，气血瘀滞导致虚热内生，故见自汗盗汗、口燥舌干、舌红少苔、脉细弦。阴虚火旺严重者，骨蒸潮热，心烦易怒，足膝腾热。本证的治法为滋阴潜阳，滋阴生血，补益肝肾，健脾祛湿，疏肝解郁，通经活络。

阴阳分药分时大补左归汤阳药包含鹿角胶、熟地黄、山药、枸杞、菟丝子、人参、白术、砂仁、陈皮。鹿角胶温补肝肾、益经养血，熟地黄滋阴补血、益精填髓，二者为君药。山药甘，平，无毒，具有补脾益肾、养肺、止泻、敛汗之功效；枸杞益精明目、滋补肝肾；菟丝子补肾益精、养肝明目，三者皆为臣药，补元气、补脾肺、生津安神。白术健脾、益气、燥湿利水，砂仁行气调中、和胃、醒脾，二者皆为佐药。陈皮理气健脾、燥湿化痰，为使药。阴阳分药分时大补左归汤阳药的综合功效是温补肝肾、大补气血、健脾祛湿、理气化痰、温阳养胃。

阴阳分药分时大补左归汤阴药包含龟板胶、黄柏、知母、山茱萸、柴胡、牛膝、生地黄、麦冬、茯苓、神曲。龟板胶益肾健骨、固精止血、养血补心，既能潜阴，也能滋阴生血。黄柏清热解毒、泻火燥湿。龟板胶和黄柏为君药。知母清热泻火、生津止渴、滋阴退虚热，生地黄具有清热凉血、养阴生津的功效，麦冬润肺止咳、养阴生津，为臣药。山茱萸生津止渴、补益肝肾、收敛肝气，柴胡疏散退热、疏肝解郁，茯苓健脾祛湿，三者为佐药。神曲具有助消化，解诸药之毒，修复消化道微生态的作用，为使药。阴阳分药分时大补左归汤阴药的功效是潜阴滋阴、滋阴生血、收敛肝气、疏肝解郁、消食解毒。

【运用】本方是主治真阴不足、虚火亢盛的代表方剂。患者表现为头昏眼花，腰酸腿软，舌红，舌光少苔，脉弦。原方阴柔滋腻之品较多，易滞留脾胃，不易消化吸收，故不宜久服，对脾虚食少泄泻者应慎重用本方。不过，本方采用阴阳分药分时，加上健脾消食化积的药物，长期服用也无妨。

如果患者虚火太旺，可以在阴药中增加女贞子、麦冬、地骨皮等滋阴养阴的中药种类和剂量；火旺克金，干咳少痰者，可以在阴药中加百合、天冬、川贝母等药以润肺止咳；小便不利不清者，可以在阴药中加茯苓以利水渗湿；大便干燥者，可以在阴药中加肉苁蓉、当归以润肠通便；气虚严重者，增加人参的剂量；咳嗽咳血严重者，可以在阴药中加仙鹤草、墨旱莲、白茅根以凉血止血；遗精者，在阴药中加金樱子、芡实、沙苑子。

本方用于治疗老年痴呆症、慢性肾炎、不孕症、甲亢、肺结核、糖尿病、围绝经期综合征等病症。

# 阴阳分药分时百合固金汤

## 百合固金汤原方（《慎斋遗书》）

【组成】百合一钱半，生地黄、熟地黄、当归各三钱，白芍、甘草各一钱，桔梗、玄参各八分，贝母、麦冬各一钱半。

【用法】汤剂。水煎服。

【功用】滋肾保肺，止咳化痰。

【主治】肺肾阴虚。咳嗽带血，咽喉燥痛，手足心热，骨蒸盗汗，舌红少苔，脉细数。

### 阴阳分药分时百合固金汤阳药

【组成】熟地黄15～30克，当归9～18克，桔梗3～6克，炙甘草3～6克。

【用法】去中医院抓阳药中药配方颗粒制剂，一服药二格。每天早上或午饭前服药一次。

### 阴阳分药分时百合固金汤阴药

【组成】百合12～24克，贝母9～18克，生地黄9～18克，麦冬9～18克，玄参3～6克，白芍3～6克，生甘草3～6克。

【用法】去中医院抓阴药中药配方颗粒制剂，一服药二格。每天晚饭前或睡觉前一个小时服用一格阴药。

### 阴阳分药分时百合固金汤

【功用】阳药养血滋阴，补精益髓，祛湿化痰，健脾和胃；阴药滋阴生津，润肺止咳，清热化痰。

【主治】肺肾阴虚。咳嗽带血，咽喉燥痛，手足心热，骨蒸盗汗，舌红少苔，脉细数。

【方解】本方证由肺肾阴亏所致。肺乃肾之母，肺虚及肾，病久则肺肾阴虚，阴虚生内热，虚火上炎，肺失肃降，则咳嗽气喘；虚火煎灼津液，则咽喉燥痛、午后潮热，甚者灼伤肺络，以致痰中带血。治宜滋养肺肾之阴血，兼以清热化痰止咳，以图标本兼顾。

阴阳分药分时百合固金汤阳药包含熟地黄、当归、桔梗、炙甘草。熟地黄甘，微温，归肝、肾经，功效为养血滋阴、补精益髓，主治血虚萎黄、眩晕心悸、月经不调、潮热盗汗、消渴、腰酸耳鸣，为君药。当归甘、辛，温，归肝、心、脾经，功效为活血止痛、补血调经、润肠通便，主治血虚眩晕、月经不调、经闭、痛经、面色萎黄、虚寒腹痛、跌打损伤、风湿痹痛、痈疽疮疡、肠燥便秘，为臣药。桔梗苦、辛，平，归肺经，功效为宣肺、利咽、祛痰、排脓，主治咳嗽痰多、咽痛、失音、肺痈吐脓，为佐药。炙甘草补脾和胃、益气复脉、调和诸药，为使药。阴阳分药分时百合固金汤阳药的综合功效是养血滋阴、补精益髓、祛湿化痰、健脾和胃。

阴阳分药分时百合固金汤阴药包含百合、贝母、麦冬、生地黄、玄参、白芍、生甘草。百合润肺止咳、清心安神，为君药。贝母化痰止咳、清热散结，麦冬养阴润肺、益胃生津、清心除烦，生地黄清热凉血、养阴生津，玄参清热凉血、解毒散结、滋阴生津，这四味药滋阴生津、润肺止咳、解毒散结，为臣药。白芍养血敛阴、柔肝止痛、平抑肝阳，为佐药。生甘草补脾益气、清热解毒、缓急止痛、调和诸药，为使药。阴阳分药分时百合固金汤阴药的综合功效是滋阴生津、润肺止咳、清热化痰。

【运用】本方是主治肺肾阴亏、虚火上炎而致咳嗽痰血症的代表方剂。患者的临床表现是咳嗽气喘，咽喉燥痛，舌红少苔，脉细数。

若痰多而色黄者，在阳药中加胆南星，在阴药中加黄芩、瓜蒌皮以清肺化痰；若咳喘甚者，在阴药中加杏仁、五味子，在阳药中加款冬花以止咳平喘；若咳血重者，可去桔梗之升提，在阴药中加白及、白茅根、仙鹤草以止血。

本方用于治疗肺结核、慢性支气管炎、支气管扩张咯血、慢性咽喉炎、自发性气胸等属肺肾阴虚、虚火上炎者。

# 阴阳分药分时一贯煎

## 一贯煎原方（《续名医类案》）

【组成】北沙参、麦冬、当归各三钱，生地黄六钱至一两五钱，枸杞子三钱至六钱，川楝子一钱半。

【用法】汤剂。水煎服。

【功用】滋养肝肾，疏肝理气。

【主治】肝肾阴虚，肝气不舒，胸脘胁痛，吞酸吐苦，咽干口燥，舌红少津，脉弦细或虚弦。

### 阴阳分药分时一贯煎阳药

【组成】人参 15 ～ 30 克，白术 6 ～ 12 克，黄芪 15 ～ 30 克，补骨脂 6 ～ 9 克，当归 9 ～ 18 克，炙甘草 9 ～ 15 克。

【用法】去中医院抓阳药中药配方颗粒制剂，一服药二格。每天早上或午饭前服药一次。

### 阴阳分药分时一贯煎阴药

【组成】生地黄 18 ～ 30 克，枸杞 9 ～ 18 克，麦冬 9 ～ 18 克，北沙参 9 ～ 18 克，川楝子 5 ～ 15 克。

【用法】去中医院抓阴药中药配方颗粒制剂，一服药二格。每天晚饭前或睡觉前一个小时服用一格阴药。

### 阴阳分药分时一贯煎

【功用】阳药补中益气、健脾和胃；阴药滋养肝肾、疏肝理气。

【主治】肝肾阴虚，肝气不舒，胸脘胁痛，吞酸吐苦，咽干口燥，舌红少津，脉弦细或虚弦。

【方解】肝藏血，主疏泄，体阴而用阳，喜条达而恶抑郁。肝肾阴血亏虚，肝体失养，则疏泄失常，肝气郁滞，进而横逆犯胃，故胸脘胁痛、吞酸吐苦；肝气久郁，经气不利则生疝气、瘕聚等症；阴虚津液不能上承，故咽干口燥、舌红少津；阴血亏虚，血脉不充，故脉细弱或虚弦。肝肾阴血亏虚而肝气不舒，治宜滋阴养血、柔肝舒郁。

阴阳分药分时一贯煎阳药包含人参、白术、黄芪、补骨脂、当归、炙甘草。人参功效为大补元气、复脉固脱、补脾益肺、生津、安神，为阳药之君药。白术功效为补气健脾、燥湿利水、止汗、安胎，黄芪功效为益卫固表、补气升阳、托毒生肌、利水消肿，补骨脂功效为补肾壮阳、固精缩尿、温脾止泻，这三味药祛湿健脾、补中益气，为臣药。当归功效为活血止痛、补血调经、润肠通便，为佐药。炙甘草功效为补脾和胃、益气复脉、调和诸药，为使药。阴阳分药分时一贯煎阳药的综合功效是补中益气、健脾和胃。

阴阳分药分时一贯煎阴药包含生地黄、枸杞、麦冬、北沙参、川楝子。生地黄功效为清热凉血、养阴生津，为阴药之君药。枸杞子功效为滋补肝肾、明目、润肺，麦冬功效为养阴润肺、益胃生津、清心除烦，沙参功效为清肺养阴、益胃生津，这三味药滋阴生津、润肺养肾，为臣药。川楝子行气止痛、杀虫，主治胁肋疼痛、脘腹疼痛、疝气疼痛、虫积腹痛、头癣，为佐使药。阴阳分药分时一贯煎阴药的综合功效是滋养肝肾、疏肝理气。

【运用】本方是治疗阴虚肝郁、肝胃不和所致脘胁疼痛的代表方剂。患者的临床表现是脘胁疼痛，吞酸吐苦，舌红少津，脉虚弦。

若大便秘结，在阴药中加瓜蒌仁；有虚热或汗多，在阴药中加地骨皮；痰多，在阴药中加川贝母；舌红而干，阴亏过甚，在阴药中加石斛；胁胀痛，按之硬，在阴药中加鳖甲；烦热而渴，在阴药中加知母、石膏；腹痛，在阴药中加芍药、甘草；两足痿软，在阴药中加牛膝、薏苡仁；不寐，在阴药中加酸枣仁；口苦燥，在阴药中少加黄连。

本方用于治疗无结石慢性胆囊炎、胆囊切除术后胆道动力障碍、神经痛、糖尿病并发症、慢性咽炎、口腔溃疡、黄褐斑、神经症、肺结核、肿瘤放疗后阴道干涩症、干燥综合征等症。因制方重在滋补，虽可行无形之气，但不能祛有形之邪，且药多甘腻，故有停痰积饮而舌苔白腻、脉沉弦者，不宜使用。

# 阴阳分药分时益胃汤

## 益胃汤原方（《太平惠民和剂局方》）

【组成】沙参三钱，麦冬五钱，冰糖一钱，生地黄五钱，玉竹一钱五分。

【用法】水煎服。

【功用】生津益胃。

【主治】胃阴损伤证。阳明温病，下后汗出，胃阴受伤；或见胃脘灼热隐痛，饥不欲食，口干咽燥，大便秘结，或干呕、呃逆，舌红少津，脉细数者。

### 阴阳分药分时益胃汤阳药

【组成】人参15～30克，白术6～12克，黄芪15～30克，桂枝9～12克，砂仁6～9克，干姜15～30克，陈皮6～12克，炙甘草9～15克。

【用法】去中医院抓阳药中药配方颗粒制剂，一服药二格。每天早上或午饭前服药一次。

### 阴阳分药分时益胃汤阴药

【组成】生地黄15～30克，麦冬15～30克，北沙参9～18克，玉竹5～10克，冰糖9～18克。

【用法】去中医院抓阴药中药配方颗粒制剂，一服药二格。每天晚饭前或睡觉前一个小时服用一格阴药。

## 阴阳分药分时益胃汤

【功用】阳药补中益气，健脾和胃；阴药滋阴生津，润肺养胃。

【主治】胃阴损伤证。阳明温病，下后汗出，胃阴受伤；或见胃脘灼热隐痛、饥不欲食、口干咽燥、大便秘结，或干呕、呃逆、舌红少津、脉细数。

【方解】温病易从热化伤津，热结腑实，应用泻下剂后，热结虽解，但胃阴损伤已甚，故食欲不振，口干咽燥。胃为水谷之海，十二经皆禀气于胃，胃阴复则气降能食。治宜甘凉生津，养阴益胃为法。

阴阳分药分时益胃汤阳药包含人参、白术、黄芪、桂枝、砂仁、干姜、陈皮、炙甘草。人参甘、微苦，平，归脾、肺、心经，功效为大补元气、复脉固脱、补脾益肺、生津、安神，主治体虚欲脱、肢冷脉微、脾虚食少便溏、气短乏力、肺虚喘咳、津伤口渴、内热消渴、久病虚羸、惊悸失眠、阳痿宫冷、心力衰竭、心源性休克，为君药。白术苦、甘，温，归脾、胃经，功效为补气健脾、燥湿利水、止汗、安胎，主治脾气虚弱、食少便溏、痰饮水肿、表虚自汗、胎动不安。黄芪甘、微温，归脾、肺经，功效为益卫固表、补气升阳、托毒生肌、利水消肿，主治气虚乏力、食少便溏、中气下陷、久泻脱肛、自汗盗汗、血虚萎黄、阴疽漫肿、气虚水肿、内热消渴。桂枝辛、甘，温，归心、肺、膀胱经，功效为发汗解表、温经通阳，主治风寒表证、风寒湿痹、关节疼痛、水肿、痰饮、胸痹、心悸、瘀滞经闭、痛经、癥瘕、脘腹疼痛。砂仁辛，温，归脾、胃经，功效为化湿、行气、温中、安胎，主治湿阻气滞、脘腹胀痛、食欲不振、寒湿泄泻、妊娠恶阻、胎动不安。干姜辛，热，归脾、胃、心、肺经，功效为温中散寒、回阳通脉、温肺化饮，主治脘腹冷痛、呕吐泄泻、亡阳虚脱、肢冷脉微、痰饮咳喘。白术、黄芪、桂枝、砂仁、干姜这五味药祛湿化痰、健脾和胃，为臣药。陈皮味辛、苦，性温，归脾、胃、肺经，功效为理气和中、燥湿化痰、利水通便，主治脾胃不和、脘腹胀痛、不思饮食、呕吐哕逆、痰湿阻肺、咳嗽痰多、胸膈满闷、头目眩晕、水肿、小便不利、大便秘结、乳痈疮癣、中鱼蟹毒或酒毒，为佐药。炙甘草味甘，性平，入心、脾、肺、胃经，功效为补脾和胃、益气复脉，主治脾胃虚弱、倦怠乏力、心动悸、脉结代，调和诸药，为使药。阴阳分药分时益胃汤阳药的综合功效是补中益气、健脾和胃。

阴阳分药分时益胃汤阴药包含生地黄、麦冬、北沙参、玉竹、冰糖。生地黄甘、苦，寒，归心、肝、肾经，功效为清热凉血、养阴生津，主治热病心烦、舌绛、血热吐衄、斑疹紫黑、热病伤阴、消渴多饮。生地黄清热凉血、养阴生津，为君药。麦冬甘、微苦，微寒，归肺、心、胃经，功效为养阴润肺、益胃生津、清心除烦，主治燥咳痰稠、劳嗽咯血、口渴咽干、心烦失眠。沙参甘、微寒，归脾、肺经，功效为清肺养阴、益胃生津，主治肺热燥咳、阴虚劳嗽、津伤口渴。玉竹甘、平，归肺、胃经，功效为滋阴润肺、生津养胃，主治阴虚燥咳、烦渴口干、内热消渴。麦冬、沙参、玉竹这三味药滋阴生津、润肺养胃，为臣药。冰糖味甘，性平，入脾、肺经，功效为补中益气、和胃润肺、止咳化痰、养阴止汗，主治脾胃气虚、肺燥咳嗽，或痰中带血，为佐使药。阴阳分药分时益胃汤阴药的综合功效是滋阴生津、润肺养胃。

【运用】本方是滋养胃阴的代表方剂。患者的临床表现是饥不欲食，口干咽燥，舌红少津，脉细数。

若汗多，气短，兼有气虚者，在阳药中加党参、五味子以益气敛汗；食后脘胀者，在阳药中加陈皮、神曲以理气消食。

本方用于治疗慢性胃炎、糖尿病、小儿厌食症等属胃阴亏损者。

# 阴阳分药分时七宝美髯汤

### 七宝美髯丹原方（《太平惠民和剂局方》）

【组成】赤白、何首乌各一斤，白茯苓半斤，牛膝半斤，当归半斤，枸杞半斤，菟丝子半斤，补骨脂四两。

【用法】蜜丸，每日3次，口服。

【功用】滋肾精，养肝血。

【主治】肝肾不足证。症见须发早白，腰膝无力，齿牙动摇，遗精，舌红苔少，脉细。

### 阴阳分药分时七宝美髯汤阳药

【组成】何首乌15～30克，当归6～12克，枸杞6～12克，补骨脂6～12克，菟丝子6～12克，牛膝15～30克。

【用法】去中医院抓阳药中药配方颗粒制剂，一服药二格。每天晚饭前或睡觉前一个小时服用一格阴药。

### 阴阳分药分时七宝美髯汤阴药

【组成】制何首乌15～30克，枸杞9～18克，菟丝子9～18克，牛膝9～18克，茯苓9～18克。

【用法】去中医院抓阴药中药配方颗粒制剂，一服药二格。每天晚饭前或睡觉前一个小时服用一格阴药。

### 阴阳分药分时七宝美髯汤

【功用】阳药补益肝肾；阴药补益肝肾，祛湿健脾。

【主治】肝肾不足证。症见须发早白，腰膝无力，齿牙动摇，遗精，舌红苔少，脉细。

【方解】中医学认为，肾藏有先天之精，为脏腑阴阳之本，生命之源，故为"先天之本"；肝主藏血，肾主藏精，精能生血，血能化精，精血同源，故有"肝肾同源"之说。在病理上，肝肾两脏也相互影响，肾精亏损，可导致肝血不足；肝血不足，也可引起肾精亏损。若肝肾皆不足，则须发早白，齿牙动摇，梦遗滑精，腰膝酸软。肾藏精，其华在发；肝藏血，发为血之余。发的生长与脱落，润泽和枯槁与肝肾功能关系甚密，肝肾不足则未老先衰，头发枯萎，早脱早白。

阴阳分药分时七宝美髯汤阳药包含何首乌、当归、枸杞、补骨脂、菟丝子、牛膝。何首乌苦、甘、涩，微温，归肝、肾经，功效为补益精血、截疟、解毒、润肠通便，主治头晕眼花、须发早白、久疟不止、痈疽瘰疬、肠燥便秘，为君药。当归甘、辛，温，归肝、心、脾经，功效为活血止痛、补血调经、润肠通便，主治血虚眩晕、月经不调、经闭、痛经、面色萎黄、虚寒腹痛、跌打损伤、风湿痹痛、痈疽疮疡、肠燥便秘。枸杞子味甘，性平，入肝、肾、肺经，功效为滋补肝肾、明目、润肺，主治眩晕目暗、遗精、消渴、阴虚劳嗽。补骨脂苦、辛，大温，归肾、脾经，功效为补肾壮阳、固精缩尿、温脾止泻，主治肾虚阳痿、腰膝冷痛、肾虚遗精、尿频遗尿、五更泄泻。菟丝子辛、甘，平，归肝、肾、脾经，功效为补阳益阴、固精缩尿、明目、止泻，主治肾虚腰痛、阳痿遗精、小便频数、目暗不明、脾虚泄泻、胎漏下血、胎动欲坠。当归、枸杞子、补骨脂、菟丝子这四味药补益肝肾，为臣药。怀牛膝味苦、酸，性平，归肝、肾经，疏利下行，能补能泄，功效为活血祛瘀、补肝肾、强筋骨、引血下行、利尿通淋，主治血滞经闭、痛经、产后血瘀腹痛、胞衣不下、癥瘕、跌打损伤、腰膝酸痛、筋骨痿弱、脚气肿胀、吐血、衄血、头痛、牙痛、咽喉肿痛、热淋、血淋、石淋、痈肿恶疮，为佐使药。阴阳分药分时七宝美髯汤阳药的综合功效是补益肝肾。

阴阳分药分时七宝美髯汤阴药包含何首乌、枸杞、菟丝子、茯苓、牛膝。何首乌苦、甘、涩，微温，归肝、肾经，功效为补益精血、截疟、解毒、润肠通便，主治头晕眼花、须发早白、久疟不止、痈疽瘰疬、肠燥便秘，为君药。枸杞子味甘，性平，入肝、肾、肺经，功效为滋补肝肾、明目、润肺，主治眩晕目暗、遗精、消渴、阴虚劳嗽。菟丝子辛、甘，平，归肝、肾、脾经，功效为补阳益阴、固精缩尿、明目、止泻，主治肾虚腰痛、阳痿遗精、小便频数、目暗不明、脾虚泄泻、胎漏下血、胎动欲坠。枸杞子、菟丝子这二味药补益肝肾，为臣药。茯苓甘、淡，平，归心、肺、脾、肾经，功效为利水渗湿、健脾、化痰、宁心安神，为佐药。牛膝味苦、酸，性平，归肝、肾经，疏利下行，能补能泄，功效为活血祛瘀、补肝肾、强筋骨、引血下行、利尿通淋，主治血滞经闭、痛经、产后血瘀腹痛、胞衣不下、癥瘕、跌打损伤、腰膝酸痛、筋骨痿弱、脚气肿胀、吐血、衄血、头痛、牙痛、咽喉肿痛、热淋、血淋、石淋、痈肿恶疮，为使药。阴阳分药分时七宝美髯汤阴药的综合功效是补益肝肾、祛湿健脾。

【运用】本方是乌须发固齿、平补肝肾的代表方剂。患者的临床表现是须发早白，脱发，齿牙动摇，腰膝酸软。

本方用于治疗中年人须发早白、脱发、牙周病，以及男子不育属于肝肾不足者。

# 第五节　阴阳分药分时补阳剂

阴阳分药分时补阳剂，适用于心阳虚和肾阳虚证。患者表现为面色苍白，肢体倦怠乏力，手脚冰凉，腰膝酸痛，小便不利或小便频数，尿后余沥，男子阳痿早泄，女子宫寒不孕，舌淡苔白，脉沉细。常用补心阳药有附子、肉桂、桂枝，补肾阴药以巴戟、淫羊藿、仙茅、鹿角胶等为主，配伍理气化痰、利水、补阴之品组成方剂。本证的代表方剂有阴阳分药分时扶阳肾气汤、阴阳分药分时右归汤，这些方剂从肾气丸、右归丸等方剂等融合、衍生而来。

## 阴阳分药分时扶阳肾气汤

### 肾气丸原方（《金匮要略》）

【组成】干地黄八两，山药、山茱萸各四两，泽泻、茯苓、牡丹皮各三两，桂枝、炮附子各一两。

【用法】上药为细末，炼蜜和丸，如梧桐子大，每服15丸，可加至25丸，酒送下，每日二次。现代临床用法：汤剂，用量按原方比例酌减。

【功用】补肾助阳。

【主治】肾阳不足证。腰痛脚软，身半以下常有冷感，少腹拘急，小便不利，或小便反多，入夜尤甚，阳痿早泄，舌淡而胖，脉虚弱，尺脉沉细，以及痰饮、水肿、消渴、脚气、转胞等。

【原方之弊】本方阴阳合药，药性偏温，补气偏升。本方适合早上和中午服用，利升阳气，不宜晚上和睡前服用。虚病必瘀，此方缺乏化痰活血等药，适合于治疗脾胃气虚症的轻症，久病和重者不宜。对于咽干口燥、舌红少苔、肾阴不足、虚火上炎者，本方不宜使用。此药偏阳，一般病人都是寒热夹杂，久服必然导致虚火上炎；即使是纯阳虚患者，久服也会导致寒热夹杂，虚火上炎。

### 阴阳分药分时扶阳肾气汤阳药

【组成】炮附子15～30克，桂枝6～12克，巴戟天9～12克，肉苁蓉6～9克，淫羊藿15～30克，陈皮6～12克，炙甘草9～15克，人参15～30克。

【用法】去中医院抓阳药中药配方颗粒制剂，一服药二格。每天早上或午饭前服药一次。

### 阴阳分药分时扶阳肾气汤阴药

【组成】熟地黄 15 ～ 30 克，山药 6 ～ 12 克，山茱萸 15 ～ 30 克，五味子 9 ～ 15 克。生牡蛎 15 ～ 30 克，茯苓 15 ～ 30 克，泽泻 9 ～ 15 克，牡丹皮 9 ～ 15 克，神曲 9 ～ 15 克。

【用法】去中医院抓阴药中药配方颗粒制剂，一服药二格。每天晚饭前或睡觉前一个小时服用一格阴药。

### 阴阳分药分时扶阳肾气汤

【功用】阳药大补心阳，回阳救逆，大补肾阳，温阳生血，大补元气，理气健脾；阴药滋阴生血，益精填髓，潜阳排湿，健脾和胃。

【主治】心阳和肾阳不足证。腰痛脚软，身半以下常有冷感，少腹拘急，小便不利，或小便反多，入夜尤甚，阳痿早泄，舌淡而胖，脉虚弱，尺脉沉细，以及痰饮、水肿、消渴、脚气、转胞等。

【方解】本方为治疗心阳和肾阳不足证的代表方剂。心为一生之阳，心阳入水化为肾阳。心阳不足以致肾阳亏虚。腰为肾之府，肾阳虚衰，经脉失于温养，则腰脊膝胫酸痛乏力，身半以下常有冷感；肾主水，肾阳虚弱，不能化气行水，水湿内停，则小便不利，少腹拘急，甚则发为水肿，痰饮，脚气等；若阳虚膀胱失约，则小便反多，夜尿尤频；肾阳不足，水液失于蒸化，津不上承，则口渴不已；舌质淡而胖，尺脉沉细或沉弱而迟，皆为肾阳虚弱之象。诸证皆由心阳和肾阳不足、温煦无能、气化失司、水液代谢失常而致，治宜扶阳救心，补心回阳，"益火之源，以消阴翳"，辅以化气利水。

阴阳分药分时扶阳肾气汤阳药包含炮附子、桂枝、巴戟天、肉苁蓉、淫羊藿、人参、陈皮、炙甘草。炮附子味辛、甘，性大热，有毒，入心、肾、脾经，具有回阳救逆、补火助阳、散寒止痛的作用，是扶阳救心第一药，为君药。桂枝发汗解肌、温通经脉、助阳化气，为臣药。巴戟天补肾阳、强筋骨、祛风湿，肉苁蓉补肾阳、益精血、润肠通便，淫羊藿补肾壮阳、利小便、祛风除湿，三者皆为补肾壮阳之药，为臣药。人参补元气、补脾肺、生津安神，为臣药。陈皮理气健脾、燥湿化痰为佐药。炙甘草解附子之毒，辅助附子发挥药性，调和诸药，为使药。阴阳分药分时扶阳肾气汤阳药的综合功效是大补心阳、回阳救逆、大补肾阳、温阳生血、大补元气、理气健脾。

阴阳分药分时扶阳肾气汤阴药包含熟地黄、山药、山茱萸、五味子、生牡蛎、茯苓、泽泻、牡丹皮、神曲。熟地黄补血养阴、益精填髓，为补益肾阴之君药。山药具有健脾养胃，益肺止咳。五味子和山茱萸收敛固涩、益气生津、补肾宁心。山药、山茱萸和五味子为臣药。生牡蛎滋阴潜阳，茯苓、泽泻利水渗湿、益脾和胃，牡丹皮清热凉血、活血化瘀，皆为佐药。神曲具有助消化、抑制病原菌以及解热、排毒、修复消化道微生态的作用，为使药。阴阳分药分时扶阳肾气汤阴药的综合功效是滋阴生血、益精填髓、潜阳排湿、健脾和胃。

【运用】本方为主治心肾阳虚的代表方剂。患者表现为腰痛脚软，小便不利或反多，舌淡而胖，脉虚弱而尺部沉细。原方对于咽干口燥、舌红少苔肾阴不足、虚火上炎者，不宜使用。本方使用阴阳分药分时，两药分时服用各补阴阳而无药害，所以对于寒热夹杂的患者，本方既除原方之弊，也可治疗这类患者。

如果患者阳痿严重，在阳药中加淫羊藿、补骨脂和巴戟天等以助壮阳；如果患者腰膝冷痛严重，在阴药中加杜仲、牛膝和狗脊等；如果患者遗尿、尿频，在阳药中加桑螵蛸、乌药，在阴药中加枸杞、菟丝子、楮实子等；如果患者遗精、滑精，在阴药中加芡实、金樱子和沙苑子等。

本方用于治疗慢性肾炎、糖尿病、醛固酮增多症、甲状腺功能衰退症、性神经衰弱、肾上腺皮质功能减退、慢性支气管哮喘、围绝经期综合征等病症属心肾阳虚者。

# 阴阳分药分时扶阳右归汤

## 右归丸原方（《金匮要略》）

【组成】大怀熟地250克，山药（炒）120克，山茱萸（微炒）90克，枸杞（微炒）120克，鹿角胶（炒珠）120克，菟丝子（制）120克，杜仲（姜汤炒）120克，当归（便溏勿用）90克，肉桂60克（可渐加至120克），制附子60克（可渐加至150～160克）。

【用法】上药为细末，先将熟地黄蒸烂杵膏，加炼蜜为丸，如弹子大。

【功用】温补肾阳，填精益髓。

【主治】肾阳不足，命门火衰证。治肾阳不足，命门火衰，神疲气怯，畏寒肢冷，阳痿遗精，不能生育，腰膝酸软，小便自遗，肢节痹痛，周身浮肿；或火不能生土，脾胃虚寒，饮食少进，或呕恶膨胀，或翻胃噎膈，或脐腹多痛，或大便不实，泻痢频作。

## 阴阳分药分时扶阳右归汤阳药

【组成】熟地黄15～30克，鹿角胶3～6克，人参5～10克，肉桂6～12克，当归9～12克，山药6～12克，炮附子15～30克，炙甘草9～15克。

【用法】去中医院抓阳药中药配方颗粒制剂，一服药二格。每天早上或午饭前服药一次。

### 阴阳分药分时扶阳右归汤阴药

【组成】生地黄 15 ～ 30 克，枸杞 6 ～ 12 克，菟丝子 9 ～ 15 克，山茱萸 15 ～ 30 克，杜仲 15 ～ 30 克。

【用法】去中医院抓阴药中药配方颗粒制剂，一服药二格。每天晚饭前或睡觉前一个小时服用一格阴药。

### 阴阳分药分时扶阳右归汤

【功用】阳药大补肾阳，补中益气；阴药滋阴生血，滋补肝肾。

【主治】心阳和肾阳不足证。腰痛脚软，身半以下常有冷感，少腹拘急，小便不利，或小便反多，入夜尤甚，阳痿早泄，舌淡而胖，脉虚弱，尺脉沉细，以及痰饮、水肿、消渴、脚气、转胞等。

【方解】肾阳不足、命门火衰证。症见年老或久病气衰神疲，畏寒肢冷，腰膝软弱，阳痿遗精，或阳衰无子，或饮食减少，大便不实，或小便自遗，舌淡苔白，脉沉而迟。治宜温补肾阳，填精益髓。

阴阳分药分时扶阳右归汤阳药包含熟地黄、鹿角胶、人参、肉桂、当归、山药、炮附子、炙甘草。熟地黄甘，微温，归肝、肾经，功效为养血滋阴、补精益髓，主治血虚萎黄、眩晕心悸、月经不调、潮热盗汗、消渴、腰酸耳鸣，为君药。鹿角胶味甘、咸，性温，归肝、肾经，功效为补肝肾、益精血、止血之效，也为君药。人参甘、微苦，平，归脾、肺、心经，功效为大补元气、复脉固脱、补脾益肺、生津、安神，主治体虚欲脱、肢冷脉微、脾虚食少便溏、气短乏力、肺虚喘咳、津伤口渴、内热消渴、久病虚羸、惊悸失眠、阳痿宫冷、心力衰竭、心源性休克。肉桂辛、甘，热，归肾、脾、心、肝经，功效为补火助阳、散寒止痛、温通经脉，主治肾阳不足、阳痿宫冷、脘腹冷腹、寒痹腰痛、寒疝腹痛、寒凝血瘀、经闭痛经、胸痹心痛。当归甘、辛，温，归肝、心、脾经，功效为活血止痛、补血调经、润肠通便，主治血虚眩晕、月经不调、经闭、痛经、面色萎黄、虚寒腹痛、跌打损伤、风湿痹痛、痈疽疮疡、肠燥便秘。山药甘，平，归脾、肺、肾经，功效为益气养阴、补益脾肺、补肾固精，主治脾虚食少、大便溏泄、肺虚咳喘、遗精尿频、阴虚消渴。人参、肉桂、当归、山药这四味药补中益气、健脾养肾，为臣药。附子味辛、甘，性大热，有毒，入心、肾、脾经，功效为回阳救逆、补火助阳、散寒止痛，主治亡阳厥逆、肢冷脉微、阳痿宫冷、脘腹冷痛、阴寒水肿、风寒湿痹，为佐药。炙甘草味甘，性平，入心、脾、肺、胃经，功效为补脾和胃、益气复脉、调和诸药，主治脾胃虚弱、倦怠乏力、心动悸、脉结代，为使药。阴阳分药分时扶阳右归汤阳药的综合功效是大补肾阳、补中益气。

阴阳分药分时扶阳右归汤阴药包含生地黄、枸杞、菟丝子、山茱萸、杜仲。生地黄甘、苦，寒，归心、肝、肾经，功效为清热凉血、养阴生津，主治热病心烦、舌绛、血热吐衄、斑疹紫黑、热病伤阴、消渴多饮，为君药。枸杞子味甘，性平，入肝、肾、肺经，功效为滋补肝肾、明目、润肺，主治眩晕目暗、遗精、消渴、阴虚劳嗽。菟丝子辛、甘、平，归肝、肾、脾经，功效为补阳益阴、固精缩尿、明目、止泻，主治肾虚腰痛、阳痿遗精、小便频数、目暗不明、脾虚泄泻、胎漏下血、胎动欲坠。枸杞子滋补肝肾、明目、润肺。枸杞子、菟丝子二味药滋补肝肾，为臣药。山茱萸酸，微温，归肝、肾经，功效为补益肝肾、收敛固涩，主治头晕目眩、腰膝酸软、崩漏、带下、月经过多、遗精、遗尿、大汗不止、体虚欲脱，为佐药。杜仲甘，温，归肝、肾经，功效为补肝肾、强筋骨、安胎，主治腰膝酸痛、筋骨无力、胎动不安、头晕目眩，为使药。阴阳分药分时扶阳右归汤阴药的综合功效是滋阴生血、滋补肝肾。

【运用】本方是主治肾阳不足、命门火衰证的代表方剂。患者的临床表现是腰膝酸冷，精神不振，怯寒畏冷，阳痿遗精，大便溏薄，尿频而清。

阳衰气虚，可在阳药中酌加人参；如阳虚精滑或带浊便溏，在阳药中加酒炒补骨脂；如飧泄、肾泄不止，在阳药中加五味子、肉豆蔻；如脾胃虚寒，饮食减少、食不易化，或呕恶吞酸，在阳药中加干姜；如腹痛不止，在阳药中加吴茱萸；如腰膝酸痛，加胡桃肉；如阴虚阳痿，在阳药中加巴戟天、肉苁蓉，或加黄狗外肾。

本方用于治疗更年期综合征、多囊卵巢综合征、阴茎勃起功能障碍、阿尔茨海默病、骨质疏松等妇科、男科、老年科疾病，以及再生障碍性贫血、慢性支气管炎、冠心病等病症属肾阳不足者。

## 第六节　阴阳分药分时阴阳双补剂

阴阳分药分时阴阳双补剂，适用于阴阳两虚证。患者表现为头晕目眩、腰膝酸软、阳痿遗精、畏寒肢冷、自汗盗汗、午后潮热。常用补阴药如熟地黄、山茱萸、龟甲、何首乌、枸杞子和补阳药如肉苁蓉、巴戟天、附子、肉桂、鹿角胶共同组成方剂，分别制订补阴和补阳药的种类和剂量。本证的代表方剂有阴阳分药地黄饮子汤、阴阳分药龟鹿二仙汤，这两个方剂从地黄饮子、龟鹿二仙胶等方剂等融合、衍生而来。

### 阴阳分药分时地黄饮子汤

#### 地黄饮子原方（《黄帝素问宣明论方》）

【组成】干地黄（焙）、巴戟天（去心）、山茱萸（炒）、肉苁蓉（酒浸，切，焙）、附子（炮裂，去皮）、脐石斛（去根）、五味子（炒）、官桂（去粗皮）、白茯苓（去黑皮）各一两。麦冬（去心，焙）、远志（去心）、菖蒲各半两。

【用法】上药为细末，每服三钱，水一盏，加生姜三片，大枣二枚，擘破，同煎七分，去滓，食前温服。现代用法：加姜枣煎水后服用，用量按原方比例酌减。

【功用】滋肾阴，补肾阳，化痰开窍。

【主治】瘖痱。症见舌强不能言，足废不能走，口干不欲饮，足冷面赤，脉沉细弱。

【原方之弊】本方阴阳合药，药性偏温，补血偏腻。本药适合早上和中午服用，利升阳气，不宜晚上和睡前服用。虚病必瘀，此方缺乏化痰活血等药，适合于治疗脾胃气虚症的轻症，久病和重者则不宜。

### 阴阳分药分时地黄饮子汤阳药

【组成】制附子9～12克，干姜15～30克，巴戟天6～12克，肉苁蓉15～30克，远志6～9克，菖蒲15～30克，陈皮6～12克，红参9～15克，炙甘草9～15克。

【用法】去中医院抓阳药中药配方颗粒制剂，一服药二格。每天早上或午饭前服药一次。

### 阴阳分药分时地黄饮子汤阴药

【组成】熟地黄15～30克，麦冬9～15克，石斛9～15克，山茱萸9～15克，丹参9～15克，柴胡6～12克，茯苓15～30克，神曲9～15克。

【用法】去中医院抓阴药中药配方颗粒制剂，一服药二格。每天晚饭前或睡觉前一个小时服用一格阴药。

### 阴阳分药分时地黄饮子汤

【功用】阳药大补元阳，大补元气，开窍醒神，化湿开胃，交通心肾；阴药滋养五脏之阴，滋阴生血，升举阴气，排毒复生。

【主治】瘖痱。症见舌强不能言，足废不能走，口干不欲饮，足冷面赤，脉沉细弱。

【方解】瘖痱证是由上焦心阳不足，下焦肾元虚衰，心肾不交，阴阳两亏，虚阳上浮，痰浊随之上泛，堵塞窍道所致。"瘖"是指舌强不能言语，心开窍于舌，这说明心阳不足，心寒失语；"痱"是指肾虚失足，足废不能行走。肾主骨，骨主四肢。肾藏精主骨，下元虚衰，包括肾之阴阳两虚，致使筋骨失养，故见筋骨痿软无力，甚则足废不能用；足少阴肾脉夹舌本，肾虚则精气不能上承，痰浊随虚阳上泛堵塞窍道，故舌强而不能言；阴虚内热，故口干不欲饮，虚阳上浮，故面赤；肾阳亏虚，不能温煦于下，故足冷；脉沉细数是阴阳两虚之象。此类病证常见年老及重病之后，治宜大补元阳，大补元气，摄纳浮阳，佐以开窍化痰。

阴阳分药分时地黄饮子汤阳药包含制附子、干姜、巴戟天、肉苁蓉、远志、菖蒲、陈皮、红参、炙甘草。附子大辛大热，纯阳燥热，其性善走，上助心阳以通脉，下补肾阳以益火，为壮心阳之君药。干姜温中散寒，为臣药。巴戟天益补肾阳、祛除风湿、强壮筋骨，肉苁蓉补肾阳、益精血、润滑肠、通大便，二者为温壮肾阳之臣药。远志祛痰开窍、交通心肾，菖蒲开窍醒神、化湿开胃、安神定志，陈皮理气健脾、燥湿化痰，皆为佐使药。红参大补元气、补脾肺、生津安神，为补元气之君药。炙甘草解附子之毒，辅助制附子的药性发挥，调和诸药，为使药。阴阳分药分时地黄饮子汤阳药的功效为大补元阳、大补元气、开窍醒神、化湿开胃、交通心肾。

阴阳分药分时地黄饮子汤阴药包含熟地黄、麦冬、石斛、山茱萸、丹参、柴胡、茯苓、神曲。熟地黄补血养阴、填精益髓，为滋阴生血第一药，主要滋阴肾阴，为君药。麦冬养阴生津、润肺清心，主要滋阴肺阴；石斛益胃生津、清热滋阴、延年益寿，主要滋养脾胃之阴；山茱萸补益肝肾、收涩精气、固护虚脱、止汗，滋养肝阴；丹参活血祛瘀、凉血消肿、除烦安神，主要滋养心阴。这四味药疏散退热、疏肝解郁、升举阴气，为臣药。茯苓利水渗湿、益脾和胃、宁心安神，为佐药。神曲健脾和胃、消食化积，具有助消化、抑制病原菌、解热排毒、修复消化道微生态的作用，为诸药之使药。阴阳分药分时地黄饮子汤阴药的功效为滋养五脏之阴、滋阴生血、升举阴气、排毒复生。

【运用】本方为治疗心肾双虚瘖痱证的代表方剂。患者表现为心寒失语，肾虚失足。本方偏于温补，原方对于气火上升、肝阳偏亢之症忌用。本方采用阴阳分药分时，服药时与人体的气血升降相吻合，既药半功倍，又无虚火上升的弊病，所以本方可以治疗这类患者，也是解原方之弊。

如果患者痰火实火旺盛，可以适当减少阳药中附子、干姜、巴戟天、肉苁蓉等补阳药的种类和剂量，适当在阴药中增加川贝母、竹茹、胆南星、天竺黄等以清化热痰；如果气虚严重，可以在阳药中加黄芪、人参。

本方用于治疗晚期高血压、脑动脉硬化、脑卒中后遗症、脊髓炎等慢性疾病过程中出现的阴阳两虚或阴阳分离患者。

## 阴阳分药分时龟鹿八仙汤

### 龟鹿二仙胶原方（《医便》）

【组成】鹿角（用新鲜麋鹿杀角，解的不用，马鹿角不用，去角脑梢骨二寸绝断，劈开，净用）十斤，龟甲（去弦，洗净，捶碎）五斤，人参十五两，枸杞子三十两。

【用法】文火熬炼成胶，初服酒服 5 克，渐加至 9 克，空腹以酒化服。

【功用】滋阴填精，益气壮阳。

【主治】真元虚损，精血不足证。全身瘦削，阳痿遗精，两目昏花，腰膝酸软，久不孕育。

### 阴阳分药分时龟鹿八仙汤阳药

【组成】鹿角胶 1～3 克，紫河车 1～3 克，三七 3～6，红参 3～6 克，盐补骨脂 6～9 克，白术 15～30 克，陈皮 6～12 克，炙甘草 9～15 克。

【用法】去中医院抓阳药中药配方颗粒制剂，一服药二格。每天早上或午饭前服药一次。

### 阴阳分药分时龟鹿八仙汤阴药

【组成】龟甲胶 1～3 克，鳖甲胶 1～3 克，枸杞 6～12 克，熟地黄 6～12 克，五味子 15～30 克，柴胡 6～12 克，茯苓 9～15 克，神曲 9～15 克。

【用法】去中医院抓阴药中药配方颗粒制剂，一服药二格。每天晚饭前或睡觉前一个小时服用一格阴药。

### 阴阳分药分时龟鹿八仙汤

【功用】阳药大补气血，大补元气，活血化瘀，祛湿化痰，养心健脾；阴药滋阴潜阳，滋阴生血，平补肝肾，消食化积，排毒复生。

【主治】真元虚损，精血不足证。全身瘦削，阳痿遗精，两目昏花，腰膝酸软，久不孕育。

【方解】本方证由肾元虚损，精血阴阳不足，筋骨形体失养五脏失充所致。如果患者先天不足，肾精不足，真元虚损；后天脾胃失养，或病后失调，以致精血阴阳不足。患者一般表现为腰膝酸软，形体瘦削，两目昏花，发脱齿摇，阳痿遗精，男子精少不育，妇女经闭不孕，未老先衰等诸虚百损之证。所以，治当阴阳并补，滋阴填精，益气养血。

阴阳分药分时龟鹿八仙汤阳药包含鹿角胶、紫河车、三七、红参、盐补骨脂、白术、陈皮、炙甘草。鹿角胶温补肝肾、益精养血，紫河车温肾补精、益气养血，三七活血祛瘀、生血补血，红参大补元气、生津安神，为四大君药，也为四仙之药。补骨脂补肾壮阳、固精缩尿、温脾止泻、纳气平喘，白术祛湿健脾，二者皆为臣药。陈皮理气健脾、燥湿化痰，为佐药。炙甘草清热解毒、止咳化痰、调和诸药，为使药。阴阳分药分时龟鹿八仙汤阳药的综合功效是大补气血、大补元气、活血化瘀、祛湿化痰、养心健脾。

阴阳分药分时龟鹿八仙汤阴药包含龟甲胶、鳖甲胶、枸杞、熟地黄、五味子、柴胡、茯苓、神曲。龟甲胶滋阴潜阳、益肾强骨、养血补心、补血活血。鳖甲胶滋阴补血、润肺消积、滋阴退热、软结散结。枸杞是陆上植物的种子，为阳中之阴，平补肝肾。熟地黄为陆地上地下植物之根，为阴中之阴，滋阴补血、益精填髓。上述四味药滋阴生血，各有所长，皆为君药，也为四仙之药。五味子养心安神、止咳平喘、生津敛汗，为臣药。柴胡疏肝清热、升阴气，为佐药。茯苓祛湿健脾，也为佐药。神曲具有助消化、抑制病原菌、解热排毒、修复消化道微生态的作用，为使药。阴阳分药分时龟鹿八仙汤阴药的综合功效为滋阴潜阳、滋阴生血、平补肝肾、消食化积、排毒复生。

鹿角胶和紫河车为血肉有情之品，三七、人参都是草木之精华，所以这四味药同列为四仙。龟鳖为长寿之精，枸杞和熟地黄为草木中滋阴养肾之精华，所以这四味药也同列为四仙。这八味药，合计为八仙。故这两个方子得名为阴阳分药龟鹿八仙汤。

【运用】本方为主治气血阴阳虚亏的阴阳双补的代表方剂之一。患者表现为腰膝酸软，两目昏花，阳痿遗精。原方味厚滋腻，对脾胃虚弱而食少便溏者不宜使用，本方阴阳分药，配合有活血化瘀、祛湿排痰、健脾化食之药，虽然药性滋腻，但是也能很好消化吸收。本方可除原方大补之药不能给药大虚大瘀之患者的弊端。

如果患者感觉眩晕，可在阴药中加菊花、天麻以息风止痉；如果患者遗精频繁，可在阴药中加金樱子、蒺藜等补肾固精。

本方用于治疗内分泌障碍引起的发育不良，重症贫血，神经衰弱，以及性功能衰退等病症属阴药两虚者。

# 第十三章　阴阳分药分时固涩剂

凡是以固涩药为主，滋阴生血泻下药为辅，以收敛固涩为主要作用，用以治疗气血津精耗散滑脱之证的方剂，称为阴阳分药分时固涩剂。

本类方剂是根据《素问·至真要大论》"散者，收之"的理论，以及"十剂"中"涩可固脱"的治法而设立的。

气血精津是维持人体生命活动的精华物质。在正常情况下，这些精华物质不断地被人体利用，又不断地产生以维持人体生命健康的运行。一旦正气虚衰，阳不控阴，或者过度消耗，这些精华物质就会滑脱不禁，或散失难收，轻则导致人体的气血亏虚，重则危及人体生命。

由于气血精津耗散滑脱之症发病的原因及部位不同，患者表现出多种症状，如自汗盗汗、久咳不止、久泻久痢、尿频遗尿、尿频遗精和崩漏带下。根据这些主要滑脱耗散症状，阴阳分药分时固涩剂分为固表止汗、敛肺止咳、涩肠固脱、涩精止遗、固崩止带五类。

使用阴阳分药分时固涩剂，需要明辨症状、病因以及发病部位，治疗的时候要标本兼治，同时，也要固涩与补益、润泻结合，避免气血精津固涩过度而成新疾。如果外邪未尽，不可过早使用，防止"闭门留寇"。对于气血精津耗散或滑脱的轻症，用药剂量偏小；对于气血精津耗散或滑脱的重症，如元气大亏、亡阳欲脱之症等重症，用药剂量要大，既要大剂量的固涩剂，也需要大剂量的补益剂。

## 第一节　阴阳分药分时固表止汗剂

阴阳分药分时固表止汗剂，适用于自汗或盗汗证。自汗多因卫阳不固或营卫不和致营阴不能内守所致；盗汗多因阴虚内热，虚热迫津外泄所致。阴阳固表止汗药的阳药多用附子、麻黄根、黄芪、红参、砂仁等扶阳、补气血药；阴阳固表止汗药阴药多用生牡蛎、柴胡、山茱萸、五味子等潜阳、敛气、疏肝、滋阴生血药。本证的代表方剂有阴阳分药分时牡蛎汤，该方从牡蛎散等化裁、融合、衍生而来。

### 阴阳分药分时牡蛎汤

**牡蛎散原方（《太平惠民和剂局方》）**

【组成】黄芪、麻黄根（洗）、煅牡蛎各一两。

【用法】散剂。共为粗末，每次9克，加小麦30克，水煎。

【功用】益气固表，敛汗止汗。

【主治】自汗、盗汗证。症见身常汗出，夜卧尤甚，久而不止，心悸惊悸，短气烦倦，舌淡红，脉细弱。

【原方之弊】本方是阴阳合药的止汗剂，益气固表，敛汗止汗。自汗是阳不控阴，盗汗是虚火上炎。其中心悸，短气烦倦，脉细弱之症状，这表明心阳不旺。所以，必须旺心阳；但是，患者盗汗则表明内生虚火，阴水不足。所以，这需要滋阴。此类患者，须得阴阳分药而调，才药效明显，而无贻害。

### 阴阳分药分时牡蛎汤阳药

【组成】制附子9～15克，肉桂9～15克，红参9～15克，黄芪15～30克，白术6～12克，麻黄根9～12克，炙甘草9～15克。

【用法】去中医院抓阳药中药配方颗粒制剂，一服药二格。每天早上或午饭前口服一格阳药。根据病情轻重，确定服用一格或者二格阳药。

### 阴阳分药分时牡蛎汤阴药

【组成】生牡蛎30～60克，柴胡6～12克，茯苓9～15克，白芍15～30克，丹参15～30克，五味子15～30克，山茱萸9～15克，生地黄15～30克，麦冬9～15克。

【用法】去中医院抓阴药中药配方颗粒制剂，一服药二格。每天晚饭前或者睡觉前一个小时服用一格阴药。根据病情轻重，确定服用一格或者二格阴药。

### 阴阳分药分时牡蛎汤

【功用】阳药扶阳救心，温煦三焦，大补元气，健脾养胃，祛痰化湿，固本止汗；阴药活血化瘀，滋阴潜阳，疏肝解郁，补益津液。

【主治】自汗、盗汗证。症见身常汗出，夜卧尤甚，久而不止，心悸惊悸，短气烦倦，舌淡红，脉细弱。

【方解】本方所治之证，既有自汗，也有盗汗。自汗是白天阳不控阴，心阳不足，肝气郁结，体表汗液疏泄而无力控制；盗汗是晚上气血瘀滞，邪火伤阴，阴不潜阳，这是邪火迫使阴液外泄。所以，治疗方法应该是白天升阳，大补元气；晚上活血化瘀，滋阴潜阳。由于这两种治疗机理彼此矛盾，采用阴阳合药治疗，往往顾此失彼；而采用阴阳分药分时治疗，可以在不同时辰，各取所需，所以往往药半功倍。

阴阳分药分时牡蛎汤阳药包含制附子、肉桂、红参、黄芪、白术、麻黄根、炙甘草。附子味辛、甘，性热，有毒，归心、脾、肾经，功效为补火助阳、驱寒除湿，主治阴盛格阳、大汗亡阳、吐利厥逆、心腹冷痛、脾泄冷痢、脚气水肿、小儿慢风、风寒湿痹、阳痿、宫冷、阴疽疮漏及一切沉寒痼冷之疾。肉桂味辛、甘，性大热，归脾、肾、心、肝经，功效为补火助阳、引火归原、散寒止痛、活血通经，主治阳痿、宫冷、心腹冷痛、虚寒吐泻、经闭、痛经。红参是人参的熟制品，药性更温，除具有大补元气、补脾肺、生津安神的作用外，还具有火大、劲足、功效强的特点。黄芪味甘，微温，归脾、肺经，功效为益卫固表、补气升阳、托毒生肌、利水消肿。白术味甘、苦，性温，归脾、胃经，功效为健脾、益气、燥湿利水、止汗、安胎。麻黄根甘，性平，功效为固表止汗、利尿，主治自汗、盗汗。炙甘草味甘，性温，归心、肺、胃、脾经，功效为补脾和胃、益气复脉。综上所述，在阴阳分药分时牡蛎汤阳药中，附子大补元阳，旺心火，升肝阳，温肾水，为君药。其次，肉桂补火助阳，为臣药。红参大补元气，黄芪益气固表，白术益气健脾、祛湿止汗，麻黄根固表止汗，这四味药为佐药。炙甘草压附子和肉桂之火，解附子之毒，让附子和肉桂之火缓缓升发，复脉定悸，益气健脾，为使药。

在阴阳分药分时牡蛎汤阴药包含生牡蛎、柴胡、茯苓、白芍、丹参、五味子、山茱萸、生地黄、麦冬。生牡蛎，咸、涩，微寒，入肝、胆、肾经，具有镇静安神、益阴潜阳、软坚散结、固涩，主治盗汗、自汗、遗精、泄泻、崩漏、带下、眩晕、瘰疬、痰核、癥瘕积聚、失眠等病症。柴胡味苦、辛，性微寒，归肝、胆经，功效为解表退热、疏肝解郁、升举阴气，主治感冒发热、寒热往来、胸胁胀痛、月经不调、子宫脱垂和脱肛等。茯苓味甘、淡，性平，功效为利水渗湿、益脾和胃、宁心安神。白芍凉、苦，性微寒，功效为柔肝止痛、敛阴止汗、养血补血、养阴、平抑肝阳、美容美颜。丹参味苦、微辛，性微寒，入心、脾、肝、肾经，功效为活血化瘀、养血安神、凉血消肿，主治头、胸、胁、腹瘀血疼痛，积聚，月经不调，痛经经闭，产后瘀滞腹痛，关节痹痛，跌打瘀肿，温病心烦，血虚心悸，疮疡肿毒，丹疹疥癣。五味子味酸、甘，性温，归肺、心、肾经，功效为收敛固涩、益气生津、补肾宁心，属收涩药分类下的敛肺涩肠药。山茱萸味酸、涩，微温，入肝、肾经，功效为补益肝肾、收敛固涩、温助肾阳，主治阳痿、遗精、尿频、汗出和妇女月经过多、漏下不止、头晕目眩、视物昏花等。生地黄的功效为清热生津、凉血止血、滋阴养血、抗衰老、抗肿瘤、抗凝血、消炎、抗过敏、增强免疫力、降低体温，体温升高者可以服用。麦冬甘、微苦，微寒，归心、肺、胃经，功效为养阴生津、润肺清心。由于麦冬甘寒入胃经，长于养阴益胃、清热生津，且兼具滋阴润肠通便之功，为治胃阴不足之佳品，可以用来治疗热伤胃阴、消渴以及热邪伤津之肠燥便秘。麦冬味甘质润，既善养肺阴、润肺燥，又兼清肺热，可以用来治疗阴虚肺燥之咳嗽。麦冬入心经，又养心阴，清心火而除烦安神。在阴阳分药分时牡蛎汤阴药中，生牡蛎为君药，柴胡、茯苓、白芍、五味子、山茱萸这五味

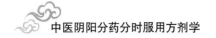

药为臣药，生地黄、麦冬这二味药为佐使药。

【运用】本方主治阳虚自汗，气血瘀堵，心肾不交之盗汗。患者的临床表现为汗出，心悸，短气烦倦，舌淡，脉细弱。

如果患者是白天自汗严重，伴有四肢冰凉、气短神疲者，这是阳虚，阳不控阴的典型情况，在阳药中可以多加附子、桂枝、人参、白术等，以升阳健脾、益气固表、扶阳止汗；碰到严重心衰自汗如雨的情况，附子、肉桂、人参的用药量要加至平时的三到五倍，方可有起死回生之效。这个剂量可以到达四逆汤的剂量。如果患者是晚上盗汗严重，伴有潮热、手足心热者，则是气血瘀堵，心肾不交，邪热游闯伤阴，须补阴潜阳。手足心热和潮热，都是阳不下潜、阴水不升的症状，这表明气血瘀堵，治疗时，在阴药中加生地黄、白芍、五味子、何首乌等滋阴养血，并加丹参活血化瘀。

本方常用于治疗病后或手术后、肺结核、自主神经功能失调以及其他慢性疾病出现的自汗和盗汗属体虚卫外不固致心阳不潜者，或气血瘀堵致心肾不交者。

# 第二节　阴阳分药分时敛肺止咳剂

阴阳分药分时敛肺止咳剂，适用于久咳肺虚、气阴耗伤之证，症见咳嗽、气喘、自汗、脉虚数等。常用敛肺止咳药如五味子、罂粟壳、乌梅等为主，配伍益气养阴药如人参、阿胶、麦冬等组成方剂。本证的代表方有阴阳分药分时九仙汤，该方从九仙散衍生而来。

## 阴阳分药分时九仙汤

### 九仙散原方（《卫生宝鉴》）

【组成】人参、款冬花、桑白皮、桔梗、五味子、阿胶、乌梅各一两，贝母半两，御米壳（罂粟壳）八两。

【用法】上药共研为细末，每服三钱，每日两次，开水送服。亦可水煎服，按原方比例酌定。

【功用】敛肺止咳，益气养阴。

【主治】久咳肺虚、气阴亏耗之证。症见久咳不已，倦怠汗出，痰少而黏，舌红苔少，脉虚数。

【原方之弊】本方是补益肺金的阴阳合药。久病伤肺，必然是气血两虚。肺阳需升，火化金为水，肺阴需降，水方凝为水。所以，肺中之病需要阴阳调和，但是一旦生病，肺中气血就容易逆气逆时而行。此方阴阳合药，药性偏温，早上和中午服用为宜，晚上服用则易生虚火。为了兼顾滋阴，方中阴药很多，升阳又不

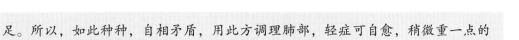

足。所以，如此种种，自相矛盾，用此方调理肺部，轻症可自愈，稍微重一点的肺病，就无能为力，又容易贻误病机。

### 阴阳分药分时九仙汤阳药

【组成】制附子9～15克，款冬花6～12克，桔梗6～12克，干姜6～12克，人参9～15克，炙甘草9～15克。

【用法】去中医院抓阳药中药配方颗粒制剂，一服药二格。每天早上或午饭前口服一格阳药。根据病情轻重，确定服用一格或者二格阳药。

### 阴阳分药分时九仙汤阴药

【组成】罂粟壳12～24克，五味子6～12克，乌梅6～12克，贝母3～6克，桑白皮6～12克。

【用法】去中医院抓阴药中药配方颗粒制剂，一服药二格。每天晚饭前或者睡觉前一个小时服用一格阴药。根据病情轻重，确定服用一格或者二格阴药。

### 阴阳分药分时九仙汤

【功用】阳药扶阳化水，补中益气，化痰止咳；阴药清肺化痰，润肺止咳。

【主治】久咳肺虚、气阴亏耗之证。症见久咳不已，倦怠汗出，痰少而黏，舌红苔少，脉虚数。

【方解】本方所治乃久咳伤肺，气阴两亏之证。肺主气，久咳不已，以致肺气耗散，肺虚不敛，必致久咳不愈，甚则气喘；肺外合皮毛，肺虚卫表不固，则腠理疏松，故见自汗；久咳既伤肺气，亦耗肺阴，肺阴亏损，虚热内生，炼津为痰，故痰少而黏；脉虚数，是气阴耗伤之象。治宜敛肺止咳，益气养阴，兼以降利肺气，化痰平喘。

阴阳分药分时九仙汤阳药包含制附子、款冬花、桔梗、干姜、人参、炙甘草。制附子味辛、甘，性热，有毒，归心、脾、肾经，功效为补火助阳、驱寒除湿，主治阴盛格阳、大汗亡阳、吐利厥逆、心腹冷痛、脾泄冷痢、脚气水肿、小儿慢风、风寒湿痹、阳痿、宫冷、阴疽疮漏及一切沉寒痼冷之疾。制附子扶阳救逆、化金为水、化痰止咳，为君药。款冬花辛，温，归肺经，功效为润肺下气、止咳化痰，主治咳嗽气喘、劳嗽咯血。桔梗苦、辛，平，归肺经，功效为宣肺、利咽、祛痰、排脓，主治咳嗽痰多，咽痛，失音，肺痈吐脓。干姜辛，热，归脾、胃、心、肺经，功效为温中散寒、回阳通脉、温肺化饮，主治脘腹冷痛、呕吐泄泻、亡阳虚脱、肢冷脉微、痰饮咳喘。桔梗、款冬花、干姜三味药化痰止咳，为臣药。人参甘、微苦，平，归脾、肺、心经，功效为大补元气、复脉固脱、补脾益肺、生津、安神，主治体虚欲脱、肢冷脉微、脾虚食少、便溏、气短乏力、肺虚喘咳、津伤口渴、内热消渴、久病虚羸、惊悸失眠、阳痿宫冷、心力衰竭、心源性休克，为佐药。炙甘草甘，平，归心、肺、胃、脾经，功效为补脾和胃、益气复脉，佐制附子的毒性和功效，为使药。阴阳分药分时九仙汤阳药的综合功效是扶阳化水、补中益气、化痰止咳。

阴阳分药分时九仙汤阴药包含罂粟壳、五味子、乌梅、贝母、桑白皮。罂粟壳酸、涩，平，有小毒，归肺、大肠、肾经，功效为涩肠止泻、敛肺止咳、止痛，主治久泻久痢、久咳虚咳、脘腹胀痛、筋骨酸痛，为君药。五味子酸，温，归肺、肾、心经，功效为敛肺滋肾、生津敛汗、涩精止泻、宁心安神，主治久咳虚喘、津伤口渴、自汗盗汗、肾虚遗精、脾肾虚泻、心悸失眠。乌梅酸，平，归肝、脾、肺、大肠经，功效为敛肺、涩肠、生津、安蛔，主治肺虚久咳、久泻久痢、虚热消渴、蛔厥腹痛、崩漏下血。五味子、乌梅二味药敛阴养血、滋阴生津，为臣药。川贝母苦、甘，微寒；浙贝母苦，寒，归肺、心经，功效为化痰止咳、清热散结，主治肺热咳嗽、阴虚燥咳、痈肿、瘰疬，为佐药。桑白皮甘，寒，归肺经，功效为泻肺平喘、利水消肿，主治肺热咳喘、水肿胀满，为使药。阴阳分药分时九仙汤阴药的综合功效是清肺化痰、润肺止咳。

【运用】本方是主治久咳肺虚、气阴耗伤之证的代表方剂。患者的临床表现是久咳不止，气喘自汗，脉虚数。

若气虚明显者，可在阳药中加黄芪、西洋参以补益脾肺之气；若阴虚明显者，可在阴药中加麦冬、沙参、百合以养阴润肺。

本方用于治疗慢性气管炎、支气管哮喘、肺气肿、肺源性心脏病、肺结核、百日咳等病症属于气阴两虚、久咳不已者。

若虽久咳而内多痰涎，或咳嗽而外有表证者，忌用本方，以免留邪为患；且方中罂粟壳有毒，久服成瘾，故不宜多服、久服。

## 第三节　阴阳分药分时涩肠固脱剂

阴阳分药分时涩肠固脱剂，适用于脾肾虚寒所致之久泻久痢，大便滑脱不禁的病证。常以涩肠、止泻药如肉豆蔻、诃子、罂粟壳、赤石脂等为主，配伍温补脾肾药如人参、白术、干姜、肉桂、补骨脂等组成方剂。本证的代表方剂有阴阳分药分时真人养脏汤、阴阳分药分时四神汤、阴阳分药分时桃花汤等，这些方剂从真人养脏汤、四神丸、桃花汤等衍生而来。

# 阴阳分药分时真人养脏汤

## 真人养脏汤原方（《太平惠民和剂局方》）

【组成】人参9克，当归（去芦）6克，焙白术9克，肉豆蔻（面裹，煨）半两，肉桂（去粗皮）3克，炙甘草6克，白芍药15克，木香（不见火）4.5克，诃子（去核）12克，炙罂粟壳（去蒂萼）15克。

【用法】上锉为粗末，每服二大钱（6克），水一盏半，煎至八分，去渣食前温服。忌酒、面、生冷、鱼腥、油腻。

【功用】涩肠止泻，温补脾肾。

【主治】久泻久痢，脾肾虚寒证。症见泻痢无度，滑脱不禁，甚至脱肛坠下，脐腹疼痛，喜温喜按，倦怠食少，舌淡苔白，脉迟细。

【原方之弊】本方以大阳之药如人参、当归、肉桂为主的阴阳合药，温阳止泻，补益气血。早上和中午服用为宜，晚上服用易生虚火，久服容易产生便秘。如果患者体内含有一些毒素，需要排泄，完全止泻，未必为好。所以，阴阳分药分时，在止泻的同时，兼顾排毒排泄，这是更好、更稳妥的治疗方案。

## 阴阳分药分时真人养脏汤阳药

【组成】人参9～18克，当归6～12克，白术9～12克，肉豆蔻9～15克，肉桂15～30克，木香6～12克，炙甘草9～15克。

【用法】去中医院抓阳药中药配方颗粒制剂，一服药二格。每天早上或午饭前口服一格阳药。根据病情轻重，确定服用一格或者二格阳药。

## 阴阳分药分时真人养脏汤阴药

【组成】白芍15～30克，诃子5～10克，五味子9～15克，山茱萸9～15克，茯苓9～15克，柴胡15～30克。

【用法】去中医院抓阴药中药配方颗粒制剂，一服药二格。每天晚饭前或者睡觉前一个小时服用一格阴药。根据病情轻重，确定服用一格或者二格阴药。

## 阴阳分药分时真人养脏汤

【功用】阳药补中益气，健脾和胃；阴药收敛止泻，滋阴生津。

【主治】久泻久痢，脾肾虚寒证。症见泻痢无度，滑脱不禁，甚至脱肛坠下，脐腹疼痛，喜温喜按，倦怠食少，舌淡苔白，脉迟细。

【方解】素体脾胃虚寒，不能腐熟水谷，或因久泻久痢，积滞虽去，但脾胃损伤，关门不固，以致泻痢无度，滑脱不禁；脾虚中气不足，故脱肛坠下，不思饮食；脾肾虚寒，故脐腹疼痛。治宜涩肠止泻，温中补虚。

阴阳分药分时真人养脏汤阳药包含人参、白术、肉豆蔻、肉桂、木香、当归、炙甘草。人参甘、微苦，平，归脾、肺、心经，功效为大补元气、复脉固脱、补脾益肺、生津、安神，主治体虚欲脱、肢冷脉微、脾虚食少便溏、气短乏力、肺虚喘咳、津伤口渴、内热消渴、久病虚羸、惊悸失眠、阳痿宫冷、心力衰竭、心源性休克，为君药。白术味甘、苦，性温，归脾、胃经，功效为健脾、益气、燥湿利水、止汗、安胎。肉豆蔻辛，温，归脾、大肠经，功效为涩肠止泻、温中行气，主治久泻不止、脘腹胀痛。肉桂味辛、甘，性大热，归脾、肾、心、肝经，功效为补火助阳、引火归原、散寒止痛、活血通经，主治阳痿、宫冷、心腹冷痛、虚寒吐泻、经闭、痛经。木香辛、苦，温，归脾、胃、大肠、胆经，功效为行气止痛、调中宣滞，主治脘腹胀痛、泻痢后重、脾虚食少、胁痛、黄疸。白术、肉豆蔻、肉桂、木香四味药健脾祛湿、行气养胃，为臣药。当归甘、辛，温，归肝、心、脾经，功效为活血止痛、补血调经、润肠通便，主治血虚眩晕、月经不调、经闭、痛经、面色萎黄、虚寒腹痛、跌打损伤、风湿痹痛、痈疽疮疡、肠燥便秘，为佐药。炙甘草味甘，性平，归心、肺、胃、脾经，功效为补脾和胃、益气复脉，为使药。阴阳分药分时真人养脏汤阳药的综合功效是补中益气、健脾和胃。

阴阳分药分时真人养脏汤阴药包含白芍、诃子、五味子、山茱萸、茯苓、柴胡。白芍苦、酸，微寒，归肝、脾经，功效为养血敛阴、柔肝止痛、平抑肝阳，主治月经不调、崩漏、虚汗、脘腹急痛、胁肋疼痛、四肢挛急、头痛眩晕，为君药。诃子苦、酸、涩，平，归肺、大肠经，功效为涩肠、敛肺、降气、利咽，主治久泻、久痢、脱肛、肺虚喘咳、久咳失音。五味子酸，温，归肺、肾、心经，功效为敛肺滋肾、生津敛汗、涩精止泻、宁心安神，主治久咳虚喘、津伤口渴、自汗盗汗、肾虚遗精、脾肾虚泻、心悸失眠。山茱萸酸，微温，归肝、肾经，功效为补益肝肾、收敛固涩，主治头晕目眩、腰膝酸软、崩漏、带下、月经过多、遗精、遗尿、大汗不止、体虚欲脱。诃子、五味子、山茱萸三味药收敛止泻、滋阴生津，为臣药。茯苓味甘、淡，性平，功效为利水渗湿、益脾和胃、宁心安神，为佐药。柴胡苦、辛，微寒，归肝、胆经，功效为解表退热、疏肝解郁、升举阴气，为使药。阴阳分药分时真人养脏汤阴药的综合功效是收敛止泻、滋阴生津。

【运用】本方是主治泻痢日久、脾肾虚寒的代表方剂。患者的临床表现是大便滑脱不禁，腹痛喜温喜按，食少神疲，舌淡苔白，脉迟细。

脾肾虚寒、手足不温者，在阳药中加附子以温肾暖脾；脱肛坠下者，在阴药中加升麻，在阳药中加黄芪以益气升陷。

本方用于治疗慢性肠炎、慢性结肠炎、肠结核、慢性痢疾、痢疾综合征等日久不愈属脾肾虚寒者。若泻痢虽久，但湿热积滞未去者，忌用本方。

# 阴阳分药分时四神汤

## 四神丸原方（《中国药典》）

【组成】肉豆蔻（煨）200克，补骨脂（盐炒）400克，五味子（醋制）200克，吴茱萸（制）100克，大枣（去核）200克。

【用法】以上五味药，粉碎成细粉，过筛，混匀。另取生姜200克，捣碎，加水适量压榨取汁，与上述粉末泛丸，干燥，即得。

【功用】温肾暖脾，涩肠止泻。

【主治】脾肾虚寒之五更泄泻。用于命门火衰，脾肾虚寒，五更泄泻或便溏腹痛，腰酸肢冷。

### 阴阳分药分时四神汤阳药

【组成】肉豆蔻9～15克，吴茱萸9～15克，补骨脂9～15克，白术6～12克。

【用法】去中医院抓阳药中药配方颗粒制剂，一服药二格。每天早上或午饭前口服一格阳药。根据病情轻重，确定服用一格或者二格阳药。

### 阴阳分药分时四神汤阴药

【组成】五味子15～30克，山茱萸9～15克，茯苓9～15克，白芍15～30克。

【用法】去中医院抓阴药中药配方颗粒制剂，一服药二格。每天晚饭前或者睡觉前一个小时服用一格阴药。根据病情轻重，确定服用一格或者二格阴药。

### 阴阳分药分时四神汤

【功用】阳药健脾和胃，温肝暖肾；阴药敛阴止泻，滋阴生津，养肝润肺。

【主治】脾肾虚寒之五更泄泻。用于命门火衰，脾肾虚寒，五更泄泻或便溏腹痛，腰酸肢冷。

【方解】脾肾虚寒之五更泄泻，又称五更泄、鸡鸣泻，多由命门火衰、火不暖土、脾失健运所致。治宜温肾暖脾，固涩止泻。

阴阳分药分时四神汤阳药包含肉豆蔻、吴茱萸、补骨脂、白术。肉豆蔻辛，温，归脾、大肠经，功效为涩肠止泻、温中行气，主治久泻不止、脘腹胀痛，为君药。吴茱萸辛、苦，热，有小毒，归肝、脾、胃经，功效为散寒止痛、疏肝下气、燥湿降逆，主治厥阴头痛、寒疝腹痛、虚寒泄泻、脘腹胀痛、呕吐吞酸、脚气上冲、口疮口疳。补骨脂苦、辛，大温，归肾、脾经，功效为补肾壮阳、固精缩尿、温脾止泻，主治肾虚阳痿、腰膝冷痛、肾虚遗精、尿频遗尿、五更泄泻。白术苦、甘，温，归脾、胃经，功效为益气健脾、燥湿利水、止汗、安胎，主治脾气虚弱、食少便溏、痰饮水肿、表虚自汗、胎动不安。吴茱萸、补骨脂、白术三味药温肝、肾、脾三脏之阳，为臣药。阴阳分药分时四神汤阳药的综合功效是健脾和胃、温肝暖肾。

阴阳分药分时四神汤阴药包含五味子、山茱萸、茯苓、白芍。五味子酸，温，归肺、肾、心经，功效为敛肺滋肾、生津敛汗、涩精止泻、宁心安神，主治久咳虚喘、津伤口渴、自汗盗汗、肾虚遗精、脾肾虚泻、心悸失眠，为君药。山茱萸酸，微温，归肝、肾经，功效为补益肝肾、收敛固涩，主治头晕目眩、腰膝酸软、崩漏、带下、月经过多、遗精、遗尿、大汗不止、体虚欲脱，为臣药。白芍苦、酸，微寒，功效为柔肝止痛、敛阴止汗、养阴补血、养阴、平抑肝阳、美容美颜，为佐药。茯苓味甘、淡，性平，功效为利水渗湿、益脾和胃、宁心安神，为使药。阴阳分药分时四神汤阴药的综合功效是敛阴止泻、滋阴生津、养肝润肺。

【运用】本方是主治虚寒型腹泻的代表方剂。患者的临床表现是命门火衰、脾胃虚寒所致的泄泻，症见肠鸣腹胀、五更溏泻、食少不化、久泻不止、面黄肢冷。

本方用于治疗慢性腹泻、非特异性结肠炎、肠道易激综合征、糖尿病合并顽固性腹泻、虚寒型便秘、五更泄泻、遗尿症、滑精等。

# 阴阳分药分时桃花汤

## 桃花汤原方（《伤寒论》）

【组成】赤石脂（一半全用，一半筛末）一斤，干姜一两，粳米一升。

【用法】汤剂，水煎服，每日2剂。

【功用】温中涩肠止痢。

【主治】虚寒久痢。症见下痢不止，便脓血，色暗不鲜，日久不愈，腹痛，喜温喜按，舌淡苔白，脉迟弱或微细。

### 阴阳分药分时桃花汤阳药

【组成】赤石脂9～15克，干姜9～15克，大枣9～15克，黄芪15～30克，白术6～12克，炙甘草9～15克。

【用法】去中医院抓阳药中药配方颗粒制剂，一服药二格。每天早上或午饭前口服一格阳药。根据病情轻重，确定服用一格或者二格阳药。

### 阴阳分药分时桃花汤阴药

【组成】五味子15～30克，山茱萸9～15克，白芍15～30克，茯苓9～15克，柴胡 6 ～ 12 克。

【用法】去中医院抓阴药中药配方颗粒制剂，一服药二格。每天晚饭前或者睡觉前一个小时服用一格阴药。根据病情轻重，确定服用一格或者二格阴药。

### 阴阳分药分时桃花汤

【功用】阳药收敛止泻，温中和胃，祛湿健脾；阴药收敛止泻，滋阴生津。

【主治】虚寒血痢证。症见下痢不止，便脓血，色暗不鲜，日久不愈，腹痛，喜温喜按，舌淡苔白，脉迟弱或微细。

【方解】本方主治虚寒血痢证，其病机核心为脾肾虚寒，寒湿阻滞，损伤肠络，失于固摄，故治宜温中散寒、涩肠止痢。

阴阳分药分时桃花汤阳药包含赤石脂、干姜、大枣、黄芪、白术、炙甘草。赤石脂甘、酸、涩，温，归大肠、胃经，功效为涩肠止泻、止血、敛疮生肌，主治泻痢不止、便血脱肛、崩漏带下、溃疡不敛，为君药。干姜辛，热，归脾、胃、心、肺经，功效为温中散寒、回阳通脉、温肺化饮，主治脘腹冷痛、呕吐泄泻、亡阳虚脱、肢冷脉微、痰饮咳喘。大枣甘，温，归脾、胃经，功效为补中益气、养血安神、缓和药性，主治脾胃虚弱、食少便溏、血虚萎黄、妇女脏躁。黄芪甘，微温，归脾、肺经，功效为益卫固表、补气升阳、托毒生肌、利水消肿，主治气虚乏力、食少便溏、中气下陷、久泻脱肛、自汗盗汗、血虚萎黄、阴疽漫肿、气虚水肿、内热消渴。干姜、大枣、黄芪三味药温经散寒、补中益气，为阳药之臣药。白术苦、甘，温，归脾、胃经，功效为补气健脾、燥湿利水、止汗、安胎，主治脾气虚弱、食少便溏、痰饮水肿、表虚自汗、胎动不安，为阳药之佐药。炙甘草甘，平，归心、肺、胃、脾经，功效为补脾和胃、益气复脉，为阳药之使药。阴阳分药分时桃花汤阳药的综合功效是收敛止泻、温中和胃、祛湿健脾。

阴阳分药分时桃花汤阴药包含五味子、山茱萸、白芍、茯苓、柴胡。五味子酸，温，归肺、肾、心经，功效为敛肺滋肾、生津敛汗、涩精止泻、宁心安神，主治久咳虚喘、津伤口渴、自汗盗汗、肾虚遗精、脾肾虚泻、心悸失眠，为君药。山茱萸酸，微温，归肝、肾经，功效为补益肝肾、收敛固涩，主治头晕目眩、腰膝酸软、崩漏、带下、月经过多、遗精、遗尿、大汗不止、体虚欲脱。白芍苦、酸，微寒，归肝、脾经，功效为养血敛阴、柔肝止痛、平抑肝阳，主治月经不调、崩漏、虚汗、脘腹急痛、胁肋疼痛、四肢挛急、头痛眩晕。山茱萸、白芍二味药敛阴养血、补益肝肾，为臣药。茯苓味甘、淡，性平，功效为利水渗湿、益脾和胃、宁心安神，为佐药。柴胡苦、辛，微寒，归肝、胆经，功效为解表退热、疏肝解郁、升举阴气，为使药。阴阳分药分时桃花汤阴药的综合功效是收敛止泻、滋阴生津。

【运用】本方是主治脾阳虚衰、肠失固摄之证的代表方剂。患者的临床表现是久痢不愈，腹痛喜温喜按，舌淡苔白，脉迟弱或脉微细。

若阳虚阴寒较盛者，在阳药中加附子、肉桂温肾暖脾以散阴寒；腹痛甚者，在阳药中加当归，在阴药中加白芍以养血柔肝止痛；久泻滑脱不禁者，在阳药中加党参、煨肉豆蔻以益气涩肠固脱。

本方用于治疗慢性细菌性痢疾、慢性阿米巴痢疾、慢性结肠炎、胃及十二指肠溃疡出血、功能性子宫出血等属阳虚阴盛、下焦不固者。热痢便脓血，里急后重，肛门灼热者，禁用本方。

# 第四节　阴阳分药分时涩精止遗剂

阴阳分药分时涩精止遗剂，适用于肾虚封藏失职，精关不固所致的遗精、滑泻；或者肾气不足，膀胱失约所致的尿频、遗尿等。常用固肾涩精药如沙苑子、益智仁、芡实、莲须、桑螵蛸等为主组成方剂。代表方剂有阴阳分药分时金锁固精汤、阴阳分药分时桑螵蛸汤，这些方剂从金锁固精丸、桑螵蛸散衍生而来。

## 阴阳分药分时金锁固精汤

### 金锁固精丸原方（《医方集解》）

【组成】沙苑子、蒺藜（炒）、芡实（蒸）、莲须各60克，龙骨（酥炙）、牡蛎（盐水煮每日一夜，煅粉）各30克。

【用法】莲子粉糊为丸，每服9克，每日1～2次，淡盐汤送下。

【功用】补肾涩精。

【主治】肾虚不固之遗精滑泄。症见遗精滑泄，神疲乏力，四肢酸软，腰痛耳鸣，舌淡苔白，脉细弱。

【原方之弊】本方是补肾之药、涩肠之药和镇惊安神之药的合药。症见遗精滑泄，精汗血同源，此是阳不控阴之证，滋阴难以控阴，故仍须升阳控阴。龙骨、牡蛎，早上服用，容易伤害心阳和脾阳。所以，利害权衡，此方需要改进。

### 阴阳分药分时金锁固精汤阳药

【组成】沙苑子9～15克，蒺藜9～15克，白术9～15克，肉桂15～30克，人参6～12克，炙甘草9～15克。

【用法】去中医院抓阳药中药配方颗粒制剂，一服药二格。每天早上或午饭前口服一格阳药。根据病情轻重，确定服用一格或者二格阳药。

### 阴阳分药分时金锁固精汤阴药

【组成】生牡蛎15～30克，龙骨15～30克，芡实6～12克，莲须6～12克，五味子15～30克，山茱萸6～12克。

【用法】去中医院抓阴药中药配方颗粒制剂，一服药二格。每天晚饭前或者睡觉前一个小时服用一格阴药。根据病情轻重，确定服用一格或者二格阴药。

### 阴阳分药分时金锁固精汤

【功用】阳药扶阳救心，温热三焦，大补元气，健脾养胃，祛痰化湿，固本止汗；阴药活血化瘀，滋阴潜阳，疏肝解郁，补益津液。

【主治】肾虚不固之遗精滑泄。症见遗精滑泄，神疲乏力，四肢酸软，腰痛耳鸣。

【方解】本证为肾虚精关不固所致。肾主藏精，肾虚精关不固，故遗精滑精；精能化气，精亏气无以化生，故神疲乏力；腰为肾之府，耳为肾之窍，肾精亏虚，故腰痛耳鸣；舌淡苔白，脉细弱，为肾精不足之征。

阴阳分药金锁固精汤阳药包含沙苑子、蒺藜、白术、肉桂、人参、炙甘草。沙苑子味甘，性温，归肝、肾经，功效为补肝、益肾、明目、固精，主治肝肾不足、腰膝酸痛、目昏、遗精早泄、小便频数、遗尿、尿血、白带。白蒺藜苦、辛，平，归肝经，功效为平抑肝阳、疏肝解郁、明目、祛风止痒，主治头痛眩晕、胸胁疼痛、乳汁不通、目赤多泪、风疹瘙痒。沙苑子、白蒺藜这二味药补肝肾，同为君药。白术苦、甘，温，归脾、胃经，功效为补气健脾、燥湿利水、止汗、安胎，主治脾气虚弱、食少便溏、痰饮水肿、表虚自汗、胎动不安。肉桂辛、甘，热，归肾、脾、心、肝经，功效为补火助阳、散寒止痛、温通经脉，主治肾阳不足、阳痿宫冷、脘腹冷腹、寒痹腰痛、寒疝腹痛、寒凝血瘀、经闭痛经、胸痹心痛。白术、肉桂这二味药温经散寒、健脾祛湿，为臣药。人参甘、微苦，平，归脾、肺、心经，功效为大补元气、复脉固脱、补脾益肺、生津、安神，主治体虚欲脱、肢冷脉微、脾虚食少便溏、气短乏力、肺虚喘咳、津伤口渴、内热消渴、久病虚羸、惊悸失眠、阳痿宫冷、心力衰竭、心源性休克，为佐药。炙甘草味甘，性平，归心、肺、胃、脾经，功效为补脾和胃、益气复脉，为使药。阴阳分药分时金锁固精汤阳药的综合功效是补益肝肾、补中益气、温中健脾。

阴阳分药分时金锁固精汤阴药包含生牡蛎、龙骨、芡实、莲须、五味子、山茱萸。生牡蛎，咸涩，微寒，入肝、胆、肾经，功效为镇静安神、益阴潜阳、软坚散结、固涩，主治盗汗、自汗、遗精、泄泻、崩漏、带下、眩晕、瘰疬、痰核、癥瘕积聚、失眠等。龙骨甘、涩，平，归心、肝、肾经，功效为镇静安神、平肝潜阳、收敛固涩，主治神志不安、心悸失眠、烦躁易怒、头晕目眩、虚汗、遗精、带下、崩漏。生牡蛎和龙骨滋阴潜阳、镇静安神，为君药。芡实甘、涩，平，归脾、肾经，功效为补脾祛湿、益肾固精，主治脾虚泄泻、肾虚遗精、带下。莲须甘、涩，平，归心、肾经，功效为固肾涩精，主治遗精滑精、带下、尿频。五味子酸、甘，温，归肺、肾、心经，功效为敛肺滋肾、生津敛汗、涩精止泻、宁心安神，主治久咳虚喘、津伤口渴、自汗盗汗、肾虚遗精、脾肾虚泻、心悸失眠。山茱萸酸，微温，归肝、肾经，功效为补益肝肾、收敛固涩，主治头晕目眩、腰膝酸软、崩漏、带下、月经过多、遗精、遗尿、大汗不止、体虚欲脱。芡实、莲须、五味子、山茱萸四味药收敛固精、滋阴生津。阴阳分药分时金锁固精汤阴药的综合功效是收敛固精、滋阴生津。

【运用】本方是主治肾亏精关不固之遗精的代表方剂。患者的临床表现是遗精滑泄，腰痛耳鸣，舌淡苔白，脉细弱。

如果患者阴虚火旺，在阴药中加生地黄、牡丹皮、知母、黄柏之属；肾阳虚损，在阳药中加鹿角霜、补骨脂，在阴药中加山茱萸；若欲增强固涩力量，在阴药中加五味子、金樱子、菟丝子之类。

本方用于治疗遗精、早泄，亦可治疗性神经功能紊乱、乳糜尿、重症肌无力、慢性前列腺炎等属肾虚精关不固者，又可用于女子肾虚带下不禁。

本方虽然标本兼顾，但是偏于固涩治标，若遗精滑泄已止，则应以补虚固肾以治其本；如属湿热下注，扰动精室，或心肝火旺，火扰精室而遗精者，则不宜使用本方。

# 阴阳分药分时桑螵蛸汤

## 桑螵蛸散原方（《本草衍义》）

【组成】桑螵蛸、远志、菖蒲、龙骨、人参、茯神、当归、龟甲（酥炙）各30克。

【用法】上药为末，夜卧人参汤调下6克。现代用法：除人参外，共研细末，每服6克，睡前以人参汤调下；亦作汤剂，水煎，睡前服，用量按原方比例酌定。

【功用】调补心肾，涩精止遗。

【主治】心肾两虚证。症见小便频数，或尿如米泔色，或遗尿，或遗精，心神恍惚，健忘，舌淡苔白，脉细弱。

### 阴阳分药分时桑螵蛸汤阳药

【组成】淫羊藿9～15克，人参6～12克，当归6～12克，远志9～15克，菖蒲9～15克。

【用法】去中医院抓阳药中药配方颗粒制剂，一服药二格。每天早上或午饭前口服一格阳药。根据病情轻重，确定服用一格或者二格阳药。

### 阴阳分药分时桑螵蛸汤阴药

【组成】桑螵蛸 9 ～ 15 克，龙骨 15 ～ 30 克，茯神 15 ～ 30 克，龟甲 15 ～ 30 克，五味子 5 ～ 15 克，山茱萸 5 ～ 15 克。

【用法】去中医院抓阴药中药配方颗粒制剂，一服药二格。每天晚饭前或者睡觉前一个小时服用一格阴药。根据病情轻重，确定服用一格或者二格阴药。

### 阴阳分药分时桑螵蛸汤

【功用】阳药补肾壮阳，补中益气；阴药补肾固精，敛阴养血，滋阴生津，安心宁神。

【主治】肾虚不固之遗精滑泄。症见遗精滑泄，神疲乏力，四肢酸软，腰痛耳鸣。

【方解】本方证乃心肾两虚，水火不交所致。肾与膀胱相表里，肾气不摄则膀胱失约，以致小便频数，或尿如米泔色，甚或遗尿；肾藏精，主封藏，肾虚精关不固，故致遗精；心藏神，肾之精气不足，不能上通于心，心气不足，神失所养，故心神恍惚、健忘。治宜调补心肾，涩精止遗。

阴阳分药分时桑螵蛸汤阳药包含淫羊藿、远志、菖蒲、人参、当归。淫羊藿辛、甘、温，归肝、肾经，功效为补肾壮阳、祛风除湿，主治肾虚阳痿、腰膝无力、风寒湿痹、筋骨酸痛，为君药。人参甘、微苦，平，归脾、肺、心经，功效为大补元气、复脉固脱、补脾益肺、生津、安神，主治体虚欲脱、肢冷脉微、脾虚食少便溏、气短乏力、肺虚喘咳、津伤口渴、内热消渴、久病虚赢、惊悸失眠、阳痿宫冷、心力衰竭、心源性休克。当归甘、辛，温，归肝、心、脾经，功效为活血止痛、补血调经、润肠通便，主治血虚眩晕、月经不调、经闭、痛经、面色萎黄、虚寒腹痛、跌打损伤、风湿痹痛、痈疽疮疡、肠燥便秘。人参、当归二味药大补气血，为臣药。远志苦、辛，微温，入心、肺、肾经，功效为安神益智、祛痰开窍、消痈肿，主治惊悸失眠、多梦健忘、神昏癫痫、咳嗽痰多、痈疽肿毒。菖蒲味辛、苦，性微温，归心、胃经，功效为开窍、豁痰、理气、活血、散风、去湿。远志、菖蒲，二味药化痰祛湿、开窍安神，为佐使药。阴阳分药分时桑螵蛸汤阳药的综合功效是补肾壮阳、补中益气。

阴阳分药分时桑螵蛸汤阴药包含桑螵蛸、龙骨、茯神、五味子、山茱萸、龟甲。桑螵蛸甘、咸，平，入肝、肾经，功效为固精缩尿、补肾助阳，主治遗精、尿频、遗尿、阳痿，为君药。龙骨甘、涩，平，归心、肝、肾经，功效为镇静安神、平肝潜阳、收敛固涩，主治神志不安、心悸失眠、烦躁易怒、头晕目眩、虚汗、遗精、带下、崩漏。茯神味甘、淡，性平，归心、脾经，功效为宁心、安神、利水。龟甲甘、咸，寒，归肝、肾、心经，功效为滋阴潜阳、益肾健骨、养血补心，主治头晕目眩、骨蒸劳热、腰膝酸软、惊悸失眠。五味子酸，温，归肺、肾、心经，功效为敛肺滋肾、生津敛汗、涩精止泻、宁心安神，主治久咳虚喘、津伤口渴、自汗盗汗、肾虚遗精、脾肾虚泻、心悸失眠。山茱萸酸，微温，归肝、肾经，功效为补益肝肾、收敛固涩，主治头晕目眩、腰膝酸软、崩漏、带下、月经过多、遗精、遗尿、大汗不止、体虚欲脱。龙骨、五味子、山茱萸、茯神四味药敛阴养血、滋阴生津、安心宁神，为臣药。龟甲滋阴潜阳、益肾健骨、养血补心，为佐使药。阴阳分药分时桑螵蛸汤阴药的综合功效是补肾固精、敛阴养血、滋阴生津、安心宁神。

【运用】本方是主治心肾两虚、水火不交症的代表方剂。患者的临床表现是尿频或遗尿，心神恍惚，舌淡苔白，脉细弱。

在阳药中加益智仁，在阴药中加覆盆子等，可增强涩精缩尿止遗之力。若健忘心悸者，可在阴药中加酸枣仁、五味子以养心安神；兼有遗精者，可在阴药中加沙苑子、山茱萸以固肾涩精。

本方用于治疗小儿尿频、遗尿以及糖尿病、神经衰弱等属心肾两虚、水火不交者。

# 第五节　阴阳分药分时固崩止带剂

阴阳分药分时固崩止带剂，适用于妇人崩中漏下及带下淋漓等证。前者多由脾气虚弱，冲脉不固或阴虚内热，损伤冲脉所致；后者则多因脾虚失运，湿浊下注，或肾虚有热，湿热下注所致。常用固崩止带药如椿根皮、煅龙骨、煅牡蛎、海螵蛸、白果等为主，配伍益气健脾药如人参、黄芪、白术等，或滋阴清热药如白芍、龟甲、黄柏等组成方剂。本证的代表方剂有阴阳分药分时固冲汤、阴阳分药分时固经汤、阴阳分药分时完带汤、阴阳分药分时易黄汤，这些方剂从固冲汤、固经丸、完带汤、易黄汤衍生而来。

## 阴阳分药分时固冲汤

**固冲汤原方（《太平惠民和剂局方》）**

【组成】白术（炒）一两，生黄芪六钱，龙骨（煅，捣细）、牡蛎（煅，捣细）、萸肉（去净核）各八钱，生杭芍、海螵蛸（捣细）各四钱，茜草三钱，棕边炭二钱，五倍子（轧细）五分。

【用法】汤剂。水煎服，每日二次。

【功用】固冲摄血，益气健脾。

【主治】脾肾亏虚，冲脉不固证。症见猝然血崩或月经过多，或漏下不止，色淡质稀，头晕肢冷，心悸气短，神疲乏力，腰膝酸软，舌淡，脉微弱。

【原方之弊】本方所治之证为阳不控阴之重症。本方阴阳合药，早上和中午服用为宜，晚上服用，容易生虚火。虚火耗阴津，所以，更容易导致症状反复出现。为了兼顾滋阴，阳药又升阳不够，所以此方用于治疗轻症尚可，轻症之外，难以胜任。

### 阴阳分药分时固冲汤阳药

【组成】白术 15 ～ 30 克，黄芪 9 ～ 18 克，人参 3 ～ 6 克，桂枝 6 ～ 12 克，干姜 6 ～ 12 克，炙甘草 6 ～ 9 克。

【用法】去中医院抓阳药中药配方颗粒制剂，一服药二格。每天早上或午饭前口服一格阳药。根据病情轻重，确定服用一格或者二格阳药。

### 阴阳分药分时固冲汤阴药

【组成】山茱萸 12 ～ 24 克，白芍 6 ～ 12 克，五倍子 3 ～ 6 克，煅龙骨 12 ～ 24 克，煅牡蛎 12 ～ 24 克，海螵蛸 3 ～ 6 克，棕边炭 3 ～ 6 克，茜草 9 ～ 18 克。

【用法】去中医院抓阴药中药配方颗粒制剂，一服药二格。每天晚饭前或者睡觉前一个小时服用一格阴药。根据病情轻重，确定服用一格或者二格阴药。

### 阴阳分药分时固冲汤

【功用】阳药祛湿健脾，补中益气；阴药滋阴生津，补益肝肾，收敛止血。

【主治】脾肾亏虚，冲脉不固证。症见猝然血崩或月经过多，或漏下不止，色淡质稀，头晕肢冷，心悸气短，神疲乏力，腰膝酸软，舌淡，脉微弱。

【方解】本方为治肾虚不固、脾虚不摄、冲脉滑脱所致的崩漏而设。脾为后天之本，脾气健旺，气血生化有源，则冲脉盛，血海盈；肾为先天之本，肾气健固，封藏有司，则月事能按期而来，适度而止。若脾虚而不摄，肾虚而不固，以致冲脉滑脱，则血下如崩，或漏下难止。气血既虚，故见头晕肢冷、心悸气短、神疲腰酸诸症。舌淡脉弱，亦为气血不足之象。张锡纯说："然当其血大下之后，血脱而气亦随之下脱……此证诚至危急之病也"（《医学衷中参西录（上册）》），当急治其标，固冲摄血为主，辅以健脾益气。

阴阳分药分时固冲汤阳药包含白术、黄芪、人参、桂枝、干姜、炙甘草。白术苦、甘、温，归脾、胃经，功效为补气健脾、燥湿利水、止汗、安胎，主治脾气虚弱、食少便溏、痰饮水肿、表虚自汗、胎动不安，为君药。黄芪甘，微温，归脾、肺经，功效为益卫固表、补气升阳、托毒生肌、利水消肿，主治气虚乏力、食少便溏、中气下陷、久泻脱肛、自汗盗汗、血虚萎黄、阴疽漫肿、气虚水肿、内热消渴。人参甘、微苦，平，归脾、肺、心经，功效为大补元气、复脉固脱、补脾益肺、生津、安神，主治体虚欲脱、肢冷脉微、脾虚食少便溏、气短乏力、肺虚喘咳、津伤口渴、内热消渴、久病虚羸、惊悸失眠、阳痿宫冷、心力衰竭、心源性休克。黄芪、人参两味药补中益气，为臣药。桂枝辛、甘、温，归心、肺、膀胱经，功效为发汗解表、温经通阳，主治风寒表证、风寒湿痹、关节疼痛、水肿、痰饮、胸痹、心悸、瘀滞经闭、痛经、癥瘕、脘腹疼痛。桂枝发汗解表、温经通阳，为佐药。炙甘草味甘，性平，归心、肺、胃、脾经，功效为补脾和胃、益气复脉，为使药。阴阳分药分时固冲汤阳药的综合功效是祛湿健脾、补中益气。

阴阳分药分时固冲汤阴药包含山茱萸、白芍、五倍子、煅龙骨、煅牡蛎、海螵蛸、棕边炭、茜草。山茱萸酸、微温，归肝、肾经，功效为补益肝肾、收敛固涩，主治头晕目眩、腰膝酸软、崩漏、带下、月经过多、遗精、遗尿、大汗不止、体虚欲脱，为君药。白芍苦、酸、微寒，归肝、脾经，功效为养血敛阴、柔肝止痛、平抑肝阳，主治月经不调、崩漏、虚汗、脘腹急痛、胁肋疼痛、四肢挛急，头痛眩晕。五倍子酸、涩、寒，归肺、大肠、肾经，功效为敛肺降火、涩肠、固精、敛汗、止血，主治肺虚久咳、久泻久痢、遗精、滑精、自汗、盗汗、崩漏下血。白芍、五倍子两味药敛阴养血、收敛固精，为臣药。龙骨甘、涩、平，归心、肝、肾经，功效为镇静安神、平肝潜阳、收敛固涩，主治神志不安、心悸失眠、烦躁易怒、头晕目眩、虚汗、遗精、带下、崩漏。牡蛎咸、微寒，归肝、肾经，功效为平肝潜阳、软坚散结、收敛固涩，主治头晕目眩、肝风抽搐、瘰疬、痰核、自汗、盗汗、遗精、崩漏、带下。海螵蛸咸、涩、微温，归肝、肾经，功效为收敛止血、涩精止带、制酸、敛疮，主治胃痛吞酸、吐血、衄血、崩漏、便血、遗精滑精、赤白带下、溃疡病、损伤出血、疮多脓汁。棕榈炭味涩、偏苦，性平，归肺、肝、大肠经，功效为治疗吐血、便血、崩漏，研末外敷可以止血。龙骨、牡蛎、海螵蛸、棕榈四味药收敛安神，为佐药。茜草苦、寒，归肝经，功效为凉血止血、活血化瘀，主治吐血、衄血、尿血、便血、血滞经闭、跌打瘀痛、风湿痹痛。茜草凉血止血、活血化瘀，为使药。阴阳分药分时固冲汤阴药的综合功效是滋阴生津、补益肝肾、收敛止血。

【运用】本方是主治脾肾亏虚、冲脉不固之血崩、月经过多的代表方剂。患者的临床表现是出血量多、色淡质稀、腰膝酸软、舌淡、脉微弱。

若兼肢冷汗出、脉微欲绝者，为阳气虚衰欲脱之象，需在阳药中加重黄芪的用量，并合参附汤以益气回阳。

本方用于治疗功能性子宫出血、产后出血过多等属脾气虚弱、冲任不固者。血热妄行崩漏者忌用本方。

# 阴阳分药分时固经汤

## 固经丸原方（《丹溪心法》）

【组成】炒黄芩、炒白芍、炙龟板各一两，炒黄柏三钱，椿树根皮七钱半，香附子二钱半。

【用法】上药为末，酒糊为丸，如梧桐子大。每服五十丸，空心温酒或白汤送下。

【功用】滋阴清热，固经止带。

【主治】阴虚血热证（阴虚出血证）。症见出血，或崩漏，或月经过多，或愆期不止，或淋漓不断，血色深红，或紫黑黏稠，手足心热，口干舌燥，或腰膝酸软，舌红少苔，脉细数。

### 阴阳分药分时固经汤阳药

【组成】人参 9～15 克，黄芪 15～30 克，砂仁 3～6 克，白术 6～12 克，香附 6～12 克。

【用法】去中医院抓阳药中药配方颗粒制剂，一服药二格。每天早上或午饭前口服一格阳药。根据病情轻重，确定服用一格或者二格阳药。

### 阴阳分药分时固经汤阴药

【组成】黄芩 15～30 克，黄柏 6～12 克，椿树根皮 12～24 克，白芍 15～30 克，龟板 15～30 克。

【用法】去中医院抓阴药中药配方颗粒制剂，一服药二格。每天晚饭前或者睡觉前一个小时服用一格阴药。根据病情轻重，确定服用一格或者二格阴药。

### 阴阳分药分时固经汤

【功用】阳药活血化瘀，补中益气；阴药清热燥湿，收敛止血，滋阴生津。

【主治】阴虚血热证（阴虚出血证）。症见出血，或崩漏，或月经过多，或愆期不止，或淋漓不断，血色深红，或紫黑黏稠，手足心热，口干舌燥，或腰膝酸软，舌红少苔，脉细数。

【方解】本方所治之证乃阴虚生热、迫血妄行所致。阴虚不制阳，阳亢而为热，热灼伤脉络迫血妄行，则出血，或崩漏，或月经过多，或愆期不止，或淋漓不断；热灼津血，则血色深红，或紫黑黏稠；虚热盛于内而斥于四肢，则手足心热；热灼阴津，则口干舌燥；舌红少苔，脉细数，皆为阴虚内热之象。治宜滋阴清热，固经止血。

阴阳分药分时固经汤阳药包含人参、黄芪、砂仁、白术、香附。人参甘、微苦，平，归脾、肺、心经，功效为大补元气、复脉固脱、补脾益肺、生津、安神，主治体虚欲脱、肢冷脉微、脾虚食少便溏、气短乏力、肺虚喘咳、津伤口渴、内热消渴、久病虚羸、惊悸失眠、阳痿宫冷、心力衰竭、心源性休克，为君药。黄芪甘，微温，归脾、肺经，功效为益卫固表、补气升阳、托毒生肌、利水消肿，主治气虚乏力、食少便溏、中气下陷、久泻脱肛、自汗盗汗、血虚萎黄、阴疽漫肿、气虚水肿、内热消渴。砂仁辛，温，归脾、胃经，功效为化湿、行气、温中、安胎，主治湿阻气滞、脘腹胀痛、食欲不振、寒湿泄泻、妊娠恶阻、胎动不安。黄芪、砂仁二味药补中益气、健脾和味，为臣药。白术苦、甘，温，归脾、胃经，功效为补气健脾、燥湿利水、止汗、安胎，主治脾气虚弱、食少便溏、痰饮水肿、表虚自汗、胎动不安，为佐药。香附辛、微苦、微甘，平，归肝、三焦经，功效为疏肝理气、调经止痛，主治胁肋疼痛、脘腹胀痛、疝气疼痛、月经不调、乳房胀痛，为阳药之使药。阴阳分药分时固经汤阳药的综合功效是活血化瘀、补中益气。

阴阳分药分时固经汤阴药包含黄芩、黄柏、椿树根皮、白芍、龟板。黄芩苦，寒，归肺、胆、脾、大肠、小肠经，功效为清热燥湿、泻火解毒、止血、安胎，主治湿温、暑湿、胸闷呕恶、湿热痞满、泻痢、黄疸、肺热咳嗽、高热烦渴、血热吐衄、痈肿疮毒、胎动不安，为君药。黄柏苦，寒，归肾、膀胱、大肠经，功效为清热燥湿、泻火解毒、退虚热，主治湿热泻痢、黄疸、带下、热毒疮疡、湿疹、阴虚发热。椿树根皮苦、涩，寒，归大肠、胃、肝经，功效为清热燥湿、涩肠、止血、止带，主治泻痢、便血、崩漏、带下。黄柏、椿树根皮二味药清热燥湿、收敛止泻，为臣药。白芍苦、酸，微寒，归肝、脾经，功效为养血敛阴、柔肝止痛、平抑肝阳，主治月经不调、崩漏、虚汗、脘腹急痛、胁肋疼痛、四肢挛急、头痛眩晕，为佐药。龟甲甘、咸，寒，归肝、肾、心经，功效为滋阴潜阳、益肾健骨、养血补心，主治头晕目眩、骨蒸劳热、腰膝酸软、惊悸失眠，为使药。阴阳分药分时固经汤阴药的综合功效是清热燥湿、收敛止血、滋阴生津。

【运用】本方是治疗阴虚出血证的代表方剂。患者的临床表现是出血，或月经过多，或崩漏，手足心热，舌红少苔，脉细数。

若阴虚明显者，在阴药中加女贞子、枸杞子以滋阴止血；若夹瘀血者，在阴药中加茜草、小蓟以化瘀收敛止血；若出血多者，在阴药中加棕榈、乌贼骨以收敛固涩止血；若心烦者，在阴药中加栀子、竹叶以清心除烦止血；若热内盛者，在阴药中加知母、生地黄以泻热凉血止血。

本方用于治疗功能性子宫出血或慢性附件炎，以致经行量多，淋漓不止，属阴虚血热者。阳虚出血者慎用本方。

# 阴阳分药分时完带汤

## 完带汤原方（《傅青主女科》）

【组成】白术、山药各一两，人参二钱，白芍五钱，车前子、苍术各三钱，甘草一钱，陈皮、黑荆穗各五分，柴胡六分。

【用法】汤剂。水煎服，每日二次。

【功用】补中健脾，化湿止带。

【主治】脾虚肝郁，湿浊带下证。症见妇女带下量多、色白或淡黄、清稀无臭，并见面色㿠白，倦怠便溏，舌淡苔白，脉濡弱者。

### 阴阳分药分时完带汤阳药

【组成】人参 6～12 克，苍术 9～18 克，白术 15～30 克，山药 15～30 克，陈皮 3～6 克，黑荆穗 3～6 克。

【用法】去中医院抓阳药中药配方颗粒制剂，一服药二格。每天早上或午饭前口服一格阳药。根据病情轻重，确定服用一格或者二格阳药。

### 阴阳分药分时完带汤阴药

【组成】车前子 9～18 克，柴胡 6～12 克，白芍 15～30 克，生甘草 3～6 克。

【用法】去中医院抓阴药中药配方颗粒制剂，一服药二格。每天晚饭前或者睡觉前一个小时服用一格阴药。根据病情轻重，确定服用一格或者二格阴药。

### 阴阳分药分时完带汤

【功用】阳药化痰祛湿，祛风解表，补中益气，健脾和胃；阴药清热祛湿，疏肝解郁，收敛养血。

【主治】脾虚肝郁，湿浊带下证。症见妇女带下量多、色白或淡黄、清稀无臭，并见面色㿠白，倦怠便溏，舌淡苔白，脉濡弱者。

【方解】本方为治疗白带的常用方剂，所主病证乃由脾虚肝郁、带脉失约、湿浊下注所致。脾虚生化之源不足，气血不能上荣于面，则致面色㿠白；脾失健运，水湿内停，清气不升，则致倦怠便溏；脾虚肝郁，湿浊下注，带脉不固，则致带下色白量多、清稀如涕；舌淡白，脉濡弱为脾虚湿盛之象。治宜补脾益气，疏肝解郁，化湿止带。

阴阳分药分时完带汤阳药包含人参、苍术、白术、山药、陈皮、黑荆穗。人参甘、微苦，平，归脾、肺、心经，功效为大补元气、复脉固脱、补脾益肺、生津、安神，主治体虚欲脱、肢冷脉微、脾虚食少便溏、气短乏力、肺虚喘咳、津伤口渴、内热消渴、久病虚羸、惊悸失眠、阳痿宫冷、心力衰竭、心源性休克，为君药。苍术辛、苦，温，归脾、胃经，功效为燥湿健脾、辟秽、祛风湿，主治湿浊中阻、腹胀呕恶、风寒湿痹、足膝肿痛、风寒感冒、雀目夜盲。白术苦、甘，温，归脾、胃经，功效为益气健脾、燥湿利水、止汗、安胎，主治脾气虚弱、食少便溏、痰饮水肿、表虚自汗、胎动不安。山药甘，平，归脾、肺、肾经，功效为益气养阴、补益脾肺、补肾固精，主治脾虚食少、大便溏泄、肺虚咳喘、遗精尿频、阴虚消渴。苍术、白术、山药三味药燥湿健脾、补中益气，为臣药。陈皮味辛、苦，性温，归脾、胃、肺经，功效为理气和中、燥湿化痰、利水通便，主治脾胃不和、脘腹胀痛、不思饮食、呕吐哕逆、痰湿阻肺、咳嗽痰多、胸膈满闷、头目眩晕、水肿、小便不利、大便秘结、乳痈疮癣、中鱼蟹毒或酒毒，为佐药。黑荆穗辛、微温，归肺、肝经，功效为祛风解表、透疹、止血，主治外感表证、风疹瘙痒、麻疹不畅、疮疡肿痛、出血，为使药。阴阳分药分时完带汤阳药的综合功效是化痰祛湿、祛风解表、补中益气、健脾和胃。

阴阳分药分时完带汤阴药包含车前子、柴胡、白芍、生甘草。车前子甘，寒，归肾、肝、肺经，功效为利水通淋、利湿止泻、清肝明目、清肺化痰，主治小便不利、水肿、淋证、暑湿泄泻、肝热目赤、肺热咳嗽，为君药。柴胡苦、辛，微寒，归心包络、肝、胆、三焦经，功效为疏散退热、疏肝解郁、升举阴气，主治感冒发热、寒热往来、胁肋胀痛、月经不调、脱肛、子宫脱垂，为臣药。白芍苦、酸，微寒，归肝、脾经，功效为养血敛阴、柔肝止痛、平抑肝阳，主治月经不调、崩漏、虚汗、脘腹急痛、胁肋疼痛、四肢挛急、头痛眩晕，为佐药。生甘草味甘，性平，归心、肺、胃、脾经，功效为滋阴养血、益气通阳、复脉定悸、健脾、益气、和中、止咳平喘、清热解毒、止痛、调和诸药，为使药。阴阳分药分时完带汤阴药的综合功效是清热祛湿、疏肝解郁、收敛养血。

【运用】本方是治脾虚肝郁、湿浊下注带下之证的代表方剂。患者的临床表现是带下清稀色白，舌淡苔白，脉濡缓。

若兼湿热，带下兼黄色者，在阴药中加黄柏、龙胆草以清热燥湿；兼有寒湿，小腹疼痛者，在阳药中加炮姜、盐茴香以温中散寒；腰膝酸软者，在阴药中加杜仲、续断以补益肝肾；日久病滑脱者，在阴药中加龙骨、牡蛎以固涩止带。

本方用于治疗阴道炎、宫颈糜烂、盆腔炎而属脾虚肝郁、湿浊下注者。带下证属湿热下注者，非本方所宜。

# 阴阳分药分时易黄汤

## 易黄汤原方（《傅青主女科》）

【组成】炒山药、炒芡实各一两，盐黄柏二钱，酒车前子一钱，白果（碎）十枚。

【用法】汤剂。水煎服，每日二次。

【功用】固肾止带，清热祛湿。

【主治】肾虚有热，湿热带下证。症见带下色黄黏稠，色黄如浓茶汁，其气臭秽，或阴部潮湿，肢体困倦，四肢无力，神疲气短，舌红苔黄，脉弱或数。

### 阴阳分药分时易黄汤阳药

【组成】人参9～15克，黄芪15～30克，炒山药15～30克，白术6～12克，砂仁3～6克。

【用法】去中医院抓阳药中药配方颗粒制剂，一服药二格。每天早上或午饭前口服一格阳药。根据病情轻重，确定服用一格或者二格阳药。

### 阴阳分药分时易黄汤阴药

【组成】炒芡实15～30克，白果12～24克，盐水炒黄柏6～12克，酒炒车前子3～6克。

【用法】去中医院抓阴药中药配方颗粒制剂，一服药二格。每天晚饭前或者睡觉前一个小时服用一格阴药。根据病情轻重，确定服用一格或者二格阴药。

### 阴阳分药分时易黄汤

【功用】阳药补中益气，祛湿健脾；阴药补脾润肺，益肾固精，清热祛湿。

【主治】肾虚有热，湿热带下证。症见带下色黄黏稠，色黄如浓茶汁，其气臭秽，或阴部潮湿，肢体困倦，四肢无力，神疲气短，舌红苔黄，脉弱或数。

【方解】本方所治之证乃湿热蕴结、气虚不固所致。湿热蕴结，下注下迫，则带下色黄，色黄如浓茶汁，其气臭秽；湿热浸淫，则阴部潮湿；气虚不能温养，则肢体困倦、四肢无力、神疲气短、舌红、苔黄、脉弱或数，皆为湿热气虚之征。治当清热益气，化湿止带。

阴阳分药分时易黄汤阳药包含人参、黄芪、炒山药、白术、砂仁。人参甘、微苦，平，归脾、肺、心经，功效为大补元气、复脉固脱、补脾益肺、生津、安神，主治体虚欲脱、肢冷脉微、脾虚食少、便溏、气短乏力、肺虚喘咳、津伤口渴、内热消渴、久病虚羸、惊悸失眠、阳痿宫冷、心力衰竭、心源性休克，为君药。黄芪甘，微温，归脾、肺经，功效为益卫固表、补气升阳、托毒生肌、利水消肿，主治气虚乏力、食少便溏、中气下陷、久泻脱肛、自汗盗汗、血虚萎黄、阴疽漫肿、气虚水肿、内热消渴。山药甘，平，归脾、肺、肾经，功效为益气养阴、补益脾肺、补肾固精，主治脾虚食少、大便溏泄、肺虚咳喘、遗精尿频、阴虚消渴。白术苦、甘，温，归脾、胃经，功效为补气健脾、燥湿利水、止汗、安胎，主治脾气虚弱、食少便溏、痰饮水肿、表虚自汗、胎动不安。砂仁辛，温，归脾、胃经，功效为化湿、行气、温中、安胎，主治湿阻气滞、脘腹胀痛、食欲不振、寒湿泄泻、妊娠恶阻、胎动不安。黄芪、山药、白术、砂仁四味药祛湿健脾、补中益气，为臣药。炙甘草味甘，性温，归心、肺、胃、脾经，功效为滋阴养血、益气通阳、复脉定悸、健脾、益气、和中、止咳平喘、止痛，为使药。阴阳分药分时易黄汤阳药的综合功效是补中益气、祛湿健脾。

阴阳分药分时易黄汤阴药包含炒芡实、白果、盐水炒黄柏、酒炒车前子。芡实甘、涩、平，归脾、肾经，功效为补脾祛湿、益肾固精，主治脾虚泄泻、肾虚遗精、带下，为君药。白果甘、苦、涩、平，有小毒，归肺经，功效为敛肺平喘、收涩止带，主治痰多喘咳、带下、白浊、遗尿、尿频，为臣药。黄柏苦，寒，归肾、膀胱、大肠经，功效为清热燥湿、泻火解毒、退虚热。车前子甘，寒，归肾、肝、肺经，功效为利水通淋、利湿止泻、清肝明目、清肺化痰，主治小便不利、水肿、淋证、暑湿泄泻、肝热目赤、肺热咳嗽、湿热泻痢、黄疸、带下、热毒疮疡、湿疹、阴虚发热。白果、车前子两味药清热燥湿，为佐使药。阴阳分药分时易黄汤阴药的综合功效是补脾润肺、益肾固精、清热祛湿。

【运用】本方是治疗湿热气虚证的代表方剂。患者的临床表现是神疲气短，带下色黄，舌红苔黄，脉弱或数。

若气虚明显者，在阳药中加白术，在阴药中加扁豆，以健脾化湿止带；若湿热明显者，在阴药中加泽泻、栀子以清热燥湿止带；若阴部瘙痒者，在阴药中加苦参、地肤子以燥湿清热止痒；若阴部潮湿者，在阳药中加苍术，在阴药中加木通，以利湿通淋。

本方用于治疗宫颈炎、阴道炎等属肾虚湿热下注者。寒湿证者慎用本方。

# 第十四章　阴阳分药分时安神剂

凡是以安神药为主，泻火排毒或补气滋阴生血药为辅，治疗神志不安的方剂，统称为阴阳分药分时安神剂。神志不安常见心悸怔忡、健忘失眠、烦躁惊狂等症状，主要源于心、肝、肾三脏功能失常及其相互关系的失调。神志不安证有虚实之分：实证多因外受惊恐、发狂易怒、扰乱心神，或肝气郁结、肝郁化火，痰浊、瘀血、饮食停滞等因素扰乱心神，症见夜寐不宁、发狂易怒、烦躁不安等；虚证多因忧思太过、暗耗阴血、心神失养，或心阴不足，虚火内扰而致，症见心悸、健忘、虚烦不寐等。本类方剂是根据《素问·阴阳应象大论》中"惊者，平之；损则益之"的治疗原则来拟，实证治宜重镇安神，化痰泻火排毒；虚证治宜补养安神。

开方阴阳分药分时安神剂一般要注意几个方面：

（1）分清虚实，是实证，还是虚证，还是虚实夹杂。

（2）分析清楚致病因素以及发病过程的前因后果；如果是由热、痰、瘀、食滞等原因导致心神不安，可与清热、祛痰、化瘀、消食等相应治法结合使用，以标本兼治；如果是因为情志所伤，忧思成疾，可配合疏肝解郁之法，同时结合情志疗法相应用，来提高药物的治疗效果。

（3）重镇安神药多为金石、贝壳等金属矿石类药物，长期服用，不利脾胃运化，故不宜久服，同时，配合健脾和胃的药物来保护胃气。

（4）朱砂等安神药有一定毒性，长期服用可能引起慢性中毒，故在使用时要特别注意。

## 第一节　阴阳分药分时重镇安神剂

阴阳分药分时重镇安神剂，适用于心肝阳亢、热扰心神所致的神志不安实证。症见心神烦乱、失眠多梦、惊悸怔忡、癫狂等。常以重镇安神药如朱砂、磁石、珍珠母、龙齿等为主，配伍清泄火热、滋阴养血药如黄连、生地黄、当归等组成方剂。本证的代表方剂有阴阳分药分时琥珀安神汤和阴阳分药分时磁石神曲汤，这些方剂从朱砂安神丸和磁朱丸等化裁、融合、衍生而来。由于朱砂毒性较大，可用琥珀、龙骨、磁石、牡蛎等药代替。

# 阴阳分药分时琥珀安神汤

## 朱砂安神丸原方（《医学发明》）

【组成】朱砂半两，黄连六钱，炙甘草五钱半，生地黄、当归各二钱半。

【用法】丸剂：上药为丸，每次6～9克，睡前温开水送服。汤剂：用量按原方比例酌情加减，朱砂研细末，以药汤送服。

【功用】镇心安神，清热养血。

【主治】心火亢盛，阴血不足证。症见失眠多梦，惊悸怔忡，心烦神乱，或胸中懊恼，舌尖红，脉细数。

【原方之弊】本方是主治心火亢盛、阴血不足证的阴阳合药。本方以滋阴降火为主，如果是下午或者晚上服用，此方尚可。如果早上服用，则抑制心阳升发，反而导致到下午或者晚上的时候心阳难降、阴水难升。方中还有当归、炙甘草等升阳之药，晚上服用，容易泄去滋阴之药的功效。所以，此类患者用此药治疗，临床上一般效果难以达到预期效果。

### 阴阳分药分时琥珀安神汤阳药

【组成】当归15～30克，白术6～12克，川芎6～12克，蜈蚣3～6克，蝎子3～6克，僵蚕3～6克，炙甘草9～15克。

【用法】去中医院抓阳药中药配方颗粒制剂，一服药二格。每天早上或午饭前口服一格阳药。根据病情轻重，确定服用一格或者二格阳药。

### 阴阳分药分时琥珀安神汤阴药

【组成】琥珀3～6克，生龙骨6～12克，煅礞石6～12克，生牡蛎6～12克，黄连3～6克，栀子3～6克，大黄3～6克，柴胡6～12克，泽泻9～15克，生地黄15～30克，麦冬9～15克。

【用法】去中医院抓阴药中药配方颗粒制剂，一服药二格。每天晚饭前或者睡觉前一个小时服用一格阴药。根据病情轻重，确定服用一格或者二格阴药。

### 阴阳分药分时琥珀安神汤

【功用】阳药补气生血，化痰祛风，解毒散结；阴药滋阴潜阳，化痰祛火，清热排毒。

【主治】心火亢盛，阴血不足证。症见失眠多梦，惊悸怔忡，心烦神乱，或胸中懊恼，舌尖红，脉细数。

【方解】本方证乃因心火亢盛、灼伤阴血所致。心火亢盛则心神被扰，阴血不足则心神失养，故见失眠多梦、惊悸怔忡、心烦；舌红、脉细数是心火盛而阴血虚之象。治宜泻其亢盛之火，补其阴血之虚而安神。

阴阳分药分时琥珀安神汤阳药包含当归、白术、川芎、蜈蚣、蝎子、僵蚕、炙甘草。当归甘、辛，温，归肝、心、脾经，功效为活血止痛、补血调经、润肠通便，主治血虚眩晕、月经不调、经闭、痛经、面色萎黄、虚寒腹痛、跌打损伤、风湿痹痛、痈疽疮疡、肠燥便秘，为君药。白术苦、甘，温，归脾、胃经，功效为补气健脾、燥湿利水、止汗、安胎，主治脾气虚弱、食少便溏、痰饮水肿、表虚自汗、胎动不安。川芎辛，温，归肝、胆、心包经，功效为活血行气、祛风止痛，主治月经不调、胁痛、胸痹、疮疡肿痛、跌打损伤、头痛、风湿痹痛。白术、川芎两味药补气生血，为臣药。蜈蚣辛，温，有毒，归肝经，功效为息风止痉、解毒散结、通络止痛，主治急慢惊风、破伤风、疮疡肿毒、偏正头痛、风湿痹痛。全蝎辛，平，有毒，归肝经，功效为息风止痉、解毒散结、通络止痛，主治急慢惊风、口眼歪斜、破伤风、疮疡肿痛、瘰疬结核、偏正头痛、风湿痹痛。蜈蚣、蝎子息风止痉、解毒散结、通络止痛，这二味药为佐药。炙甘草味甘，性平，入心、脾、肺、胃经，功效为补脾和胃、益气复脉、调和诸药，主治脾胃虚弱、倦怠乏力、心动悸、脉结代，为使药。阴阳分药分时琥珀安神汤阳药的综合功效是补气生血、化痰祛风、解毒散结。

阴阳分药分时琥珀安神汤阴药包含琥珀、生龙骨、煅礞石、生牡蛎、生地黄、麦冬、黄连、栀子、大黄、泽泻、柴胡。琥珀甘，平，归心、肝、膀胱经，功效为镇惊安神、活血化瘀、利水通淋，主治惊风癫痫、经闭癥瘕、产后瘀阻、血淋、石淋，为君药。龙骨甘、涩，平，归心、肝、肾经，功效为镇静安神、平肝潜阳、收敛固涩，主治神志不安、心悸失眠、烦躁易怒、头晕目眩、虚汗、遗精、带下、崩漏。礞石味咸，性平，归肺、肝经，功效为坠痰下气、平肝镇惊，主治气逆喘咳、大便秘结、癫狂、惊痫等。牡蛎咸，微寒，归肝、肾经，功效为平肝潜阳、软坚散结、收敛固涩，主治头晕目眩、肝风抽搐、瘰疬、痰核、自汗、盗汗、遗精、崩漏、带下。生地黄甘、苦，寒，归心、肝、肾经，功效为清热凉血、养阴生津，主治热病心烦、舌绛、血热吐衄、斑疹紫黑、热病伤阴、消渴多饮。麦冬甘、微苦，微寒，归肺、心、胃经，功效为养阴润肺、益胃生津、清心除烦，主治燥咳痰稠、劳嗽咯血、口渴咽干、心烦失眠。龙骨、礞石、牡蛎、生地黄、麦冬五味药滋阴潜阳、滋阴生津，为臣药。黄连苦，寒，归心、胃、肝、大肠经，功效为清热燥湿、泻火解毒，主治胃肠湿热、呕吐、泻痢、高热神昏、心烦不寐、血热吐衄、疮疡肿毒、脓耳、湿疮、胃火牙痛。栀子苦，寒，归心、肺、胃、三焦经，功效为清热泻火、凉血、解毒、利湿，主治心烦失眠、躁扰不宁、湿热黄疸、血热吐衄。大黄苦，寒，归脾、胃、大肠、肝、心包经，功效为泻下攻积、清热泻火、凉血解毒、活血祛瘀，主治肠道积滞、大便秘结、血热吐衄、目赤、咽痛、牙龈肿痛、热毒疮疡、烧烫伤、血瘀经闭、跌打损伤、湿热黄疸、热淋。泽泻甘、淡、寒、归肾、膀胱经，功效为利水渗湿、泄热，主治小便不利、水肿、泄泻、淋浊、带下。黄连、栀子、大黄、泽泻四味药祛湿泻火、清热排毒，为佐药。柴胡苦、辛、微寒，归心包络、肝、胆、三焦经，功效为解表退热、疏肝解郁、升举阳气，主治感冒发热、寒热往来、胁肋胀痛、月经不调、脱肛、子宫脱垂，为使药。阴阳分药分时琥珀安神汤阴药的综合功效是滋阴潜阳、化痰祛火、清热排毒。

【运用】本方是主治心火亢盛、阴血不足而致神志不安的代表方剂。患者的临床表现是失眠，惊悸，舌红，脉细数。

若胸中烦热较甚者，在阴药中加山栀仁、莲子心以增强清心除烦之力；惊恐者，在阴药中加生龙骨、生牡蛎以镇惊安神；失眠多梦者，在阴药中加酸枣仁、柏子仁以养心安神。

本方用于治疗神经衰弱所致的失眠、心悸、健忘，精神忧郁症引起的神志恍惚，以及心脏早搏所致的心悸、怔忡等属于心火亢盛，阴血不足者。

# 阴阳分药分时磁石神曲汤

## 磁朱丸原方（《备急千金要方》）

【组成】神曲四两，磁石二两，朱砂一两。

【用法】蜜制小丸，一次服5克，日三次。

【功用】重镇安神，潜阳明目。

【主治】心肾不交证。症见视物昏花，耳鸣耳聋，心悸失眠。

### 阴阳分药分时磁石神曲汤阳药

【组成】制附子15～30克，白术6～12克，肉桂3～6克，补骨脂3～6克，淫羊藿3～6克，肉苁蓉9～15克，人参6～12克，炙甘草15～30克。

【用法】去中医院抓阳药中药配方颗粒制剂，一服药二格。每天早上或午饭前口服一格阳药。根据病情轻重，确定服用一格或者二格阳药。

### 阴阳分药分时磁石神曲汤阴药

【组成】磁石15～30克，生龙骨6～12克，生牡蛎6～12克，生地黄15～30克，麦冬9～15克，黄连3～6克，栀子3～6克，大黄3～6克，泽泻3～6克，柴胡6～12克，神曲9～15克。

【用法】去中医院抓阴药中药配方颗粒制剂，一服药二格。每天晚饭前或者睡觉前一个小时服用一格阴药。根据病情轻重，确定服用一格或者二格阴药。

## 阴阳分药分时磁石神曲汤

【功用】阳药补心肝脾肺肾五脏之阳，补中益气，健脾和胃；阴药滋阴潜阳，滋阴生津，祛湿泻火，疏肝排毒。

【主治】心肾不交证。症见视物昏花，耳鸣耳聋，心悸失眠。

【方解】本方证是由肾阴不足、心阳偏亢、心肾不交所致。《灵枢·大惑论》说："五脏六腑之精气，皆上注于目而为之精。"肾阴不足，则精气不能上注于目，故视物不清；肾开窍于耳，肾阴不能上贯于耳，则耳鸣耳聋；阴虚则阳浮，心阳不得下潜，则致心神不宁，故心悸失眠，甚则神乱而发癫痫。治宜益阴潜阳，交通心肾。

阴阳分药分时磁石神曲汤阳药包含制附子、白术、人参、肉桂、补骨脂、淫羊藿、肉苁蓉。制附子味辛、甘，性大热，有毒，入心、肾、脾经，功效为回阳救逆、补火大补元阳、散寒止痛，主治亡阳厥逆、肢冷脉微、阳痿宫冷、脘腹冷痛、阴寒水肿、风寒湿痹，为君药。白术苦、甘，温，归脾、胃经，功效为补气健脾、燥湿利水、止汗、安胎，主治脾气虚弱、食少便溏、痰饮水肿、表虚自汗、胎动不安。肉桂辛、甘，热，归肾、脾、心、肝经，功效为补火助阳、散寒止痛、温通经脉，主治肾阳不足、阳痿宫冷、脘腹冷腹、寒痹腰痛、寒疝腹痛、寒凝血瘀、经闭痛经、胸痹心痛。补骨脂苦、辛，大温，归肾、脾经，功效为补肾壮阳、固精缩尿、温脾止泻，主治肾虚阳痿、腰膝冷痛、肾虚遗精、尿频遗尿、五更泄泻。淫羊藿辛、甘，温，归肝、肾经，功效为补肾壮阳、祛风除湿，主治肾虚阳痿、腰膝无力、风寒湿痹、筋骨酸痛。肉苁蓉甘、咸，温，归肾、大肠经，功效为补肾阳、益精血、润肠通便，主治阳痿遗精、腰膝冷痛、筋骨无力、肠燥便秘。白术、肉桂、补骨脂、淫羊藿、肉苁蓉补肾阳、益精血、润肠通便，为臣药。人参甘、微苦，平，归脾、肺、心经，功效为大补元气、复脉固脱、补脾益肺、生津、安神，主治体虚欲脱、肢冷脉微、脾虚食少便溏、气短乏力、肺虚喘咳、津伤口渴、内热消渴、久病虚羸、惊悸失眠、阳痿宫冷、心力衰竭、心源性休克，为佐药。炙甘草味甘，性平，入心、脾、肺、胃经，功效为补脾和胃、益气复脉、调和诸药，主治脾胃虚弱、倦怠乏力、心动悸、脉结代，为使药。阴阳分药分时磁石神曲汤阳药的综合功效是补心肝脾肺肾五脏之阳、补中益气、健脾和胃。

阴阳分药分时磁石神曲汤阴药包含磁石、生龙骨、生牡蛎、生地黄、麦冬、黄连、栀子、大黄、泽泻、柴胡、神曲。磁石辛、咸，寒，归肝、心、肾经，功效为潜阳安神、聪耳明目、纳气平喘，主治心神不宁、惊悸失眠、耳鸣耳聋、目暗昏花、肾虚气喘，为君药。龙骨甘、涩，平，归心、肝、肾经，功效为镇静安神、平肝潜阳、收敛固涩，主治神志不安、心悸失眠、烦躁易怒、头晕目眩、虚汗、遗精、带下、崩漏。牡蛎咸、涩，微寒，归肝、肾经，功效为镇静安神、平肝潜阳、软坚散结、收敛固涩，主治头晕目眩、肝风抽搐、瘰疬、痰核、自汗、盗汗、遗精、崩漏、带下。生地黄甘、苦，寒，归心、肝、肾经，功效为清热凉血、养阴生津，主治热病心烦、舌绛、血热吐衄、斑疹紫黑、热病伤阴、消渴多饮。麦冬甘、微苦，微寒，归肺、心、胃经，功效为养阴润肺、益胃生津、清心除烦，主治燥咳痰稠、劳嗽咯血、口渴咽干、心烦失眠。龙骨、牡蛎、生地黄、麦冬四味药滋阴潜阳、滋阴生血，为臣药。黄连苦，寒，归心、胃、肝、大肠经，功效为清热燥湿、泻火解毒，主治胃肠湿热、呕吐、泻痢、高热神昏、心烦不寐、血热吐衄、疮疡肿毒、脓耳、湿疮、胃火牙痛。栀子苦，寒，归心、肺、胃、三焦经，功效为清热泻火、凉血、解毒、利湿，主治心烦失眠、躁扰不宁、湿热黄疸、血热吐衄。大黄苦，寒，归脾、胃、大肠、肝、心包经，功效为泻下攻积、清热泻火、凉血解毒、活血祛瘀，主治肠道积滞、大便秘结、血热吐衄、目赤、咽痛、牙龈肿痛、热毒疮疡、烧烫伤、血瘀经闭、跌打损伤、湿热黄疸、热淋。泽泻甘、淡，寒，归肾、膀胱经，功效为利水渗湿、泄热，主治小便不利、水肿、泄泻、淋浊、带下。黄连、栀子、大黄、泽泻四味药清热泻火、利水祛湿，为佐药。柴胡苦、辛，微寒，归心包络、肝、胆、三焦经，功效为疏散退热、疏肝解郁、升举阳气，主治感冒发热、寒热往来、胁肋胀痛、月经不调、脱肛、子宫脱垂。神曲甘、辛，温，归脾、胃经，功效为消食和胃、止泻解表，主治宿食不化、脘腹胀满及因感冒引起的胃肠道症状。柴胡、神曲二味药引药入经、解毒消食，为使药。阴阳分药分时磁石神曲汤阴药的综合功效是滋阴潜阳、滋阴生津、祛湿泻火、疏肝排毒。

【运用】本方是主治气血弱而眼睛昏花之证的代表方剂。因此药能交通心肾，滋阴潜阳，重镇安神，后世医家扩大其治疗范围，又用于治疗神志不安或癫痫等病症。患者的表现是心悸失眠，耳鸣耳聋，视物昏花。

如果神志不安兼头晕目眩，目涩羞明等肝肾阴虚表现明显者，宜配合服用六味地黄丸；癫痫痰多者，在阳药中加胆南星、制半夏、天竺黄等祛痰之药。

本方用于治疗神经衰弱、高血压、视网膜、视神经、玻璃体、晶状体的病变以及房水循环障碍、癫痫等属于肾阴不足、心阳偏亢、心肾不交者。

## 第二节　阴阳分药分时补养安神剂

阴阳分药分时补养安神剂，适用于阴血不足、心神失养所致的神志不安虚证，症见虚烦不眠、心悸怔忡、健忘多梦等。常以补养安神药如酸枣仁、柏子仁、五味子、小麦等为主，配伍滋阴养血药如当归、生地黄、麦冬等组成方剂。本证的代表方剂有阴阳分药分时天王补心汤、阴阳分药分时酸枣仁汤、阴阳分药分时甘麦大枣汤，这些方剂从天王补心丹、酸枣仁汤、甘麦大枣汤衍生而来。

# 阴阳分药分时天王补心汤

## 天王补心丹原方（《摄生秘剖》）

【组成】生地黄（酒洗）四两，人参（去芦）、丹参（微炒）、玄参（微炒）、白茯苓（去皮）、远志（去心）、炒桔梗各五钱，五味子、当归身（酒洗）、天冬（去心）、麦冬（去心）、柏子仁（炒）、酸枣仁各一两。

【用法】上药为末，炼蜜丸如梧子大，朱砂三、五钱为衣，临卧竹叶煎汤下三钱，或龙眼肉煎汤。忌胡荽、大蒜、萝卜、鱼腥、烧酒。现代用法：为末，炼蜜为小丸，朱砂为衣，每服9克，温开水送服。

【功用】滋阴养血，补心安神。

【主治】阴虚血少、心神不宁证。症见心悸怔忡，虚烦失眠，梦遗健忘，不耐思虑，大便干燥，舌红少苔，脉细数。

【原方之弊】本方为滋阴养血、补心安神的大方阴阳合药。本方以滋阴生血、补心安神为主，下午或者晚上服用为好，如果早上服用，抑制阳气升发，则适得其反。可是，为了避免滋阴太过，导致气血寒凉，方中还有人参、当归、桔梗、远志等扶阳、兴奋之药。心脏虽然是阳脏，但是它的运行也遵循阳升阴降的机理，早上、中午，心阳升发，下午和晚上心阴归经。所以，阴阳合药，难以同时调理其阴阳。所以，此药服用，短期会有一定的效果，长期服用，病情就会反复。

## 阴阳分药分时天王补心汤阳药

【组成】人参6～12克，当归15～30克，远志6～12克，桔梗3～6克，炙甘草9～15克。

【用法】去中医院抓阳药中药配方颗粒制剂，一服药二格。每天早上或午饭前口服一格阳药。根据病情轻重，确定服用一格或者二格阳药。

## 阴阳分药分时天王补心汤阴药

【组成】生地黄15～30克，玄参6～12克，麦冬6～12克，天冬6～12克，丹参6～12克，柏子仁6～12克，五味子6～12克，酸枣仁6～12克，茯苓15～30克。

【用法】去中医院抓阴药中药配方颗粒制剂，一服药二格。每天晚饭前或者睡觉前一个小时服用一格阴药。根据病情轻重，确定服用一格或者二格阴药。

## 阴阳分药分时天王补心汤

【功用】阳药补气生血，化痰祛湿；阴药滋阴生血，敛阴养血，安心宁神。

【主治】阴虚血少、心神不宁证。症见心悸怔忡，虚烦失眠，梦遗健忘，不耐思虑，大便干燥，舌红少苔，脉细数。

【方解】本方证为心肾两虚、阴亏血少、虚火内扰所致。阴虚血少，虚火内扰，心失所养，故心悸怔忡，虚烦失眠；虚火扰动精室，则梦遗；肾虚髓海空虚，则健忘不耐思虑；阴虚肠燥，故大便干燥；舌红少苔，脉细数，为阴虚火旺之象。治宜滋阴养血，补心安神。

阴阳分药分时天王补心汤阳药包含人参、当归、远志、桔梗、炙甘草。人参甘、微苦，平，归脾、肺、心经，功效为大补元气、复脉固脱、补脾益肺、生津、安神，主治体虚欲脱、肢冷脉微、脾虚食少便溏、气短乏力、肺虚喘咳、津伤口渴、内热消渴、久病虚羸、惊悸失眠、阳痿宫冷、心力衰竭、心源性休克，为君药。当归甘、辛，温，归肝、心、脾经，功效为活血止痛、补血调经、润肠通便，主治血虚眩晕、月经不调、经闭、痛经、面色萎黄、虚寒腹痛、跌打损伤、风湿痹痛、痈疽疮疡、肠燥便秘，为臣药。远志苦、辛，微温，入心、肺、肾经，功效为安神益智、祛痰开窍、消痈肿，主治惊悸失眠、多梦健忘、神昏癫痫、咳嗽痰多、痈疽肿毒。桔梗苦、辛，平，归肺经，功效为宣肺、利咽、祛痰、排脓，主治咳嗽痰多、咽痛、失音、肺痈吐脓。远志、桔梗两味药化痰祛湿开窍，为佐药。炙甘草味甘，性平，入心、脾、肺、胃经，功效为补脾和胃、益气复脉，主治脾胃虚弱、倦怠乏力、心动悸、脉结代，为使药。阴阳分药分时天王补心汤阳药的综合功效是补气生血、化痰祛湿。

阴阳分药分时天王补心汤阴药包含生地黄、玄参、麦冬、天冬、丹参、柏子仁、酸枣仁、茯苓、五味子。生地黄甘、苦，寒，归心、肝、肾经，功效为清热凉血、养阴生津，主治热病心烦、舌绛、血热吐衄、斑疹紫黑、热病伤阴、消渴多饮，为君药。玄参苦、甘、咸，寒，归肺、胃、肾经，功效为清热凉血、解毒散结、滋阴生津，主治热入营分、身热夜甚、血热发斑、咽喉肿痛、痈肿疮毒、肠燥便秘。麦冬甘、微苦，微寒，归肺、心、胃经，功效为养阴润肺、益胃生津、清心除烦，主治燥咳痰稠、劳嗽咯血、口渴咽干、心烦失眠。天冬甘、苦，大寒，归肺、肾经，功效为清肺降火、滋阴润燥，主治燥咳痰粘、劳嗽咯血、津伤口渴、肠燥便秘。丹参苦，微寒，归心、心包、肝经，功效为活血祛瘀、凉血消痈、养血安神，主治月经不调、心腹疼痛、癥瘕积聚、风湿热痹、疮疡肿痛、烦躁不寐、心悸、失眠。柏子仁甘，平，归心、肾、大肠经，功效为养心安神、润肠通便，主治虚烦不眠、惊悸怔忡、肠燥便秘。玄参、天冬、丹参、柏子仁四味药滋阴生血、养血安神，为臣药。酸枣仁甘，平，入心、肝经，功效为养心安神、敛汗，主治失眠、惊悸、自汗、盗汗。五味子酸，温，归肺、肾、心经，功效为敛肺滋肾、生津敛汗、涩精止泻、宁心安神，主治久咳虚喘、津伤口渴、自汗盗汗、肾虚遗精、脾肾虚泻、心悸失眠。酸枣仁、五味子二味药敛阴养血、安心宁神，为佐药。茯苓甘、淡、平，归心、肺、脾、肾经，功效为利水渗湿、健脾和胃、化痰、宁心安神，为使药。阴阳分药分时天王补心汤阴药的综合功效是滋阴生血、敛阴养血、安心宁神。

【运用】本方是滋阴清热安神的代表方剂。患者的临床表现是心悸失眠，梦遗健忘，舌红少苔，脉细数。

本方用于治疗神经衰弱、精神分裂症、心脏病、甲状腺功能亢进等属阴亏血少者。本方滋腻药物较多，脾胃虚弱、胃纳欠佳、痰湿留滞者，均非所宜。

# 阴阳分药分时酸枣仁汤

### 酸枣仁汤原方（《金匮要略》）

【组成】酸枣仁二升，甘草一两，知母、茯苓、川芎各二两。

【用法】上五味，以水八升，煮酸枣仁得六升，内诸药，煮取三升，分温三服。

【功用】清热除烦，养血安神。

【主治】主治肝血不足，虚热扰神，神志不安证。症见心悸失眠，虚烦不安，头目眩晕，咽干口燥，舌红，脉弦细。

## 阴阳分药分时酸枣仁汤阳药

【组成】当归 15 ~ 30 克，川芎 6 ~ 12 克，白术 6 ~ 12 克，人参 3 ~ 6 克，补骨脂 3 ~ 6 克。

【用法】去中医院抓阳药中药配方颗粒制剂，一服药二格。每天早上或午饭前口服一格阳药。根据病情轻重，确定服用一格或者二格阳药。

## 阴阳分药分时酸枣仁汤阴药

【组成】酸枣仁 12 ~ 24 克，生地黄 15 ~ 30 克，玄参 6 ~ 12 克，麦冬 6 ~ 12 克，知母 6 ~ 12 克，茯苓 6 ~ 12 克，生甘草 3 ~ 6 克。

【用法】去中医院抓阴药中药配方颗粒制剂，一服药二格。每天晚饭前或者睡觉前一个小时服用一格阴药。根据病情轻重，确定服用一格或者二格阴药。

## 阴阳分药分时酸枣仁汤

【功用】阳药补血生气，补气生血；阴药安心宁神，滋阴生津，滋阴生血，清热祛湿。

【主治】主治肝血不足，虚热扰神，神志不安证。症见心悸失眠，虚烦不安，头目眩晕，咽干口燥，舌红，脉弦细。

【方解】本方证皆由肝血不足、阴虚内热而致。肝藏血，血舍魂；心藏神，血养心。肝血不足，则魂不守舍；心失所养，加之阴虚生内热，虚热内扰，故虚烦失眠、心悸不安。血虚无以荣润于上，每多伴见头目眩晕、咽干口燥。舌红、脉弦细乃血虚肝旺之象。治宜养血以安神，清热以除烦。

阴阳分药分时酸枣仁汤阳药包含当归、川芎、白术、人参、补骨脂。当归甘、辛、温，归肝、心、脾经，功效为活血止痛、补血调经、润肠通便，主治血虚眩晕、月经不调、经闭、痛经、面色萎黄、虚寒腹痛、跌打损伤、风湿痹痛、痈疽疮疡、肠燥便秘，为君药。川芎辛、温，归肝、胆、心包经，功效为活血行气、祛风止痛，主治月经不调、胁痛、胸痹、疮疡肿痛、跌打损伤、头痛、风湿痹痛。白术苦、甘、温，归脾、胃经，功效为补气健脾、燥湿利水、止汗、安胎，主治脾气虚弱、食少便溏、痰饮水肿、表虚自汗、胎动不安。补骨脂苦、辛、大温，归肾、脾经，功效为补肾壮阳、固精缩尿、温脾止泻，主治肾虚阳痿、腰膝冷痛、肾虚遗精、尿频遗尿、五更泄泻。川芎、白术、补骨脂三味药补肝、脾和肾三脏之阳，为阳药之臣药。人参甘、微苦、平，归脾、肺、心经，功效为大补元气、复脉固脱、补脾益肺、生津、安神，主治体虚欲脱、肢冷脉微、脾虚食少便溏、气短乏力、肺虚喘咳、津伤口渴、内热消渴、久病虚羸、惊悸失眠、阳痿宫冷、心力衰竭、心源性休克，为佐使药。阴阳分药分时酸枣仁汤阳药的综合功效是补血生气、补气生血。

阴阳分药分时酸枣仁汤阴药包含生地黄、玄参、麦冬、知母、酸枣仁、茯苓、生甘草。酸枣仁甘、平，入心、肝经，功效为养心安神、敛汗，主治失眠、惊悸、自汗、盗汗，为君药。生地黄甘、苦、寒，归心、肝、肾经，功效为清热凉血、养阴生津，主治热病心烦、舌绛、血热吐衄、斑疹紫黑、热病伤阴、消渴多饮。玄参苦、甘、咸、寒，归肺、胃、肾经，功效为清热凉血、解毒散结、滋阴生津，主治热入营分、身热夜甚、血热发斑、咽喉肿痛、痈肿疮毒、肠燥便秘。麦冬甘、微苦、微寒，归肺、心、胃经，功效为养阴润肺、益胃生津、清心除烦，主治燥咳痰稠、劳嗽咯血、口渴咽干、心烦失眠。知母苦、甘、寒，归肺、胃、肾经，功效为清热泻火、滋阴润燥，主治高热烦渴、肺热咳嗽、阴虚干咳、骨蒸潮热、内热消渴。生地黄、玄参、麦冬、知母四味药滋阴生津、滋阴生血，为臣药。茯苓甘、淡、平，归心、肺、脾、肾经，功效为利水渗湿、健脾、化痰、宁心安神，为佐药。生甘草味甘、性平，入心、脾、肺、胃经，功效为补脾益气、清热解毒、祛痰止咳、缓急止痛、调和诸药，主治脾胃虚弱、倦怠乏力、心悸气短、咳嗽痰多、痈肿疮毒，为使药。阴阳分药分时酸枣仁汤阴药的综合功效是安心宁神、滋阴生津、滋阴生血、清热祛湿。

【运用】本方是主治心肝血虚而致虚烦失眠症的代表方剂。患者的临床表现是虚烦失眠，咽干口燥，舌红，脉弦细。

　　血虚甚而头目眩晕重者，在阳药中加当归，在阴药中加白芍、枸杞子以增强养血补肝之功；虚火重而咽干口燥甚者，在阴药中加麦冬、生地黄以养阴清热；若寐而易惊，在阴药中加龙齿、珍珠母镇惊安神；兼见盗汗，在阴药中加五味子、牡蛎安神敛汗。

　　本方用于治疗神经衰弱、心脏神经官能症、更年期综合征等属于心肝血虚、虚热内扰者。

# 阴阳分药分时甘麦大枣汤

## 甘麦大枣汤原方（《金匮要略》）

【组成】甘草三两，小麦一升，大枣十枚。

【用法】水煎服。上三味，以水六升，煮取三升，温分三服。

【功用】养心安神，和中缓急。

【主治】脏躁证。症见精神恍惚，常悲伤欲哭，不能自主，心中烦乱，睡眠不安，甚则言行失常，呵欠频作，舌淡红苔少，脉细微数。

### 阴阳分药分时甘麦大枣汤阳药

【组成】制附子9～15克，炙甘草15～30克，大枣15～30克。

【用法】去中医院抓阳药中药配方颗粒制剂，一服药二格。每天早上或午饭前口服一格阳药。根据病情轻重，确定服用一格或者二格阳药。

### 阴阳分药分时甘麦大枣汤阴药

【组成】浮小麦15～30克，山茱萸6～12克，白芍6～12，酸枣仁10～20克，柴胡6～12克。

【用法】去中医院抓阴药中药配方颗粒制剂，一服药二格。每天晚饭前或者睡觉前一个小时服用一格阴药。根据病情轻重，确定服用一格或者二格阴药。

### 阴阳分药分时甘麦大枣汤

【功用】阳药大补心阳，益气复脉，养血安神；阴药补益肝肾，敛阴养血，宁心安神。

【主治】脏躁证。症见精神恍惚，常悲伤欲哭，不能自主，心中烦乱，睡眠不安，甚则言行失常，呵欠频作，舌淡红苔少，脉细微数。

【方解】脏躁证是指五脏功能失调所致。本方证系因忧思过度，心阴受损，肝气失和所致。心阴不足，心失所养，则精神恍惚，睡眠不安，心中烦乱；肝气失和，疏泄失常，则悲伤欲哭，不能自主，或言行妄为。治宜养心安神、和中缓急。

阴阳分药分时甘麦大枣汤阳药包含制附子、炙甘草、大枣。制附子辛甘，大热，有毒，入心、脾、肾经，功效为回阳救逆、散寒止痛，为君药。炙甘草味甘，性平，入心、脾、肺、胃经，功效为补脾和胃、益气复脉，主治脾胃虚弱、倦怠乏力、心动悸、脉结代，佐制附子的毒性，为臣药。大枣甘，温，归脾、胃经，功效为补中益气、养血安神、调和药性，主治脾胃虚弱、食少便溏、血虚萎黄、妇女脏躁，为佐使药。阴阳分药分时甘麦大枣汤阳药的综合功效是大补心阳、益气复脉、养血安神。

阴阳分药分时甘麦大枣汤阴药包含浮小麦、山茱萸、白芍、酸枣仁、柴胡。浮小麦甘，凉，归心经，功效为止汗、益气、除热，主治自汗、盗汗、骨蒸潮热，为君药。山茱萸酸，微温，归肝、肾经，功效为补益肝肾、收敛固涩，主治头晕目眩、腰膝酸软、崩漏、带下、月经过多、遗精、遗尿、大汗不止、体虚欲脱，为臣药。白芍苦、酸，微寒，归肝、脾经，功效为养血敛阴、柔肝止痛、平抑肝阳，主治月经不调、崩漏、虚汗、脘腹急痛、胁肋疼痛、四肢挛急、头痛眩晕。酸枣仁甘，平，入心、肝经，功效为养心安神、敛汗，主治失眠、惊悸、自汗、盗汗。白芍养血敛阴、柔肝止痛、平抑肝阳，酸枣仁养心安神、敛汗，为佐药。柴胡苦、辛，微寒，归心包络、肝、胆、三焦经，功效为疏散退热、疏肝解郁、升举阴气，主治感冒发热、寒热往来、胁肋胀痛、月经不调、脱肛、子宫脱垂，为使药。阴阳分药分时甘麦大枣汤阴药的综合功效是补益肝肾、敛阴养血、安心宁神。

【运用】本方是治脏躁证的代表方剂。患者的临床表现是精神恍惚，悲伤欲哭。

若见阵发性身热、脸赤、汗出者，在阴药中加麦冬以养心止汗；心烦不眠者，在阴药中加百合、酸枣仁以养肝宁心；呵欠频作属于心肾两虚者，在阴药中加山茱萸，在阳药中加党参以补养心肾。

本方用于治疗癔病、更年期综合征、神经衰弱、小儿夜啼等属心阴不足、肝气失和者。

# 第十五章　阴阳分药分时阴阳开窍剂

凡是以辛热芳香开窍药为主，同时以滋阴生血泻下排毒药为辅，主要以芳香开窍或泻下开窍为主要作用，用以治疗窍闭神昏之证的方剂，称为阴阳分药分时开窍剂。

神昏之证有虚实之分，属于实证者，称为闭证。多由邪气壅盛、蒙蔽心窍所致。根据闭证的临床表现，可分为热闭和寒闭两种。热闭多由温热之邪内陷心包、痰热蒙窍所致，治宜清热开窍，简称凉开；寒闭多因寒湿痰浊或污浊之气蒙蔽心窍引起，治宜温通开窍，简称温开。故本章方剂也可分为凉开和温开两类。

使用阴阳分药分时开窍剂应该首先辨别虚实、寒热。凡症见神昏、口噤不开、两手握固、脉实有力、四肢温热者，属实证热闭，可以用凉开之剂；而症见汗出肢冷、呼吸气微、手撒遗尿、口开目合的脱证，不可使用开窍剂，以免元气耗散。其次，对于阳明腑实证见神昏谵语者，只宜寒下，不可用开窍剂。至于阳明腑实而兼邪陷心包之证，应根据病情的轻重缓急，或先投寒下，或开窍与泻下并用。开窍剂多为辛散走窜、芳香之品，容易伤元气，临床上须中病即止，不可多服、久服。为了便于急救使用，本类方剂多为丸、散剂类型，在使用时宜用温水化服或鼻饲，不宜煎煮，以免影响药效。本类方剂多含麝香等芳香走窜之品，有碍胎元，孕妇慎服。传统的开窍剂，热开或凉开之后，多遗有后患。对人实热闭证，凉开过后，必须以温热之药大补元气，健脾胃，恢复元气，否则，开窍后，无方断后，后续容易进入危证或加重病情。本方采用阴阳分药分时开窍剂，可以滋阴生血或大补元气，消除后顾之忧。

## 第一节　阴阳分药分时凉开剂

阴阳分药分时凉开剂，适用于温热之邪内陷心包的热闭证。症见高热、神昏、谵语，甚至痉挛或晕厥等；其他如中风、气郁、痰厥及感受污浊之气，以致猝然昏倒，不省人事，症有热象者，也可以使用。

常用芳香清凉开窍药有麝香、冰片、郁金、石菖蒲等配伍清热泻火、凉血解毒药组成方剂。由于热入心包，引起神志不宁，因此常配伍镇心安神药，如朱砂、琥珀、珍珠等；热陷心包，每易炼液成痰，故宜适当配伍清热化痰之药，如胆南星、川贝母、天竺黄、雄黄等。本证的代表方剂有阴阳分药分时安宫牛黄汤、阴阳分药分时紫雪汤、阴阳分药分时至宝汤、阴阳分药分时小儿回春汤，这些方剂从安宫牛黄丸、紫雪丹、至宝丹、小儿回春丹等化裁、融合、衍生而来。

# 阴阳分药分时安宫牛黄汤

## 安宫牛黄丸原方（《温病条辩》）

【组成】牛黄、郁金、黄连、朱砂、山栀、雄黄、黄芩各一两，犀角一两（现以水牛角浓缩粉代），冰片、麝香各二钱五分，珍珠五钱。

【用法】丸剂。上药为极细末，炼老蜜为丸，每丸一钱，金箔为衣，蜡护。脉虚者人参汤下，脉实者，金银花、薄荷汤下，每服一丸。大人病重体实者，日再服，甚至日三服；小儿服半丸，不知，再服半丸。

【功用】清热开窍，豁痰解毒。

【主治】邪热内陷心包证。症见高热烦躁，神昏谵语，口干舌燥，痰涎壅盛，舌红或绛，脉数有力；也治疗中风昏迷，小儿惊厥，属邪热内闭者。

【原方之弊】本方为清热开窍、豁痰解毒的凉开剂，药性强劲。用药过后，必然寒凉伤脾胃，需要后续药辅助治疗，不然，就会留下轻重不一的后遗症。或者，影响后续的治疗。所以，此方需配伍扶阳健脾方剂进行后续治疗。

## 阴阳分药分时安宫牛黄汤阳药

【组成】制附子9～15克，肉桂3～6克，红参5～15克，黄芪15～30克，白术6～12克，麻黄6～12克，山茱萸6～12克，五味子6～12克，炙甘草9～15克。

【用法】去中医院抓阳药中药配方颗粒制剂，一服药二格。在服用阴药的第二至第三天的早上或者午饭前服用阳药一格或者二格。根据病情的轻重，确定服用一格还是二格。

## 阴阳分药分时安宫牛黄汤阴药

【组成】牛黄0.2～0.6克，麝香0.15～0.30克，熊胆粉0.2～0.6克，郁金6～12克，黄连5～10克，栀子6～10克，黄芩3～9克，冰片0.15～0.30克，雄黄0.15～0.30克，水牛角15～30克，琥珀3～6克，珍珠母15～30克，薄荷3～9克，金银花10～15克，蜂蜜15～30克。

【用法】去中医院抓阴药中药配方颗粒制剂，一服药二格。急性病症，先服阴药一格或者二格。根据病情的轻重，确定服用一格或者二格阴药。

## 阴阳分药分时安宫牛黄汤

【功用】阳药扶阳补气，温经散寒，补中益气，补气生血；阴药镇惊安神。

【主治】邪热内陷心包证。症见高热烦躁，神昏谵语，口干舌燥，痰涎壅盛，舌红或绛，脉数有力；也治疗中风昏迷，小儿惊厥，属邪热内闭者。

【方解】本方证为温热毒邪内陷心包所致。邪热内陷心包，必热扰神明，故高热烦躁，神昏谵语；热盛伤津，故口渴唇燥；舌红绛，脉数，均为热盛伤津之征。治宜芳香开窍，清心解毒，豁痰安神。

阴阳分药分时安宫牛黄汤阴药包含牛黄、麝香、熊胆粉、郁金、黄连、栀子、黄芩、金银花、水牛角、冰片、薄荷、琥珀、雄黄、珍珠母、蜂蜜。牛黄苦，凉，归心、肝经，功效为清热解毒、息风止痉、化痰开窍，主治热盛痉厥、窍闭神昏、热毒疮疡。麝香辛，温，归心、脾经，功效为开窍醒脾、活血化瘀、止痛、催产，主治窍闭神昏、心腹暴痛、跌打损伤、经闭癥瘕、疮疡、咽喉肿痛、难产、死胎。牛黄、麝香二味药为君药。熊胆苦，寒，归肝、胆、心经，功效为清热解毒、息风止痉、清肝明目。水牛角苦，寒，归心、肝经，功效为清热凉血、解毒、定惊，主治温病高热、神昏谵语、发斑发疹、吐血衄血、惊风、癫狂。黄连苦，寒，归心、胃、肝、大肠经，功效为清热燥湿、泻火解毒，主治胃肠湿热、呕吐、泻痢、高热神昏、心烦不寐、血热吐衄、疮疡肿毒、脓耳、湿疮、胃火牙痛。栀子苦，寒，归心、肺、胃、三焦经，功效为清热泻火、凉血、解毒、利湿，主治心烦失眠、躁扰不宁、湿热黄疸、血热吐衄。黄芩苦，寒，归肺、胆、胃、大肠经，功效为清热燥湿、泻火解毒、止血、安胎，主治湿温、黄疸、泻痢、热淋、高热烦渴、肺热咳嗽、血热吐衄、痈肿疮毒、胎热不安。金银花甘，寒，归肺、胃、大肠经，功效为清热解毒、疏散风热，主治外感风热、温病发热、痈肿疮疡、咽喉肿痛、热毒痢疾。熊胆、水牛角、黄连、栀子、黄芩、金银花六味药清热解毒、息风止痉，为君药。冰片辛、苦，微寒，归心、脾、肺经，功效为开窍醒神、清热止痛，主治窍闭神昏、疮疡、咽喉肿痛、口舌生疮。薄荷辛，凉，归肺、肝经，功效为发散风热、清利头目、利咽、透疹，主治风热表证、头痛目赤、咽喉肿痛、麻疹不透、风疹瘙痒。郁金辛、苦，寒，归心、肝、胆经，功效为活血止痛、行气解郁、清热凉血、清心开窍、利湿退黄，主治胸胁疼痛、月经不调、癥瘕痞块、吐血、衄血、妇女倒经、温病神昏、痰热癫痫、温热黄疸。冰片、薄荷、郁金三味药发散风热、开窍醒神，也为臣药。琥珀甘，平，归心、肝、膀胱经，功效为镇惊安神、活血化瘀、利水通淋，主治惊风癫痫、经闭癥瘕、产后瘀阻、血淋、石淋。雄黄味辛、苦，性温，入心、肝、胃经，功效为解毒、杀虫、燥湿祛痰，主治痈肿疮毒、虫蛇咬伤、虫积腹痛、惊痫、疟疾。珍珠母咸，寒，归肝、心经，功效为平肝潜阳、清肝明目，主治头痛眩晕、烦躁失眠、肝虚目昏、肝热目赤。琥珀、雄黄、珍珠母三味药镇静安神、解毒祛痰，为佐药。蜂蜜甘，平，归脾、肺、大肠经，功效为补中缓急、润肺止咳、润肠通便、调和诸药，主治脾胃虚弱、脘腹作痛、肺虚咳嗽、燥咳咽干、肠燥便秘，为使药。阴阳分药分时安宫牛黄汤阴药的综合功效是清热解毒、醒神开窍、镇惊安神。

阴阳分药分时安宫牛黄汤阳药包含制附子、肉桂、红参、黄芪、白术、麻黄、山茱萸、五味子、炙甘草。制附子辛、甘，大热，有毒，归心、肾、脾经，功效为回阳救逆、补火助阳、散寒止痛，主治亡阳虚脱、肢冷脉微、心阳不足、胸痹心痛、虚寒吐泻、脘腹冷痛、肾阳虚衰、阳痿宫冷、阴寒水肿、阳虚外感、寒湿痹痛，为君药。肉桂辛、甘，热，归肾、脾、心、肝经，功效为补火助阳、散寒止痛、温通经脉，主治肾阳不足、阳痿宫冷、脘腹冷腹、寒痹腰痛、寒疝腹痛、寒凝血瘀、经闭痛经、胸痹心痛。人参甘、微苦，平，归脾、肺、心经，功效为大补元气、复脉固脱、补脾益肺、生津、安神，主治体虚欲脱、肢冷脉微、脾虚食少便溏、气短乏力、肺虚喘咳、津伤口渴、内热消渴、久病虚羸、惊悸失眠、阳痿宫冷、心力衰竭、心源性休克。黄芪甘、微温，归脾、肺经，功效为益卫固表、补气升阳、托毒生肌、利水消肿，主治气虚乏力、食少便溏、中气下陷、久泻脱肛、自汗盗汗、血虚萎黄、阴疽漫肿、气虚水肿、内热消渴。白术苦、甘，温，归脾、胃经，功效为补气健脾、燥湿利水、止汗、安胎，主治脾气虚弱、食少便溏、痰饮水肿、表虚自汗、胎动不安。麻黄辛、微苦，温，归肺、膀胱经，功效为发汗解表、宣肺平喘、利水消肿，主治风寒感冒、咳嗽气喘、水肿、风湿痹痛及阴疽、痰核。肉桂、人参、黄芪、白术、麻黄五味药补心肝脾胃肾之阳、温经散寒、祛湿健脾、补中益气，为臣药。山茱萸酸、微温，归肝、肾经，功效为补益肝肾、收敛固涩，主治头晕目眩、腰膝酸软、崩漏、带下、月经过多、遗精、遗尿、大汗不止、体虚欲脱。五味子酸，温，归肺、肾、心经，功效为敛肺滋肾、生津敛汗、涩精止泻、宁心安神，主治久咳虚喘、津伤口渴、自汗盗汗、肾虚遗精、脾肾虚泻、心悸失眠。山茱萸、五味子二味药补益肝肾、敛阴养血，为佐药。炙甘草甘，温，归心、脾、肺、胃经，功效为补脾和胃、益气复脉、调和诸药，主治脾胃虚弱、气短乏力、心动悸、脉结代，佐制附子的毒性和药效，为使药。阴阳分药分时安宫牛黄汤阳药的综合功效是扶阳补气、温经散寒、补中益气、补气生血。

【运用】本方是清热开窍的重要方剂。患者的临床表现是神昏谵语，高热烦躁，舌红或绛，脉数。

本方用于治疗流行性乙型脑炎、流行性脑脊髓膜炎、中毒性痢疾、尿毒症、脑血管意外、肝性脑病等属痰热内闭者。孕妇慎用，寒闭证禁用。

## 阴阳分药分时紫雪汤

紫雪丹原方（《苏恭方》）录自（《外台秘要》）

【组成】石膏、寒水石、滑石、磁石各三斤，犀角屑（水牛角代）、羚羊角屑（山羊角代）、沉香、青木香各五两，玄参、升麻各一斤，甘草（炙）八两，丁香一两，芒硝（制）十斤，硝石（精制）四升，麝香（研）五分，朱砂（飞研）三两，黄金一百两。

【用法】以水一斛，先煮五种金石药，得四斗，去滓后，内八物，煮取一斗五升，去滓，取硝石四升（芒硝亦可），用朴硝精者十斤投汁中，微炭火上煮，柳木篦搅勿住手，有七升，投在木盆中，半日欲凝，内成研朱砂三两，细研麝香五分，内中搅调，寒之二日呈霜雪紫色。病人强壮者，一服二分，当利热毒；老弱人或热毒微者，一服一分，以意节之。现代用法：不用黄金，先将石膏、寒水石、滑石、磁石砸成小块，加水煎三次，玄参、木香、沉香、升麻、甘草、丁香用石膏等煎液煎煮三次，合并煎液，滤过，滤液浓缩成膏；芒硝、硝石粉碎，兑入膏中，混匀，干燥，粉碎成中粉或细粉；羚羊角锉研成细粉；朱砂水飞成极细粉；将水牛角浓缩粉、麝香研细，与上述粉末配研，过筛，混匀，即得。口服，一次1.5～3.0克，每日2次；年老体弱及小儿用量酌减。

【功用】清热开窍，息风止痉。

【主治】热邪内陷心包及热盛动风证。症见高热烦躁，神昏谵语，痉厥抽搐，斑疹吐衄，口渴引饮，尿赤便秘，舌红绛苔干黄，脉弦数有力，以及小儿热盛惊厥。

## 阴阳分药分时紫雪汤阳药

【组成】制附子9～15克，肉桂9～15克，红参9～15克，黄芪15～30克，白术6～12克，麻黄9～12克，炙甘草9～15克，山茱萸9～15克，五味子9～15克。

【用法】去中医院抓阳药中药配方颗粒制剂，一服药二格。在服用阴药的第二至第三天的早上或者午饭前服用阳药一格或者二格。根据病情的轻重，确定服用一格还是二格。

## 阴阳分药分时紫雪汤阴药

【组成】石膏15～60克，寒水石3～9克，滑石10～20克，水牛角15～30克，山羊角3～6克，板蓝根9～15克，金银花10～15克，麝香0.15～0.30克，沉香3～6克，木香3～6克，玄参9～15克，升麻9～15克，丁香3～6克，芒硝3～9克，硝石0.6～1.5克，磁石10～30克，琥珀3～6克，生甘草3～9克。

【用法】去中医院抓阴药中药配方颗粒制剂，一服药二格。急性病症，先服阴药一格或者二格。根据病情轻重，确定服用一格或者二格阴药。

### 阴阳分药分时紫雪汤

【功用】阳药扶阳救心，温热三焦，大补元气，健脾养胃，祛痰化湿，固本止汗；阴药清热解毒，香温开窍，镇惊安神。

【主治】热邪内陷心包及热盛动风证。症见高热烦躁，神昏谵语，痉厥抽搐，斑疹吐衄，口渴引饮，尿赤便秘，舌红绛苔干黄，脉弦数有力，以及小儿热盛惊厥。

【方解】本方证为邪热炽盛，内陷心包，引动肝风所致。热邪内陷心包闭阻清窍，引动肝风，故神昏谵语，烦躁不宁，抽搐痉厥；热邪充斥内外，迫血妄行，故斑疹吐衄；热盛伤津，故高热、口渴、尿赤、便秘；舌红绛苔干黄，脉弦数有力，均为热盛风动之象。治宜清热泻火解毒、息风止痉。

阴阳分药分时紫雪汤阳药包含制附子、肉桂、红参、黄芪、白术、麻黄、山茱萸、五味子、炙甘草。制附子辛、甘，大热，有毒，归心、肾、脾经，功效为回阳救逆、补火助阳、散寒止痛，主治亡阳虚脱、肢冷脉微、心阳不足、胸痹心痛、虚寒吐泻、脘腹冷痛、肾阳虚衰、阳痿宫冷、阴寒水肿、阳虚外感、寒湿痹痛，为君药。肉桂辛、甘，热，归肾、脾、心、肝经，功效为补火助阳、散寒止痛、温通经脉，主治肾阳不足、阳痿宫冷、脘腹冷腹、寒痹腰痛、寒疝腹痛、寒凝血瘀、经闭痛经、胸痹心痛。人参甘、微苦，平，归脾、肺、心经，功效为大补元气、复脉固脱、补脾益肺、生津、安神，主治体虚欲脱、肢冷脉微、脾虚食少便溏、气短乏力、肺虚喘咳、津伤口渴、内热消渴、久病虚羸、惊悸失眠、阳痿宫冷、心力衰竭、心源性休克。黄芪甘、微温，归脾、肺经，功效为益卫固表、补气升阳、托毒生肌、利水消肿，主治气虚乏力、食少便溏、中气下陷、久泻脱肛、自汗盗汗、血虚萎黄、阴疽漫肿、气虚水肿、内热消渴。白术苦、甘，温，归脾、胃经，功效为补气健脾、燥湿利水、止汗、安胎，主治脾气虚弱、食少便溏、痰饮水肿、表虚自汗、胎动不安。麻黄辛、微苦，温，归肺、膀胱经，功效为发汗解表、宣肺平喘、利水消肿，主治风寒感冒、咳嗽气喘、水肿、风湿痹痛及阴疽、痰核。肉桂、人参、黄芪、白术、麻黄五味药补心肝脾胃肾之阳，温经散寒，祛湿健脾，补中益气，为臣药。山茱萸酸、微温，归肝、肾经，功效为补益肝肾、收敛固涩，主治头晕目眩、腰膝酸软、崩漏、带下、月经过多、遗精、遗尿、大汗不止、体虚欲脱。五味子酸，温，归肺、肾、心经，功效为敛肺滋肾、生津敛汗、涩精止泻、宁心安神，主治久咳虚喘、津伤口渴、自汗盗汗、肾虚遗精、脾肾虚泻、心悸失眠。山茱萸、五味子两味药补益肝肾、敛阴养血，为佐药。炙甘草甘，平，归心、脾、肺、胃经，功效为补脾和胃、益气复脉、调和药性，主治脾胃虚弱、气短乏力、心动悸、脉结代，佐制附子的毒性和药效，为使药。阴阳分药分时紫雪汤阳药的综合功效是扶阳补气、温经散寒、补中益气、补气生血。

阴阳分药分时紫雪汤阴药包含石膏、寒水石、滑石、磁石、水牛角、山羊角、沉香、木香、玄参、升麻、生甘草、丁香、芒硝、麝香、板蓝根、金银花。石膏辛、甘，大寒，归肺、胃经，功效为清热泻火、除烦止渴，主治高热烦渴、肺热咳喘、胃火头痛、牙龈肿痛、疮疡久溃、湿疹、烫伤。麝香辛，温，归心、脾经，功效为开窍醒脾、活血化瘀、止痛、催产，主治窍闭神昏、心腹暴痛、跌打损伤、经闭癥瘕、疮疡、咽喉肿痛、难产、死胎。石膏、麝香两味药清热泻火、开窍醒脾，为君药。芒硝咸、苦，寒，归胃、大肠经，功效为泻下软坚、清热泻火，主治实热积滞、大便燥结、咽痛口疮、目赤肿痛。寒水石味辛、咸，性寒，入心、胃、肾经，功效为清热降火、利窍消肿，主治温病高热、烦渴、浮肿。滑石甘、淡，寒，归胃、膀胱经，功效为利水通淋、清解暑热，主治小便不利、淋沥涩痛、暑热烦渴、湿温胸闷、湿热泄泻、湿疹、痱子。水牛角味苦，性寒，归心、肝经，功效为清热解毒、凉血定惊，属平肝息风药下属分类的息风止痉药。山羊角甘，凉，入心、肝二经，功效为活血止痛、清热安神，主治产后腹痛、痛经、瘀血肿痛、小儿惊悸、外感发热。板蓝根苦，寒，归心、胃经，功效为清热解毒、凉血利咽，主治温疫时毒、发热咽痛、温毒发斑、痄腮、烂喉丹痧、大头瘟疫、丹毒、痈肿。金银花甘，寒，归肺、心、胃、大肠经，功效为清热解毒、疏散风热，主治外感风热、温病发热、痈肿疮疡、咽喉肿痛、热毒痢疾。玄参苦、甘、咸，寒，归肺、胃、肾经，功效为清热凉血、解毒散结、滋阴生津。芒硝、寒水石、水牛角、山羊角、板蓝根、玄参、金银花七味药清热解毒、泻下软坚，为臣药。沉香辛、苦，微温，归脾、胃、肾经，功效为行气止痛、温中止呕、温肾纳气，主治胸腹胀痛、呕吐呃逆、肾虚喘促。木香辛、苦，温，归脾、胃、大肠、胆经，功效为行气止痛、调中宣滞，主治脘腹胀痛、泻痢后重、脾虚食少、胁痛、黄疸。丁香辛，温，归脾、胃、肾经，功效为温中降逆、温肾助阳，主治胃寒呕吐、呃逆、腹泻、肾虚阳痿。硝石味苦、咸，性温，有毒，归心、脾、肺经，功效为攻毒消肿，利水泻下，破坚散积，主治疮疖肿毒、目赤、喉痹、淋证涩痛、黄疸、霍乱痧胀、腹痛、癥肿等。沉香、木香、丁香、硝石四味药辛散开窍、行气止痛，也为臣药。琥珀甘，平，归心、肝、膀胱经，功效为镇惊安神、活血化瘀、利水通淋，主治惊风癫痫、经闭癥瘕、产后瘀阻、血淋、石淋。磁石辛、咸，寒，归肝、心、肾经，功效为潜阳安神、聪耳明目、纳气平喘，主治心神不宁、惊悸失眠、耳鸣耳聋、目暗昏花、肾虚气喘。琥珀镇惊安神、活血化瘀、利水通淋，磁石潜阳安神、聪耳明目、纳气平喘，这二味药为臣药。升麻辛、甘，微寒，归肺、脾、大肠、胃经，功效为发表透疹、清热解毒、升举阳气，主治风热头痛、麻疹不畅、齿痛口疮、咽喉肿痛、脏器下垂，为佐药。甘草甘，平，归心、脾、肺、胃经，功效为补脾益气、润肺止咳、清热解毒、缓急止痛、缓和药性，主治脾胃虚弱、气短乏力、心悸怔忡、咳嗽痰少、热毒疮疡、药食中毒、脘腹急痛、四肢挛痛，为使药。阴阳分药分时紫雪汤阴药的综合功效是清热解毒、香温开窍、镇惊安神。

【运用】本方是开窍镇惊的重要方剂。患者的表现是高热烦躁，神昏痉厥，便秘，舌红绛苔干黄，脉弦数有力。

本方用于治疗发热性感染性疾病，如流行性脑脊髓膜炎、乙型脑炎、重症肺炎、猩红热、肝性脑病等属热盛动风者。过量易损伤元气，甚或见大汗、肢冷、心悸、气促等证，故应中病即止。孕妇禁用。

# 阴阳分药分时至宝汤

## 至宝丹原方（《太平惠民和剂局方》）

【组成】生乌犀屑（水牛角代）、朱砂（研飞）、雄黄（研飞）、生玳瑁（屑研）、琥珀（研）各一两，麝香（研）、龙脑（研）各一分，金箔半入药、半为衣银箔研各五十片，牛黄（研）半两，安息香一两半，为末，以无灰酒搅澄飞过，滤去沙土，约得净数一两，慢火熬成膏。

【用法】将生犀、玳瑁为细末，入余药研均，将安息香膏重汤煮，凝成后，入诸药中和搜成剂，盛不津器中，并旋圆如桐子大，用人参汤化下三至五丸，每两岁儿童服二丸，人参汤化下。现代用法：水牛角、玳瑁、安息香、琥珀分别粉碎成细粉；朱砂、雄黄分别水飞成极细粉；将牛黄、麝香、冰片研细，与上述粉末配研、过筛、混匀。加适量炼蜜制成大蜜丸，每丸重3克。口服，每次1丸，每日1次，小儿减量。

【功用】清热开窍，化浊解毒。

【主治】温病痰热内闭心包证。症见神昏不语，身热烦躁，痰盛气粗，舌红苔黄垢腻，脉滑数，以及中风、中暑、小儿惊厥属痰热内闭者。

### 阴阳分药分时至宝汤阳药

【组成】制附子9～15克，肉桂9～15克，红参9～15克，黄芪15～30克，白术6～12克，麻黄9～12克，炙甘草9～15克，山茱萸9～15克，五味子9～15克。

【用法】去中医院抓阳药中药配方颗粒制剂，一服药二格。在服用阴药的第二至第三天的早上或者午饭前服用阳药一格或者二格。根据病情的轻重确定服用一格还是二格。

### 阴阳分药分时至宝汤阴药

【组成】牛黄0.20～0.60克，麝香0.15～0.30克，安息香0.60～1.50克，水牛角15～30克，板蓝根9～15克，金银花10～15克，雄黄0.15～0.30克，僵蚕

5～10克，蝎子3～6克，琥珀3～6克，生甘草3～9克。

【用法】去中医院抓阴药中药配方颗粒制剂，一服药二格。急性病症，先服阴药一格或者二格。根据病情轻重，确定服用一格或者二格阴药。

## 阴阳分药分时至宝汤

【功用】阳药扶阳补气，温经散寒，补中益气，补气生血；阴药清热解毒，芳香开窍，化痰祛风，镇惊安神。

【主治】温病痰热内闭心包证。症见神昏不语，身热烦躁，痰盛气粗，舌红苔黄垢腻，脉滑数，以及中风、中暑、小儿惊厥属痰热内闭者。

【方解】本方所治诸证，均为邪热亢盛、痰浊内闭心窍所致。邪热炽盛，炼液成痰，痰热内扰神明，故神昏不语，身热烦躁，痰盛气粗，甚至喉中痰鸣；舌为心之苗，热人心营则舌绛，苔黄垢腻，脉滑数均为痰热之象。治宜清热豁痰以治其本，开窍安神以治其标。

阴阳分药分时至宝汤阳药包含制附子、肉桂、红参、黄芪、白术、麻黄、山茱萸、五味子、炙甘草。制附子辛、甘，大热，有毒，归心、肾、脾经，功效为回阳救逆、补火助阳、散寒止痛，主治亡阳虚脱、肢冷脉微、心阳不足、胸痹心痛、虚寒吐泻、脘腹冷痛、肾阳虚衰、阳痿宫冷、阴寒水肿、阳虚外感、寒湿痹痛，为君药。肉桂辛、甘，热，归肾、脾、心、肝经，功效为补火助阳、散寒止痛、温通经脉，主治肾阳不足、阳痿宫冷、脘腹冷腹、寒痹腰痛、寒疝腹痛、寒凝血瘀、经闭痛经、胸痹心痛。人参甘、微苦，平，归脾、肺、心经，功效为大补元气、复脉固脱、补脾益肺、生津、安神，主治体虚欲脱、肢冷脉微、脾虚食少便溏、气短乏力、肺虚喘咳、津伤口渴、内热消渴、久病虚羸、惊悸失眠、阳痿宫冷、心力衰竭、心源性休克。黄芪甘，微温，归脾、肺经，功效为益卫固表、补气升阳、托毒生肌、利水消肿，主治气虚乏力、食少便溏、中气下陷、久泻脱肛、自汗盗汗、血虚萎黄、阴疽漫肿、气虚水肿、内热消渴。白术苦、甘，温，归脾、胃经，功效为补气健脾、燥湿利水、止汗、安胎，主治脾气虚弱、食少便溏、痰饮水肿、表虚自汗、胎动不安。麻黄辛、微苦，温，归肺、膀胱经，功效为发汗解表、宣肺平喘、利水消肿，主治风寒感冒、咳嗽气喘、水肿、风湿痹痛及阴疽、痰核。肉桂、人参、黄芪、白术、麻黄五味药补心肝脾胃肾之阳，温经散寒，祛湿健脾，补中益气，为臣药。山茱萸酸，微温，归肝、肾经，功效为补益肝肾、收敛固涩，主治头晕目眩、腰膝酸软、崩漏、带下、月经过多、遗精、遗尿、大汗不止、体虚欲脱。五味子酸，温，归肺、肾、心经，功效为敛肺滋肾、生津敛汗、涩精止泻、宁心安神，主治久咳虚喘、津伤口渴、自汗盗汗、肾虚遗精、脾肾虚泻、心悸失眠。山茱萸、五味子两味药补益肝肾、敛阴养血，为佐药。炙甘草甘，平，归心、脾、肺、胃经，功效为补脾和胃、益气复脉、缓和药性，主治脾胃虚弱、气短乏力、心动悸怔忡、脉结代，佐制附子的毒性和药效，为使药。阴阳分药分时至宝汤阳药的综合功效是扶阳补气、温经散寒、补中益气、补气生血。

阴阳分药分时至宝汤阴药包含牛黄、麝香、安息香、水牛角、板蓝根、金银花、雄黄、僵蚕、蝎子、琥珀、生甘草。牛黄苦，凉，归心、肝经，功效为清热解毒、息风止痉、化痰开窍，主治热盛痉厥、窍闭神昏、热毒疮疡。麝香辛，温，归心、脾经，功效为开窍醒脾、活血化瘀、止痛、催产，主治窍闭神昏、心腹暴痛、跌打损伤、经闭癥瘕、疮疡、咽喉肿痛、难产、死胎。牛黄、麝香两味药清热泻火、开窍醒脾，为君药。安息香味辛、苦，性平，归心经、脾经，功效为开窍清神、行气、活血、止痛，属开窍药。水牛角苦，寒，归心、肝经，功效为清热凉血、解毒、定惊，主治温病高热、神昏谵语、发斑发疹、吐血衄血、惊风、癫狂。板蓝根味苦，性寒，入心经、胃经，功效为清热解毒、凉血、利咽，主治温热病发热、头痛、咽痛、斑疹、痄腮、疮疡、大头瘟等。金银花甘，寒，归肺、心、胃、大肠经，功效为清热解毒、疏散风热，主治外感风热、温病发热、痈肿疮疡、咽喉肿痛、热毒痢疾。安息香、水牛角、板蓝根、金银花四味药芳香开窍、清热解毒，为臣药。雄黄味辛、苦，性温，入心、肝、胃经，功效为解毒、杀虫、燥湿祛痰，主治痈肿疮毒、虫蛇咬伤、虫积腹痛、惊痫、疟疾。僵蚕咸、辛，平，归肝、肺、胃经，功效为息风止痉、祛风止痛、化痰散结，主治肝风夹痰、惊痫抽搐、小儿急惊、破伤风、中风口㖞、风热头痛、目赤咽痛、风疹瘙痒、发颐痄腮。全蝎辛，平，有毒，归肝经，功效为息风止痉、解毒散结、通络止痛，主治急慢惊风、口眼歪斜、破伤风、疮疡肿痛、瘰疬结核、偏正头痛、风湿痹痛。琥珀甘，平，归心、肝、膀胱经，功效为镇惊安神、活血化瘀、利水通淋，主治惊风癫痫、经闭癥瘕、产后瘀阻、血淋、石淋。雄黄、僵蚕、全蝎、琥珀四味药化痰祛风、镇惊安神，为佐药。生甘草甘，平，归心、脾、肺、胃经，功效为补脾益气、润肺止咳、清热解毒、缓急止痛、缓和药性，主治脾胃虚弱、气短乏力、心悸怔忡、咳嗽痰少、热毒疮疡、药食中毒、脘腹急痛、四肢挛痛，调和诸药，为使药。阴阳分药分时至宝汤阴药的综合功效是清热解毒、芳香开窍、化痰祛风、镇惊安神。

【运用】本方是清热化浊开窍的重要方剂。患者的临床表现是神昏不语，痰盛气粗，舌红苔黄，脉滑数。夏月无故昏倒，昏不知人，面垢，汗自出，手足微冷，亦可用本方急救开窍，醒脑回苏。

本方用于治疗流脑、乙脑、中毒性痢疾、尿毒症、急性脑血管病、肝性脑病、癫痫等属痰热内闭心窍者。

方中芳香辛燥之品较多，有耗阴劫液之弊，阳盛阴虚之神昏窍闭忌用。孕妇禁用。

# 阴阳分药分时小儿回春汤

## 小儿回春丹原方（《敬修堂药说》）

【组成】川贝母、陈皮、木香、白豆蔻、枳壳、法半夏、沉香、天竺黄、僵蚕、全蝎、檀香、天麻各一两二钱半，牛黄、麝香各四钱，胆南星二两，钩藤八两，大黄二两，甘草八钱七分半，朱砂适量。

【用法】上药为小丸，每丸重0.09克。周岁以下，每次1丸；1～2岁，每次2丸；每日2～3次，温开水化服。

【功用】开窍定惊，清热化痰。

【主治】小儿急惊，痰热蒙蔽心窍证。症见发热烦躁，神昏惊厥，或反胃呕吐，夜啼吐乳，痰嗽哮喘，腹痛泄泻。

### 阴阳分药分时小儿回春汤阳药

【组成】制附子3～6克，肉桂3～6克，红参3～6克，黄芪5～10克，白术3～6克，麻黄3～6克，山茱萸5～10克，五味子5～10克，炙甘草3～6克。

【用法】去中医院抓阳药中药配方颗粒制剂，一服药二格。在服用阴药的第二至第三天的早上或者午饭前服用阳药一格或者二格。根据病情的轻重，确定服用一格还是二格。

### 阴阳分药分时小儿回春汤阴药

【组成】牛黄0.05～0.15克，麝香0.05～0.15克，沉香1～3克，檀香1～3克，木香1～3克，川贝母1～3克，胆南星1～3克，陈皮3～6克，白豆蔻3～6克，天竺黄3～6克，法半夏3～6克，大黄3～6克，枳壳3～6克，僵蚕1～3克，全蝎1～3克，天麻1～3克，钩藤2～6克，生甘草3～6克。

【用法】去中医院抓阴药中药配方颗粒制剂，一服药二格。急性病症，先服阴药一格或者二格。根据病情的轻重，确定服用一格或者二格阴药。

### 阴阳分药分时小儿回春汤

【功用】阳药扶阳补气，温经散寒，补中益气，补气生血；阴药清热解毒，芳香开窍，化痰祛风，息风止痉。

【主治】治小儿急惊，痰热蒙蔽心窍证。症见发热烦躁，神昏惊厥，或反胃呕吐，夜啼吐乳，痰嗽哮喘，腹痛泄泻。

【方解】本方证为痰热引起痉厥所致，治宜清热、化痰、开窍、息风。

阴阳分药分时小儿回春汤阳药包含制附子、肉桂、红参、黄芪、白术、麻黄、山茱萸、五味子、炙甘草。制附子辛、甘，大热，有毒，归心、肾、脾经，功效为回阳救逆、大补元阳、散寒止痛，主治亡阳虚脱、肢冷脉微、心阳不足、胸痹心痛、虚寒吐泻、心腹冷痛、肾阳虚衰、阳痿宫冷、阴寒水肿、阳虚外感、寒湿痹痛，为君药。肉桂辛、甘，热，归肾、脾、心、肝经，功效为补火助阳、散寒止痛、温通经脉，主治肾阳不足、阳痿宫冷、脘腹冷腹、寒痹腰痛、寒疝腹痛、寒凝血瘀、经闭痛经、胸痹心痛。人参甘、微苦，平，归脾、肺、心经，功效为大补元气、复脉固脱、补脾益肺、生津、安神，主治体虚欲脱、肢冷脉微、脾虚食少便溏、气短乏力、肺虚喘咳、津伤口渴、内热消渴、久病虚羸、惊悸失眠、阳痿宫冷、心力衰竭、心源性休克。黄芪甘、微温，归脾、肺经，功效为益卫固表、补气升阳、托毒生肌、利水消肿，主治气虚乏力、食少便溏、中气下陷、久泻脱肛、自汗盗汗、血虚萎黄、阴疽漫肿、气虚水肿、内热消渴。白术苦、甘，温，归脾、胃经，功效为补气健脾、燥湿利水、止汗、安胎，主治脾气虚弱、食少便溏、痰饮水肿、表虚自汗、胎动不安。麻黄辛、微苦，温，归肺、膀胱经，功效为发汗解表、宣肺平喘、利水消肿，主治风寒感冒、咳嗽气喘、水肿、风湿痹痛及阴疽、痰核。肉桂、人参、黄芪、白术、麻黄，这五味药补心肝脾胃肾之阳、温经散寒、祛湿健脾、补中益气，为臣药。山茱萸酸，微温，归肝、肾经，功效为补益肝肾、收敛固涩，主治头晕目眩、腰膝酸软、崩漏、带下、月经过多、遗精、遗尿、大汗不止、体虚欲脱。五味子酸，温，归肺、肾、心经，功效为敛肺滋肾、生津敛汗、涩精止泻、宁心安神，主治久咳虚喘、津伤口渴、自汗盗汗、肾虚遗精、脾肾虚泻、心悸失眠。山茱萸补益肝肾、收敛固涩，五味子敛肺滋肾、生津敛汗、涩精止泻、宁心安神，这两味药为佐药。炙甘草甘，平，归心、脾、肺、胃经，功效为补脾和胃、益气复脉，主治脾胃虚弱、气短乏力、心悸动、脉结代，佐制附子的毒性和药效，为使药。阴阳分药分时小儿回春汤阳药的综合功效是扶阳补气、温经散寒、补中益气、补气生血。

阴阳分药分时小儿回春汤阴药包含牛黄、麝香、沉香、檀香、木香、川贝母、胆南星、陈皮、白豆蔻、天竺黄、法半夏、僵蚕、全蝎、天麻、钩藤、大黄、枳壳、生甘草。牛黄苦，凉，归心、肝经，功效为清热解毒、息风止痉、化痰开窍，主治热盛痉厥、窍闭神昏、热毒疮疡。麝香辛，温，归心、脾经，功效为开窍醒脾、活血化瘀、止痛、催产，主治窍闭神昏、心腹暴痛、跌打损伤、经闭癥瘕、疮疡、咽喉肿痛、难产、死胎。牛黄、麝香两味药清热解毒、芳香开窍，为君药。沉香辛、苦，微温，归脾、胃、肾经，功效为行气止痛、温中止呕、温肾纳气，主治胸腹胀痛、呕吐呃逆、肾虚喘促。檀香辛，温，归脾、胃、心、肺经，功效为行气温中、开胃止痛，主治寒凝气滞、胸膈不舒、胸痹心痛、脘腹疼痛、呕吐食少。木香辛、苦，温，归脾、胃、大肠、胆经，功效为行气止痛、调中宣滞，主治脘腹胀痛、泻痢后重、脾虚食少、胁痛、黄疸。沉香、檀香、木香三味药辛温开窍、行气止痛，为臣药。大黄苦，寒，归脾、胃、大肠、肝、心包经，功效为泻下攻积、清热泻火、凉血解毒、活血祛瘀，主治肠道积滞、大便秘结、血热吐衄、目赤、咽痛、牙龈肿痛、热毒疮疡、水火烫伤、血瘀经闭、跌打损伤、湿热黄疸、热淋，也为臣药。枳壳味苦、辛，性凉，入肺、脾、大肠经，功效为破气、行痰、消积，主治胸膈痰滞、胸痞、胁胀、食积、嗳气、呕逆、下痢后重、脱肛、子宫脱垂。川贝母苦、甘，微寒，功效为化痰止咳、清热散结，主治肺热咳嗽、阴虚燥咳、痈肿、瘰疬。胆南星味苦、微辛，性凉，归肺、肝、脾经，功效为清热化痰、息风定惊，主治痰热咳嗽、咳痰黄稠、中风痰迷、癫狂惊痫。陈皮味辛、苦，性温，归脾、胃、肺经，功效为理气和中、燥湿化痰、利水通便，主治脾胃不和、脘腹胀痛、不思饮食、呕吐哕逆、痰湿阻肺、咳嗽痰多、胸膈满闷、头目眩晕、水肿、小便不利、大便秘结、乳痈疮癣、中鱼蟹毒或酒毒。白豆蔻辛，温，归肺、脾、胃经，功效为化湿、行气、温中、止呕，主治脘腹胀满、湿温胸闷、胃逆呕吐。天竺黄甘，寒，归心、肝经，功效为清热化痰、清心定惊。半夏辛，温，有毒，归脾、胃、肺经，功效为燥湿化痰、降逆止呕、消痞散结，主治湿痰咳嗽、风痰眩晕、痰厥头痛、呕吐反胃、胸脘痞闷、梅核气、瘿瘤痰核、痈疽肿毒。枳壳、川贝母、胆南星、陈皮、白豆蔻、天竺六味药祛湿化痰、清热散结，也为臣药。僵蚕咸、辛，平，归肝、肺、胃经，功效为息风止痉、祛风止痛、化痰散结，主治肝风夹痰、惊痫抽搐、小儿急惊、破伤风、中风、风热头痛、目赤咽痛、风疹瘙痒、发颐疔腮。全蝎辛，平，有毒，归肝经，功效为息风止痉、解毒散结、通络止痛，主治急慢惊风、口眼歪斜、破伤风、疮疡肿痛、瘰疬结核、偏正头痛、风湿痹痛。天麻甘，平，归肝经，功效为息风止痉、平抑肝阳，主治惊风抽搐、头痛眩晕、风湿痹痛、肢体麻木、半身不遂。钩藤甘，微寒，归肝、心包经，功效为息风止痉、清热平肝，主治惊风抽搐、头痛眩晕。僵蚕、全蝎、天麻、钩藤四味药化痰祛风、息风止痉，为佐药。生甘草甘，平，归心、脾、肺、胃经，功效为补脾益气、润肺止咳、清热解毒、缓急止痛、缓和药性，主治脾胃虚弱、气短乏力、心悸怔忡、咳嗽痰少、热毒疮疡、药食中毒、脘腹急痛、四肢挛痛，调和诸药，为使药。阴阳分药分时小儿回春汤阴药的综合功效是清热解毒、芳香开窍、化痰祛风、息风止痉。

【运用】本方是主治小儿惊风、痰热蒙蔽症的代表方解。患者的临床表现是小儿惊风、痰热蒙蔽、发热烦躁、神昏惊厥或者反胃呕吐、夜啼吐奶、咳嗽喘息、腹痛腹泻等。

本方忌风寒，及一切荤食面食。

# 第二节　阴阳分药分时温开剂

阴阳分药分时温开剂，具有温散寒邪、宣达气机、开窍醒神的作用，适用于中风、中寒、气郁、痰厥等病症属于寒邪痰浊内闭证。症见猝然昏倒，牙关紧闭，神昏不语，苔白脉迟等。常用芳香开窍药如麝香、苏合香、冰片等为主，配伍温里行气药如细辛、沉香、丁香等组方剂。本证的代表方剂有阴阳分药分时苏合香汤、阴阳分药分时紫金汤，这些方剂从苏合香丸、紫金锭衍生而来。

## 阴阳分药分时苏合香汤

### 苏合香丸原方（《太平惠民和剂局方》）

【组成】苏合香、龙脑（冰片）各一两，麝香、安息香（用无灰酒一升熬膏）、青木香、香附、白檀香、丁香、沉香、荜茇各二两，熏陆香（制）一两，白术、诃黎勒（煨）、朱砂各二两，乌犀屑（水牛角代）二两。

【用法】共为细末，入药研匀，用安息香膏并炼白蜜和剂，每服旋丸如梧桐子大，取井华水化服四丸；老人、小儿可服一丸。温酒化服亦可，并空心服之。现代用法：以上15味除苏合香、麝香、冰片、水牛角浓缩粉外，朱砂水飞成极细粉；其余安息香等10味药粉碎成细粉；将麝香、冰片、水牛角浓缩粉研细，与上述粉末配研，过筛、混匀。再将苏合香炖化，加适量炼蜜与水制成水蜜丸，低温干燥；或加适量炼蜜制成大蜜丸。口服，每次一丸，小儿酌减，每日1～2次，温开水送服。昏迷不能口服者，可鼻饲给药。

【功用】芳香开窍，行气止痛。

【主治】寒闭证。症见突然昏倒，牙关紧闭，不省人事，面白肢冷，苔白脉迟；或心腹卒痛，甚则昏厥；亦治中风、中气及感受时行瘴疠之气，属于寒闭者。

【原方之弊】本方为大阳药为主的温开剂。温开过后，耗损津液，所以还需扶阳滋阴生津之药的辅助治疗。

### 阴阳分药分时苏合香汤阳药

【组成】苏合香 0.30～0.90 克，龙脑 0.15～0.30 克，麝香 0.10～0.30 克，安息香 0.60～0.12 克，青木香 3～9 克，香附 6～12 克，檀香 3～6 克，丁香 1.5～3.0 克，沉香 3～6 克，荜茇 3～6 克，乳香 3～9 克，白术 5～15 克，诃子 3～9 克，琥珀 1～3 克，水牛角 15～30 克。

【用法】去中医院抓阳药中药配方颗粒制剂，一服药二格。在发病的当天，应急服用一格或者二格阳药。在服用阴药的第二至第三天的早上或者午饭前服用阳药一格或者二格。根据病情的轻重，确定服用一格还是二格。

## 阴阳分药分时苏合香汤阴药

【组成】制附子9～15克，肉桂3～6克，人参9～15克，黄芪15～30克，白术6～12克，麻黄9～12克，炙甘草9～15克，山茱萸9～15克，五味子9～15克。

【用法】去中医院抓阴药中药配方颗粒制剂，一服药二格。在服用阳药的当天，如果病人服用阳药苏醒，过后可以服用一格或者二格阴药。在发病的第二至第三天，每天晚饭前或者睡觉前服用阴药一格。

## 阴阳分药分时苏合香汤

【功用】阳药芳香开窍，清热解毒，化痰祛湿，镇惊安神；阴药扶阳补气，温经散寒，补中益气，补气生血。

【主治】寒闭证。症见突然昏倒，牙关紧闭，不省人事，面白肢冷，苔白脉迟；或心腹卒痛，甚则昏厥；亦治中风、中气及感受时行瘴疠之气，属于寒闭者。

【方解】本方所治诸证多由寒湿痰浊或秽浊之气闭塞气机、蒙蔽清窍所致。寒痰秽浊，上蒙神明，致突然昏倒，牙关紧闭，不省人事；面白、肢冷、苔白、脉迟均属寒象；若感受时疫秽恶之气，致气机壅滞，则心腹卒痛，进而气机逆乱，扰及神明，可致神昏。治宜芳香开窍、辟秽化浊药与温中散寒、辛香行气药配合，以化痰、辟秽、开窍。

阴阳分药分时苏合香汤阳药包含苏合香、龙脑、麝香、安息香、青木香、香附、檀香、丁香、沉香、荜茇、乳香、白术、诃子、琥珀、水牛角。苏合香辛，温，归心、脾经，功效为开窍、辟秽、止痛，主治窍闭神昏、胸腹冷痛。麝香辛，温，归心、脾经，功效为开窍醒脾、活血化瘀、止痛、催产，主治窍闭神昏、心腹暴痛、跌打损伤、经闭癥瘕、疮疡、咽喉肿痛、难产、死胎。冰片辛、苦，微寒，归心、脾、肺经，功效为开窍醒神、清热止痛，主治窍闭神昏、疮疡、咽喉肿痛、口舌生疮。安息香味辛、苦，性平，归心、脾经，功效为开窍清神、行气、活血、止痛，主治开窍、辟秽、止痛。苏合香、麝香、冰片、安息香四味药行气活血、芳香开窍，为君药。青木香味辛、苦，性寒，归肺、胃、肝经，功效为行气止痛、解毒消肿、平肝降压，属理气药。香附辛、微苦、微甘，平，归肝、三焦经，功效为疏肝理气、调经止痛，主治胁肋疼痛、脘腹胀痛、疝气疼痛、月经不调、乳房胀痛。檀香辛，温，归脾、胃、心、肺经，功效为行气温中、开胃止痛，主治寒凝气滞、胸膈不舒、胸痹心痛、脘腹疼痛、呕吐食少。丁香辛，温，归脾、胃、肾经，功效为温中降逆、温肾助阳，主治胃寒呕吐、呃逆、腹泻、肾虚阳痿。沉香辛、苦，微温，归脾、胃、肾经，功效为行气止痛、温中止呕、温肾纳气，主治胸腹胀痛、呕吐呃逆、肾虚喘促。荜茇辛，热，归胃、大肠经，功效为温中止痛，主治脘腹冷痛、呕吐泄泻、牙痛。乳香辛、苦，温，归心、肝、脾经，功效为活血止痛、消肿生肌，主治痛经闭经、胃脘疼痛、风湿痹痛、跌打伤痛、痈肿疮疡。青木香、香附、檀香、丁香、沉香、荜茇、乳香七味药芳香开窍、行气止痛，为臣药。水牛角苦，寒，归心、肝经，功效为清热凉血、解毒、定惊，主治温病高热、神昏谵语、发斑发疹、吐血衄血、惊风、癫狂。琥珀甘，平，归心、肝、膀胱经，功效为镇惊安神、活血化瘀、利水通淋，主治惊风癫痫、经闭癥瘕、产后瘀阻、血淋、石淋。水牛角、琥珀这两味药清热凉血、镇惊安神，为佐药。白术苦、甘，温，归脾、胃经，功效为补气健脾、燥湿利水、止汗、安胎，主治脾气虚弱、食少便溏、痰饮水肿、表虚自汗、胎动不安。诃子苦、酸、涩，平，归肺、大肠经，功效为涩肠、敛肺、降气、利咽，主治久泻、久痢、脱肛、肺虚喘咳、久咳失音。白术、诃子这两味药祛湿健脾、收敛降气，为使药。阴阳分药分时苏合香汤阳药的综合功效是芳香开窍、清热解毒、化痰祛湿、镇惊安神。

阴阳分药分时苏合香汤阴药包含制附子、肉桂、红参、黄芪、白术、麻黄、山茱萸、五味子、炙甘草。制附子辛、甘，大热，有毒，归心、肾、脾经，功效为回阳救逆、补火助阳、散寒止痛，主治亡阳虚脱、肢冷脉微、心阳不足、胸痹心痛、虚寒吐泻、脘腹冷痛、肾阳虚衰、阳痿宫冷、阴寒水肿、阳虚外感、寒湿痹痛，为君药。肉桂辛、甘，热，归肾、脾、心、肝经，功效为补火助阳、散寒止痛、温通经脉，主治肾阳不足、阳痿宫冷、脘腹冷腹、寒痹腰痛、寒疝腹痛、寒凝血瘀、经闭痛经、胸痹心痛。人参甘、微苦，平，归脾、肺、心经，功效为大补元气、复脉固脱、补脾益肺、生津、安神，主治体虚欲脱、肢冷脉微、脾虚食少便溏、气短乏力、肺虚喘咳、津伤口渴、内热消渴、久病虚羸、惊悸失眠、阳痿宫冷、心力衰竭、心源性休克。黄芪甘，微温，归脾、肺经，功效为益卫固表、补气升阳、托毒生肌、利水消肿，主治气虚乏力、食少便溏、中气下陷、久泻脱肛、自汗盗汗、血虚萎黄、阴疽漫肿、气虚水肿、内热消渴。白术苦、甘，温，归脾、胃经，功效为补气健脾、燥湿利水、止汗、安胎，主治脾气虚弱、食少便溏、痰饮水肿、表虚自汗、胎动不安。麻黄辛、微苦，温，归肺、膀胱经，功效为发汗解表、宣肺平喘、利水消肿，主治风寒感冒、咳嗽气喘、水肿、风湿痹痛及阴疽、痰核。肉桂、人参、黄芪、白术、麻黄五味药补心肝脾胃肾之阳，温经散寒，祛湿健脾，补中益气，为臣药。山茱萸酸，微温，归肝、肾经，功效为补益肝肾、收敛固涩，主治头晕目眩、腰膝酸软、崩漏、带下、月经过多、遗精、遗尿、大汗不止、体虚欲脱。五味子酸，温，归肺、肾、心经，功效为敛肺滋肾、生津敛汗、涩精止泻、宁心安神，主治久咳虚喘、津伤口渴、自汗盗汗、肾虚遗精、脾肾虚泻、心悸失眠。山茱萸补益肝肾、收敛固涩，五味子敛肺滋肾、生津敛汗、涩精止泻、宁心安神，这两味药为佐药。炙甘草甘，温，归心、脾、肺、胃经，功效为补脾益气、润肺止咳、缓急止痛，主治脾胃虚弱、气短乏力、心动悸、脉结代，佐制附子的毒性和药效，为使药。阴阳分药分时苏合香汤阴药的综合功效是扶阳补气、温经散寒、补中益气、补气生血。

【运用】本方是温开剂的代表方剂，主治寒闭证。患者的临床表现是突然昏倒，不省人事，牙关紧闭，或心腹卒痛，苔白脉迟。

本方用于治疗急性脑血管疾病、癔症性昏厥、流行性乙型脑炎、肝性脑病、冠心病心绞痛、心肌梗死等属于寒闭与寒凝气滞者。

# 阴阳分药分时紫金汤

## 紫金锭原方（又名玉枢丹，《中国药典》）

【组成】山慈姑200克，红大戟150克，千金子霜、五倍子各100克，麝香30克，朱砂40克，雄黄20克。

【用法】共七味，朱砂、雄黄分别水飞成极细粉；山慈姑、五倍子、红大戟粉碎成细粉；将麝香研细，与上述粉末及千金子霜配研，过筛，混匀。另取糯米粉320克，加水做成团块，蒸熟，与上述粉末混匀，压制成锭，低温干燥，即得。

【功用】辟瘟解毒，消肿止痛。

【主治】中暑时疫证。用于中暑，症见脘腹胀痛，恶心呕吐，痢疾泄泻，小儿痰厥；外治疔疮疖肿，疟腮，丹毒，喉风。

### 阴阳分药分时紫金汤阳药

【组成】麝香0.15～0.30克，雄黄0.05～0.10克，山慈姑3～9克，红大戟1.5～3.0克，千金子霜0.50～1.00克，五倍子2～6克，琥珀2～6克。

【用法】去中医院抓阳药中药配方颗粒制剂，一服药二格。在发病的当天，应急服用一格或者二格阳药。在服用阴药的第二至第三天的早上或者午饭前服用阳药一格或者二格。根据病情的轻重，确定服用一格还是二格。

### 阴阳分药分时紫金汤阴药

【组成】制附子9～15克，肉桂9～15克，红参9～15克，黄芪15～30克，白术6～12克，麻黄9～12克，炙甘草9～15克，山茱萸9～15克，五味子9～15克。

【用法】去中医院抓阴药中药配方颗粒制剂，一服药二格。在服用阳药的当天，如果病人服用阳药苏醒，过后可以服用一格或者二格阴药。在发病的第二至第三天，每天晚饭前或者睡觉前服用阴药一格。

## 阴阳分药分时紫金汤

【功用】阳药芳香开窍，清热解毒，软坚化结，镇惊安神；阴药扶阳补气，温经散寒，补中益气，补气生血。

【主治】中暑时疫证。用于中暑，症见脘腹胀痛，恶心呕吐，痢疾泄泻，小儿痰厥；外治疔疮疖肿，痄腮，丹毒，喉风。

【方解】阴阳分药分时紫金汤阳药包含麝香、雄黄、山慈姑、红大戟、千金子霜、五倍子、琥珀。麝香辛，温，归心、脾经，功效为开窍醒脾、活血化瘀、止痛、催产，主治窍闭神昏、心腹暴痛、跌打损伤、经闭癥瘕、疮疡、咽喉肿痛、难产、死胎，为君药。雄黄辛、苦，温，有毒，归心、肝、大肠、胃经，功效为辛苦温燥、以毒攻毒，多作外用、少作内服，能解毒杀虫、燥湿祛痰、截疟定惊，主治疮肿、疥癣、蛇伤及虫积，又治哮喘、疟疾及惊痫。山慈姑甘、微辛，凉，归肝、脾经，功效为清热解毒、化痰散结、杀虫、燥湿祛痰、截疟定惊，主治痈肿疔毒、瘰疬、淋巴结结核、蛇虫咬伤。红大戟味苦，性寒，归肺、脾、肾经，功效为泻水逐饮、解毒、消肿散结，属泻下药下属分类的峻下逐水药，主治水肿、胸胁停饮、痈肿疮毒、瘰疬痰核等，内服宜醋制以减轻毒性。千金子霜辛，温，有毒，归肝、肾、大肠经，功效为逐水消肿、破血消癥，主治水肿、痰饮、积滞胀满、二便不通、血瘀经闭，外治顽癣、疣赘。雄黄、千金子霜、山慈姑、红大戟四味药化痰解毒、软坚散结，为臣药。五倍子酸、涩，寒，归肺、大肠、肾经，功效为敛肺降火、涩肠、固精、敛汗、止血，主治肺虚久咳、久泻久痢、遗精、滑精、自汗、盗汗、崩漏下血，为佐药。琥珀甘、平，归心、肝、膀胱经，功效为镇惊安神、活血化瘀、利水通淋，主治惊风癫痫、经闭癥瘕、产后瘀阻、血淋、石淋，为使药。阴阳分药分时紫金汤阳药的综合功效是芳香开窍、清热解毒、软坚化结、镇惊安神。

阴阳分药分时紫金汤阴药包含制附子、肉桂、红参、黄芪、白术、麻黄、山茱萸、五味子、炙甘草。制附子辛、甘，大热，有毒，归心、肾、脾经，功效为回阳救逆、补火助阳、散寒止痛，主治亡阳虚脱、肢冷脉微、心阳不足、胸痹心痛、虚寒吐泻、脘腹冷痛、肾阳虚衰、阳痿宫冷、阴寒水肿、阳虚外感、寒湿痹痛，为君药。肉桂辛、甘，热，归肾、脾、心、肝经，功效为补火助阳、散寒止痛、温通经脉，主治肾阳不足、阳痿宫冷、脘腹冷腹、寒痹腰痛、寒疝腹痛、寒凝血瘀、经闭痛经、胸痹心痛。人参甘、微苦，平，归脾、肺、心经，功效为大补元气、复脉固脱、补脾益肺、生津、安神，主治体虚欲脱、肢冷脉微、脾虚食少便溏、气短乏力、肺虚喘咳、津伤口渴、内热消渴、久病虚羸、惊悸失眠、阳痿宫冷，心力衰竭、心源性休克。黄芪甘，微温，归脾、肺经，功效为益卫固表、补气升阳、托毒生肌、利水消肿，主治气虚乏力、食少便溏、中气下陷、久泻脱肛、自汗盗汗、血虚萎黄、阴疽漫肿、气虚水肿、内热消渴。白术苦、甘，温，归脾、胃经，功效为补气健脾、燥湿利水、止汗、安胎，主治脾气虚弱、食少便溏、痰饮水肿、表虚自汗、胎动不安。麻黄辛、微苦，温，归肺、膀胱经，功效为发汗解表、宣肺平喘、利水消肿，主治风寒感冒、咳嗽气喘、水肿、风湿痹痛及阴疽、痰核。肉桂、人参、黄芪、白术、麻黄五味药补心肝脾胃肾之阳，温经散寒，祛湿健脾，补中益气，为臣药。山茱萸酸，微温，归肝、肾经，功效为补益肝肾、收敛固涩，主治头晕目眩、腰膝酸软、崩漏、带下、月经过多、遗精、遗尿、大汗不止、体虚欲脱。五味子酸，温，归肺、肾、心经，功效为敛肺滋肾、生津敛汗、涩精止泻、宁心安神，主治久咳虚喘、津伤口渴、自汗盗汗、肾虚遗精、脾肾虚泻、心悸失眠。山茱萸、五味子这二味药补益肝肾、敛阴养血，为佐药。炙甘草甘，温，归心、脾、肺、胃经，功效为补脾和胃、益气复脉、缓和药性，主治脾胃虚弱、气短乏力、心动悸、脉结代，佐制附子的毒性和药效，为使药。阴阳分药分时紫金汤阴药的综合功效是扶阳补气、温经散寒、补中益气、补气生血。

【运用】本方为温开剂的代表方剂，既是治疗寒闭证的常用方，又是治疗心腹疼痛属气滞寒凝的有效方。患者的临床表现是突然昏倒、不省人事，牙关紧闭，或心腹卒痛，苔白脉迟。

本方常用于治疗急性脑血管疾病、癔症性昏厥、流行性乙型脑炎、肝性脑病、冠心病心绞痛、心肌梗死等属于寒闭与寒凝气滞者。

# 第十六章　阴阳分药分时理气剂

凡是以芳香、辛散的理气药为主，以滋阴生血排毒药为辅，具有行气或降气的作用，主要用以治疗气滞或气逆之证的方剂，统称为阴阳分药分时理气剂。

本类方剂是根据《素问·至真要大论》"结者，散之；高者，抑之"理论，以及《素问·六元正纪大论》"木郁达之"为立法依据，属"八法"中的消法。

气乃一身之主，升降出入，周行全身，只有气机调畅，才能温养内外，使五脏六腑、四肢百骸得以正常运作。如果情志失常、寒温不适、饮食失调、劳倦过度等，均可引起气之升降失调，导致气机郁滞或气逆不降等气机失调的病证。一般地说，根据五行和器官分类，大体可以分为心、肝胆、脾胃、肺和肾的气逆证，临床表现为胀、痛、咳嗽、气喘、呃逆以及嗳气等。阴阳合药的方剂，要么偏升，要么偏降，这导致气行偏激，难以周全。阴阳理气剂的药性本质是调理气行圆通，有升有降。阴阳分药理气剂，耦合大气升降和人体的气血升降，阳药升阳气降阴气，阴药升阴气降阳气，医药圆通，常用无虞。

使用阴阳分药分时理气剂，应注意辨清病情的寒热虚实与有无兼证，分别赋予不同的配伍，使方药与病症相合，避免犯虚虚实实之戒。如气滞或气逆兼见气虚，则应在行气或降气的同时分别辅以补气之品，以期虚实并调，标本兼顾。由于理气剂多属芳香辛燥之品，容易耗损津气，应中病即止，勿使过量。尤其是年老体弱或阴虚火旺者，以及孕妇或素有崩漏、吐血、流鼻血等患者，更应谨慎使用。

## 第一节　阴阳分药分时开心剂

阴阳分药分时开心剂，适用于心胸气机郁滞的病症。症见胸口疼痛、胸闷气喘，甚至大汗如雨，痛彻胸背。常用行气药有附子、肉桂、桂枝、丹参、瓜蒌、薤白等。阴阳分药分时开心剂常见代表方剂有阴阳分药分时开心汤（又名阴阳分药分时瓜蒌薤白白酒汤），这些方剂从瓜蒌薤白白酒汤、瓜蒌薤白半夏汤、枳实薤白桂枝汤等衍生而来。

### 阴阳分药分时开心汤

**瓜蒌薤白白酒汤原方（《金匮要略》）**

【组成】瓜蒌实一枚，薤白半升，白酒七升。

【用法】三味同煎，取二升，分温再服。现代用法：加适量黄酒，水煎服。

【功用】通阳散结，行气祛痰。

【主治】胸痹证。症见胸部闷痛，甚或胸痛彻背，喘息咳唾，短气，舌苔白腻，脉沉弦或紧。

【原方之弊】本方是通阳散结、行气祛痰的阴阳合药。早上和中午服用为宜，下午和晚上则不宜。此药应急则可，后续还需配伍扶阳滋阴之药服用。

### 瓜蒌薤白半夏汤原方（《金匮要略》）

【组成】栝蒌实12克，薤白、半夏各9克，白酒70毫升（非现代之白酒，实为黄酒，或用醪糟代之亦可）。

【用法】水煎分3次温服（成人常用剂量：5剂）。

【功用】行气解郁、通阳散结、祛痰宽胸。

【主治】痰盛瘀阻胸痹证。症见胸中满痛彻背，背痛彻胸，不能安卧者，短气，或痰多黏而白，舌质紫暗或有暗点，苔白或腻，脉迟。

### 枳实薤白桂枝汤原方（《金匮要略》）

【组成】枳实四枚，厚朴四两，薤白半升，桂枝一两，瓜蒌一枚。

【用法】以水五升，先煮枳实、厚朴，取二升，去滓，内下诸药，煮数沸，分三次温服。现代用法：水煎服。

【功用】通阳散结，祛痰下气。

## 阴阳分药分时开心汤阳药

【组成】薤白12～24克，制附子9～15克，桂枝9～12克，厚朴6～12克，半夏6～12克，干姜6～12克，炙甘草9～15克。

【用法】去中医院抓阳药中药配方颗粒制剂，一服药二格。每天早上或午饭前口服阳药一次，每次配15～30毫升白酒服用。

## 阴阳分药分时开心汤阴药

【组成】瓜蒌18～30克，枳实12～24克，丹参6～9克，赤芍9～15克，五味子6～9克，柴胡6～9克。

【用法】去中医院抓阴药中药配方颗粒制剂，一服药二格。每天晚上饭前或睡觉前一个小时服用阴药一次。

## 阴阳分药分时开心汤

【功用】阳药通阳散结，行气开心；阴药化痰消积，宽肠下气，疏肝解郁，活血养心。

【主治】胸痹证。症见胸部闷痛，甚或胸痛彻背，喘息咳唾，短气，舌苔白腻，脉沉弦或紧。

【方解】本方证系由胸中阳气不振，痰阻气滞所致。诸阳之气受于胸中而转行于背，胸中阳气不振，津液不得输布，凝聚为痰，痰阻气机，故胸部满痛，甚或胸痛彻背；痰浊阻肺，肺失宣降而上逆，故喘息咳唾，短气；舌苔白腻，脉沉弦或紧，均为痰浊结聚之证。本证胸阳不振为病之本，痰阻气滞为病之标，治宜通阳散结，行气祛痰。

阴阳分药分时开心汤阳药包含薤白、制附子、桂枝、厚朴、半夏、干姜、炙甘草、白酒。薤白辛、苦，温，归肺、胃、大肠经，功效为通阳散结、行气导滞，主治胸痹胸痛、泻痢后重，为君药。厚朴苦、辛，温，归脾、胃、肺、大肠经，功效为燥湿、行气、消积、平喘，主治湿阴气滞、脘腹胀满、咳嗽气喘。半夏辛，温，有毒，归脾、胃、肺经，功效为燥湿化痰、降逆止呕、消痞散结，主治湿痰咳嗽、风痰眩晕、痰厥头痛、呕吐反胃、胸脘痞闷、梅核气、瘿瘤痰核、痈疽肿毒。厚朴、半夏降逆止呕、消痞散结，为臣药。附子辛、甘，大热，有毒，归心、肾、脾经，功效为回阳救逆、补火助阳、散寒止痛，主治亡阳厥逆、肢冷脉微、阳痿宫冷、脘腹冷痛、阴寒水肿、风寒湿痹。桂枝辛、甘，温，归心、肺、膀胱经，功效为发汗解表、温经通阳，主治风寒表证、风寒湿痹、关节疼痛、水肿、痰饮、胸痹、心悸、瘀滞经闭、痛经、癥瘕、脘腹疼痛。附子温心散寒，桂枝发汗解表，温经通阳，为佐药。干姜辛，热，归脾、胃、心、肺经，功效为温中散寒、回阳通脉、温肺化饮，主治脘腹冷痛、呕吐泄泻、亡阳虚脱、肢冷脉微、痰饮咳喘。白酒甘、苦、辛，温，归心、肝、肺、胃经，功效为御寒气、通血脉、行药势。炙甘草甘，温，归心、脾、肺、胃经，功效为补脾和胃、益气复脉，主治脾胃虚弱、倦怠乏力、心动悸、脉结代。干姜和炙甘草能制约半夏和附子的毒，调和诸药，白酒通血脉、性药势，三者为使药。阴阳分药分时开心汤阳药的综合功效是通阳散结、行气开心。

阴阳分药分时开心汤阴药包含瓜蒌、枳实、丹参、赤芍、五味子、柴胡。瓜蒌甘、微苦，寒，归肺、胃、大肠经，功效为清热涤痰、宽胸散结、润燥滑肠，主治肺热咳嗽、痰浊黄稠、胸痹心痛、结胸痞满、乳痈、肺痈、肠痈、大便秘结，为君药。枳实苦、辛、酸，微寒，归脾、胃经，功效为破气消积、化痰散痞，主治积滞内停、痞满胀痛、泻痢后重、大便不通、痰滞气阻、胸痹、结胸、脏器下垂，为臣药。丹参苦，微寒，归心、心包、肝经，功效为活血祛瘀、凉血消痈、养血安神，主治月经不调、心腹疼痛、癥瘕积聚、风湿热痹、疮疡肿痛、烦躁不寐、心悸、失眠。赤芍苦，微寒，归肝经，功效为清热凉血、活血化瘀、止痛，主治血热妄行、吐衄发斑、瘀血经闭、跌打损伤、热毒疮疡、肝火目赤。五味子酸，温，归肺、肾、心经，功效为敛肺滋肾、生津敛汗、涩精止泻、宁心安神，主治久咳虚喘、津伤口渴、自汗盗汗、肾虚遗精、脾肾虚泻、心悸失眠。丹参、五味子、赤芍三者清热凉血、活血祛瘀、敛血养阴，为佐药。柴胡辛、苦，微寒，归肝、胆、肺经，功效为疏散退热、疏肝解郁、升举阳气、活血舒心，主治感冒发热、寒热往来、胸胁胀痛、月经不调、子宫脱垂、脱肛，为使药。阴阳分药分时开心汤阴药的综合功效是化痰消积、宽肠下气、疏肝解郁、活血养心。

【运用】本方是主治胸痹证的代表方剂。患者的临床表现是胸痛，喘息短气，舌苔白腻，脉弦紧。

本方性偏温燥，若胸痹证属阴虚有热者应忌用。方中白酒用量，当视患者酒量而定，一般可用 30～60 毫升，不宜过多。

如果胸痹遇寒发作而痛剧，脉沉迟者，可以在阳药中加干姜、附子等以加强温散寒邪，振奋胸阳之力。如果心血瘀阻、痛如刀绞者，可以在阳药中加川芎、红花，在阴药中加丹参、赤芍等以加强活血止痛的作用。

本方常用于治疗冠心病心绞痛、非化脓性肋骨炎、肋间神经痛等属胸阳不振，痰浊内阻者。

## 第二节　阴阳分药分时疏肝解郁剂

阴阳分药分时疏肝解郁剂，适用于肝胆气机郁滞的病证。症见胸胁胀痛、疝气痛、月经不调、痛经，或睡眠不好，凌晨 1～3 点钟容易醒来。常用行气药有香附、乌药、川楝子、青皮、小茴香、郁金、柴胡等。本证的代表方剂有阴阳分药分时越鞠汤、阴阳分药分时柴胡疏肝汤、阴阳分药分时金铃子汤、阴阳分药分时天台乌药汤、阴阳分药分时暖肝煎、阴阳分药分时橘核汤，这些方剂从越鞠丸、柴胡疏肝散、金铃子散、天台乌药散、暖肝煎、橘核丸衍生而来。

## 阴阳分药分时越鞠汤

### 越鞠丸原方（又名芎术丸，《丹溪心法》）

【组成】香附、川芎、苍术、神曲、栀子各等分。（原书未标注用量）

【用法】共研细末，水泛为丸，如绿豆大，可每次 6 克，每日 2 次口服，温开水送下。现代用法：水丸，每服 6～9 克，温开水送服；亦可作汤剂煎服，各药剂量按比例酌减至汤剂常用量。

【功用】行气解郁。

【主治】六郁证。症见胸膈痞闷，脘腹胀痛，嗳腐吞酸，恶心呕吐，饮食不消，舌质淡，苔白或白腻，脉弦细而滑。

【原方之弊】本方行气解郁的阴阳合药，此药不仅可以调和肝胆，还可以调和脾胃。此药早上和中午服用，调和脾胃尚可，晚上服用则影响肝胆。此药短期服用效果尚可，长期服用容易使病情反复。

## 阴阳分药分时越鞠汤阳药

【组成】川芎9～15克，苍术9～15克，白术6～12克，香附9～15克，神曲15～30克。

【用法】去中医院抓阳药中药配方颗粒制剂，一服药二格。每天早上或午饭前口服阳药一次。根据病情的轻重，确定服用阳药一格或者二格。

## 阴阳分药分时越鞠汤阴药

【组成】栀子15～30克，黄连6～9克，茯苓6～9克，白芍9～15克，五味子6～9克，柴胡6～9克。

【用法】去中医院抓阴药中药配方颗粒制剂，一服药二格。每天晚上饭前或睡觉前一个小时服用阴药一次。根据病情的轻重，确定服用阴药一格或者二格。

## 阴阳分药分时越鞠汤

【功用】阳药疏肝理气，调经止痛，健脾祛湿，消食和胃；阴药清热祛火，清热祛湿，敛血养肝，疏肝解郁。

【主治】六郁证。症见胸膈痞闷，脘腹胀痛，嗳腐吞酸，恶心呕吐，饮食不消，舌质淡，苔白或白腻，脉弦细而滑。

【方解】本方为治六郁证的代表方，以胸膈痞闷、胁腹胀痛、饮食不消为辨证要点。人以气为本，气和则病无由生，若喜怒无常、忧思过度，或饮食失节、寒温不适等，均可引起气机郁滞。肝气郁结，气机不畅，则胸膈痞闷胀痛；气郁日久势必及血，而致血郁，则胁腹刺痛而有定处；郁久化火，则病火郁，则吞酸嘈杂；肝郁乘脾，运化失司，脾不胜湿则湿郁；湿聚生痰则痰郁，嗳气呕恶；水谷不运，则饮食不消为食郁。气、血、火郁责之于肝，湿、痰、食郁责之于脾，由此可见，六郁之病主要在肝脾郁滞，尤以气郁为主。其治法，重在行气解郁，使气行则血行，气顺则火、湿、痰、食诸郁皆消。

阴阳分药分时越鞠汤阳药包含川芎、苍术、白术、香附、神曲。川芎辛，温，归肝、胆、心包经，功效为活血行气、祛风止痛，主治月经不调、胁痛、胸痹、疮疡肿痛、跌打损伤、头痛、风湿痹痛，为君药。苍术辛、苦，温，归脾、胃经，功效为燥湿健脾、辟秽、祛风湿，主治湿浊中阻、腹胀呕恶、风寒湿痹、足膝肿痛、风寒感冒、雀目夜盲。白术苦、甘，温，归脾、胃经，功效为补气健脾、燥湿利水、止汗、安胎，主治脾气虚弱、食少便溏、痰饮水肿、表虚自汗、胎动不安。香附辛、微苦、微甘，平，归肝、三焦经，功效为疏肝理气、调经止痛，主治胁肋疼痛、脘腹胀痛、疝气疼痛、月经不调、乳房胀痛。苍术、白术健脾祛湿，香附疏肝理气、调经止痛，均为臣药。神曲甘、辛，温，归脾、胃经，功效为消食和胃、止泻解表，主治宿食不化、脘腹胀满及因感冒引起的胃肠道症状，为佐使药。阴阳分药分时越鞠汤阳药的综合功效是疏肝理气、调经止痛、健脾祛湿、消食和胃。

阴阳分药分时越鞠汤阴药包含栀子、黄连、茯苓、白芍、五味子、柴胡。栀子苦，寒，归心、肺、胃、三焦经，功效为清热泻火、凉血、解毒、利湿，主治心烦失眠、躁扰不宁、湿热黄疸、血热吐衄，为君药。黄连苦，寒，归心、胃、肝、大肠经，功效为清热燥湿、泻火解毒，主治胃肠湿热、呕吐、泻痢、高热神昏、心烦不寐、血热吐衄、疮疡肿毒、脓耳、湿疮、胃火牙痛。茯苓味甘、淡，平，入心、肺、脾经，功效为渗湿利水、健脾和胃、宁心安神，主治小便不利、水肿胀满、痰饮咳逆、呕逆、恶阻、泄泻、遗精、淋浊、惊悸、健忘等。黄连清热燥湿，茯苓利水渗湿，为臣药。白芍苦、酸，微寒，归肝、脾经，功效为养血敛阴、柔肝止痛、平抑肝阳，主治月经不调、崩漏、虚汗、脘腹急痛、胁肋疼痛、四肢挛痛、头痛眩晕。五味子酸，温，归肺、肾、心经，功效为敛肺滋肾、生津敛汗、涩精止泻、宁心安神，主治久咳虚喘、津伤口渴、自汗盗汗、肾虚遗精、脾肾虚泻、心悸失眠。白芍、五味子为佐药。柴胡苦、辛，微寒，归心包络、肝、胆、三焦经，功效为疏散退热、疏肝解郁、升举阳气，主治感冒发热、寒热往来、胁肋胀痛、月经不调、脱肛、子宫脱垂，为使药。阴阳分药分时越鞠汤阴药的综合功效是清热祛火、清热祛湿、敛血养肝、疏肝解郁。

【运用】本方是主治郁证的代表方剂，包括气、血、痰、火、湿、食六郁，本方所治诸郁均属实证，若为虚证郁滞，则不宜单独使用。患者的临床表现是胸膈痞闷，吞酸呕吐，饮食不消，嗳气呕吐。

气郁偏重者可在阳药中加木香；湿郁偏重者可在阴药中加茯苓、泽泻，在阳药中加厚朴、白芷；血郁偏重者可在阳药中加红花，在阴药中加桃仁、赤芍、丹参等；火郁偏重者可在阴药中加青黛、黄芩；食郁偏重者可在阳药中加砂仁，在阴药中加麦芽、山楂；痰多可在阳药中加半夏；挟寒可在阳药中加吴茱萸、干姜、附子等。

本方用于治疗急慢性胃炎、十二指肠溃疡、乳腺增生、抑郁症、失眠、脂肪肝、高脂血症、慢性咽炎、冠心病心绞痛、神经性头痛、焦虑抑郁障碍等六郁见症者。

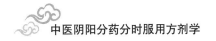

# 阴阳分药分时柴胡疏肝汤

## 柴胡疏肝散原方(《景岳全书》)

【组成】陈皮(醋炒)、柴胡各二钱,川芎、香附、枳壳(麸炒)、芍药各一钱半,甘草(炙)五分。

【用法】水二盅,煎八分,食前服。

【功用】疏肝解郁,行气止痛。

【主治】肝气郁滞证。症见胁肋疼痛,胸闷善太息,情志抑郁,易怒,脘腹胀满,脉弦。

### 阴阳分药分时柴胡疏肝汤阳药

【组成】川芎9～15克,香附9～15克,白术6～12克,陈皮6～12克,神曲6～12克,炙甘草6～9克。

【用法】去中医院抓阳药中药配方颗粒制剂,一服药二格。每天早上或午饭前口服阳药一次。根据病情的轻重,确定服用阳药一格或者二格。

### 阴阳分药分时柴胡疏肝汤阴药

【组成】柴胡15～30克,栀子9～15克,茯苓6～9克,枳壳6～9克,白芍9～15克。

【用法】去中医院抓阴药中药配方颗粒制剂,一服药二格。每天晚上饭前或睡觉前一个小时服用阴药一次。根据病情的轻重,确定服用阴药一格或者二格。

### 阴阳分药分时柴胡疏肝汤

【功用】阳药活血行气,疏肝解郁,健脾消食;阴药疏肝解郁,活血祛湿,养血敛阴。

【主治】肝气郁滞证。症见胁肋疼痛,胸闷善太息,情志抑郁,易怒,脘腹胀满,脉弦。

【方解】本方证为情志不遂、肝失疏泄、肝郁血滞、横逆犯胃所致。肝失疏泄,经气不利,则胁肋疼痛,胸闷善太息,情志抑郁,易怒,脉弦;肝气不疏,横逆犯胃,则脘腹胀满。根据"木郁达之"之旨,治宜疏肝解郁,行气止痛。

阴阳分药分时柴胡疏肝汤阳药包含川芎、香附、白术、陈皮、神曲、炙甘草。川芎辛,温,归肝、胆、心包经,功效为活血行气、祛风止痛,主治月经不调、胁痛、胸痹、疮疡肿痛、跌打损伤、头痛、风湿痹痛,为君药。香附辛、微苦、微甘,平,归肝、三焦经,功效为疏肝理气、调经止痛,主治胁肋疼痛、脘腹胀痛、疝气疼痛、月经不调、乳房胀痛，为臣药。白术苦、甘，温，归脾、胃经，功效为补气健脾、燥湿利水、止汗、安胎，主治脾气虚弱、食少便溏、痰饮水肿、表虚自汗、胎动不安。陈皮辛、苦，温，归脾、胃、肺经，功效为理气和中、燥湿化痰、利水通便，主治脾胃不和、脘腹胀痛、不思饮食、呕吐哕逆、痰湿阻肺、咳嗽痰多、胸膈满闷、头目眩晕、水肿、小便不利、大便秘结、乳痈疮癣、中鱼蟹毒或酒毒。神曲甘、辛，温，归脾、胃经，功效为消食和胃、止泻解表，主治宿食不化、脘腹胀满及因感冒引起的胃肠道症状。白术、陈皮和神曲健脾祛湿，修复消化道微生态，升脾阳来佐制肝胆，为佐药。炙甘草甘，温，归心、脾、肺、胃经，功效为补脾和胃、益气复脉，主治脾胃虚弱、倦怠乏力、心动悸、脉结代、调和诸药，为使药。阴阳分药分时柴胡疏肝汤阳药的综合功效是活血行气、疏肝解郁、健脾消食。

　　阴阳分药分时柴胡疏肝汤阴药包含柴胡、栀子、茯苓、枳壳、白芍。柴胡苦、辛，微寒，归心包络、肝、胆、三焦经，疏散退热，疏肝解郁，升举阴气，主治感冒发热、寒热往来、胁肋胀痛、月经不调、脱肛、子宫脱垂，为君药。栀子苦，寒，归心、肺、胃、三焦经，功效为清热泻火、凉血、解毒、利湿，主治心烦失眠、躁扰不宁、湿热黄疸、血热吐衄。茯苓甘、淡，平，归心、肺、脾、肾经，功效为利水渗湿、健脾、宁心，主治水肿尿少、痰饮眩悸、脾虚食少、便溏泄泻、心神不安、惊悸失眠。枳壳苦、辛，寒，归脾、胃、小肠经，功效为破气消积、止咳化痰除痞，主治食积停滞不前、腹痛便秘、泻痢后重、痰阻胸痞、胸痹结胸、子宫脱垂、胃下垂、脱肛。栀子、茯苓和枳壳降心火，祛脾湿，消食化积，为臣药。白芍苦、酸，微寒，归肝、脾经，功效为养血敛阴、柔肝止痛、平抑肝阳，主治月经不调、崩漏、虚汗、脘腹急痛、胁肋疼痛、四肢挛痛、头痛眩晕，为佐使药。阴阳分药分时柴胡疏肝汤阴药的综合功效是疏肝解郁、活血祛湿、养血敛阴。

　　【运用】本方是主治肝郁的代表方剂。患者的临床表现是胁肋胀痛，脉弦。

　　本方是四逆散去枳实，加香附、陈皮、枳壳、川芎而成，由四逆散加味，而且各药用量已变，尤其是减甘草用量，加川芎使其疏肝解郁，行气止痛之力大增。如果疼痛明显者，适当在阳药中加当归、乌药，在阴药中加郁金等以增强其行气活血之力；肝郁化火者，可以适当在阴药中加栀子、川楝子等以清热泻火。

　　本方用于治疗慢性肝炎、慢性胃炎、胆囊炎、肋间神经痛等属肝郁气滞者。本方辛燥，易耗气伤阴，不宜久服；孕妇慎用。

## 阴阳分药分时金铃子汤

### 金铃子散原方（《太平圣惠方》）

　　【组成】金铃子（又名川楝子）、延胡索各一两。

【用法】上药研细末。每次服用 6～9 克，酒调下，或用温开水送下。亦可改用饮片作汤剂，水煎服，每日 2 次，各药剂量按比例酌减至汤剂常用量。

【功用】泄热疏肝，行气止痛。

【主治】肝郁化火证。症见脘腹胁肋心胸疼痛、时发时止，口苦，舌红苔黄，脉弦数。

### 阴阳分药分时金铃子汤阳药

【组成】延胡索 15～30 克，白芷 6～12 克，川芎 9～15 克，香附 9～15 克，神曲 6～12 克。

【用法】去中医院抓阳药中药配方颗粒制剂，一服药二格。每天早上或午饭前口服阳药一次。根据病情的轻重，确定服用阳药一格或者二格。

### 阴阳分药分时金铃子汤阴药

【组成】川楝子 9～15 克，栀子 6～9 克，黄连 6～9 克，茯苓 6～9 克，白芍 9～15 克，柴胡 6～9 克。

【用法】去中医院抓阴药中药配方颗粒制剂，一服药二格。每天晚上饭前或睡觉前一个小时服用阴药一次。根据病情的轻重，确定服用阴药一格或者二格。

### 阴阳分药分时金铃子汤

【功用】阳药活血化瘀，疏肝止痛，消食和胃；阴药行气止痛，泻火退热，疏肝解郁。

【主治】肝郁化火证。症见脘腹胁肋心胸疼痛、时发时止，口苦，舌红苔黄，脉弦数。

【方解】肝主疏泄而藏血，性喜条达而恶抑郁。肝经脉布两胁，抵少腹，环阴器，肝郁气滞，疏泄失常，血行不畅，故可见胸腹胁肋痛、痛经、疝痛等；肝喜条达，每因情志波动而疼痛随之增减，故时发时止；气郁化火，故见口苦，舌红苔黄，脉弦数。针对本证肝郁血滞，气郁化火之病机，治宜以疏肝清热，行气活血。

阴阳分药分时金铃子汤阳药包含延胡索、川芎、白芷、香附、神曲。延胡索辛、苦，温，归心、肝、脾经，功效为活血祛瘀、行气止痛，主治气滞血瘀诸痛，为君药。白芷辛，温，归肺、胃经，功效为散寒解表、祛风燥湿、消肿排脓、止痛，主治风寒表证、头痛、牙痛、痈疮肿痛、寒湿带下。川芎辛，温，归肝、胆、心包经，功效为活血行气、祛风止痛，主治月经不调、胁痛、胸痹、疮疡肿痛、跌打损伤、头痛、风湿痹痛。香附辛、微苦、微甘，平，归肝、三焦经，功效为疏肝理气、调经止痛，主治胁肋疼痛、脘腹胀痛、疝气疼痛、月经不调、乳房胀痛。白芷、川芎、香附均为臣药。神曲甘、辛，温，归脾、胃经，功效为消食和胃、止泻解表，主治宿食不化、脘腹胀满及因感冒引起的胃肠道症状，为佐使药。阴阳分药分时金铃子汤阳药的综合功效是活血化瘀、疏肝止痛、消食和胃。

阴阳分药分时金铃子汤阴药包含川楝子、栀子、黄连、茯苓、白芍、柴胡。川楝子苦，寒，有小毒，归肝、胃、小肠、膀胱经，功效为行气止痛、杀虫，主治胁肋疼痛、脘腹疼痛、疝气疼痛、虫积腹痛、头癣，为君药。栀子苦，寒，归心、肺、胃、三焦经，功效为清热泻火、凉血、解毒、利湿，主治心烦失眠、躁扰不宁、湿热黄疸、血热吐衄。黄连苦，寒，归心、胃、肝、大肠经，功效为清热燥湿、泻火解毒，主治胃肠湿热、呕吐、泻痢、高热神昏、心烦不寐、血热吐衄、疮疡肿毒、脓耳、湿疮、胃火牙痛。茯苓甘、淡，平，归心、肺、脾、肾经，功效为利水渗湿、健脾、化痰、宁心安神。栀子和黄连泻心火，茯苓去脾湿，为臣药。白芍苦、酸，微寒，归肝、脾经，功效为养血敛阴、柔肝止痛、平抑肝阳，主治月经不调、崩漏、虚汗、脘腹急痛、胁肋疼痛、四肢挛急、头痛眩晕，为佐药。柴胡苦、辛、微寒，归心包络、肝、胆、三焦经，功效为疏散退热、疏肝解郁、升举阴气，主治感冒发热、寒热往来、胁肋胀痛、月经不调、脱肛、子宫脱垂，引经药，为使药。阴阳分药分时金铃子汤阴药的综合功效是行气止痛、泻火退热、疏肝解郁。

【运用】本方是主治肝郁化火证的重要方剂。本方所治心胸胁肋脘腹诸痛皆由肝郁化火而致，故应用时以疼痛与情志因素相关，且时作时止，口苦，舌红苔黄，脉弦数为辨证要点。

如果患者肝阴不足，舌红少苔者，可在阴药中加白芍、枸杞以养阴柔肝；妇女气郁血滞，见痛经者，酌加阳药当归、香附，阴药益母草以活血调经止痛，或加四物汤养血活血以疗痛经；少腹气滞疝痛者，酌加阳药乌药，阴药橘核、荔枝核以行气散结止痛；偏于寒者，可加阳药吴茱萸、小茴香以温肝散寒而止疝痛。

本方用于治疗胆囊炎、前列腺增生、萎缩性胃炎、消化性溃疡以及妇科腹痛（盆腔炎、子宫内膜异位症）、痛经、乳腺增生症及胸肋内伤症。本方具有活血下行之性，孕妇慎服。

# 阴阳分药分时天台乌药汤

## 天台乌药散原方（《医学发明》）

【组成】天台乌药、木香、茴香（炒）、青皮（去白）、高良姜（炒）各15克，槟榔（锉）2个，川楝子10个，巴豆70粒。

【用法】上八味，先将巴豆微打破，同川楝子用麸炒，至黑色，去巴豆及麸不用，令诸药为末。每服3克，温酒送下。疼甚者，炒生姜、热酒下亦得。

【功用】行气疏肝，散寒止痛。

【主治】小肠疝气证。治寒凝气滞所致的小肠疝气，症见少腹痛引睾丸，喜暖畏寒。

### 阴阳分药分时天台乌药汤阳药

【组成】乌药9～15克，制附子6～9克，干姜6～9克，木香6～9克，小茴香3～6克，大腹皮6～9克，炙甘草6～9克。

【用法】去中医院抓阳药中药配方颗粒制剂，一服药二格。每天早上或午饭前口服阳药一次。根据病情的轻重，确定服用阳药一格或者二格。

### 阴阳分药分时天台乌药汤阴药

【组成】川楝子9～15克，栀子6～9克，黄连6～9克，青皮6～9克，白芍9～15克，柴胡6～9克。

【用法】去中医院抓阴药中药配方颗粒制剂，一服药二格。每天晚上饭前或睡觉前一个小时服用阴药一次。根据病情的轻重，确定服用阴药一格或者二格。

### 阴阳分药分时天台乌药汤

【功用】阳药温经散寒，行气止痛，利水消肿；阴药行气止痛，清热泻火，破气散结，疏肝解郁。

【主治】小肠疝气证。治寒凝气滞所致的小肠疝气，症见少腹痛引睾丸，喜暖畏寒。

【方解】本方证因寒凝肝脉，气机阻滞所致。足厥阴肝经抵于少腹，络于阴器，若寒客肝脉，气机阻滞，则可见少腹疼痛，痛引睾丸，偏坠肿胀。张子和说："治疝皆归肝经"，张景岳亦有"治疝必先治气"之说，故治以行气疏肝，散寒止痛之法。

阴阳分药分时天台乌药汤阳药包含乌药、制附子、干姜、木香、小茴香、大腹皮、炙甘草。乌药辛，温，归肺、脾、肾、膀胱经，功效为行气止痛，温肾散寒，主治胸腹胀痛、寒疝腹痛、经行腹痛、遗尿尿频、小儿疳积，为君药。附子辛、甘，大热，有毒，归心、肾、脾经，功效为回阳救逆、补火助阳、散寒止痛，主治亡阳厥逆、肢冷脉微、阳痿宫冷、脘腹冷痛、阴寒水肿、风寒湿痹。干姜辛，热，归脾、胃、心、肺经，功效为温中散寒、回阳通脉、温肺化饮，主治脘腹冷痛、呕吐泄泻、亡阳虚脱、肢冷脉微、痰饮咳喘。附子和干姜温经散寒，为臣药。木香辛、苦，温，归脾、胃、大肠、胆经，功效为行气止痛、调中宣滞，主治脘腹胀痛、泻痢后重、脾虚食少、胁痛、黄疸。小茴香辛，温，归肝、肾、脾、胃经，功效为散寒止痛、理气和胃，主治寒疝腹痛、睾丸偏坠、少腹冷痛、脘腹胀痛、呕吐食少。大腹皮辛，微温，归脾、胃、大肠、小肠经，功效为行气宽中、利水消肿。木香、小茴香和大腹皮，行气止痛、利水消肿，为佐药。炙甘草甘，温，归心、脾、肺、胃经，功效为补脾和胃、益气复脉，主治脾胃虚弱、倦怠乏力、心动悸、脉结代，为使药。阴阳分药分时天台乌药汤阳药的综合功效是温经散寒、行气止痛、利水消肿。

阴阳分药分时天台乌药汤阴药包含川楝子、栀子、黄连、青皮、白芍、柴胡。川楝子苦，寒，有小毒，归肝、胃、小肠、膀胱经，功效为行气止痛、杀虫，主治胁肋疼痛、脘腹疼痛、疝气疼痛、虫积腹痛、头癣，为君药。栀子苦，寒，归心、肺、胃、三焦经，功效为清热泻火、凉血、解毒、利湿，主治心烦失眠、躁扰不宁、湿热黄疸、血热吐衄。黄连苦，寒，归心、胃、肝、大肠经，功效为清热燥湿、泻火解毒，主治胃肠湿热、呕吐、泻痢、高热神昏、心烦不寐、血热吐衄、疮疡肿毒、脓耳、湿疮、胃火牙痛。青皮苦、辛，温，归肝、胆、胃经，功效为疏肝破气、散结消滞，主治胸胁胀痛、乳房结块、疝气疼痛、食积不化、脘腹胀痛、癥瘕积聚、久疟痞块。栀子、黄连和青皮清热泻火、疏肝破气、散结消滞，为臣药。白芍苦、酸，微寒，归肝、脾经，功效为养血敛阴、柔肝止痛、平抑肝阳，主治月经不调、崩漏、虚汗、脘腹急痛、胁肋疼痛、四肢挛急、头痛眩晕，为佐药。柴胡苦、辛，微寒，归心包络、肝、胆、三焦经，功效为疏散退热、疏肝解郁、升举阳气，主治感冒发热、寒热往来、胁肋胀痛、月经不调、脱肛、子宫脱垂，为使药。阴阳分药分时天台乌药汤阴药的综合功效是行气止痛、清热泻火、破气散结、疏肝解郁。

【运用】本方是主治小肠疝气证的重要方剂。患者的临床表现是少腹痛引睾丸、苔白脉迟。

寒邪较重者，加阳药肉桂、吴茱萸；气滞较甚者，加阴药橘核、荔枝核；气虚，加阳药黄芪、党参；中气下陷者，加阴药柴胡、升麻；心阳亏虚者，加阳药干姜、附子；疼痛严重者，加阳药沉香以引药止痛；血瘀严重者，加阳药桃仁和红花以活血化瘀。

本方适用于治疗腹股沟斜疝、睾丸炎、慢性附睾炎、脘腹痛、带下病、虫积痛、痛经等病症。

# 阴阳分药分时暖肝煎

## 暖肝煎原方（《景岳全书》）

【组成】当归、乌药、小茴香、茯苓各二钱，枸杞三钱，沉香（木香）、肉桂各一钱，生姜3～5片。

【用法】水煎服。饭后温服，每日2次。

【功用】温补肝肾，行气止痛。

【主治】肝肾虚寒证。症见睾丸冷痛，或小腹疼痛，疝气，畏寒喜暖，舌淡苔白，脉沉迟。

### 阴阳分药分时暖肝煎阳药

【组成】当归9～15克，川芎6～9克，乌药6～9克，小茴香3～6克，肉桂3～6克，干姜6～9克，沉香3～6克。

【用法】去中医院抓阳药中药配方颗粒制剂，一服药二格。每天早上或午饭前口服阳药一次。根据病情的轻重，确定服用阳药一格或者二格。

### 阴阳分药分时暖肝煎阴药

【组成】枸杞15～30克，菟丝子15～30克，茯苓6～9克，白芍9～15克，五味子6～9克，柴胡6～9克。

【用法】去中医院抓阴药中药配方颗粒制剂，一服药二格。每天晚上饭前或睡觉前一个小时服用阴药一次。根据病情的轻重，确定服用阴药一格或者二格。

### 阴阳分药分时暖肝煎

【功用】阳药补血活血，温经散寒，行气止痛；阴药补益肝肾，敛血活血，疏肝解郁。

【主治】肝肾虚寒证。症见睾丸冷痛，或小腹疼痛，疝气，畏寒喜暖，舌淡苔白，脉沉迟。

【方解】本方证由肝肾不足，寒客肝脉，气机郁滞所致。寒为阴邪，其性收引凝滞，若肝肾不足，则寒易客之，使肝脉失和，气机不畅，故见睾丸冷痛，或少腹疼痛，或疝气痛。治宜补肝肾、散寒凝、行气滞。

阴阳分药分时暖肝煎阳药包含当归、川芎、乌药、小茴香、肉桂、干姜、沉香。当归甘、辛，温，归肝、心、脾经，功效为活血止痛、补血调经、润肠通便，主治血虚眩晕、月经不调、经闭、痛经、面色萎黄、虚寒腹痛、跌打损伤、风湿痹痛、痈疽疮疡、肠燥便秘，为君药。川芎辛，温，归肝、胆、心包经，功效为活血行气、祛风止痛，主治月经不调、胁痛、胸痹、疮疡肿痛、跌打损伤、头痛、风湿痹痛。乌药辛，温，归肺、脾、肾、膀胱经，功效为行气止痛、温肾散寒，主治胸腹胀痛、寒疝腹痛、经行腹痛、遗尿尿频、小儿疳积。小茴香辛，温，归肝、肾、脾、胃经，功效为散寒止痛、理气和胃，主治寒疝腹痛、睾丸偏坠、少腹冷痛、脘腹胀痛、呕吐食少。肉桂辛、甘，热，归肾、脾、心、肝经，功效为补火助阳、散寒止痛、温通经脉，主治肾阳不足、阳痿宫冷、脘腹冷腹、寒痹腰痛、寒疝腹痛、寒凝血瘀、经闭痛经、胸痹心痛。干姜辛，热，归脾、胃、心、肺经，功效为温中散寒、回阳通脉、温肺化饮，主治脘腹冷痛、呕吐泄泻、亡阳虚脱、肢冷脉微、痰饮咳喘。川芎、乌药、肉桂、干姜、小茴香温经散寒，行气止痛，为臣药。沉香辛、苦，微温，归脾、胃、肾经，功效为行气止痛、温中止呕、温肾纳气，主治胸腹胀痛、呕吐呃逆、肾虚喘促，引阳入阴，为佐使药。阴阳分药分时暖肝煎阳药的综合功效是补血活血、温经散寒、行气止痛。

　　阴阳分药分时暖肝煎阴药包含枸杞、菟丝子、茯苓、白芍、五味子、柴胡。枸杞子甘，平，归肝、肾、肺经，功效为滋补肝肾、明目、润肺，主治眩晕目暗、遗精、消渴、阴虚劳嗽。菟丝子辛、甘，平，归肝、肾、脾经，功效为补阳益阴、固精缩尿、明目、止泻，主治肾虚腰痛、阳痿遗精、小便频数、目暗不明、脾虚泄泻、胎漏下血、胎动欲坠。枸杞和菟丝子补益肝肾，为君药。白芍苦、酸，微寒，归肝、脾经，功效为养血敛阴、柔肝止痛、平抑肝阳，主治月经不调、崩漏、虚汗、脘腹急痛、胁肋疼痛、四肢挛急、头痛眩晕。五味子酸，温，归肺、肾、心经，功效为敛肺滋肾、生津敛汗、涩精止泻、宁心安神，主治久咳虚喘、津伤口渴、自汗盗汗、肾虚遗精、脾肾虚泻、心悸失眠。白芍和五味子养血敛阴、敛肺滋肾、安心宁神，为臣药。柴胡苦、辛，微寒，归心包络、肝、胆、三焦经，功效为疏散退热、疏肝解郁、升举阴气，主治感冒发热、寒热往来、胁肋胀痛、月经不调、脱肛、子宫脱垂，引药入肝，为佐使药。阴阳分药分时暖肝煎阴药的综合功效是补益肝肾、敛血活血、疏肝解郁。

　　【运用】本方是主治肝肾虚寒证的重要方剂。患者的临床表现是睾丸或小腹疼痛、畏寒喜温、得温痛减、舌淡苔白、脉沉迟。

　　下焦虚寒严重者，阳药加吴茱萸、干姜，再寒加附子以增强其温心祛寒止痛之功；肝脾寒滞导致腹痛者，加香附、高良姜行气散寒止痛；睾丸痛严重者，阴药加青皮、橘核等药疏肝散结止痛；如果肾虚，阳药加淫羊藿、补骨脂、巴戟天；伴气虚，阳药加黄芪、人参。

　　本方用于治疗精索静脉曲张、睾丸炎、附睾炎、鞘膜积液、腹股沟疝等属肝肾不足，寒凝气滞者。

# 阴阳分药分时橘核汤

## 橘核丸原方（《济生方》）

　　【组成】橘核、海藻、昆布、海带、川楝子、桃仁各一两，厚朴、木通、枳实、延胡索、肉桂、木香各半两。

　　【用法】上药研为细末，酒糊为丸，如梧桐子大，每服9克，每日1～2次，空腹温酒或淡盐汤送下。也可用饮片水煎服，各药用量按常规剂量。

　　【功用】行气止痛，软坚散结。

　　【主治】癫疝，寒湿疝气。症见睾丸肿胀偏坠，或坚硬如石，或痛引脐腹，苔薄，脉弦细。

### 阴阳分药分时橘核汤阳药

【组成】厚朴 15～30 克，川芎 9～15 克，肉桂 6～9 克，木香 6～9 克，延胡索 6～9 克，神曲 9～15 克。

【用法】去中医院抓阳药中药配方颗粒制剂，一服药二格。每天早上或午饭前口服阳药一次。根据病情的轻重，确定服用阳药一格或者二格。

### 阴阳分药分时橘核汤阴药

【组成】橘核 15～30 克，海藻 9～15 克，昆布 9～15 克，海带 9～15 克，川楝子 6～9 克，川木通 6～9 克，枳实 6～9 克，柴胡 6～9 克，桃仁 6～9 克。

【用法】去中医院抓阴药中药配方颗粒制剂，一服药二格。每天晚上饭前或睡觉前一个小时服用阴药一次。根据病情的轻重，确定服用阴药一格或者二格。

### 阴阳分药分时橘核汤

【功用】阳药行气止痛，健胃消食；阴药行气止痛，软坚化结，泻火排毒，疏肝解郁。

【主治】癫疝，寒湿疝气。症见睾丸肿胀偏坠，或坚硬如石，或痛引脐腹，苔薄，脉弦细。

【方解】本方证以阴囊持续肿胀为特征，是寒湿侵犯厥阴，以致厥阴肝经气血不和所引起。其病位在肾（前人称睾丸为外肾），而病变在肝。睾丸之所以肿胀、坚硬，是由于气血痰湿瘀结于睾丸而成。根据"急则治其标，缓则治其本"的原则，故本方立法以调和厥阴气血为主，佐苦辛之品以消肿破滞，咸润之药以软坚散结。

阴阳分药分时橘核汤阳药包含厚朴、川芎、肉桂、木香、延胡索、神曲。厚朴苦、辛，温，归脾、胃、肺、大肠经，功效为燥湿、行气、消积、平喘，主治湿阴气滞、脘腹胀满、咳嗽气喘，为君药。川芎辛，温，归肝、胆、心包经，功效为活血行气、祛风止痛，主治月经不调、胁痛、胸痹、疮疡肿痛、跌打损伤、头痛、风湿痹痛。肉桂辛、甘，热，归肾、脾、心、肝经，功效为补火助阳、散寒止痛、温通经脉，主治肾阳不足、阳痿宫冷、脘腹冷腹、寒痹腰痛、寒疝腹痛、寒凝血瘀、经闭痛经、胸痹心痛。木香辛、苦，温，归脾、胃、大肠、胆经，功效为行气止痛、调中宣滞，主治脘腹胀痛、泻痢后重、脾虚食少、胁痛、黄疸。延胡索辛、苦，温，归心、肝、脾经，功效为活血祛瘀、行气止痛，主治气滞血瘀诸痛。川芎、肉桂、木香和延胡索行气止痛，为臣药。神曲甘、辛，温，归脾、胃经，功效为消食和胃、止泻解表，主治宿食不化、脘腹胀满及因感冒引起的胃肠道症状，修复消化道微生态，为佐使药。阴阳分药分时橘核汤阳药的综合功效是行气止痛、健胃消食。

阴阳分药分时橘核汤阴药包含橘核、海藻、昆布、海带、川楝子、川木通、枳实、柴胡、桃仁。橘核苦，平，归肝、肾经，功效为理气、止痛、行气散结，主治疝气、睾丸肿痛、乳痈、腰痛、膀胱气痛，为君药。海藻苦、咸，寒，归肺、胃、肾经，功效为软坚散结、消痰、利水，主治瘿瘤、瘰疬、水肿、脚气、睾丸肿痛。昆布咸，寒，归肝、胃、肾经，功效为软坚散结、消痰、利水，主治瘿瘤、瘰疬、水肿、脚气、睾丸肿痛。海带咸，寒，归肝、胃、肾经，功效为醒脾开胃、软坚散结、行气化湿。川楝子苦，寒，有小毒，归肝、胃、小肠、膀胱经，功效为行气止痛、杀虫，主治胁肋疼痛、脘腹疼痛、疝气疼痛、虫积腹痛、头癣。川木通苦，寒，归心、小肠、膀胱经，功效为利水通淋、泄热下乳，主治小便不利、淋沥涩痛、口舌生疮、乳汁不多、湿热痹证。枳实苦、辛，微寒，归脾、胃、大肠经，功效为破气消积、化痰除痞，主治食积停滞、腹痛便秘、泻痢后重、痰阻胸痞、胸痹结胸、子宫脱垂、胃下垂、脱肛。海藻、昆布、海带、川楝子、木通、枳实，六者软坚化结、利水通淋、通便排毒，为臣药。桃仁苦，平，归心、肝、肺、大肠经，功效为活血祛瘀、润肠通便，主治经闭、痛经、产后瘀阻、跌打伤痛、肺痈、肠痈、肠燥便秘，为佐药。柴胡苦、辛，微寒，归心包络、肝、胆、三焦经，功效为疏散退热、疏肝解郁、升举阴气，主治感冒发热、寒热往来、胁肋胀痛、月经不调、脱肛、子宫脱垂，为使药。阴阳分药分时橘核汤阴药的综合功效是行气止痛、软坚化结、泻火排毒、疏肝解郁。

【运用】本方是主治寒湿疝气的代表方剂。患者的表现是睾丸肿胀偏坠，痛引少腹。

若寒甚者，可酌加阳药小茴香、吴茱萸等以增强其散寒止痛之功；瘀肿重者，可酌加阳药三棱、莪术等以祛瘀止痛；寒湿化热，阴囊红肿痒痛者，可去肉桂，酌加阴药黄柏、土茯苓、车前子等以清利湿热。

本方用于治疗睾丸鞘膜积液、急慢性睾丸炎、睾丸结核、附睾炎等属寒湿者。

# 第三节　阴阳分药分时脾胃解郁剂

阴阳分药分时脾胃解郁剂，适用于脾胃气机郁滞的病症。症见腹部疼痛，腹部胀满，呕吐恶心，胃口差，嗳气吞酸，大便失调等。常用行气药如陈皮、厚朴、木香、砂仁、干姜、石斛、黄芪、甘草等组成方剂，本证的代表方剂有阴阳分药分时半夏厚朴汤、阴阳分药分时厚朴温中汤，这些方剂从半夏厚朴汤、厚朴温中汤等衍生而来。

## 阴阳分药分时半夏厚朴汤

### 半夏厚朴汤原方（《金匮要略》）

【组成】半夏一升，厚朴三两，茯苓四两，生姜五两，苏叶二两。

【用法】以水七升，煮取四升，分温四服，日三服夜一服。现代用法：水煎服。

【功用】行气散结，降逆化痰。

【主治】梅核气。症见咽中如有物阻，咯吐不出，吞咽不下，胸胁满闷，或咳或呕，舌苔白润或滑腻，脉滑或弦。

【原方之弊】本方是行气散结、降逆化痰的阴阳合药。此病形成梅核气，这必然是体内气血运行不顺，郁结于此。阴阳合药，考虑到下气降逆，阳药不是太强，考虑到升阳，下气的药不会太强，所以治疗患者的药效偏缓，适用于轻症。

### 阴阳分药分时半夏厚朴汤阳药

【组成】半夏 20 ～ 30 克，厚朴 9 ～ 15 克，干姜 20 ～ 30 克，紫苏叶 6 ～ 9 克，神曲 6 ～ 12 克。

【用法】去中医院抓阳药中药配方颗粒制剂，一服药二格。每天早上或午饭前口服阳药一次。根据病情的轻重，确定服用阳药一格或者二格。

### 阴阳分药分时半夏厚朴汤阴药

【组成】茯苓 12 ～ 24 克，栀子 15 ～ 30 克，黄连 6 ～ 9 克，白芍 9 ～ 15 克，五味子 6 ～ 9 克，柴胡 6 ～ 9 克。

【用法】去中医院抓阴药中药配方颗粒制剂，一服药二格。每天晚上饭前或睡觉前一个小时服用阴药一次。根据病情的轻重，确定服用阴药一格或者二格。

### 阴阳分药分时半夏厚朴汤

【功用】阳药祛湿化痰，健胃消食；阴药祛湿健脾，清热解毒，敛血生津，疏肝解郁。

【主治】梅核气。症见咽中如有物阻，咯吐不出，吞咽不下，胸胁满闷，或咳或呕，舌苔白润或滑腻，脉滑或弦。

【方解】本方主治的梅核气是由情志不畅，痰气互结咽喉所致。情志不畅，肝气郁结，致肺胃宣降失常，聚津为痰，气郁痰阻，互结于咽喉，故咽中如有物阻，咯吐不出，吞咽不下，胸胁满闷；痰气上逆，肺、胃失和，则或咳或呕；舌苔白润或滑腻，脉滑或弦，均为痰阻气滞之证。气不行则郁难开，痰不化则结难散，故治宜化痰、行气兼顾，使气行则郁开，痰化则结散。

阴阳分药分时半夏厚朴汤阳药包含半夏、厚朴、干姜、紫苏叶、神曲。半夏辛，温，有毒，归脾、胃、肺经，功效为燥湿化痰、降逆止呕、消痞散结，主治湿痰咳嗽、风痰眩晕、痰厥头痛、呕吐反胃、胸脘痞闷、梅核气、瘿瘤痰核、痈疽肿毒，为君药。

厚朴苦、辛，温，归脾、胃、肺、大肠经，功效为燥湿、行气、消积、平喘，主治湿阴气滞、脘腹胀满、咳嗽气喘。干姜辛，热，归脾、胃、心、肺经，功效为温中散寒、回阳通脉、温肺化饮，主治脘腹冷痛、呕吐泄泻、亡阳虚脱、肢冷脉微、痰饮咳喘。紫苏叶辛，温，归肺、脾经，功效为发汗解表、行气宽中，主治风寒表证、脾胃气滞、胸闷、呕吐、妊娠呕吐。厚朴、干姜和紫苏叶，三者燥湿行气、温中散寒、发汗解表、行气宽中，均为臣药。神曲甘、辛，温，归脾、胃经，功效为消食和胃、止泻解表，主治宿食不化、脘腹胀满及因感冒引起的胃肠道症状，修复和调节消化道微生态，为佐使药。阴阳分药分时半夏厚朴汤阳药的综合功效是祛湿化痰、健胃消食。

　　阴阳分药分时半夏厚朴汤阴药包含茯苓、栀子、黄连、白芍、五味子、柴胡。茯苓甘、淡，平，归心、肺、脾、肾经，功效为利水渗湿、健脾、宁心，主治水肿尿少、痰饮眩悸、脾虚食少、便溏泄泻、心神不安、惊悸失眠，为君药。栀子苦，寒，归心、肺、胃、三焦经，功效为清热泻火、凉血、解毒、利湿，主治心烦失眠、躁扰不宁、湿热黄疸、血热吐衄。黄连苦，寒，归心、胃、肝、大肠经，功效为清热燥湿、泻火解毒，主治胃肠湿热、呕吐、泻痢、高热神昏、心烦不寐、血热吐衄、疮疡肿毒、脓耳、湿疮、胃火牙痛。栀子和黄连清热燥湿、泻火解毒，为臣药。五味子酸，温，归肺、肾、心经，功效为敛肺滋肾、生津敛汗、涩精止泻、宁心安神，主治久咳虚喘、津伤口渴、自汗盗汗、肾虚遗精、脾肾虚泻、心悸失眠，为佐药。白芍苦、酸，微寒，归肝、脾经，功效为养血敛阴、柔肝止痛、平抑肝阳，主治月经不调、崩漏、虚汗、脘腹急痛、胁肋疼痛、四肢挛痛、头痛眩晕。柴胡苦、辛，微寒，归心包络、肝、胆、三焦经，功效为疏散退热、疏肝解郁、升举阴气，主治感冒发热、寒热往来、胁肋胀痛、月经不调、脱肛、子宫脱垂。白芍养血敛阴、柔肝止痛、平抑肝阳，柴胡疏散退热、疏肝解郁、升举阴气，二者一敛一散，均为使药。阴阳分药分时半夏厚朴汤阴药的综合功效是祛湿健脾、清热解毒、敛血生津、疏肝解郁。

　　【运用】本方是主治梅核气的代表方剂。患者的临床表现是咽中如有物阻，咯吐不出，吞咽不下，苔白腻，脉弦滑。

　　如果气郁较甚者，可在阳药中加香附，在阴药中加郁金，以助行气解郁之功；胁肋疼痛者，在阴药中加川楝子，在阳药中加玄胡索，以疏肝理气止痛；咽痛者，在阴药中加玄参，在阳药中加桔梗，以解毒散结、宣肺利咽。

　　本方用于治疗瘿证、胃神经官能症、慢性咽炎、咽部异感症、慢性支气管炎、食管痉挛等属气滞痰阻者。方中多辛温苦燥之品，仅适宜于痰气互结而无热者。若见颧红口苦、舌红少苔属于气郁化火、阴伤津少者，虽具梅核气之特征，亦不宜使用本方。

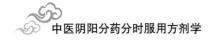

# 阴阳分药分时厚朴温中汤

## 厚朴温中汤原方（《内外伤辩惑论》）

【组成】厚朴、橘皮各一两，炙甘草半两，草豆蔻半两，茯苓半两，木香半两，干姜七分，生姜三片。

【用法】以水七升，煮取四升，分温四服，日三服夜一服。

【功用】温中燥湿，行气除满。

【主治】主治脾胃寒湿气滞证。症见脘腹胀满，或寒邪犯胃，脘腹胀痛，不思饮食，四肢倦怠，舌苔白或白腻，脉沉弦。

### 阴阳分药分时厚朴温中汤阳药

【组成】厚朴 15～30 克，陈皮 15～30 克，豆蔻 9～15 克，木香 9～15 克，干姜 6～9 克，炙甘草 9～15 克，神曲 6～12 克。

【用法】去中医院抓阳药中药配方颗粒制剂，一服药二格。每天早上或午饭前口服阳药一次。根据病情的轻重，确定服用阳药一格或者二格。

### 阴阳分药分时厚朴温中汤阴药

【组成】茯苓 12～24 克，薏苡仁 9～15 克，山茱萸 15～30 克，五味子 6～9 克，白芍 9～15 克，柴胡 6～9 克。

【用法】去中医院抓阴药中药配方颗粒制剂，一服药二格。每天晚上饭前或睡觉前一个小时服用阴药一次。根据病情的轻重，确定服用阴药一格或者二格。

### 阴阳分药分时厚朴温中汤

【功用】阳药燥湿化痰，行气止呕，健胃消食；阴药祛湿健脾，滋阴生津，疏肝解郁。

【主治】主治脾胃寒湿气滞证。症见脘腹胀满，或寒邪犯胃，脘腹胀痛，不思饮食，四肢倦怠，舌苔白或白腻，脉沉弦。

【方解】本方证因脾胃为寒湿所伤、气机壅阻而致。脾胃主受纳、腐熟和运化水谷，若起居不适，外受寒湿之邪，或恣食生冷之物，则使脾胃受寒湿所伤。寒湿凝滞，脾胃气机壅阻，不通则痛，故见脘腹胀满或疼痛；脾胃运化失司，则不思饮食；脾胃主肌肉四肢，湿邪困于脾胃，则四肢倦怠。治当行气温中，燥湿除满。

阴阳分药分时厚朴温中汤阳药包含厚朴、陈皮、木香、干姜、豆蔻、炙甘草、神曲。厚朴苦、辛，温，归脾、胃、肺、大肠经，功效为燥湿、行气、消积、平喘，主治湿阴气滞、脘腹胀满、咳嗽气喘，为君药。陈皮辛、苦，温，归脾、胃、肺经，功效为理气和中、燥湿化痰、利水通便，主治脾胃不和、脘腹胀痛、不思饮食、呕吐哕逆、痰湿阻肺、咳嗽痰多、胸膈满闷、头目眩晕、水肿、小便不利、大便秘结、乳痈疮癣、中鱼蟹毒、酒毒。木香辛、苦，温，归脾、胃、大肠、胆经，功效为行气止痛、调中宣滞，主治脘腹胀痛、泻痢后重、脾虚食少、胁痛、黄疸。干姜辛，热，归脾、胃、心、肺经，功效为温中散寒、回阳通脉、温肺化饮，主治脘腹冷痛、呕吐泄泻、亡阳虚脱、肢冷脉微、痰饮咳喘。豆蔻辛，温，归脾、胃经，功效为燥湿行气、温中止呕，主治寒湿中阻、脘腹胀痛、食少腹泻。陈皮、木香、干姜、豆蔻燥湿化痰，温中散寒，行气止呕，为臣药。神曲甘、辛，温，归脾、胃经，功效为消食和胃、止泻解表，主治宿食不化、脘腹胀满及因感冒引起的胃肠道症状，为佐药。炙甘草甘，平，归心、肺、胃、脾经，功效为补脾和胃、益气复脉、调和诸药，为使药。阴阳分药分时厚朴温中汤阳药的综合功效是燥湿化痰、行气止呕、健胃消食。

阴阳分药分时厚朴温中汤阴药包含茯苓、薏苡仁、山茱萸、白芍、五味子和柴胡。茯苓甘、淡，平，归心、肺、脾、肾经，功效为利水渗湿、健脾、宁心，主治水肿尿少、痰饮眩悸、脾虚食少、便溏泄泻、心神不安、惊悸失眠，为君药。薏苡仁甘、淡，微寒，归脾、胃、肺经，功效为利水渗湿、健脾止泻、祛湿除痹、清热排脓，主治小便不利、水肿、脚气、脾虚泄泻、风湿痹痛、筋脉挛急、肺痈、肠痈，为臣药。山茱萸酸，微温，归肝、肾经，功效为补益肝肾、收敛固涩，主治头晕目眩、腰膝酸软、崩漏、带下、月经过多、遗精、遗尿、大汗不止、体虚欲脱。白芍苦、酸，微寒，归肝、脾经，功效为养血敛阴、柔肝止痛、平抑肝阳，主治月经不调、崩漏、虚汗、脘腹急痛、胁肋疼痛、四肢挛痛、头痛眩晕。五味子酸，温，归肺、肾、心经，功效为敛肺滋肾、生津敛汗、涩精止泻、宁心安神，主治久咳虚喘、津伤口渴、自汗盗汗、肾虚遗精、脾肾虚泻、心悸失眠。山茱萸、五味子和白芍滋阴生津，敛血养肝，为佐药。柴胡苦、辛，微寒，归心包络、肝、胆、三焦经，功效为疏散退热、疏肝解郁、升举阳气，主治感冒发热、寒热往来、胁肋胀痛、月经不调、脱肛、子宫脱垂，为使药。阴阳分药分时厚朴温中汤阴药的综合功效是祛湿健脾、滋阴生津、疏肝解郁。

【运用】本方是主治脾胃寒湿气滞的代表方剂。患者的临床表现是脘腹胀痛，舌苔白腻。本方重点在于温中，对于客寒犯胃致脘痛呕吐者，亦可用之。

痛甚者，可在阳药中加肉桂、高良姜以温中散寒；兼身重肢肿者，可在阳药中加大腹皮以下气利水。

本方用于治疗寒湿泄泻、功能性消化不良、儿童功能性再发性腹痛、慢性胃炎等。本方药性温燥，脘腹胀满，属于气虚不运或胃阴不足者，不宜使用，以免耗气伤阴，气滞化热者亦忌用。

# 第四节　阴阳分药分时降肺气剂

阴阳分药分时降肺气剂，适用于肺气机上逆的病证。肺气上逆临床以咳嗽、气喘为主要症状，常以降气祛痰、止咳平喘药如紫苏子、杏仁、紫菀、款冬花、沉香等药物为主组成方剂。代表方剂有阴阳分药分时苏子降气汤、阴阳分药分时白果定喘汤等，这些方剂从苏子降气汤、白果定喘汤衍生而来。

## 阴阳分药分时苏子降气汤

### 苏子降气汤原方（《太平惠民和剂局方》）

【组成】紫苏子、半夏（汤洗七次）各二两半，川当归（去芦）一两半，甘草（炙）二两，前胡（去芦）、厚朴（去粗皮，姜汁拌炒）各一两，肉桂（去皮）一两半。

【用法】上为细末，每服二大钱（6克），水一盏半，入生姜二片，大枣一枚，苏叶五片，同煎至八分，去滓热服，不拘时候。现代用法：方中药物用量按原方比例酌定，加生姜适量、大枣1枚，苏叶2克，水煎服。

【功用】降气平喘，祛痰止咳。

【主治】上实下虚之痰喘证。症见咳喘短气，痰涎壅盛，痰质稀色白，胸膈满闷，或腰痛脚弱，肢体浮肿，舌苔白滑或白腻。

【原方之弊】本方降气平喘，祛痰止咳的阴阳合药。本药主治肺病，肺是阴阳交合的器官，既要受热，又喜滋阴生津，因此用阴阳合药，表象是照顾到两者的需求，但是二者的时间运行规律不一样，此药难以快速满足肺阳和肺阴的需求。

### 阴阳分药分时苏子降气汤阳药

【组成】紫苏子9～15克，半夏9～15克，当归9～15克，厚朴6～9克，肉桂9～12克，干姜6～9克，炙甘草6～9克。

【用法】去中医院抓阳药中药配方颗粒制剂，一服药二格。每天早上或午饭前口服阳药一次。根据病情的轻重，确定服用阳药一格或者二格。

### 阴阳分药分时苏子降气汤阴药

【组成】前胡6～12克，柴胡6～12克，茯苓9～15克，麦冬9～15克，白芍15～30克，丹参15～30克，五味子9～15克。

【用法】去中医院抓阴药中药配方颗粒制剂，一服药二格。每天晚上饭前或睡觉前一个小时服用阴药一次。根据病情的轻重，确定服用阴药一格或者二格。

### 阴阳分药分时苏子降气汤

【功用】阳药降气祛痰，温中散寒，补气血，健脾胃；阴药降气祛痰，疏风散热，滋阴润肺。

【主治】上实下虚之痰喘证。症见咳喘短气，痰涎壅盛，痰质稀色白，胸膈满闷，或腰痛脚弱，肢体浮肿，舌苔白滑或白腻。

【方解】本方证为痰涎壅肺，肾阳不足所致，即"上实下虚"。其"上实"，是由痰涎上壅于肺，致肺失宣降，症见咳喘痰多，胸膈满闷。其"下虚"，是由下元肾阳虚衰，肾不纳气所致，一见肾虚腰痛脚弱；二见肾不纳气呼多吸少，咳逆短气；三见水气不化，致上泛为痰，外溢为肿等。"上实"为病之标，"下虚"为病之本，治宜治上顾下，但以降逆平喘、止咳祛痰治标急为主，温肾纳气治下虚为辅。

阴阳分药分时苏子降气汤阳药包含紫苏子、半夏、厚朴、肉桂、干姜、当归、炙甘草。紫苏子辛，温，归肺、胃、大肠经，功效为降气消痰、止咳平喘、温中开胃、宽肠润便，主治痰壅气逆、胸中满闷、咳嗽气喘、呕吐反胃、肠燥便秘，为君药。半夏辛，温，有毒，归脾、胃、肺经，功效为燥湿化痰、降逆止呕、消痞散结，主治湿痰咳嗽、风痰眩晕、痰厥头痛、呕吐反胃、胸脘痞闷、梅核气、瘿瘤痰核、痈疽肿毒。厚朴苦、辛，温，归脾、胃、肺、大肠经，功效为燥湿、行气、消积、平喘，主治湿阻气滞、脘腹胀满、咳嗽气喘。肉桂辛、甘，热，归肾、脾、心、肝经，功效为补火助阳、散寒止痛、温通经脉，主治肾阳不足、阳痿宫冷、脘腹冷腹、寒痹腰痛、寒疝腹痛、寒凝血瘀、经闭痛经、胸痹心痛。干姜辛，热，归脾、胃、心、肺经，功效为温中散寒、回阳通脉、温肺化饮，主治脘腹冷痛、呕吐泄泻、亡阳虚脱、肢冷脉微、痰饮咳喘。半夏、厚朴、肉桂和干姜燥湿祛痰、温中散寒，为臣药。当归甘、辛，温，归肝、心、脾经，功效为活血止痛、补血调经、润肠通便，主治血虚眩晕、月经不调、经闭、痛经、面色萎黄、虚寒腹痛、跌打损伤、风湿痹痛、痈疽疮疡、肠燥便秘，为佐药。炙甘草甘，温，归心、肺、胃、脾经，功效为滋阴养血、益气通阳、复脉定悸、健脾、益气、和中、止咳平喘、止痛、调和诸药，为使药。阴阳分药分时苏子降气汤阳药的综合功效是降气祛痰、温中散寒、补气血、健脾胃。

阴阳分药分时苏子降气汤阴药包含前胡、麦冬、柴胡、茯苓、白芍、丹参、五味子。前胡苦、辛，微寒，归肺经，功效为降气祛痰、宣散风热，主治痰热咳嗽、风热咳嗽，为君药。柴胡苦、辛，微寒，归心包络、肝、胆、三焦经，功效为疏散退热、疏肝解郁、升举阴气，主治感冒发热、寒热往来、胁肋胀痛、月经不调、脱肛、子宫脱垂。茯苓甘、淡，平，归心、肺、脾、肾经，功效为利水渗湿、健脾、化痰、宁心安神。茯苓、柴胡为臣药。麦冬甘、微苦，微寒，归肺、心、胃经，功效为养阴润肺、益胃生津、清心除烦，主治燥咳痰稠、劳嗽咯血、口渴咽干、心烦失眠。五味子酸，温，归肺、肾、心经，功效为敛肺滋肾、生津敛汗、涩精止泻、宁心安神，主治久咳虚喘、津伤口渴、自汗盗汗、肾虚遗精、脾肾虚泻、心悸失眠。麦冬、五味子二者主入肺经，滋阴润肺，为佐药。丹参苦，微寒，归心、心包、肝经，功效为活血祛瘀、凉血消痈、养血安神，主治月经不调、心腹疼痛、癥瘕积聚、风湿热痹、疮疡肿痛、烦躁不寐、心悸、失眠，为使药。阴阳分药分时苏子降气汤阴药的综合功效是降气祛痰、疏风散热、滋阴润肺。

【运用】本方是主治痰涎壅盛，上实下虚之喘咳症的代表方剂。患者的临床表现是胸膈满闷，痰多稀白，苔白滑或白腻。

若痰涎壅盛，喘咳气逆难卧者，可在阳药中酌加沉香以加强其降气平喘之功；兼表证者，可在阳药中加麻黄，在阴药中加杏仁以宣肺平喘，疏散外邪；兼气虚者，可在阳药中加人参等益气。

本方用于治疗慢性气管炎、支气管炎、肺气肿、哮喘等属痰热蕴肺者。本方原方药性偏温燥，以降气祛痰为主，对于肺肾阴虚的喘咳以及肺热痰喘之证，均不宜使用，本方采用阴阳分药，扶阳和滋阴相结合，本方可以治疗这类患者。

# 阴阳分药分时白果定喘汤

## 白果定喘汤原方（《摄生众妙方》）

【组成】白果二十一个，麻黄、款冬花、法半夏各三钱，紫苏子二钱，甘草一钱，杏仁、炒黄芩各一钱五分，蜜炙桑白皮三钱。

【用法】水煎服，每日2次。

【功用】降气平喘，祛痰止咳。

【主治】主治痰热内蕴、肺气上逆。症见痰多气急，痰稠色黄，哮喘咳嗽，或有恶寒发热，舌苔黄腻，脉滑数。

### 阴阳分药分时白果定喘汤阳药

【组成】麻黄9～15克，细辛9～12克，法半夏9～15克，紫苏子9～15克，款冬花6～9克，炙甘草6～9克。

【用法】去中医院抓阳药中药配方颗粒制剂，一服药二格。每天早上或午饭前口服阳药一次。根据病情的轻重，确定服用阳药一格或者二格。

### 阴阳分药分时白果定喘汤阴药

【组成】白果9～18克，杏仁6～12克，蜜炙桑白皮6～12克，炒黄芩6～9克，五味子9～15克，白芍6～9克，山茱萸6～9克。

【用法】去中医院抓阴药中药配方颗粒制剂，一服药二格。每天晚上饭前或睡觉前一个小时服用阴药一次。根据病情的轻重，确定服用阴药一格或者二格。

## 阴阳分药分时白果定喘汤

【功用】阳药化痰降气，润肺止咳平喘，健脾和胃；阴药敛肺平喘，润肺生津，补益肝肾。

【主治】痰热内蕴、肺气上逆。症见痰多气急，痰稠色黄，哮喘咳嗽，或有恶寒发热，舌苔黄腻，脉滑数。

【方解】本方证因素体多痰，又感风寒，肺气壅闭，不得宣降，郁而化热所致。症见哮喘咳嗽，痰多色黄，质稠不易咯出等。治宜宣肺降气，止咳平喘，清热祛痰。

阴阳分药分时白果定喘汤阳药包含麻黄、细辛、法半夏、紫苏子、款冬花、炙甘草。麻黄辛、微苦，温，归肺、膀胱经，功效为发汗解表、宣肺平喘、利水消肿，主治风寒感冒、咳嗽气喘、水肿、风湿痹痛及阴疽、痰核。细辛辛、温，归肺、肾经，功效为祛风止痛、散寒解表、温肺化饮、宣通鼻窍，主治风寒头痛、牙痛、痹痛、风寒感冒、寒饮咳喘、鼻塞鼻渊。麻黄走表，细辛走里，二者都为入肺散寒之君药。法半夏辛，温，归脾、胃、肺经，功效为燥湿化痰、降逆止呕、消痞散结，主治痰多咳嗽、痰饮眩悸、风痰眩晕、痰厥头痛。紫苏子辛，温，归肺、胃、大肠经，功效为降气消痰、止咳平喘、温中开胃、宽肠润便，主治痰壅气逆、胸中满闷、咳嗽气喘、呕吐反胃、肠燥便秘。款冬花辛、甘，温，归肺经，功效为润肺止咳、消痰下气。紫苏子、法半夏、款冬花化痰降气、润肺止咳平喘，为臣药。炙甘草甘，平，归心、肺、胃、脾经，功效为补脾和胃、益气复脉、调和诸药，为佐使药。阴阳分药分时白果定喘汤阳药的综合功效是化痰降气、润肺止咳平喘、健脾和胃。

阴阳分药分时白果定喘汤阴药包含白果、杏仁、蜜炙桑白皮、炒黄芩、五味子、白芍、山茱萸。白果甘、苦、涩，平，有小毒，归肺经，功效为敛肺平喘、收涩止带，主治痰多喘咳、带下、白浊、遗尿、尿频，为君药。杏仁苦，微温，有小毒，归肺、大肠经，功效为止咳平喘、润肠通便，主治咳嗽气喘、肠燥便秘。桑白皮甘，寒，归肺经，功效为泻肺平喘、利水消肿，主治肺热咳喘、水肿胀满。黄芩苦，寒，归肺、胆、脾、大肠、小肠经，功效为清热燥湿、泻火解毒、止血、安胎，主治湿温、暑湿、胸闷呕恶、湿热痞满、泻痢、黄疸、肺热咳嗽、高热烦渴、血热吐衄、痈肿疮毒、胎动不安。杏仁、桑白皮和黄芩止咳平喘、泻热润肺，为臣药。白芍苦、酸，微寒，归肝、脾经，功效为养血敛阴、柔肝止痛、平抑肝阳，主治月经不调、崩漏、虚汗、脘腹急痛、胁肋疼痛、四肢挛痛、头痛眩晕。山茱萸酸，微温，归肝、肾经，功效为补益肝肾、收敛固涩，主治头晕目眩、腰膝酸软、崩漏、带下、月经过多、遗精、遗尿、大汗不止、体虚欲脱。白芍敛血柔肝，山茱萸补益肝肾，强木克金，二者为佐使药。

阴阳分药分时白果定喘汤阴药的综合功效是敛肺平喘、润肺生津、补益肝肾。

【运用】本方是主治素体痰多，复感风寒，致肺气壅闭之喘咳证。患者的临床表现是哮喘咳嗽，痰多色黄，微恶风寒，苔黄腻，脉滑数。

若无表证者，以宣肺定喘为主，故麻黄可减量应用；痰多难咯者，可在阴药中加天花粉，在阳药中加胆南星等以助清热化痰之功；肺热偏重，在阴药中加石膏、鱼腥草以清泄肺热。

本方用于支气管哮喘、慢性支气管炎等属痰热壅肺者。若新感风寒，虽恶寒发热、无汗而喘，但内无痰热者，或哮喘日久、肺肾阴虚者，皆不宜使用。

# 第五节　阴阳分药分时降胃气剂

阴阳分药分时降胃气剂，适用于胃气机上逆的病证。胃气上逆临床以呕吐、呃逆、嗳气等为主要症状，常以降逆和胃止呕药如旋覆花、代赭石、半夏、柿蒂等药物组成，代表方剂有阴阳分药分时旋覆代赭汤、阴阳分药分时丁香柿蒂汤、阴阳分药分时陈皮竹茹汤等，这些方剂从旋覆代赭汤、丁香柿蒂汤、橘皮竹茹汤衍生而来。

## 阴阳分药分时旋覆代赭汤

### 旋覆代赭汤原方（《伤寒论》）

【组成】旋覆花三两，代赭石一两，半夏（汤泡）半升，人参二两，炙甘草三两，生姜五两，大枣（擘）十二枚。

【用法】上七服，以水一斗，煮取六升，去滓，再煎取三升。温服一升，日三服。

【功用】降逆化痰，益气和胃。

【主治】胃虚痰阻气逆证。症见伤寒发汗若吐若下解后，心下痞硬，噫气不除，心下痞硬，噫气频作，反胃呕吐，吐涎沫，舌苔白滑，脉弦而虚。

【原方之弊】本方是降逆化痰，益气和胃的阴阳合药。脾阳主要行于阳时，喜欢升，胃阴主要行于阴时，喜欢降。本方阴阳合药，总体药性偏温，早上和中午服用有利于脾阳之升，晚上服用则不利于胃阴之降。短期服用，效果不错，长期服用，则生虚火，不利于肝胆和睡眠。

### 阴阳分药分时旋覆代赭汤阳药

【组成】旋覆花9～15克，半夏9～15克，干姜6～9克，人参6～9克，大枣6～9克，炙甘草6～9克。

【用法】去中医院抓阳药中药配方颗粒制剂，一服药二格。每天早上或午饭前口服阳药一次。根据病情的轻重，确定服用阳药一格或者二格。

### 阴阳分药分时旋覆代赭汤阴药

【组成】代赭石9～15克，柴胡6～12克，茯苓9～15克，麦冬9～15克，白芍6～9克，丹参6～9克，山茱萸6～9克。

【用法】去中医院抓阴药中药配方颗粒制剂，一服药二格。每天晚上饭前或睡觉前一个小时服用阴药一次。根据病情的轻重，确定服用阴药一格或者二格。

### 阴阳分药分时旋覆代赭汤

【功用】阳药燥湿化痰，降逆止呕，补益脾胃；阴药平肝潜阳，重镇降逆，清热祛湿，疏肝解郁，滋阴生津。

【主治】胃虚痰阻气逆证。症见伤寒发汗若吐若下解后，心下痞硬，噫气不除，心下痞硬，噫气频作，反胃呕吐，吐涎沫，舌苔白滑，脉弦而虚。

【方解】本方证因胃气虚弱，痰浊内阻所致胃脘痞闷胀满、频频嗳气，甚或呕吐、呃逆等证。原书用于"伤寒发汗，若吐若下，解后，心下痞硬，噫气不除者"。此乃外邪虽经汗、吐、下而解，但治不如法，中气已伤，痰涎内生，胃失和降，痰气上逆之故。而胃虚当补、痰浊当化、气逆当降，故拟化痰降逆、益气补虚之法。

阴阳分药分时旋覆代赭汤阳药包含旋覆花、半夏、干姜、人参、大枣、炙甘草。旋覆花苦、辛、咸，微温，归肺、脾、胃、大肠经，功效为消痰行水、降气止呕，主治咳喘胸闷、呕吐、嗳气，为君药。半夏辛，温，有毒，归脾、胃、肺经，功效为燥湿化痰、降逆止呕、消痞散结，主治湿痰咳嗽、风痰眩晕、痰厥头痛、呕吐反胃、胸脘痞闷、梅核气、瘿瘤痰核、痈疽肿毒，为臣药。干姜辛，热，归脾、胃、心、肺经，功效为温中散寒、回阳通脉、温肺化饮，主治脘腹冷痛、呕吐泄泻、亡阳虚脱、肢冷脉微、痰饮咳喘，为臣药。人参甘、微苦，平，归脾、肺、心经，功效为大补元气、复脉固脱、补脾益肺、生津、安神，主治体虚欲脱、肢冷脉微、脾虚食少便溏、气短乏力、肺虚喘咳、津伤口渴、内热消渴、久病虚羸、惊悸失眠、阳痿宫冷、心力衰竭、心源性休克。大枣甘，温，归脾、胃经，功效为补中益气、养血安神、缓和药性，主治脾胃虚弱、食少便溏、血虚萎黄、妇女脏躁。人参和大枣补益气血，均为佐药。炙甘草甘，温，归心、肺、胃、脾经，功效为滋阴养血、益气通阳、复脉定悸、健脾、益气、和中、止咳平喘、止痛、调和诸药，为使药。阴阳分药分时旋覆代赭汤阳药分时的综合功效是燥湿化痰、降逆止呕、补益脾胃。

阴阳分药分时旋覆代赭汤阴药包含代赭石、柴胡、茯苓、麦冬、白芍、丹参、山茱萸。代赭石苦，寒，归肝、心经，功效为平肝潜阳、重镇降逆、凉血止血，主治头痛眩晕、呃逆呕吐、气逆喘息、吐血、衄血、崩漏，为君药。柴胡苦、辛、微寒，归心包络、肝、胆、三焦经，功效为疏散退热、疏肝解郁、升举阴气，主治感冒发热、寒热往来、胁肋胀痛、月经不调、脱肛、子宫脱垂。茯苓味甘、淡、平，归心、肺、脾、肾经，功效为利水渗湿、健脾、化痰、宁心安神。柴胡、茯苓为臣药。麦冬甘、微苦、微寒，归肺、心、胃经，功效为养阴润肺、益胃生津、清心除烦，主治燥咳痰稠、劳嗽咯血、口渴咽干、心烦失眠。白芍苦、酸、微寒，归肝、脾经，功效为养血敛阴、柔肝止痛、平抑肝阳，主治月经不调、崩漏、虚汗、脘腹急痛、胁肋疼痛、四肢挛痛、头痛眩晕。丹参苦、微寒，归心、心包、肝经，功效为活血祛瘀、凉血消痈、养血安神，主治月经不调、心腹疼痛、癥瘕积聚、风湿热痹、疮疡肿痛、烦躁不寐、心悸、失眠。山茱萸酸、微温，归肝、肾经，功效为补益肝肾、收敛固涩，主治头晕目眩、腰膝酸软、崩漏、带下、月经过多、遗精、遗尿、大汗不止、体虚欲脱。麦冬、丹参、白芍和山茱萸滋阴生津，补益脾胃和心肝肾，为佐使药。阴阳分药分时旋覆代赭汤阴药的综合功效是平肝潜阳、重镇降逆、清热祛湿、疏肝解郁、滋阴生津。

【运用】本方是主治胃虚痰阻气逆证之代表方剂。患者的临床表现是心下痞硬，嗳气频作，或呕吐、呃逆，苔白腻，脉缓或滑。

若胃气不虚者，可去人参、大枣，加重代赭石用量，以增重镇降逆之效；痰多者，可加阴药茯苓、川贝母、浙贝母，加阳药陈皮助化痰和胃之力。

本方用于治疗胃及十二指肠溃疡、急慢性胃肠炎、胃扩张、反流性食管炎、胆汁反流性胃炎、化疗后毒副反应、幽门不全性梗阻、胃癌、神经性呕吐、糖尿病胃轻瘫、慢性肾炎及尿毒症、妊娠恶阻等。胃虚有热之呕吐、呃逆、嗳气者不宜使用本方。因方中代赭石、半夏有降逆作用，妊娠呕吐者不宜用之。

# 阴阳分药分时丁香柿蒂汤

## 丁香柿蒂汤原方（《症因脉治》）

【组成】丁香、生姜各6克，柿蒂9克，人参3克。

【用法】水煎服。方中人参可改用党参。

【功用】温中益气，降逆止呃。

【主治】虚寒呃逆证。症见胃气虚寒，失于和降，呃逆不已，胸脘痞闷，舌淡苔白，脉沉迟。

### 阴阳分药分时丁香柿蒂汤阳药

【组成】丁香6～9克，柿蒂9～15克，人参9～12克，干姜6～9克，炙甘草6～9克。

【用法】去中医院抓阳药中药配方颗粒制剂，一服药二格。每天早上或午饭前口服阳药一次。根据病情的轻重，确定服用阳药一格或者二格。

## 阴阳分药分时丁香柿蒂汤阴药

【组成】丁香 6 ～ 9 克，柿蒂 9 ～ 15 克，干姜 6 ～ 9 克，麦冬 9 ～ 15 克，茯苓 9 ～ 15 克，白芍 15 ～ 30 克，丹参 15 ～ 30 克，柴胡 6 ～ 12 克。

【用法】去中医院抓阴药中药配方颗粒制剂，一服药二格。每天晚上饭前或睡觉前一个小时服用阴药一次。根据病情的轻重，确定服用阴药一格或者二格。

## 阴阳分药分时丁香柿蒂汤

【功用】阳药温中降逆，补胃生津；阴药温中降逆，滋阴养胃，滋阴敛血。

【主治】虚寒呃逆证。症见胃气虚寒，失于和降，呃逆不已，胸脘痞闷，舌淡苔白，脉沉迟。

【方解】本方所治呃逆皆因胃气虚寒，胃失和降所致。根据虚者补之，寒者温之，逆者降之的治法，治当降逆止呃、温中益气。

阴阳分药分时丁香柿蒂汤阳药包含丁香、柿蒂、人参、干姜、炙甘草。丁香辛，温，归脾、胃、肾经，功效为温中降逆、温肾助阳，主治胃寒呕吐、呃逆、腹泻、肾虚阳痿，为君药。柿蒂苦、涩、平，归胃经，功效为降逆止呃，主治呃逆。人参甘、微苦，平，归脾、肺、心经，功效为大补元气、滋阴生津、复脉固脱、补脾益肺、生津、安神，主治体虚欲脱、肢冷脉微、脾虚食少便溏、气短乏力、肺虚喘咳、津伤口渴、内热消渴、久病虚羸、惊悸失眠、阳痿宫冷，心力衰竭、心源性休克，为佐药。干姜辛，热，归脾、胃、心、肺经，功效为温中散寒、回阳通脉、温肺化饮，主治脘腹冷痛、呕吐泄泻、亡阳虚脱、肢冷脉微、痰饮咳喘。炙甘草甘，平，归心、肺、胃、脾经，功效为补脾和胃、益气复脉。干姜、炙甘草调和诸药，为使药。阴阳分药分时丁香柿蒂汤阳药的综合功效是温中降逆，补胃生津。

阴阳分药分时丁香分时柿蒂汤阴药包括丁香、柿蒂、干姜、麦冬、茯苓、白芍、丹参、柴胡。丁香辛，温，归脾、胃、肾经，功效为温中降逆、温肾助阳，主治胃寒呕吐、呃逆、腹泻、肾虚阳痿，为君药。柿蒂苦、涩、平，归胃经，功效为降逆止呃，主治呃逆。干姜辛，热，归脾、胃、心、肺经，功效为温中散寒、回阳通脉、温肺化饮，主治脘腹冷痛、呕吐泄泻、亡阳虚脱、肢冷脉微、痰饮咳喘。柿蒂降逆止呃，干姜温中散寒，二者为臣药。柴胡苦、辛，微寒，归心包络、肝、胆、三焦经，功效为疏散退热、疏肝解郁、升举阴气，主治感冒发热、寒热往来、胁肋胀痛、月经不调、脱肛、子宫脱垂。茯苓甘、淡，平，归心、肺、脾、肾经，功效为利水渗湿、健脾、化痰、宁心安神。麦冬甘、微苦，微寒，归肺、心、胃经，功效为养阴润肺、益胃生津、清心除烦，主治燥咳痰稠、劳嗽咯血、口渴咽干、心烦失眠。白芍苦、酸，微寒，归肝、脾经，功效为养血敛阴、柔肝止痛、平抑肝阳，主治月经不调、崩漏、虚汗、脘腹急痛、胁肋疼痛、四肢挛痛、头痛眩晕。丹参苦、微寒，归心、心包、肝经，功效为活血祛瘀、凉血消痈、养血安神，主治月经不调、心腹疼痛、癥瘕积聚、风湿热痹、疮疡肿痛、烦躁不寐、心悸、失眠。茯苓、柴胡、麦冬、白芍、丹参均为使药。阴阳分药分时丁香柿蒂汤阴药的综合功效是温中降逆、滋阴养胃、滋阴敛血。

【运用】本方是主治胃气虚寒，气逆不降之呃逆证的代表方剂。患者的临床表现是呃逆不已，舌淡苔白，脉沉迟。

胃气不虚者，可去人参，名柿蒂汤（《济生方》）；兼气滞痰阻者，可在阳药中加半夏、陈皮以理气化痰。

本方可用于治疗神经性呃逆、膈肌痉挛、反流性食管炎、功能性消化不良等属胃寒气逆者。本方性偏温热，胃热呃逆者不宜使用。

# 阴阳分药分时陈皮竹茹汤

## 橘皮竹茹汤原方（《金匮要略》）

【组成】陈皮、竹茹各二升，大枣三十枚，生姜、甘草各半斤，人参一两。

【用法】水煎温服，每日 3 次。

【功用】和胃降逆，益气清热。

【主治】胃虚有热之呃逆证。症见气逆不降，呃逆或干呕，虚烦少气，口干，舌红嫩，苔薄白带黄，脉虚略数。

### 阴阳分药分时陈皮竹茹汤阳药

【组成】陈皮 12～24 克，人参 6～9 克，大枣 6～9 克，厚朴 9～15 克，炙甘草 9～12 克，干姜 9～15 克。

【用法】去中医院抓阳药中药配方颗粒制剂，一服药二格。每天早上或午饭前口服阳药一次。根据病情的轻重，确定服用阳药一格或者二格。

### 阴阳分药分时陈皮竹茹汤阴药

【组成】竹茹 12～24 克，茯苓 9～15 克，柴胡 6～12 克，麦冬 9～15 克，白芍 15～30 克，丹参 6～9 克，山茱萸 9～15 克。

【用法】去中医院抓阴药中药配方颗粒制剂，一服药二格。每天晚上饭前或睡觉前一个小时服用阴药一次。根据病情的轻重，确定服用阴药一格或者二格。

### 阴阳分药分时陈皮竹茹汤

【功用】阳药燥湿祛痰，补益脾胃；阴药清热化痰，疏肝解郁，养胃生津。

【主治】胃虚有热之呃逆证。症见气逆不降，呃逆或干呕，虚烦少气，口干，舌红嫩，苔薄白带黄，脉虚略数。

【方解】呃逆之证，皆因胃气不能和降而起，但有寒热虚实之分。本方证因胃虚有热，气逆不降所致。胃虚宜补，有热宜清，气逆宜降，故立清补降逆之法。

阴阳分药分时陈皮竹茹汤阳药包含陈皮、人参、大枣、厚朴、炙甘草、干姜。陈皮辛、苦，温，归脾、胃、肺经，功效为理气和中、燥湿化痰、利水通便，主治脾胃不和、脘腹胀痛、不思饮食、呕吐哕逆、痰湿阻肺、咳嗽痰多、胸膈满闷、头目眩晕、水肿、小便不利、大便秘结、乳痈疮癣、中鱼蟹毒或酒毒，为君药。厚朴苦、辛，温，归脾、胃、肺、大肠经，功效为燥湿、行气、消积、平喘，主治湿阴气滞、脘腹胀满、咳嗽气喘。干姜辛，热，归脾、胃、心、肺经，功效为温中散寒、回阳通脉、温肺化饮，主治脘腹冷痛、呕吐泄泻、亡阳虚脱、肢冷脉微、痰饮咳喘。厚朴、干姜二者为臣药。人参甘、微苦，平，归脾、肺、心经，功效为大补元气、复脉固脱、补脾益肺、生津、安神，主治体虚欲脱、肢冷脉微、脾虚食少便溏、气短乏力、肺虚喘咳、津伤口渴、内热消渴、久病虚羸、惊悸失眠、阳痿宫冷、心力衰竭、心源性休克。大枣甘，温，归脾、胃经，功效为补中益气、养血安神、缓和药性，主治脾胃虚弱、食少便溏、血虚萎黄、妇女脏躁。人参和大枣补益脾胃，主入脾胃经，为佐药。炙甘草甘，平，归心、肺、胃、脾经，功效为补脾和胃、益气复脉、调和诸药，为使药。阴阳分药分时陈皮竹茹汤阳药的综合功效是燥湿祛痰、补益脾胃。

阴阳分药分时陈皮竹茹汤阴药包含竹茹、茯苓、柴胡、麦冬、白芍、丹参、山茱萸。竹茹甘，微寒，归肺、胃、胆经，功效为清热化痰、除烦止呕，主治痰热咳嗽、烦热失眠、胃热呕吐、血热吐衄，为君药。柴胡苦、辛，微寒，归心包络、肝、胆、三焦经，功效为疏散退热、疏肝解郁、升举阴气，主治感冒发热、寒热往来、胁肋胀痛、月经不调、脱肛、子宫脱垂。茯苓味甘、淡，平，归心、肺、脾、肾经，功效为利水渗湿、健脾、化痰、宁心安神。茯苓祛湿健脾，柴胡疏肝解郁，为臣药。麦冬甘、微苦，微寒，归肺、心、胃经，功效为养阴润肺、益胃生津、清心除烦，主治燥咳痰稠、劳嗽咯血、口渴咽干、心烦失眠。白芍苦、酸，微寒，归肝、脾经，功效为养血敛阴、柔肝止痛、平抑肝阳，主治月经不调、崩漏、虚汗、脘腹急痛、胁肋疼痛、四肢挛痛、头痛眩晕。丹参苦，微寒，归心、心包、肝经，功效为活血祛瘀、凉血消痈、养血安神，主治月经不调、心腹疼痛、癥瘕积聚、风湿热痹、疮疡肿痛、烦躁不寐、心悸、失眠。山茱萸酸，微温，归肝、肾经，功效为补益肝肾、收敛固涩，主治头晕目眩、腰膝酸软、崩漏、带下、月经过多、遗精、遗尿、大汗不止、体虚欲脱。麦冬、丹参、白芍和山茱萸滋阴生津，补益胃阴和心肝肾阴，为佐使药。阴阳分药分时陈皮竹茹汤阴药的综合功效是清热化痰、疏肝解郁、养胃生津。

【运用】本方是主治胃虚有热、气逆不降之证的代表方剂。患者的临床表现是呃逆频作或呕吐、舌红嫩。

临床如见胃气不虚，可去人参、炙甘草、大枣；痰多者，在阳药中加半夏，在阴药中加茯苓；胃阴不足而见舌红少苔者，在阴药中加麦冬、石斛；呕哕不止者，在阴药中加枇杷叶；呃逆持续者，在阳药中加柿蒂。

本方用于治疗反流性胃炎、化疗引起的消化道反应、顽固性呃逆、心律失常、肾功能衰竭等。凡由实热或虚寒所致呃逆、干呕者，非本方所宜。

# 第十七章　阴阳分药分时理血剂

凡是以理血药为主组成，具有活血祛瘀或止血作用，同时辅以补气和补血等药，主要治疗血瘀证和出血证为主的方剂，统称阴阳分药分时理血剂。

血是人体流动的营养物质，周流不息地循行于经脉中，灌溉五脏六腑，四肢百骸，故有"血主濡之"（《难经·二十二难》）之说。因各种原因，造成血行不畅、瘀滞内停，或离经妄行、血溢脉外，或生化无源、营血亏损，均可引起血分病变，如血瘀、出血、血虚等证。因此，血证治法概括起来主要有活血化瘀、止血、补血三个方面。补血方剂已在补益剂中论述，故本章主要论述活血祛瘀和止血两类。

在开方阴阳分药分时理血剂的时候，要综合考虑寒热虚实和轻重缓急。首先，要辨明致病的原因，分清标本缓急，掌握"急则治标，缓则治本"或"标本兼顾"的治疗原则。其次，在选方组药时，要遵循祛瘀不伤正、止血不留瘀的宗旨。再次，在使用活血祛瘀药剂时，要辅以养血益气之品，使祛瘀而不伤正。最后，在使用止血药时，尤其应该辨明出血原因，做到审因论治、止血治标为先。

对于出血兼有血瘀的患者，在止血方中适当配伍活血化瘀、行气之品，或选用兼有化瘀止血功能的药物，以防血止瘀留。活血祛瘀剂虽能促进血行，消除瘀血，但其药性破泄，不宜久服；因其易于动血、伤胎，故凡妇女经期、月经过多及孕妇者，均当慎用或禁用。

## 第一节　阴阳分药分时活血祛瘀剂

阴阳分药分时活血祛瘀剂，适用于各种瘀血阻滞之症，如经闭、痛经、恶露不行、半身不遂、外伤瘀痛、痈肿初起等。症见刺痛，痛有定处，舌紫黯，或有瘀斑，腹中或其他部位有肿块，疼痛拒按，按之坚硬，固定不移，脉涩等。常用活血祛瘀药如川芎、桃仁、红花、赤芍、丹参等为主组成方剂。由于瘀血的成因与气、寒、热、虚、实等原因有关，故活血祛瘀剂又常常与理气、温经、清热、滋阴生血等药物配伍使用。本证的代表方剂有阴阳分药分时桃仁承气汤、阴阳分药分时补阳还五汤、阴阳分药分时复元活血汤、阴阳分药分时温经汤、阴阳分药分时生化汤等，这些方剂从桃核承气汤、补阳还五汤、复元活血汤、温经汤、生化汤等化裁、融合、衍生而来。

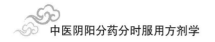

# 阴阳分药分时桃仁承气汤

## 桃核承气汤原方（《伤寒论》）

【组成】桃仁（去皮尖）五十个，大黄四两，桂枝、甘草（炙）、芒硝各二两。

【用法】前四味水煎去渣取汁，芒硝冲服，每日三次。

【功用】破血下瘀。

【主治】下焦畜血证。症见少腹急结，小便自利，其人如狂，甚则谵语烦躁，至夜发热；或妇人经闭，痛经，脉沉实或涩。

【原方之弊】本方为阴药合药方剂，整体药性偏下，破血通泻下焦。下焦瘀堵，上焦必闭。泻下伤中焦，本方顾下难顾上，不可久服。一旦瘀堵不下，久服伤身，加大后续的治疗难度。

### 阴阳分药分时桃仁承气汤阳药

【组成】桂枝 9 ～ 15 克，肉桂 3 ～ 6 克，红参 9 ～ 15 克，黄芪 15 ～ 30 克，白术 6 ～ 12 克，大枣 9 ～ 12 克，炙甘草 9 ～ 15 克。

【用法】去中医院抓阳药中药配方颗粒制剂，一服药二格。每天早上或午饭前口服阳药一次。根据病情的轻重，确定服用阳药一格或者二格。

### 阴阳分药分时桃仁承气汤阴药

【组成】桃仁 12 ～ 24 克，大黄 12 ～ 24 克，芒硝 6 ～ 12 克，白芍 15 ～ 30 克，丹参 15 ～ 30 克，五味子 15 ～ 30 克，山茱萸 9 ～ 15 克，生地黄 15 ～ 30 克，生甘草 9 ～ 15 克。

【用法】去中医院抓阴药中药配方颗粒制剂，一服药二格。每天晚上饭前或睡觉前一个小时服用阴药一次。根据病情的轻重，确定服用阴药一格或者二格。

### 阴阳分药分时桃仁承气汤

【功用】阳药温阳发汗，解表解肌，温热三焦，大补元气，健脾养胃，祛痰化湿；阴药活血化瘀，泻下排毒，收敛肝气，补益津液。

【主治】下焦畜血证。症见少腹急结，小便自利，其人如狂，甚则谵语烦躁，至夜发热。或妇人经闭，痛经，脉沉实或涩。

【方解】本方主治伤寒太阳不解，寒邪循经入腑化热，寒热互搏，寒热、气血交织成血瘀，寒邪下行，所以瘀积于下焦所致的畜血证。由于瘀热互结于下焦，故少腹急结；热在血分而不在气分，膀胱气化未受影响，故小便自利；热在血分，血属阴，故至夜发热；瘀热上扰心神，轻则烦躁不安，重则其人如狂、谵语烦躁。胞宫位于下焦，瘀热互结，所以可致女性痛经、闭经、月经量少等妇科疾病。所以治法应该先用阳药解表，温热三焦，补元气，健脾胃，补津液；然后用阴药活血化瘀，泻下排毒，收敛肝气，滋阴生血，补益津液。若是只泻下排毒，上焦不解，如果阳气恢复不来，寒气就会直上中焦或上焦，造成病情恶化和加重，或者长时间难以康复，症状反反复复。

阴阳分药分时桃仁承气汤阳药包含桂枝、肉桂、红参、黄芪、白术、大枣、炙甘草。桂枝辛温大热，旺心火，升肝阳，温上焦，为君药。肉桂补火助阳、引火归原、散寒止痛、温下焦、活血通经，为臣药。红参大补元气，黄芪益气固表，白术益气健脾、祛湿止汗，大枣补益津液，四者为臣药。炙甘草压桂枝和肉桂之火，使桂枝和肉桂之火缓缓升发，复脉定悸，益气健脾，为佐使药。

在阴阳分药分时桃仁承气汤阴药包含桃仁、大黄、芒硝、白芍、丹参、五味子、山茱萸、生地黄、生甘草。桃仁活血化瘀、止咳平喘、润肠通便，为君药。大黄攻下积滞、泻火凉血、活血化瘀、利胆退黄，芒硝泻下通便、润肠软坚、清火消肿，丹参活血祛瘀、养血安神、凉血消肿，三者为臣药。白芍平肝止痛、敛阴止汗、敛血补血，五味子收敛固涩、益气生津、补肾宁心，山茱萸补益肝肾、收敛固涩、收敛止汗，生地黄清热生津、凉血止血、滋阴养血，三者为佐药。生甘草是补脾益气、祛痰止咳、缓急止痛、清热解毒、调和诸药，为使药。

【运用】本方主治下焦畜血证。患者表现为少腹急结，小便自利，脉沉实或涩。本方因为其能破血下瘀，故孕妇忌用，体虚者慎用。若兼表证未解者，当先解表而后再用本方。本方服后有轻度的腹泻，可使畜血除、邪热清、神志宁，诸证自平。原方考虑到体虚者慎用，有表证要先解表，本方采用阴阳分药，这些问题均在考虑之列。

如果用于跌打损伤的患者，瘀滞疼痛者，可在阳药中加当归尾、红花和苏木等，在阴药中加赤芍，以活血化瘀止痛；如果瘀滞较重、月经不调、痛经者，可在阳药中加延胡索、五灵脂以调经止痛；如果恶露不下者，可以在阳药中加延胡索、蒲黄以祛瘀散结。若上部瘀热之头痛头胀，面红目赤，吐血流鼻血患者，可以在阴药中加牛膝、生地黄、牡丹皮和白茅根等以清热凉血，引血导热下行。

本方常用于治疗急性盆腔炎、血小板减少性紫癜、脑血管病、异位妊娠、子宫肌瘤等症属瘀热互结的患者。

# 阴阳分药分时补阳还五汤

## 补阳还五汤原方（《医林改错》）

【组成】黄芪（生）四两，当归尾二钱，赤芍一钱半，地龙、川芎、桃仁、红花各一钱。

【用法】水煎服，每日三次。

【功用】补气，活血，通络。

【主治】气虚血瘀之中风证。半身不遂，口眼㖞斜，语言謇涩，口角流涎，小便频数，或遗尿不禁，苔白，脉缓。

### 阴阳分药分时补阳还五汤阳药

【组成】黄芪 30～120 克，当归尾 6～12 克，红花 3～6 克，川芎 3～6 克，桃仁 3～6 克，红参 6～9 克，制附子 6～9 克。

【用法】去中医院抓中药配方颗粒制剂，一服药一格。在每天早上或午饭前口服一次。

### 阴阳分药分时补阳还五汤阴药

【组成】桃仁 9～18 克，赤芍 6～12 克，丹参 9～15 克，柴胡 6～9 克，地龙 3～6 克，五味子 9～15 克，生地黄 9～15 克。

【用法】去中医院抓阴药中药配方颗粒制剂，一服药二格。每天晚上饭前或睡觉前一个小时服用阴药一次。根据病情的轻重，确定服用阴药一格或者二格。

### 阴阳分药分时补阳还五汤

【功用】阳药活血化瘀，补益气血；阴药活血化瘀，滋阴肝肾。

【主治】气虚血瘀之中风证。半身不遂，口眼㖞斜，语言謇涩，口角流涎，小便频数，或遗尿不禁，苔白，脉缓。

【方解】本方证为中风后，气虚血瘀，血行不畅，脉络瘀阻所致。由于正气亏虚，不能行血，以致脉络瘀阻，筋脉肌肉失养，故半身不遂，口眼㖞斜；气虚血瘀，舌本失养，约束无力，故语言謇涩，口角流涎；气虚不固，膀胱失约，故小便频数，遗尿不禁；苔白，脉缓为气虚之象。可见，本方是以气虚为本，血瘀为标，符合王清任提出的"因虚致瘀"理论。治宜补气为主，活血通络为辅。

阴阳分药分时补阳还五汤阳药包含黄芪、当归尾、红花、川芎、桃仁、红参、制附子。当归尾活血止痛、补血调经、润肠通便，川芎活血行气、祛风止痛，红花活血化瘀、通经，桃仁活血祛瘀、润肠通便，这四味药都有活血通经的功效，所以为臣药。红参大补元气、复脉固脱、益气摄血，制附子大补心阳、回阳救逆、补火温补肾阳、祛寒止疼，二者为佐使药。阴阳分药分时补阳还五汤阳药的综合功效是活血化瘀、补益气血。

阴阳分药分时补阳还五汤阴药包含桃仁、赤芍、丹参、柴胡、地龙、五味子、生地黄。桃仁活血祛瘀、润肠通便，重用桃仁，为君药。丹参活血祛瘀、凉血消痈、养血安神，一物等效于四物汤，为臣药。赤芍清热凉血、活血化瘀、止痛，地龙清热息风、平喘、通络、利尿，五味子敛肺滋肾、生津敛汗、涩精止泻、宁心安神，三者为佐药。阴阳分药分时补阳还五汤阴药的综合功效是活血化瘀、滋阴肝肾。

【运用】本方是主治中风后遗症的代表方剂，又是益气活血的代表方。患者的症状是中风后半身不遂，口眼㖞斜，苔白脉缓。

使用本方需长期服用，才有效果。愈后还应继续服用一段时间，以巩固疗效，防止复发。本方生黄芪用量特重。临证时方中生黄芪宜从 30 ～ 60 克开始，逐渐加量至 120 克，使用时可根据病情适当加大。本方需久服方能显效，愈后应继续服用，以巩固疗效，防止复发。

若半身不遂以上肢为主时，可以在阳药重加桂枝，阴药中加桑枝，以引药上行，温经通络；下肢为主者，在阴药中加牛膝和杜仲，以引药下行，补益肝肾；血瘀较重者，加水蛭、三七以破瘀通络；语言不利者，阳药中加石菖蒲、远志，在阴药中加郁金等化痰开窍；痰多者，在阳药中加制半夏、天竺黄以化痰；偏寒者，在阳药中加附子、肉桂等以温阳散寒；脾胃虚弱者，在阳药中加红参、党参、白术以补气健脾。

本方用于治疗脑梗死、脑血栓、脑出血、脑动脉硬化症、血管神经性头痛；亦可以用于治疗坐骨神经痛、下肢静脉曲张、多发性纤维瘤、脉管炎、慢性肾炎、冠心病、肺源性心脏病等病症属于气虚血瘀者。

# 阴阳分药分时复元活血汤

## 复元活血汤原方（《医学发明》）

【组成】柴胡半两，天花粉、当归各三钱，红花、甘草、穿山甲（炮）各二钱，大黄（酒浸）一两，桃仁（酒浸，去皮尖，研如泥）五十个。

【用法】除桃仁外，锉如麻豆大。每服一两，水一盏半，酒半盏，同煎至七分，去滓，大温服之，食前。以利为度，得利痛减，不尽服。

【功用】活血祛瘀，疏肝通络。

【主治】跌打损伤，瘀血留于胁下，痛不可忍。

### 阴阳分药分时复元活血汤阳药

【组成】当归 9 ～ 18 克，红花 6 ～ 12 克，穿山甲 6 ～ 12 克，桃仁 15 ～ 30 克，甘草 6 ～ 12 克。

【用法】去中医院抓阳药中药配方颗粒制剂，一服药二格。每天早上或午饭前口服阳药一次。根据病情的轻重，确定服用阳药一格或者二格。

### 阴阳分药分时复元活血汤阴药

【组成】桃仁 15 ～ 30 克，大黄（酒浸）15 ～ 30 克，柴胡 15 ～ 30 克，天花粉 9 ～ 18 克。

【用法】去中医院抓中药配方颗粒制剂，一服药二格。在服用阳药的下午开始服用一格阴药，如果没有排泄大便，再喝一格；如果没有排泄大便，第二天下午或晚上再服阴药；如果第二天没有排泄大便，第三天下午或晚上再服阴药，如此类推。

### 阴阳分药分时复元活血汤

【功用】阳药活血化瘀，通经活络，活血止痛；阴药活血化瘀，泄下攻积，消肿排脓，清热生津。

【主治】跌打损伤，瘀血留于胁下，痛不可忍。

【方解】本方证因跌打损伤，瘀血留于胁肋，气机阻滞所致。治当活血祛瘀，兼以疏肝行气通络。

阴阳分药分时复元活血汤阳药包含当归、红花、穿山甲、桃仁、甘草。当归主要入肝经，活血补血、活血止痛，为君药。红花活血化瘀、通经络，桃仁活血祛瘀、润肠通便，穿山甲活血通经、下乳、消肿排脓，三者为臣药。炙甘草补益脾胃，调和诸药，为佐使药。阴阳分药分时复元活血汤阳药的综合功效是活血化瘀、通经活络、活血止痛。

阴阳分药分时复元活血汤阴药包含桃仁、大黄、天花粉、柴胡。大黄泻下攻积、清热泻火、凉血解毒、活血祛瘀，为君药。桃仁活血祛瘀，为臣药。天花粉清热生津、消肿排脓，为佐药。柴胡疏散退热、疏肝解郁、升举阴气，引药入肝经，为使药。阴阳分药分时补阳复元活血汤阴药的综合功效是活血化瘀、泄下攻积、消肿排脓、清热生津。

【运用】本方是主治跌打损伤、瘀血阻滞证的代表方剂。患者的表现是胸胁瘀肿疼痛，痛不可忍。原方重用大黄，用药后见微利痛减，当停用或减少其用量，以免损伤正气。本方阴阳分药，用药量减少，而且用于晚上，副作用减轻不少。

本方化裁得当，可以广泛用于一切跌打损伤的治疗。如果患者瘀血严重，疼痛异常，可以在阳药中加三七、乳香、没药、延胡索等增强活血祛瘀、消肿止痛的功效；气滞严重而疼痛者，可以在阳药中加黄芪、香附、枳壳和青皮等以增强行气止痛之力。

本方用于治疗肋间神经疼痛、肋软骨炎、胸肋部挫伤等病症属瘀血停滞者。

# 阴阳分药分时温经汤

## 丹参饮原方（《时方歌括》）

【组成】丹参一两，檀香、砂仁各一钱半。

【用法】水煎服，每日2次。

【功用】活血祛瘀，行气止痛。

【主治】血瘀气滞，心胃诸痛，舌淡，苔白，脉弦细。

## 失笑散原方（《太平惠民和剂局方》）

【组成】五灵脂、蒲黄各等分。

【用法】研为末，每服6克，每日1～2次。亦可用布袋包，入汤煎，或改用饮片水煎服，每日2次。

【功用】活血祛瘀，散结止痛。

【主治】瘀血停滞。症见心腹刺痛，或产后恶露不行，或月经不调，少腹急痛，舌淡，苔白，脉弦细。

## 温经汤原方（《金匮要略》）

【组成】吴茱萸三两，当归、芍药、川芎、人参、桂枝、阿胶、牡丹皮（去心）、生姜、甘草各二两，半夏半升，麦冬（去心）一升。

【用法】上十二味，以水一斗，煮取三升，分温三服。

【功用】温经散寒，祛瘀养血。

【主治】冲任虚寒，瘀血阻滞证。漏下不止，月经不调，或前或后，或一月再行，或经停不至，而见入暮发热，手心烦热，唇口干燥。亦治妇人久不受孕。

## 阴阳分药分时温经汤阳药

【组成】吴茱萸9～18克，当归6～12克，川芎6～12克，红参6～12克，桂枝6～12克，干姜6～12克，炙甘草6～12克，半夏6～12克。

【用法】去中医院抓阳药中药配方颗粒制剂，一服药二格。每天早上或午饭前口服阳药一次。根据病情的轻重，确定服用阳药一格或者二格。

## 阴阳分药分时温经汤阴药

【组成】阿胶6～12克，麦冬9～18克，生地黄9～18克，白芍6～12克，柴胡6～9克。

【用法】去中医院抓阴药中药配方颗粒制剂，一服药二格。每天晚上饭前或睡觉前一个小时服用阴药一次。根据病情的轻重，确定服用阴药一格或者二格。

## 阴阳分药分时温经汤

【功用】阳药温经散寒，止痛通络，补益气血，健脾和胃；阴药补益气血，滋阴生津，柔肝止痛，疏肝解郁。

【主治】冲任虚寒，瘀血阻滞证。漏下不止，月经不调，或前或后，或一月再行，或经停不至，而见入暮发热，手心烦热，唇口干燥。亦治妇人久不受孕。

【方解】本方治证皆因冲任虚寒，瘀血阻滞所致。冲为血海，任主胞胎，二脉皆起于小腹。妇女月经与冲任关系密切，冲任虚寒，血凝气滞，故小腹冷痛，月经不调，或因宫寒而久不受孕。若瘀血阻滞而致血不循经，或冲任因虚而致失固，则月经先期，或一月再行，甚或崩中漏下；若寒凝血瘀而致经脉不畅，则月经后期甚或经停不至；失血阴伤，新血不能化生，则唇口干燥，甚至傍晚发热，手心烦热。本证属虚实寒热错杂，故非纯用祛瘀之法所宜，当以温经散寒与养血祛瘀并用，使血得温则行，血行瘀消，诸证可愈。

阴阳分药分时温经汤阳药包含吴茱萸、当归、川芎、红参、桂枝、干姜、炙甘草、半夏。吴茱萸辛、苦，热，有小毒，归肝、脾、胃经，功效为散寒止痛，疏肝下气，燥湿降逆，为君药。川芎活血行气、祛风止痛，桂枝发汗解表、温经通阳，干姜温中散寒、回阳通脉、温肺化饮，这三味药辛温化湿、温中散寒，为臣药。红参大补元气、复脉固脱、补脾益肺、生津、安神，当归补血活血、调经止痛、润肠通便，二者补益气血来佐制辛热，为佐药。炙甘草补脾益气、润肺止咳、缓解止痛、缓和药性，半夏燥湿化痰、降逆止呕、消痞散结、引阳入阴，二者为使药。阴阳分药分时温经汤阳药的综合功效是散寒止痛、祛风祛湿、补益气血。

阴阳分药分时温经汤阴药包含阿胶、麦冬、生地黄、白芍、柴胡。阿胶甘，平，归肺、肝、肾经，功效为补血止血、滋阴润肺，为君药。麦冬甘、苦，寒，归心、肝、肾经，养阴润肺、益胃生津清心除烦，生地黄清热凉血、养阴生津，二者滋阴生津、滋阴生血，为臣药。白芍养血敛阴、柔肝止痛、平抑肝阳，为佐药。柴胡疏散退热、疏肝解郁、升举阴气、引药入肝，为使药。阴阳分药分时温经汤阴药的综合功效是清热凉血、滋阴生津、滋阴生血、疏肝解郁。

【运用】本方是主治妇科调经的代表方剂，主要用于冲任虚寒而有瘀滞的月经不调、痛经、崩漏等证。患者的主要表现为月经不调，小腹冷痛，经有瘀块，时发烦热。

若小腹冷痛甚者，去牡丹皮、麦冬，加艾叶，或加肉桂或桂枝，以增强散寒止痛作用；兼气滞者，加香附、乌药以理气止痛；漏下色淡不止者，去牡丹皮，加艾叶、熟地黄以温经补血止血。

本方常用于功能性子宫出血、慢性盆腔炎、不孕症等，属冲任虚寒、瘀血阻滞证候者。

# 阴阳分药分时生化汤

## 生化汤原方（《傅青主女科》）

【组成】全当归八钱，川芎三钱，桃仁（去皮尖，研）十四枚，干姜（炮黑）、甘草（炙）各五分。

【用法】童便、黄酒各半煎服。现代用法：水煎服，或加黄酒同煎。

【主治】产后瘀血腹痛。恶露不行，小腹冷痛。

### 阴阳分药分时生化汤阳药

【组成】当归24～48克，川芎9～18克，桃仁6～12克，炙甘草3～6克，炮姜3～6克。

【用法】去中医院抓阳药中药配方颗粒制剂，一服药二格。每天早上或午饭前口服阳药一次。根据病情的轻重，确定服用阳药一格或者二格。在每天早上或午饭前用15～30毫升黄酒送服。

### 阴阳分药分时生化汤阴药

【组成】益母草30～60克，炮甲珠6～12克，泽兰12～24克，核桃15～30克，王不留行6～12克。

【用法】去中医院抓阴药中药配方颗粒制剂，一服药二格。每天晚上饭前或睡觉前一个小时服用阴药一次。根据病情的轻重，确定服用阴药一格或者二格。

### 阴阳分药分时生化汤

【功用】阳药养血活血，化瘀生新；阴药活血化瘀，利尿通乳。

【主治】产后瘀血腹痛。恶露不行，小腹冷痛。

【方解】本方证由产后血虚寒凝，瘀血内阻所致。妇人产后，血亏气弱，寒邪极易乘虚而入，寒凝血瘀，故恶露不行；瘀阻胞宫，不通则痛，故小腹冷痛。治宜活血养血，温经止痛。

阴阳分药分时生化汤阳药包含当归、川芎、桃仁、炙甘草、炮姜。方中当归味辛甘而性温，一药三用：一取其补血之功，以补产后血虚之不足；二取活血之用，以化瘀生新，寓生新于补血之中，生新不致留瘀，化瘀而不伤血；三取温经散寒之效，以治小腹冷痛。当归最适合产后虚、寒、瘀之病机，故重用为君药。川芎活血、行气止痛、桃仁活血祛瘀，共为臣药，助君药活血祛瘀，以治恶露不行。因产后血虚夹寒，故配炮姜入血分，温经散寒以止痛。黄酒温经行血，助药力通血脉。二者配伍重在温经散寒止痛，以治小腹冷痛，共为佐药。炙甘草调和诸药，为使药。阴阳分药分时生化汤阳药的综合功效是活血养血、化瘀生新，故有"生化"之名。

阴阳分药分时生化汤阴药包含益母草、炮甲珠、泽兰、核桃、王不留行。益母草辛、苦，微寒，归心、肝、膀胱经，功效为活血化瘀、利水消肿，主治月经不调、产后瘀阻、跌打损伤、水肿、小便不利、疮痈肿毒、皮肤痒疹，为君药。炮甲珠性寒凉，有小毒，归肝、胃经，具有活血化瘀、消肿利尿、祛风除湿的功效，王不留行活血通经、下乳，泽兰活血祛瘀、利水消肿，三者为臣药。核桃可补肾、固精强腰、温肺定喘、润肠通便，为佐使药。

【运用】本方为主治妇女产后缺乳、胎盘残留等疾病的代表方剂，甚至在某些地区民间习惯作为产后必服之剂，虽多属有益，但应以产后血虚瘀滞偏寒者为宜。患者的表现是产后恶露不行、小腹冷痛、产后缺乳等。

若恶露已行而腹微痛者，阳药中可减去破瘀的桃仁，阴药中炮甲珠和王不留行；若瘀滞较甚、腹痛较剧者，可在阳药中加蒲黄、五灵脂、延胡索，阴药中加益母草等以祛瘀止痛；若小腹冷痛甚者，可在阳药中加肉桂以温经散寒；若气滞明显者，在阳药中加木香、香附、乌药等以理气止痛。

现代常用于治疗产后子宫复旧不良、宫缩痛、胎盘残留、胎死腹中、产后高热、产后腹胀、产后黄疸、产后缺乳、产后泄泻、产后脱发、产后头痛、人流后阴道出血、子宫肥大症、子宫肌瘤、阳痿、不育、冻疮、神经炎等。

# 阴阳分药分时大黄䗪虫汤

## 大黄䗪虫丸原方（《金匮要略》）

【组成】大黄（酒蒸）十两，桃仁（去皮尖，炒）四两，杏仁（去皮尖，炒）四两，黄芩（炒）二两，甘草三两，芍药（炒）四两，地黄十两，干漆（炒）一两，虻虫（去翅足，炒）一两五钱，水蛭（炙黄）百枚，蛴螬（炒）一两五钱，䗪虫（去头足，炒）一两。

【用法】上十二味为末，蜜丸如小豆大。酒服五丸，日三服。

【功用】破血通络，祛瘀生新。

【主治】五劳虚极，内有干血证。症见形体羸瘦，腹满不能饮食；肌肤甲错，两目黯黑，舌紫或有瘀点，脉沉涩；亦治妇女经闭，腹中有块，或胁下癥瘕刺痛。

### 阴阳分药分时大黄䗪中汤阳药

【组成】桃仁9～18克，杏仁6～12克，干漆6～12克，当归15～30克，三七3～6克，白术9～18克，黄芪6～12克，甘草6～12克。

【用法】去中医院抓阳药中药配方颗粒制剂，一服药二格。每天早上或午饭前口服阳药一次。根据病情的轻重，确定服用阳药一格或者二格。

### 阴阳分药分时大黄䗪中汤阴药

【组成】大黄（酒蒸）6～12克，䗪虫6～12克，水蛭6～12克，虻虫15～30克，蛴螬9～18克，生地黄30～60克，芍药9～18克，黄芩6～12克。

【用法】去中医院抓阴药中药配方颗粒制剂，一服药二格。每天晚上饭前或睡觉前一个小时服用阴药一次。根据病情的轻重，确定服用阴药一格或者二格。

### 阴阳分药分时大黄䗪虫汤

【功用】阳药活血化瘀，消肿止痛，补气健脾；阴药泻下攻积，清热泻火，破血逐瘀，补血敛阴。

【主治】五劳虚极，内有干血证。形体羸瘦，腹满不能饮食，肌肤甲错，两目黯黑，舌紫或有瘀点，脉沉涩。亦治妇女经闭，腹中有块，或胁下癥瘕刺痛。

【方解】本方证治，虽见于虚劳，但属实中挟虚之证。瘀虽由虚而起，但瘀积已甚，瘀血不去，则新血不生，正气无法恢复，故本方实为峻药缓攻，补益阴血之剂。即以祛瘀为主，辅以扶正之品，使瘀去新生，则病自痊愈。然五劳虚极之人，不宜猛攻，原方用丸剂，以渐消缓散为妥。本方采用阴阳分药，阴药和阳药中都是攻中带补，所以用汤剂也可以取得良效。

阴阳分药分时大黄䗪虫汤阳药包含桃仁、杏仁、干漆、当归、三七、白术、黄芪、甘草。桃仁活血祛瘀、润肠通便，为君药。三七化瘀止血、消肿止痛，干漆破瘀血、消积、杀虫，杏仁止咳平喘、润肠通便，三者为臣药。当归补血活血、调经止痛、润肠通便，佐制破血太多，为佐药。白术补气健脾、燥湿利水、止汗、安胎，黄芪益卫固表、补气升阳、托毒生肌、利水消肿，甘草补脾益气、清热解毒、祛痰止咳、缓急止痛、调和诸药，三者合药为补气健脾、补气升阳、利水消肿，为使药。阴阳分药分时大黄䗪中汤阳药的综合功效是活血化瘀、消肿止痛、补气健脾。

阴阳分药分时大黄䗪中汤阴药包含大黄、䗪虫、水蛭、虻虫、蛴螬、生地黄、芍药、黄芩。大黄苦、寒，归脾、胃、大肠、肝、心包经，功效为泻下攻积、清热泻火、凉血解毒、活血祛瘀，为君药。黄芩清热燥湿、泻火解毒、止血、安胎，䗪虫破血逐瘀、续筋接骨，虻虫破血逐瘀，蛴螬破血行瘀、散结，水蛭破血逐瘀，这五味药都能清热解毒、破血化瘀、散结，为臣药。生地黄清热凉血、养阴生津、佐制破血太过，补益气血，为佐药。白芍养血敛阴、柔肝止痛、平抑肝阳，加速静脉血回流，为使药。阴阳分药分时大黄䗪虫汤阴药的综合功效是泻下攻积、清热泻火、破血逐瘀、补血敛阴。

【运用】本方主治五劳虚极，内有干血证。患者表现为形体羸瘦，腹满不能饮食；肌肤甲错；两目黯黑，舌紫或有瘀点，脉沉涩。亦治妇女经闭，腹中有块，或胁下癥瘕刺痛。本方为峻药少服，服药量少，以达到逐渐消解阴结的目的。

兼见面色萎黄、食少、神疲、头晕、心悸等气血两虚证者，宜在阳药和阴药分别添加归脾汤、八珍汤、十全大补汤之中的补益类药物；如兼见食少、便溏、乏力等脾虚证者，可在阴药和阳药中选用参苓白术散、香砂六君子汤中的药物以健脾除湿；妇女之子宫肌瘤伴见小腹冷痛，手足烦热，经血挟块者，宜辅以温经汤、少腹逐瘀汤之中的中药温经逐瘀；治胁下痞块伴见胸胁胀痛，食少神疲者，宜在阴药和阳药中添加逍遥丸、柴胡舒肝散等方剂中的药物以调和肝脾；用于肝硬化，若有腹水者，可在阴药和阳药中添加椒苈黄丸合五皮饮等方剂中的药物。

本方用于治疗肝硬化、脂肪肝、慢性活动性肝炎、肝癌、周围血管疾病、慢性白血病等病症属正气亏损、瘀血内停者。孕妇忌服，若属妇女子宫肌瘤，在出血时，暂停使用。用量方面，取其量小，攻瘀而不伤正。方中破血逐瘀之品较多，补虚扶正则不足，虽有"去病即所以补虚"之意，但在干血去后，还应施以补益之剂以收全功。

# 阴阳分药分时桂枝茯苓汤

## 桂枝茯苓丸原方（《金匮要略》）

【组成】桂枝、茯苓、牡丹皮、桃仁、芍药各等分。

【用法】上药各等分，共研细末，炼蜜为丸。每服6～9克，每日1～3次，食前服。

【功用】活血化瘀，缓消癥块。

【主治】瘀阻胞宫证。症见妇人素有癥块，怀孕漏下不止或血瘀经闭，行经腹痛，产后恶露不尽，舌淡紫，苔白，脉弦细涩。

### 阴阳分药分时桂枝茯苓汤阳药

【组成】桂枝9～18克，桃仁6～12克，三七3～6克，当归15～30克，白术9～18克，黄芪6～12克，甘草6～12克。

【用法】去中医院抓阳药中药配方颗粒制剂，一服药二格。在每天早上或午饭前口服一次。根据病情的轻重，确定服用一格或者二格。

### 阴阳分药分时桂枝茯苓汤阴药

【组成】茯苓 6 ～ 12 克，牡丹皮 6 ～ 12 克，生地黄 15 ～ 30 克，芍药 6 ～ 12 克。

【用法】去中医院抓阴药中药配方颗粒制剂，一服药二格。每天晚上饭前或睡觉前一个小时服用阴药一次。根据病情的轻重，确定服用阴药一格或者二格。

### 阴阳分药分时桂枝茯苓汤

【功用】阳药发汗解表，温经通阳，补益气血，健脾和胃；阴药利水祛湿，养阴生津，养血敛阴。

【主治】瘀阻胞宫证。症见妇人素有癥块，怀孕漏下不止或血瘀经闭，行经腹痛，产后恶露不尽，舌淡紫，苔白，脉弦细涩。

【方解】妇人素有痞块，导致妊娠胎动不安，漏下不止之证，本方属缓消之剂。本证为经血瘀堵胞宫所致。经血停留于胞宫，冲任失调，胎元不固，胎动不安；经血瘀堵胞宫，阻遏经脉，以致血溢脉外，故见漏下不止、血色紫黑；经血瘀堵胞宫，血行不畅，不通则滞，故腹痛拒按等。

阴阳分药分时桂枝茯苓汤阳药包含桂枝、桃仁、三七、当归、白术、黄芪、甘草。桂枝发汗解表，温经通阳，为君药。桃仁活血祛瘀、润肠通便，三七化瘀止血、消肿止痛，当归补血活血、调经止痛、润肠通便，三者为臣药。白术补气健脾、燥湿利水、止汗、安胎，黄芪益卫固表、补气升阳、托毒生肌、利水消肿，二者为佐药。甘草补脾益气、清热解毒、祛痰止咳、缓急止痛、调和诸药，为使药。阴阳分药分时桂枝茯苓汤阳药的综合功效是发汗解表、温经通阳、补益气血、健脾和胃。

阴阳分药分时桂枝茯苓汤阴药包含茯苓、牡丹皮、生地黄、芍药。茯苓利水渗湿、健脾、安神，为君药。牡丹皮清热凉血、活血散瘀、退蒸，为臣药。生地黄清热凉血、养阴生津，为佐药。芍药养血敛阴、柔肝止痛、平抑肝阳，为使药。阴阳分药分时桂枝茯苓汤阴药的综合功效是利水祛湿、养阴生津、养血敛阴。

【运用】本方主治经血瘀积胞宫证。患者表现为经水漏下不止，血色紫黑晦暗，或经行不定期，或一月再至，或经水当行而不行，少腹痞块，按之坚硬而有物，或拒按，舌紫或边有瘀斑，脉沉或涩。

如果经血瘀积严重，可以在阳药中加川芎，阴药中加丹参等药，以活血祛瘀；如果疼痛严重，可以在阳药中加延胡索、蒲黄和五灵脂等以活血止痛；气滞者，可以在阳药中加香附、乌药等以理气行滞。

本方可以用于治疗妇科之子宫肌瘤、异位妊娠、卵巢囊肿、子宫内膜异位症、人工流产术后异物残留、慢性盆腔炎、慢性附件炎、乳腺炎等，循环系统之亚急性心肌梗死伴心力衰竭、冠心病伴有房性期前收缩、高血压、病态窦房结综合征、血栓性静脉炎等，消化系统之慢性活动性肝炎、慢性溃疡性结肠炎、粘连性肠梗阻、晚期原发性肝癌等，呼吸系统之肺气肿、支气管哮喘等，精神、神经系统之精神分裂症、坐骨神经痛、梅尼埃病等，以及男科的前列腺炎、前列腺肥大、慢性甲状腺肿、胶原病、贝赫切特综合征、慢性肾炎、各种癌变等，见上述证机者，均可以本方加减治疗。

# 阴阳分药分时鳖甲煎汤

## 鳖甲煎丸原方（《金匮要略》）

【组成】炙鳖甲、赤硝各十二分，蜣螂六分，芍药、牡丹皮、土鳖虫各五分，蜂房四分，炒乌扇、柴胡、黄芩、鼠妇、干姜、大黄、桂枝、厚朴、石韦、紫葳、炙阿胶各三分，瞿麦、桃仁各二分，葶苈、半夏、人参各一分。

【用法】上为末，炼蜜为丸，每丸3克，每日3次。

【功用】活血化瘀，软坚散结。

【主治】疟母、癥瘕。症见疟疾日久不愈，胁下痞硬有块，以及癥瘕积聚，腹中疼痛，肌肉消瘦，饮食减少，时有寒热，或女子月经闭止等。

### 阴阳分药分时鳖甲煎汤阳药

【组成】桃仁9～18克，蜂房6～12克，桂枝6～12克，干姜3～6克，厚朴3～6克，半夏6～9克，红参6～12克。

【用法】去中医院抓阳药中药配方颗粒制剂，一服药二格。在每天早上或午饭前口服一次。根据病情的轻重确定服用阳药一格或者二格。

### 阴阳分药分时鳖甲煎汤阴药

【组成】鳖甲9～18克，赤硝6～12克，蜣螂6～12克，芍药3～6克，牡丹皮9～18克，土鳖虫3～6克，炒乌扇9～18克，柴胡3～6克，黄芩3～6克，鼠妇3～6克，大黄3～6克，石韦3～6克，阿胶3～6克，瞿麦3～6克，葶苈子3～6克。

【用法】去中医院抓阴药中药配方颗粒制剂，一服药二格。每天晚上饭前或睡觉前一个小时服用阴药一次。根据病情的轻重，确定服用阴药一格或者二格。

### 阴阳分药分时鳖甲煎汤

【功用】阳药活血祛瘀，燥湿化痰，补气健脾；阴药滋阴潜阳，软坚化结，清热泻火，滋阴补血。

【主治】疟母、癥瘕。症见疟疾日久不愈，胁下痞硬有块，以及癥瘕积聚，腹中疼痛，肌肉消瘦，饮食减少，时有寒热，或女子月经闭止等。

【方解】本方原治疟母结于胁下，今常以之治腹中癥瘕。疟母之成，每因疟疾久踞少阳，进而深伏经隧，以致气机运行不利，营血滞涩而成瘀，津液不布而成痰，于是疟邪"假血依痰"（《金匮要略论注（卷四）》），聚而成形，留于胁下所致。有形之症留于腹中，故腹中疼痛；瘀血成症，新血难生，形体失养，故肌肉消瘦；疟邪踞于少阳，少阳疏泄不利，木不疏土，运化失常，故饮食减少；疟邪与营卫相搏，正不胜邪则寒，正能胜邪则热，故寒热交作。癥瘕一病，亦属气血津液运行不利的气滞血瘀痰凝之证。

阴阳分药分时鳖甲煎汤阳药包含桃仁、蜂房、桂枝、干姜、厚朴、半夏、红参。桃仁活血祛瘀、润肠通便，为君药。蜂房攻毒杀虫、祛风止痛，桂枝发汗解肌、温通经脉、助阳化气、平冲降气，干姜温中散寒、回阳通脉、温肺化饮，厚朴燥湿、行气、消积、平喘，半夏燥湿化痰、降逆止呕、消痞散结，五者为臣药。人参大补元气、复脉固脱、补脾益肺、生津、安神，为佐药。阴阳分药分时鳖甲煎汤阳药的综合功效是活血祛瘀、燥湿化痰、补气健脾。

阴阳分药分时鳖甲煎汤阴药包含鳖甲、赤硝、蜣螂、芍药、牡丹皮、土鳖虫、炒乌扇、柴胡、黄芩、鼠妇、大黄、石韦、阿胶、瞿麦、葶苈子。鳖甲滋阴潜阳、退热除蒸、软坚散结，为君药。赤硝破坚散积、利尿泻下、解毒消肿，蜣螂定惊、破瘀、通便、攻毒，土鳖虫破血逐瘀、续筋接骨，鼠妇破瘀通经、息风镇惊、利水解毒，炒乌扇清热解毒、利咽、祛痰，石韦利尿通淋、清肺止咳、凉血止血，瞿麦利水通淋，牡丹皮清热凉血、活血散瘀、退蒸，大黄泻下攻积、清热泻火、凉血解毒、活血祛瘀，黄芩清热燥湿、泻火解毒、止血、安胎，葶苈子泻肺平喘、利水消肿，这十一味药为臣药。阿胶补血止血，芍药滋阴润肺、养血敛阴、柔肝止痛、平抑肝阳，二者为佐药。柴胡疏散退热、疏肝解郁、升举阴气，引药入肝，为使药。阴阳分药分时鳖甲煎汤阴药的综合功效是滋阴潜阳、软坚化结、清热泻火、滋阴补血。

【运用】本方是主治疟疾成结的代表方剂。临床表现为胁下癖块，触之硬痛，推之不移，舌黯无华，脉弦细。

本方以祛邪为主，虽有扶正之品，但对久病体弱者，可与补益之剂结合使用，如阳药中加黄芪、白术、当归，阴药中加熟地黄等益气养血之品；疼痛较甚，阳药中加三七、玄胡、川芎以活血止痛；胀满甚，阳药中加三棱、莪术、香附、大腹皮以行气消胀；饮食不香，纳食难消，阴药中加山楂、神曲、鸡内金等以和胃消食。

现代常用本方治疗肝硬化、肝脾肿大、肝癌、子宫肌瘤、卵巢囊肿等病，符合上述证治要点者。

## 第二节　阴阳分药分时止血剂

阴阳分药分时止血剂，适用于血溢脉外而出现的吐血、流血、咳血、便血、尿血、崩漏等各种出血证。由于出血的病因和病情的轻重以及部位不同，出血证是一种复杂的病证。根据初步的分析与总结，病因有寒热虚实的差别，部位有上下内外的区别，病情有轻重缓急的差异。因此，出血证的治疗方法往往是多种方法结合使用，常见的有止血法与温、清、消、补诸法结合使用，要正确把握"标本兼顾、急则治标，缓则治本"的原则。对于出血是由于血热妄行者，治宜凉血止血；对于阳气虚弱不能固摄者，又当温阳益气摄血；慢性出血应着重治本，或标本兼顾；如果突然大出血，则当以急则治标之法，着重止血；如果气随血脱，则又急需大补元气，以挽救固脱为先；至于出血兼有瘀滞者，又应当适当配伍活血祛瘀之品，以防血止留瘀。

总之，止血应治本，在止血的基础上，根据出血的原因灵活配伍，切勿一味着眼于止血，所以前人又有"见血休止血"之说，意在强调审因论治，治病求本。常用止血药，如热证出血应用侧柏叶、小蓟、槐花、地榆等，寒证出血用炮姜、艾叶、附子、灶心土等，瘀血所致出血用三七、蒲黄等主组成方剂。此外，上部出血忌用升提药，可酌配牛膝、大黄之类引血下行；下部出血忌用沉降药物，可辅以黑升麻、黄芪之类助升举。本方的代表方剂有阴阳分药分时十灰止血汤、阴阳分药分时小蓟饮子、阴阳分药分时槐花汤、阴阳分药分时黄土汤等，这些方剂从十灰散、小蓟饮子、槐花散、黄土汤等方剂化裁、融合、衍生而来。

## 阴阳分药分时十灰止血汤

### 十灰散原方（《十药神书》）

【组成】大蓟、小蓟、荷叶、侧柏叶、白茅根、茜草根、山栀子、大黄、牡丹皮、棕榈皮各等分。

【用法】上药各烧灰存性，共研极细末，用纸包，碗盖于地上一夕，出火毒。用时先将白藕捣汁或萝卜汁半碗，调服五钱，食后服下。现代用法：各药烧存性，为末。每次15克，藕汁或萝卜汁适量，或温开水调服。亦可作汤剂水煎服，用量按原方比例酌定。

【功用】凉血、止血。

【主治】治血热妄行所致呕血、吐血、咯血、嗽血、衄血等上部各种出血，血液暴出，血色鲜红，舌红苔黄，脉弦数。尤宜气火上冲，迫血妄行所致者。亦用于吹鼻止衄、刀伤止血的外治。

【原方之弊】本方是大阴之药大黄等药组成的纯阴药剂。下午和晚上服用为宜，若早上服用则大伤阳气。此药应急服用，也必伤阳气，所以，需配合扶阳方剂，在阳时服用，引血归经，才是标本兼治的方法。

### 阴阳分药分时十灰止血汤阳药

【组成】阿胶6～9克，大枣9～15克，人参6～9克，黄芪9～15克，白术9～15克，桂枝6～9克，干姜9～15克，甘草9～15克。

【用法】去中医院抓阳药中药配方颗粒制剂，一服药二格。在发病的第2～3天服用阳药颗粒制剂一次或者二次。

### 阴阳分药分时十灰止血汤阴药

【组成】大蓟9～15克，荷叶9～15克，侧柏叶9～15克，白茅根9～15克，茜草根9～15克，山栀子9～15克，大黄3～9克，牡丹皮9～15克，棕榈炭9～15克，血余炭6～15克。

【用法】去中医院抓阴药中药配方颗粒制剂，一服药二格。在发病的当天服用阴药颗粒制剂一次或者二次，直到控制病情。在发病的第二至第三天，每天晚上饭前或者睡觉前服用一次。

### 阴阳分药分时十灰止血汤

【功用】阳药大补气血，温经通络，健脾和胃；阴药凉血止血，泻下攻积，清热排毒。

【主治】治血热妄行所致呕血、吐血、咯血、嗽血、衄血等上部各种出血，血液暴出，血色鲜红，舌红苔黄，脉弦数。尤宜气火上冲，迫血妄行所致者。亦用于吹鼻止衄、刀伤止血的外治。

【方解】本方证为治火热炽盛，迫血妄行之上部出血证。火热炽盛，气火上冲，迫血妄行则见上部出血，如吐血、咯血、嗽血及衄血等，多来势暴急，血色鲜红。因有血热之象，故见面赤唇红、心烦口渴、溲赤、便秘、舌红、脉数等。治宜凉血止血。

阴阳分药分时十灰止血汤阳药包含阿胶、大枣、人参、黄芪、白术、桂枝、干姜、甘草。阿胶补血止血、滋阴润肺，为君药。大枣补中益气、养血安神，缓和药性。人参大补元气、复脉固脱、补脾益肺、生津、安神，黄芪益卫固表、补气升阳、托毒生肌、利水消肿，白术补气健脾、燥湿利水、止汗、安胎，三者为臣药。桂枝发汗解表、温经通阳，干姜温中散寒、回阳通脉、温肺化饮，二者为佐药。甘草补脾益气、清热解毒、祛痰止咳、缓急止痛、调和诸药，为使药。阴阳分药分时十灰止血汤阳药的功效是大补气血、温经通络、健脾和胃。

阴阳分药分时十灰止血汤阴药包含血余炭、棕榈炭、大蓟、荷叶、侧柏叶、白茅根、茜草根、山栀子、大黄、牡丹皮。血余炭止血化瘀，为君药。棕榈炭收敛止血、止泻止带，为臣药。大蓟凉血止血、散瘀消肿，荷叶清热解暑、升发清阳、凉血止血，侧柏叶凉血止血、祛痰止咳，白茅根凉血止血、清热利尿，茜草根行血止血、通经活络、止咳祛痰，山栀子清热泻火、凉血、解毒、利湿，大黄泻下攻积、清热泻火、凉血解毒、活血祛瘀，牡丹皮清热凉血、活血散瘀、退蒸，这八味药为佐使药。阴阳分药分时十灰止血汤阴药的综合功效是凉血止血、泻下攻积、清热排毒。

【运用】本方主治血热妄行证。患者表现为来势急暴的上部出血，血色鲜红，舌红，脉数。对于寒凉性出血证，忌用本方。

如果火气冲天，血热严重，可以在阴药中加大黄、山栀子，或者在阴药中加牛膝、代赭石引血导热下行；鼻出血，可以散末吹鼻；刀伤出血，可将药末撒于伤口。

本方用于治疗消化道出血、支气管扩张、肺结核咯血等属于血热妄行者。

使用注意：本方为治标之法，不宜多服久服，血止后，应审因论治，随证调理，对于虚寒性出血，则不宜使用。

# 阴阳分药分时小蓟饮子

## 小蓟饮子原方（《济生方》）

【组成】生地黄（洗）四两，小蓟、滑石各半两，蒲黄、藕节、淡竹叶、当归（酒浸）、山栀子各半两，木通、炙甘草各半两。

【用法】上㕮咀，每服四钱，水一盏半，煎至八分，去滓温服，空心食前。现代用法：作汤剂，水煎服。

【功用】凉血止血，利水通淋。

【主治】下焦瘀热所致血淋证。血淋、尿血。症见尿中带血，小便频数，赤涩热痛，舌红，脉数有力。

### 阴阳分药分时小蓟饮子阳药

【组成】当归9～18克，大枣9～12克，党参9～12，黄芪9～15克，川芎9～15克，干姜9～15克，砂仁6～9克，炙甘草9～15克。

【用法】去中医院抓阳药中药配方颗粒制剂，一服药二格。每天早上或午饭前口服一次，根据病情确定服药的一格或者二格阳药。

### 阴阳分药分时小蓟饮子阴药

【组成】生地黄30～60克，小蓟9～15克，滑石9～15克，藕节9～15克，山栀子 9 ～ 15 克，木通 6 ～ 9 克，蒲黄 9 ～ 15 克，淡竹叶 9 ～ 15 克，生甘草 9 ～ 15 克。

【用法】去中医院抓阴药中药配方颗粒制剂，一服药二格。每天晚饭前或者睡觉前服用一格阴药。根据病情的轻重确定服用阴药的一格或者二格。

## 阴阳分药分时小蓟饮子

【功用】阳药补益气血，活血化瘀，温中健脾；阴药清热凉血，养阴生津，清热泻火，止血通淋。

【主治】下焦瘀热所致血淋证。血淋、尿血。症见尿中带血，小便频数，赤涩热痛，舌红，脉数有力。

【方解】本方证为下焦瘀热，损伤膀胱血络，膀胱气化不利所致。瘀热结于下焦，损伤血络，血渗于尿中，故尿中带血；热聚膀胱，气化失司，故小便频数，赤涩热痛；舌红，脉数均为下焦热结之征。治宜凉血止血，利尿通淋。

阴阳分药分时小蓟饮子阳药包含当归、大枣、党参、黄芪、川芎、干姜、砂仁、炙甘草。当归补血活血、调经止痛、润肠通便，为君药。大枣补中益气、养血安神、缓和药性，党参补中益气、生津养血，黄芪益卫固表、补气升阳、托毒生肌、利水消肿，三者为臣药。川芎活血行气、祛风止痛，干姜温中散寒、回阳通脉、温肺化饮，砂仁化湿开胃、温脾止泻、理气安胎，三者为佐药。炙甘草补脾和胃、益气复脉、调和诸药，为使药。阴阳分药分时小蓟饮子阳药的综合功效是补益气血、活血化瘀、温中健脾。

阴阳分药分时小蓟饮子阴药包含生地黄、小蓟、滑石、藕节、山栀子、木通、蒲黄、淡竹叶、生甘草。生地黄清热凉血、养阴生津，小蓟凉血止血、祛瘀消肿，二者为君药。滑石利水通淋、清解暑热，藕节收敛止血、化瘀，山栀子清热泻火、凉血、解毒、利湿，木通利水通淋、泄热下乳，蒲黄止血、化瘀、通淋，淡竹叶清热泻火、除烦止渴、利尿通淋，这六者为臣药。生甘草补脾益气、清热解毒、祛痰止咳、缓急止痛，调和诸药，为佐使药。阴阳分药分时小蓟饮子阴药的综合功效是清热凉血、养阴生津、清热泻火、止血通淋。

【运用】本方主治血淋、尿血属实热证的代表方。患者表现为小便赤涩热痛，舌红脉数。

如果患者尿道刺痛，可以在阴药中加琥珀末 1.5 克吞服，以通淋化瘀止痛；如果血淋、尿血日久，气阴两伤者，可减阴药中木通、滑石等寒滑渗利之品，在阳药中加黄芪、太子参、阿胶；为加强清热泻火能力，本方中炙甘草可改用为生甘草。

本方常用于治疗急性泌尿系感染、泌尿系结石、急性肾小球肾炎、精囊炎等属下焦瘀热，蓄积膀胱者。使用注意：本方只适用于实证，血淋、尿血日久而兼阴伤者或气不摄血者，不宜使用。孕妇忌用。

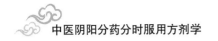

# 阴阳分药分时槐花汤

## 槐花散原方（《普济本事方》）

【组成】槐花（炒）、侧柏叶（杵，焙）各12克，荆芥穗、枳壳（麸炒）各6克。

【用法】上为细末，用清米饮调下6克，空心食前服。现代用法：为细末，每服6克，开水或米汤调下；亦可作汤剂，水煎服，用量按原方比例酌定。

【功用】清肠止血，疏风行气。

【主治】肠风脏毒之便血。风热湿毒，壅遏肠道，损伤血络证。便前出血，或便后出血，或粪中带血，以及痔疮出血，血色鲜红或晦暗，舌红，苔黄，脉数。

### 阴阳分药分时槐花汤阳药

【组成】三七6～9克，当归15～30克，大枣9～12克，黄芪15～30克，白术6～12克，桔梗6～9克，荆芥穗6～9克，薤白9～12克。

【用法】去中医院抓阳药中药配方颗粒制剂，一服药二格。每天在早上或午饭前口服一次阳药。根据病情的轻重，确定服用一格或者二格阳药。

### 阴阳分药分时槐花汤阴药

【组成】槐花6～12克，侧柏叶9～15克，仙鹤草9～15克，蒲公英9～15克，柴胡6～9克，枳壳6～9克，白芍9～15克，白花蛇舌草9～15克。

【用法】去中医院抓阴药中药配方颗粒制剂，一服药二格。在晚上饭前或者晚睡前一个小时服用一次。根据病情的轻重，确定服用阴药一格或者二格。

### 阴阳分药分时槐花汤

【功用】阳药活血化瘀，补血止血，补气祛湿，健脾和胃；阴药凉血止血，清热排毒。

【主治】肠风脏毒之便血。风热湿毒，壅遏肠道，损伤血络证。便前出血，或便后出血，或粪中带血，以及痔疮出血，血色鲜红或晦暗，舌红苔黄脉数。

【方解】本方所治之便血是肠风、脏毒所致。风热壅遏大肠，便前出血，血色鲜红，出血势急者为肠风；湿热蕴结大肠，便后出血，血色黯污，出血势缓者为脏毒。其出血之机，都是肠道脉络损伤，血渗外溢所致。故治疗宜清肠凉血为主，兼以疏风行气。

阴阳分药分时槐花汤阳药包含三七、当归、大枣、黄芪、白术、桔梗、荆芥穗、薤白。三七化瘀止血，消肿止痛。当归补血活血、调经止痛、润肠通便。大枣补中益气、养血安神、缓和药性。黄芪益卫固表、补气升阳、托毒生肌、利水消肿。白术补气健脾、燥湿利水、止汗、安胎。桔梗宣肺、利咽、祛痰、排脓。荆芥穗解表散风、透疹。薤白通阳散结、行气导滞。阴阳分药分时槐花汤阳药的综合功效是活血化瘀、补血止血、补气祛湿、健脾和胃。

阴阳分药分时槐花汤阴药包含槐花、侧柏叶、仙鹤草、白芍、蒲公英、柴胡、枳壳。槐花凉血止血、清肝泻火，为君药。侧柏叶凉血止血、祛痰止咳，仙鹤草收敛止血、止痢，白芍养血敛阴、柔肝止痛、平抑肝阳，三者为臣药。蒲公英清热解毒、利湿，白花蛇舌草清热、利湿、解毒、抗癌，二者为佐药。柴胡疏散退热、疏肝解郁、升举阴气，枳壳理气宽中、行滞消胀，二者为使药。阴阳分药分时槐花汤阴药的综合功效是凉血止血、清热排毒。

【运用】本方是治疗血热便血的代表方剂。患者的表现是便血，血色鲜红，舌红，脉数。原方药行寒凉，易伤脾胃，不宜久服；对于气虚、阴虚之便血，不宜使用；本方阴阳分药，兼顾补益气血，可以长期服用，调理肠热出血，气阴二虚的患者。

如果便血较多，可以在阴药中加血余碳、黄芩碳、地榆碳和棕榈碳等，以加强止血功效；如果大肠燥热异常，可以在阴药中加黄连、黄芩等以清肠泄热；如果是脏毒下血紫黯，可以在阳药中加苍术，阴药中加茯苓等以祛湿毒；便血日久血虚，可在阳药中加熟地黄、当归、三七等以养血和血。

本方用于治疗肛肠疾病、肠胃疾病等便血属血热者。

# 阴阳分药分时黄土汤

## 黄土汤原方（《金匮药略》）

【组成】甘草、干地黄、白术、附子炮、阿胶、黄芩各三两，灶心黄土半斤。

【用法】右七味，以水八升，煮取三升，分温二服。

【功用】温阳健脾，养血止血。

【主治】脾阳不足，脾不统血症。脾虚阳衰，大便下血，或吐血，衄血，妇人崩漏，血色黯淡，四肢不温，面色萎黄，舌淡苔白，脉沉细无力者。

### 阴阳分药分时黄土汤阳药

【组成】灶心黄土 15～30 克，炮附子 9～15 克，白术 9～15 克，阿胶 3～6 克，当归 9～18 克，干姜 6～9 克，川芎 3～6 克，桂枝 6～12 克。

【用法】去中医院抓阳药中药配方颗粒制剂，一服药二格。每天早上或午饭前口服阳药一次。根据病情的轻重，确定服用阳药一格或者二格。

### 阴阳分药分时黄土汤阴药

【组成】干地黄 30 ～ 60 克，白芍 9 ～ 15 克，山茱萸 9 ～ 15 克，黄芩 9 ～ 15 克，柴胡 9 ～ 15 克，升麻 6 ～ 9 克。

【用法】去中医院抓阴药中药配方颗粒制剂，一服药二格。每天晚上饭前或睡觉前一个小时服用阴药一次。根据病情的轻重，确定服用阴药一格或者二格。

### 阴阳分药分时黄土汤

【功用】阳药温中和胃，回阳救逆，温经止血，活血补血；阴药滋阴生血，收敛止血，补益肝肾。

【主治】脾阳不足，脾不统血证。脾虚阳衰，大便下血，或吐血，衄血，妇人崩漏，血色黯淡，四肢不温，面色萎黄，舌淡苔白，脉沉细无力者。

【方解】本方所治之各种出血证，都因脾阳不足所致。脾主统血，脾阳不足，失去统摄之权，则血从上溢而吐衄，下走而为便血、崩漏。血色黯淡，四肢不温，面色萎黄，舌淡苔白，脉沉细无力等证，皆为脾气虚寒及阴血不足之象。治当标本兼顾。

阴阳分药分时黄土汤阳药包含灶心黄土、炮附子、白术、阿胶、当归、干姜、川芎、桂枝。灶心黄土温中和胃、止呕、止血、止泻，为君药。炮附子回阳救逆、温里逐寒、温经止痛，白术补气健脾、燥湿利水、止汗、安胎，二者为臣药。阿胶补血止血、滋阴润肺，当归补血活血、调经止痛、润肠通便，二者为佐药。干姜温中散寒、回阳通脉、温肺化饮，川芎活血行气、祛风止痛，桂枝发汗解表、温经通阳，三者为使药。阴阳分药分时黄土汤阳药的综合功效是温中和胃、回阳救逆、温经止血、活血补血。

阴阳分药分时黄土汤阴药包含干地黄、白芍、山茱萸、黄芩、柴胡、升麻。干地黄清热凉血、养阴生津，白芍养血敛阴、柔肝止痛、平抑肝阳，山茱萸益肝肾、涩精固脱，黄芩清热燥湿、泻火解毒、止血、安胎，柴胡疏散退热、疏肝解郁、升举阴气，升麻发表透疹、清热解毒、升举阴气。阴阳分药分时黄土汤阴药的综合功效是滋阴生血、收敛止血、补益肝肾。

【运用】本方主治脾阳不足所致的便血或崩漏的代表方剂。患者的症状是便血、血色暗淡、面色萎黄、四肢不温、舌淡苔白脉沉细无力。

如果患者出血较多，可以在阳药中加三七，在阴药中加白及；如果患者气虚严重，可以在阳药中加人参或者党参以益气摄血；如果患者形寒怯冷，可以在阳药中加干姜、桂枝或者肉桂；如果患者舌苔黄厚，去炮附子，阴药中加黄连；心悸者，阳药中加酸枣仁、桂圆肉；胃纳差者，阿胶用蛤粉炒。

本方用于治疗上消化道出血食、功能性失调子宫出血、管静脉曲张出血、鼻衄、内痔便血、崩漏、先兆流产、血小板减少性紫癜、尿血、溃疡性结肠炎、自汗、遗尿等。

# 第十八章　阴阳分药分时治风剂

凡是以辛散祛风或息风止痉药为主组成，具有疏散外风、平息内风的作用，治疗风病的阴阳分药分时方剂，统称阴阳分药分时治风剂。

风邪具有游走不定的特性，所以风病范围很广。但是，一般而言，根据主要发病原因，风病可分为内风和外风两大类。

外风是指外部风邪侵袭人体所产生的风病，由于风邪强弱以及人体抵抗力的差异，而略有不同。轻症风邪停留于外表、肌肉，表现为头痛、恶风、肌肤瘙痒，重症风邪可侵入人体经络、骨髓，导致肢体麻木、筋骨痉挛、筋骨疼痛，甚至出现口眼㖞斜、嘴唇反弓等症状。

由于风邪为游走的邪气，所以治疗方法为辛散或疏散等方法。风邪常与寒、湿、热、燥等邪气夹杂侵袭人体，所以病情会变得非常复杂。

内风是指体内脏腑结构或功能失调引起的局部气血逆转或逆流，常见的有血虚生肝风，或者阴虚血热，热极生风。内风主要表现为震颤、四肢抽搐、失语、足废无用，甚至出现猝然昏倒、不省人事、口角㖞斜、半身不遂等症。脏腑功能的失调是内风产生的根本原因，故内风的治疗在于调理脏腑的气血，平息内风。正气不病，邪不可干。

内风和外风相互影响、相互作用。许多时候，患者的表现都是外风夹杂内风致病，所以一般都有内外风都要治。但是，为了区分，一般分为疏散外风和平息内风两大类。使用阴阳分药分时治风剂，首先要分辨以外风还是内风为主。以外风为主，治宜疏散，同时以兼平内风为辅；以内风为主，治宜平息，同时以兼疏散外风为辅。以前的阴阳合药方剂，往往担心疏散与平息相对，用药顾忌很多，往往治得了外，顾不及内，治得了内，顾不及外，所以往往治疗过程长而效果欠佳。其次，应分辨风邪夹杂其他病情的虚实，如兼寒、兼热、兼湿，或夹痰、夹瘀者，则应与祛寒、清热、祛湿、化痰、活血等治法配合使用。

## 第一节　阴阳分药分时疏散外风剂

阴阳分药分时疏散外风剂，适用于以外风为主所致病症。风为六淫之首，百病之长，善行数变，故外风的病变范围比较广泛，其临床表现也随病邪的部位、感邪的轻重、体质的强弱、病邪的兼夹等不同而各有所异。当风邪侵入肌表、肌肉、经络、筋骨、关节、伤口等处时，则分别表现出头痛、恶风、肌肤瘙痒、肢体麻木、屈伸不利，或口眼㖞斜、角弓反张等症状。其中风邪侵入肌表，以表证为主者，已经在阴阳分药分时解表剂中论述。故本方剂常以辛散祛风药如羌活、独活、荆芥、防风、川芎、白芷、白附子等为主组方。根据病情还常配伍蜈蚣、全蝎、白僵蚕等以疏风解痉；白附子、天南星等以化痰通络；乳香、没药等以活血化瘀。疏散风热往往耗损津液，所以阴药往往以生地黄、黄精、玉竹、玄参等滋阴生血药为主。

本证的代表方剂有阴阳分药分时川芎茶调汤、阴阳分药分时大秦艽汤、阴阳分药分时大活络汤、阴阳分药分时牵正玉真消风汤，这些方剂从川芎茶调散、大秦艽汤、大活络丹、牵正散、玉真散、消风散等方剂化裁、融合、衍生而来。

# 阴阳分药分时川芎茶调汤

## 川芎茶调散原方（《太平惠民和剂局方》）

【组成】川芎、荆芥（去梗）各四两，白芷、羌活、甘草各二两，细辛一两，防风（去芦）一两半，薄荷（不见火）八两。

【用法】散剂：共为细末，每服二钱，食后清茶调下。现代用法：作汤剂，水煎服，用量按原方比例酌减。

【功用】疏风止痛。

【主治】外感风邪头痛。偏正头痛或巅顶作痛，恶寒发热，目眩鼻塞，舌苔薄白，脉浮。

【原方之弊】本方是以辛温之药为主的疏风止痛剂，早上和中午服用为宜，晚上服用则逆生虚火。辛温之药服用，耗损津液，所以此方最好与滋阴药剂配合服用。

## 阴阳分药分时川芎茶调汤阳药

【组成】川芎 12～24 克，荆芥 12～24 克，白芷 12～18 克，羌活 12～18 克，细辛 6～12 克，防风 9～12 克，薄荷 9～15 克，甘草 9～15 克。

【用法】去中医院抓阳药中药配方颗粒制剂，一服药二格。每天晚上饭前或睡觉前一个小时服用阳药一次。根据病情的轻重，确定服用阳药一格或者二格。

## 阴阳分药分时川芎茶调汤阴药

【组成】生牡蛎 30～60 克，柴胡 6～12 克，茯苓 9～15 克，白芍 15～30 克，丹参 15～30 克，五味子 15～30 克，山茱萸 9～15 克，生地黄 15～30 克，麦冬 9～15 克。

【用法】去中医院抓阴药中药配方颗粒制剂，一服药二格。每天晚上饭前或睡觉前一个小时服用阴药一次。根据病情的轻重，确定服用阴药一格或者二格。

## 阴阳分药分时川芎茶调汤

【功用】阳药祛风散寒，祛湿散热，温肺透疹，活血行气，祛风止痛；阴药益阴潜阳，活血化瘀，疏风解毒，疏肝解郁，补益肝肾，滋阴生津，安心宁神。

【主治】外感风邪头痛。偏正头痛或巅顶作痛，恶寒发热，目眩鼻塞，舌苔薄白，脉浮。

【方解】本方所治乃为风邪外袭，阻遏清阳所致。风邪外袭，上犯头目，故头痛目眩，由于风性数变，故其痛或偏或正，或巅顶作痛，或牵引眉棱骨痛，若头痛作止无时，称为头风。风邪束表，卫阳不宣，邪正抗争，则恶寒发热，肺气不利，则鼻塞，舌苔薄白，脉浮，为风邪外袭之征。治宜散风邪，止头痛；同时，滋阴潜阳，补益津液。

阴阳分药分时川芎茶调汤阳药包含川芎、荆芥、白芷、羌活、细辛、防风、薄荷、生甘草。川芎辛，温，入肝经，活血行气、祛风止痛，为君药。白芷辛，温，气芳香，微苦，祛风湿、活血排脓、生肌止痛。羌活辛、苦，温，归膀胱、肾经，解表散寒、祛风除湿，止痛。细辛辛，归肺、肾经，散寒祛风、温肺化饮、止痛、通窍。防风辛、甘，温，归肝、脾、膀胱经，解表祛风、胜湿、止痉。白芷、羌活、细辛、防风四味辛温祛湿散寒，均为臣药。荆芥辛、微苦，微寒，归肺、肝经，功效为祛风、解表、透疹、止血。薄荷辛，凉，归肺、肝经，功效为散风热、清头目、利咽喉、透疹、解郁。荆芥、薄荷祛风散热，为佐药。甘草甘，平，归十二经，功效为补益心脾、润肺止咳、和中益气、补虚解毒、缓和药性、缓急止痛，为诸药之使药。阴阳分药分时川芎茶调汤阳药的综合功效为祛风散寒、祛湿散热、温肺透疹、活血行气、祛风止痛。

在阴阳分药分时川芎茶调汤阴药包含生牡蛎、柴胡、丹参、茯苓、白芍、五味子、山茱萸、生地黄、麦冬。生牡蛎镇静安神、益阴潜阳、活血化瘀、软坚散结，为君药。柴胡疏肝解郁，丹参活血化瘀、清热解毒，为臣药。茯苓利水渗湿、益脾和胃、宁心安神，白芍平肝止痛、敛阴止汗、敛血补血，五味子收敛固涩、益气生津、补肾宁心，山茱萸补益肝肾、收敛固涩、收敛止汗，四者为臣药。生地黄清热生津、凉血止血、滋阴养血，麦冬养阴生津、润肺清心、养心阴、清心火、除烦安神，二者为佐使药。在阴阳分药分时川芎茶调汤阴药的综合功效是益阴潜阳、活血化瘀、疏风解毒、疏肝解郁、补益肝肾、滋阴生津、安心宁神。

【运用】本方主治风邪侵袭，导致头风头痛之证。患者表现为头痛、鼻塞，脉浮为主要症状。对于气虚、血虚，或因肝肾阴亏、肝阳上亢、肝风内动引起的头痛，原方不宜，本方采用阴阳分药，有散有补，本方调整也可以治疗类似疾病。

如果患者头痛属于风寒者，可以在阳药中加附子，酌加紫苏叶、生姜等以加强祛风散寒的功效；如果患者头痛属于风热者，在阳药中去羌活、细辛，在阴药中加蔓荆子、菊花以散风热。如果头痛久治不愈，可以在阳药中加全蝎、白僵蚕、桃仁、红花等以搜风活血止痛。

川芎茶调散的原方所用之药，过于辛温发散，原方为避免药性过强，用茶水调服，取其苦凉之性，既可上清头目，又能制药辛散祛风之品太过温燥于升散。但是，茶叶性寒冷，又能解药之性，会影响药性发挥。本方采用阴阳分药，不需配合茶饮，这样可以使得阳药的药性得到最大程度的发挥，同时，由于有阴药滋阴生津，所以，也无须顾虑阳药发散太过，耗损津液而生虚火。

本方适常用于治疗感冒、流行性感冒、偏头痛、血管性神经头痛、慢性鼻炎等所引起的头痛属风邪为患者。

# 阴阳分药分时大秦艽汤

### 大秦艽汤原方 (《素问病机气宜保命集》)

【组成】秦艽三两，川芎、独活、当归、白芍、石膏、甘草各二两，羌活、防风、白芷、黄芩、白术、茯苓、生地黄、熟地黄各一两，细辛半两。

【用法】上药研为粗末，每服30克，水煎服。现多用饮片水煎服，各药用量按常规剂量酌减。

【功用】祛风清热，养血活血。

【主治】风邪初中经络，口眼㖞斜，舌强不能语言，手足不能活动，烦热，口苦、舌苔黄者。

## 阴阳分药分时大秦艽汤阳药

【组成】秦艽15～30，川芎12～24克，独活12～18克，羌活12～18克，细辛6～12克，防风9～12克，当归9～15克，炙甘草9～15克，白芷12～18克，炒白术12～18克，熟地黄15～30克。

【用法】去中医院抓阳药中药配方颗粒制剂，一服药二格。每天晚上饭前或睡觉前一个小时服用阳药一次。根据病情的轻重，确定服用阳药一格或者二格。

## 阴阳分药分时大秦艽汤阴药

【组成】石膏30～60克，黄芩6～12克，柴胡9～15克，茯苓15～30克，丹参15～30克，五味子15～30克，山茱萸9～15克，生地黄15～30克，麦冬9～15克，生甘草9～15克。

【用法】去中医院抓阴药中药配方颗粒制剂，一服药二格，每天晚上饭前或睡觉前一个小时服用阴药一次。根据病情的轻重，确定服用阴药一格或者二格。

## 阴阳分药分时大秦艽汤

【功用】阳药祛风寒，祛风湿，舒筋活络，通窍止痛，补血调经，健脾和胃；阴药泻火清热，活血化瘀，疏风解毒，疏肝解郁，补益肝肾，滋阴生津，安心宁神。

【主治】风邪初中经络，口眼㖞斜，舌强不能语言，手足不能活动，烦热，口苦、舌苔黄者。

【方解】本方所治之证为患者正气不足，气血虚弱，外风乘虚而入，导致外风引动内风，内外相应导致寒热夹杂的风邪之证。患者正气不足，营血虚弱，脉络空虚，风邪乘虚入中，气血痹阻，经络不畅，加之"血弱不能养筋"，故一旦外风侵袭，经络收缩，所以口眼㖞斜，手足不能运动，舌强不能言语；风邪外袭，邪正相争，故或见恶寒发热，脉浮等。治以祛风散邪为主，兼以养血、活血通络为辅。

阴阳分药分时大秦艽汤阳药包含秦艽、川芎、独活、羌活、细辛、防风、当归、炙甘草、白芷、炒白术、熟地黄。秦艽祛风湿，止痹痛，退虚热，清湿热，为君药。川芎辛，温，归肝经，功效为活血行气、祛风止痛。独活祛风、胜湿、散寒、止痛。羌活辛、苦，温，归膀胱经、肾经，解表散寒，功效为祛风除湿、止痛。细辛辛，归肺、肾经，功效为散寒祛风、温肺化饮、止痛、通窍。防风辛、甘，微温，归肝、脾、膀胱经，功效为解表祛风、胜湿、止痉。白芷辛，微苦，温，气芳香，祛风湿、活血排脓、生肌止痛。川芎、独活、羌活、细辛、防风和白芷这六味药为臣药。熟地黄补血滋阴、填精益髓，当归补血调经、活血止痛、润肠通便，二者为佐药。白术健脾益气、燥湿利水，促进脾胃运化。炙甘草甘，平，归心、脾、肺、胃经，功效为健脾养胃、调和诸药。白术和炙甘草为使药。阴阳分药分时大秦艽汤阳药的综合功效是祛风寒、祛风湿、舒筋活络、通窍止痛、补血调经、健脾和胃。

阴阳分药分时大秦艽汤阴药包含石膏、黄芩、柴胡、茯苓、丹参、五味子、山茱萸、生地黄、麦冬、生甘草。石膏解肌清热，除烦止渴、清热解毒、泻火，为君药。黄芩热燥湿、凉血安胎、清热解毒。柴胡疏肝解郁、清热退烧。茯苓祛湿利水。丹参活血化瘀、清热解毒。五味子收敛固涩、益气生津、补肾宁心。山茱萸补益肝肾、收敛固涩、收敛止汗。这六味药为臣药。生地黄清热生津、凉血止血、滋阴养血，麦冬养阴生津、润肺清心，二者为佐药。生甘草补益心脾、润肺止咳、和中益气、补虚解毒、缓和药性、缓急止痛，为使药。在阴阳分药分时大秦艽汤阴药的综合功效是泻火清热、活血化瘀、疏风解毒、疏肝解郁、补益肝肾、滋阴生津、安心宁神。

【运用】本方是治本体气血虚弱，风邪乘虚而入，风邪初中经络所致疾病的代表方剂。患者临床表现为口眼㖞斜，舌强不能言语，手足不能运动，微恶风发热，苔薄微黄，脉浮数为辨证要点。

本方适辛温发散之品较多，若属内风所致者，不宜运用。对于气虚、血虚，或因肝肾阴亏、肝阳上亢、肝风内动引起的头痛，原方不宜，本方采用阴阳分药，有散有补，本方调整也可以治疗类似疾病。如果患者无内热，在阴药中可去黄芩、石膏等清热之品，专以祛风养血通络为治。

本方用于治疗颜面神经麻痹，脑缺血性中风，脑血栓形成而致的口腔失语，半身不遂等病属风邪初中经络者。

# 阴阳分药分时大活络汤

## 大活络丹原方（《兰台轨范》）

【组成】白花蛇（酒浸）、乌梢蛇（酒浸）、威灵仙（酒浸）、两头尖（酒浸）、草乌、天麻（煨）、全蝎（去毒）、何首乌（黑豆水浸）、龟板（炙）、麻黄、贯众、炙甘草、羌活、官桂、藿香、乌药、黄连、熟地黄、大黄（蒸）、木香、沉香各二两（各60克），细辛、赤芍、没药（去油，另研）、丁香、乳香（去油，另研）、白僵蚕、天南星（姜制）、青皮、骨碎补、白豆蔻、安息香（酒熬）、黑附子（制）、黄芩（蒸）、茯苓、香附（酒浸，焙）、元参、白术各一两，防风二两半，葛根、虎胫骨（炙）、当归各一两半，血竭（另研）七钱，地龙（炙）、犀角、麝香（另研）、松脂各五钱，牛黄（另研）、片脑（另研）各一钱五分，人参三两。

【用法】上药五十味，为末，蜜丸，如桂圆核大，金箔为衣。

【功用】扶正祛风，活络止痛。

【主治】主中风瘫痪，痿痹痰厥，拘挛疼痛，痛疽流注，跌扑损伤，小儿惊痫，妇人停经。

### 阴阳分药分时大活络汤阳药

【组成】草乌6～12克，黑附子3～6克，官桂6～12克，细辛3～6克，炙甘草6～12克，乌药6～12克，麻黄6～12克，麝香0.2～0.6克，两头尖6～12克，安息香3～6克，人参9～15克，白术3～6克，当归6～9克，塞隆骨6～9克，木香6～12克，白豆蔻3～6克，香附3～6克，丁香3～6克，藿香6～12克，乌梢蛇6～12克，白花蛇6～12克，全蝎6～12克，白僵蚕3～6克，威灵仙6～12克，羌活6～12克，防风9～15克，没药3～6克，乳香3～6克，天南星3～6克。

【用法】去中医院抓阳药中药配方颗粒制剂，一服药二格，每天晚上饭前或睡觉前一个小时服用阳药一次。根据病情的轻重，确定服用阳药一格或者二格。

### 阴阳分药分时川芎茶调汤阴药

【组成】血竭15～30克，熟地黄30～60克，元参15～30克，骨碎补15～30

克，贯众 9 ～ 15 克，天麻 15 ～ 30 克，制何首乌 6 ～ 12 克，龟板 9 ～ 15 克，黄连
9 ～ 15 克，大黄 30 ～ 60 克，黄芩 6 ～ 12 克，茯苓 9 ～ 15 克，赤芍 15 ～ 30 克，青
皮 15 ～ 30 克，水牛角 15 ～ 30 克，牛黄 9 ～ 15 克，冰片 15 ～ 30 克，沉香 9 ～ 15 克，
地龙 15 ～ 30 克，葛根 9 ～ 15 克。

【用法】去中医院抓阴药中药配方颗粒制剂，一服药二格。每天晚上饭前或睡觉前
一个小时服用阴药一次。根据病情的轻重，确定服用阴药一格或者二格。

## 阴阳分药分时大活络汤

【功用】阳药旺心火，温经散寒，健脾胃，助消化，补气血，强筋骨，祛风湿，通
经络，活血化瘀，止痛生肌；阴药补益肝肾，强健筋骨，滋阴生津，活血化瘀，泻火
解毒，行气止痛，清热燥湿。

【主治】主中风瘫痪，痿痹痰厥，拘挛疼痛，痈疽流注，跌扑损伤，小儿惊痫，妇
人停经。

【方解】本方证乃风寒湿邪与瘀血痰浊阻滞经络所致筋骨萎软之证。风寒湿邪侵入
经络，日久不愈，气血不得宣通，营卫不畅，津凝为痰，血停为瘀，经络痹阻，故见
肢体筋脉疼痛，麻木拘挛，关节屈伸不利；疼痛游走不定，为风邪偏盛之征；舌淡紫，
苔白，脉沉弦或涩，为风寒湿邪与痰瘀交阻之佐证。久病生虚，气血不足，手足不仁，
日久不愈，腰腿沉重，或腿臂间作痛者，盖因其亦为湿痰死血阻滞经络也。治宜温阳
健脾，补益肝肾，清热解毒，祛风止痛，强健筋骨。

阴阳分药分时大活络汤阳药包含草乌、黑附子、官桂、细辛、炙甘草、乌药、麻
黄、麝香、两头尖、安息香、人参、白术、当归、塞隆骨、木香、白豆蔻、香附、丁
香、藿香、乌梢蛇、白花蛇、全蝎、白僵蚕、威灵仙、羌活、防风、没药、乳香、天
南星。根据药物的性质和功能，把它们分成三个药性组。第一组包括草乌、黑附子、
官桂、细辛克、炙甘草、乌药、麻黄、麝香、两头尖、安息香。草乌旺心火，祛风，
除湿，散寒，止痛，为君药。黑附子回阳救逆，补火助阳，散寒除湿，为臣药。官桂
补火助阳、散寒止痛、温经通脉、引火归原，细辛祛风散寒、行水开窍、化饮、止痛、
镇咳，乌药行气止痛、温肾散寒，三者为佐药。炙甘草健脾益气、止咳平喘、止痛，
辅助草乌和黑附子发挥药效，为使药。麻黄发汗解表、宣肺平喘、利水消肿，麝香开
窍醒神、行经通络、消肿止痛、抗肿瘤，安息香开窍祛痰、行气活血、止痛，二头尖
祛风湿、消痈，四者为温阳开窍的使药。第二组包括人参、白术、当归、塞隆骨、木
香、白豆蔻、香附、丁香、藿香。人参大补元气、补脾益肺、生津、安神定志，为君
药。当归补血活血、调经止痛、润肠通便，塞隆骨祛风、散寒、除湿、通络止痛、补
益肝肾，二者为臣药。白术补气健脾、燥湿利水、止汗、安胎。木香行气止痛。白豆
蔻健脾消食、行气化湿、温中止呕、化湿消痞。丁香温中降逆、散寒止痛、温肾助阳。

藿香芳香化浊、和中止呕、发表解暑。白术、木香、白豆蔻和丁香都能健脾消食、芳香行气，为佐药。香附疏肝理气、调经止痛，为使药。第三组包括乌梢蛇、白花蛇、全蝎、白僵蚕、威灵仙、羌活、防风、没药、乳香、天南星。乌梢蛇祛风湿、通经络、止痉，白花蛇散气软坚、消炎退肿、净血去毒、祛湿健肌，二者为祛风健肌的君药。全蝎息风镇痉、通络止痛、攻毒散结，白僵蚕息风止痉、祛风止痛、化痰散结，二者为息风止痉、攻毒散结的臣药。威灵仙祛风湿和通经络。羌活解表散寒、祛风除湿、止痛。防风解表祛风、胜湿、止痉。没药活血止痛、消肿生肌、散血祛瘀。乳香活血、止痛、生肌。威灵仙、羌活、防风、没药、乳香同为活血化瘀，祛风湿，通经络，活血，止痛，生肌的佐药。天南星散结消肿、清热化痰、息风定惊，为使药。阴阳分药分时大活络汤阳药的综合功效是旺心火、温经散寒、健脾胃、助消化、补气血、强筋骨、祛风湿、通经络、活血化瘀、止痛生肌。

阴阳分药分时大活络汤阴药包含熟地黄、龟板、骨碎补、制何首乌、天麻、血竭、元参、葛根、黄连、大黄、黄芩、茯苓、赤芍、青皮、水牛角、牛黄、冰片、贯众、沉香、地龙。熟地黄滋阴补血、益精填髓，龟板滋阴潜阳、益肾健骨，二者为补肾之君药。骨碎补能够补肾健骨、疗伤续筋、止痛，为补肾之臣药。制何首乌润肠通便、治疗疟疾、补肝肾、益精血，天麻息风止痉、平抑肝阳、祛风通络，二者为补肝之君药。血竭活血定痛、化瘀止血、敛疮生肌，元参凉血养阴、清热解毒，葛根解肌退热、透疹、生津止渴、升阳止泻之功，三者均有滋阴降火的功效，为佐药。黄连清热燥湿、泻火解毒，大黄泻下攻积、清热泻火、凉血解毒、活血祛瘀，黄芩清热燥湿、泻火解毒、止血安胎，茯苓利水消肿、健脾止泻、养心安神，赤芍清热凉血、散瘀止痛，青皮疏肝破气、消积化滞，水牛角清热凉血、定惊解毒。牛黄清热解毒、息风止惊、化痰开窍，冰片开窍醒神、清热止痛。贯众具有杀虫、清热、解毒、凉血止血。沉香行气止痛、温中止呕、纳气平喘、地龙清热定惊、通络平喘、利尿。黄连、黄芩、茯苓、赤芍、青皮、水牛角、牛黄、冰片、贯众、沉香、地龙综合功效为活血化瘀、泻火解毒、行气止痛、清热燥湿，为使药。阴阳分药分时大活络汤阴药的综合功效为补益肝肾、强健筋骨、滋阴生津、活血化瘀、泻火解毒、行气止痛、清热燥湿。

【运用】本方主治痹证偏于风寒湿的代表方剂。患者表现为肢体筋脉痉挛、关节屈伸不利，舌淡紫、苔白。

如果患者的症状比较轻，可以使用简化的方剂，如小活络丹为主方的方剂。

本方常用于治疗中风瘫痪、半身不遂，跌打损伤等重症，也可以治疗风湿性关节炎、类风湿关节炎、坐骨神经痛、骨质增生等证属风寒湿邪比较重的患者。

# 阴阳分药分时牵正玉真消风汤

## 牵正散原方（《杨氏家藏方》）

**【组成】**白附子、白僵蚕、全蝎（去毒）各等分。

**【用法】**散剂：共为细末，每服 3 克，热酒或温开水调下，不拘时候。亦可以作汤剂水煎服，用量按原方比例酌定。

**【功用】**祛风化痰，通络止痉。

**【主治】**风痰阻络之口眼㖞斜，或面肌抽动，舌淡红、苔白。

## 玉真散原方（《外科正宗》）

**【组成】**天南星、防风、白芷、天麻、羌活、白附子各等分。

**【用法】**上为末，每次服二钱，热酒一盏调服，敷患处。若牙关紧闭，腰背反张者，每服三钱，用热童便调，虽内有瘀血亦愈。至于昏死，心腹尚温者，连进二服，亦可保全。若治疯犬咬伤，用漱口水洗净，搽伤处。

**【功用】**祛风化痰，定搐止痉。

**【主治】**主治破伤风。症见牙关紧急，口撮唇紧，身体强直，角弓反张，脉弦紧。

## 消风散原方（《外科正宗》）

**【组成】**当归、生地黄、防风、蝉蜕、知母、苦参、胡麻仁、荆芥、苍术、牛蒡子、石膏各一钱，甘草、木通各五分。

**【用法】**汤剂：水煎，每日一剂。

**【功用】**疏风养血，清热除湿。

**【主治】**风疹、湿疹。症见皮肤疹出色红，或遍身云片斑点，瘙痒，抓破后渗出水液，苔白或黄，脉浮数。

### 阴阳分药分时牵正玉真消风汤阳药

**【组成】**白附子 12～24 克，天南星 12～24 克，白僵蚕 9～15 克，蜈蚣 9～12 克，羌活 6～12 克，防风 6～12 克，荆芥 6～12 克，苍术 12～18 克，白芷 12～18 克，当归 12～18 克，生甘草 9～15 克。

**【用法】**去中医院抓阳药中药配方颗粒制剂，一服药二格。每天晚上饭前或睡觉前一个小时服用阳药一次。根据病情的轻重，确定服用阳药一格或者二格。

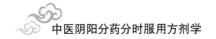

### 阴阳分药分时牵正玉真消风汤阴药

【组成】石膏 30 ～ 60 克，知母 6 ～ 12 克，生地黄 9 ～ 15 克，胡麻仁 15 ～ 30 克，天麻 15 ～ 30 克，苦参 15 ～ 30 克，牛蒡子 9 ～ 15 克，蝉蜕 15 ～ 30 克，木通 9 ～ 15 克。

【用法】去中医院抓阴药中药配方颗粒制剂，一服药二格。每天晚上饭前或睡觉前一个小时服用阴药一次。根据病情的轻重，确定服用阴药一格或者二格。

### 阴阳分药分时牵正玉真消风汤

【功用】阳药燥湿化痰，解毒散结，息风止痉，健脾养血；阴药清热泻火，疏散风热，息风止痉，利尿排毒，滋阴生津。

【主治】外感风邪头痛，口眼歪斜，伤口受伤引发破伤风，风热湿疹。

【方解】本方所治乃为风邪外袭，或者伤口受伤所得感染外邪入破伤风等病原体感染，或者由于感染呼吸道或消化道病原体如疱疹病毒、流感病毒导致的风寒发热感冒。所以，治宜燥湿化痰，健脾胃，疏风散热，清热排毒，滋阴生津。

阴阳分药分时牵正玉真消风汤阳药包含白附子、天南星、白僵蚕、蜈蚣、羌活、防风、苍术、荆芥、白芷、当归、生甘草。白附子燥湿化痰、祛风止痉、解毒散结，天南星燥湿化痰、祛风止痉、散结消肿，蜈蚣息风止痉、解毒散结、通络止痛，白僵蚕息风止痉、祛风止痛、化痰散结，四者燥湿化痰、祛风止痛、散结消肿，为君药。羌活解表散寒、祛风除湿、止痛，防风祛风解表、胜湿止痛、解痉，荆芥祛风解表、透疹、止血，苍术燥湿健脾、辟秽、祛风湿，为臣药。当归补血活血、调经止痛、润肠通便，为佐药。生甘草补脾益气、润肺止咳、清热解毒、缓解止痛、缓和药性，为使药。阴阳分药分时牵正玉真消风汤阳药的综合功效是燥湿化痰、解毒散结、息风止痉、健脾养血。

阴阳分药分时牵正玉真消风汤阴药包含石膏、知母、生地黄、胡麻仁、天麻、苦参、牛蒡子、蝉蜕、木通。石膏清热泻火、除烦止渴，为君药。知母清热泻火、滋阴润燥，生地黄清热生津滋阴、养血、润燥滑肠、滋养肝肾，天麻息风止痉、平抑肝阳，这五味为臣药。苦参清热燥湿、祛风杀虫、利尿，牛蒡子疏散风热、宣肺透疹、解毒利咽、疏散风热、利咽、透疹、明目退翳、解痉，木通利水通淋、泄热下乳，这四味药为佐使药。阴阳分药分时牵正玉真消风汤阴药的综合功效是清热泻火、疏散风热、息风止痉、利尿排毒、滋阴生津。

【运用】本方主治风邪侵袭，导致头风头痛之证。患者表现为头痛、鼻塞、口眼喎斜。

若患者外伤感染时（如破伤风），表现为牙关紧闭，身体强直，角弓反张，阳药的药性温燥，但是配有当归、白芷等健脾生血之药，再配合服用阴药，所以津液亏虚患者也可以服用。

本方常用于治疗面瘫、破伤风，以及麻疹、湿疹、过敏性皮炎、神经性皮炎、扁平疣等属风湿热毒疾病。

# 第二节　阴阳分药分时平息内风剂

阴阳分药分时平息内风方剂，适用于内风为主所致病症。内风病主要由人体脏腑功能失调所致，其临床表现随病机的不同和病性的虚实而异。若邪热亢盛，热极动风，可见高热昏迷、四肢抽搐等症；若肝阳上亢，化风上扰，可见头目眩晕，脑中热痛，面色如醉，甚则猝然昏倒、口眼㖞斜、半身不遂等症；若温病后期，燥热伤阴，津液亏虚，虚风内动，可见手脚无力、精神疲惫、脉虚等症。对于内风病之实证者，常用清热息风或平肝潜阳药，如龙骨、牡蛎、代赭石、羚羊角、钩藤、石决明等为主方剂，同时，辅助以健脾养胃方剂，让火入脾胃，代表方剂如阴阳分药分时羚角钩藤汤、阴阳分药分时镇肝熄风汤、阴阳分药分时天麻钩藤汤。温病后期的阴虚风动证，则属于内风病之虚证，常用滋阴养血息风的药如生地黄、白芍、阿胶等主组成方剂，同时，也配合健脾养胃方剂，升阳气，通经络，滋阴生血，降火息风，代表性的方剂有阴阳分药分时大定风珠汤。这些方剂从羚角钩藤汤、镇肝熄风汤、天麻钩藤汤、大定风珠汤化裁、衍生而来。

## 阴阳分药分时羚角钩藤汤

**羚角钩藤汤原方（《通俗伤寒论》）**

【组成】羚角片（先煎）一钱半，霜桑叶二钱，京川贝（去心）四钱，鲜地黄五钱，双钩藤（后入）、滁菊花、茯神木、生白芍各三钱，生甘草八分，鲜刮淡竹茹（与羚角先煎代水）五钱。

【用法】汤剂：水煎服，每日1剂，一天3次。

【功用】凉肝息风，增液舒筋。

【主治】主治热盛动风证。症见高热不退，烦闷躁扰，手足抽搐，发为痉厥，甚则神昏，舌绛而干，或舌焦起刺，脉弦而数。

【原方之弊】本方是凉血祛热，滋阴生津之药组成的方剂，宜下午或者晚上服用。早上服用，则伤脾胃。如果应急使用，也需配服扶阳健脾之药，以除后患。

### 阴阳分药分时羚角钩藤汤阳药

【组成】川芎12～24克，荆芥12～24克，白芷12～18克，羌活12～18克，细辛6～12克，防风9～12克，薄荷9～15克，白术9～15克，生甘草9～15克。

【用法】去中医院抓中药配方颗粒制剂，一服药二格。如果不是急症，每天早上和午饭前口服一格阳药；如果危急重症的情况下，先服阴药，第二天再服阳药；如果不是危急重症，可以先服阳药，再服阴药。

### 阴阳分药分时羚角钩藤汤阴药

【组成】羚羊角片5～10克，桑叶6～12克，川贝9～15克，生地黄15～30克，钩藤9～15克，菊花9～15克，茯神9～15克，竹茹15～30克，白芍9～15克，生甘草6～9克。

【用法】去中医院抓阴药中药配方颗粒制剂，一服药二格。如果是慢病，每天晚饭前或者睡觉前服用一格阴药；如果是急症，先服用阴药一格或者二格来控制病情。

### 阴阳分药分时羚角钩藤汤

【功用】阳药祛风散寒，祛湿散热，温肺透疹，活血行气，祛风止痛，健脾养胃；阴药息风止痉，平肝潜阳，清肝明目，清热解毒，滋阴生津，健脾和胃。

【主治】主治热盛动风证。症见高热不退，烦闷躁扰，手足抽搐，发为痉厥，甚则神昏，舌绛而干，或舌焦起刺，脉弦而数。

【方解】本方证是五脏六腑生热，热邪由表及里，到达厥阴经，肝经热盛，热极生风所致。邪热强势，人体五脏六腑自救不及，水不克火，所以高热难退；热扰心神，则人体心焦烦躁，甚至神魂颠倒。由于高热伤津，高热生风，风火相加，燥热异常，这导致手足抽搐，发为痉挛。治宜清热凉肝息风为主，配合滋阴生津，舒筋活血为辅。

阴阳分药分时羚角钩藤汤阳药包含川芎、荆芥、白芷、羌活、细辛、防风、薄荷、白术、生甘草。川芎辛，温，归肝经，功效为活血行气、祛风止痛，为君药。白芷辛、微苦，温，气芳香，功效为祛风湿、活血排脓、生肌止痛。羌活辛、苦，温，归膀胱经、肾经，功效为解表散寒、祛风除湿、止痛。细辛辛，归肺、肾经，功效为散寒祛风、温肺化饮、止痛、通窍。防风辛、甘，微温，归肝、脾、膀胱经，功效为解表祛风、胜湿、止痉。这四味药辛温祛湿散寒，均为臣药。荆芥辛、微苦，微寒，归肺、肝经，功效为祛风、解表、透疹、止血。薄荷辛，凉，归肺、肝经，功效为散风热、清头目、利咽喉、透疹、解郁。这二味药祛风散热，为佐药。白术健脾祛湿，生甘草补益心脾、润肺止咳、和中益气、补虚解毒、缓和药性、缓急止痛，二者为诸药之使药。阴阳分药分时羚角钩藤汤阳药的综合功效为祛风散寒、祛湿散热、温肺透疹、活血行气、祛风止痛、健脾养胃。

在阴阳分药分时羚角钩藤汤阴药包含羚羊角片、桑叶、川贝、生地黄、钩藤、菊花、茯神、竹茹、白芍、生甘草。羚羊角咸，寒，归肝、心经，功效为息风止痉、平肝潜阳、清肝明目、清热解毒，主治惊风癫痫、手足抽搐、头痛眩晕、目赤肿痛、热毒发斑。钩藤甘，微寒，归肝、心包经，功效为息风止痉、清热平肝，主治惊风抽搐、头痛眩晕。二者为君药。桑叶苦、甘，寒，归肺、肝经，功效为疏散风热、清肝明目，主治风热表证、温病初起、燥热咳嗽、目赤肿痛、目暗昏花等。菊花辛、甘、苦，微寒，归肺、肝经，功效为疏散风热、清肝明目，主治风热表证、温病初起、目赤肿痛、目暗昏花、头目眩晕。竹茹甘、淡，微寒，归肺、胃经，功效为清热化痰、止呕，常用于热病伤津的呕吐及痰火内扰的虚烦不寐等。茯神甘、淡，平，归心、脾经，功效为宁心、安神、利水，主治惊悸、健忘、健忘失眠、惊痫、小便不利。这四味药辅助清心、肝、肾、脾胃和肺热，为臣药。川贝母苦、甘，微寒，归肺、心经，功效为化痰止咳、清热散结，主治肺热咳嗽、阴虚燥咳、瘰肿、瘰疬。生地黄甘、苦，寒，归心、肝、肾经，功效为清热凉血、养阴生津，主治热病心烦、舌绛、血热吐衄、斑疹紫黑、热病伤阴、消渴多饮。白芍苦、酸，微寒，归肝、脾经，功效为养血敛阴、柔肝止痛、平抑肝阳。这三者为佐药，补益心肝肾阴、滋阴生津。生甘草甘，平，归心、肺、脾、胃经，功效为补脾益气、清热解毒、祛痰止咳、缓急止痛、调和诸药，主治脾胃虚弱、倦怠乏力、心悸气短、咳嗽痰多、脘腹、四肢挛急疼痛、痈肿疮毒，可缓解药物毒性、烈性，为使药。阴阳分药分时羚角钩藤汤阴药的综合功效是息风止痉、平肝潜阳、清肝明目、清热解毒、滋阴生津、健脾和胃。

【运用】本方主治肝经热盛，热极生风的代表方剂。患者表现为高热烦躁，手足抽搐，舌绛而干，脉弦数。对于热病后期，阴液大亏，虚风内动者，原方不可使用，但是本方是阴阳分药，调整方子后也可以使用。

如果患者热邪内闭，神志昏迷者，可在阴药中加服紫雪丹、安宫牛黄丸；患者口干舌燥，津液亏虚严重者，在阴药中可添加天冬、麦冬、玄参、石斛等；如果邪热偏于气分，患者高热不退，高烧严重，可以在阴药中添加石膏、知母等；如果邪热偏于血分，兼有吐血、发斑疹等情况者，可以在阴药中加水牛角、牡丹皮和紫草等；风动而抽搐较频者，可加全蝎、蜈蚣等；风动痰涌而见神昏痰鸣者，可在阳药中加生半夏、天南星、橘红、陈皮等。

本方适用于治疗流行性乙脑炎、流行性脑脊髓膜炎、病毒性脑炎、休克型肺炎、子痫、小儿肚脐风等病症属于肝经热极生风者；也可以用于治疗高血压属肝热阳亢者。

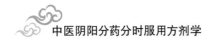
# 阴阳分药分时镇肝熄风汤

镇肝息风汤原方（《医学衷中参西录》）

【组成】怀牛膝、生赭石（轧细）各一两，生龙骨（捣碎）、生牡蛎（捣碎）、生龟甲（捣碎）、生杭芍、玄参、天冬各五钱，川楝子（捣碎）、生麦芽、茵陈各二钱，甘草一钱半。

【用法】水煎服，每日 1 剂，一天 3 次。

【功用】镇肝息风，滋阴潜阳。

【主治】肝阳上亢，肝风内动证，类似中风。头目眩晕，目胀耳鸣，脑中热痛，心中烦热，面色如醉，或时常噫气，或肢体渐觉不利，口眼渐形歪斜，甚或眩晕颠仆，昏不知人，移时始醒，醒后不能复原，脉弦长有力。

## 阴阳分药分时镇肝熄风汤阳药

【组成】川芎 12～24 克，荆芥 12～24 克，白芷 12～18 克，羌活 12～18 克，细辛 6～12 克，防风 9～12 克，薄荷 9～15 克，白术 9～15 克，生甘草 9～15 克。

【用法】去中医院抓阳药中药配方颗粒制剂，一服药二格。如果不是急症，每天早上和午饭前口服一格；如果是急症，先服阴药，第二天才服阳药。

## 阴阳分药分时镇肝熄风汤阴药

【组成】牛膝 30～60 克，生赭石 6～12 克，生龙骨 9～15 克，生牡蛎 15～30 克，生龟甲 15～30 克，白芍 15～30 克，玄参 9～15 克，天冬 15～30 克，川楝子 9～15 克，生麦芽 9～15 克，茵陈 9～15 克，柴胡 9～15 克，生甘草 9～15 克。

【用法】去中医院抓阴药中药配方颗粒制剂，一服药二格。如果不是急症，每天晚饭前或者睡觉前服用一格阴药；如果是急症，先服用阴药一格或者二格控制病情。

## 阴阳分药分时镇肝熄风汤

【功用】阳药祛风散寒，祛湿散热，温肺透疹，活血行气，祛风止痛，健脾养胃；阴药重镇安神，平肝潜阳，行气止痛，滋阴生血，滋阴生津，清热解毒，滋阴润燥。

【主治】肝阳上亢，肝风内动证，类似中风。头目眩晕，目胀耳鸣，脑中热痛，心中烦热，面色如醉，或时常噫气，或肢体渐觉不利，口眼渐形歪斜，甚或眩晕颠仆，昏不知人，移时始醒，醒后不能复原，脉弦长有力。

【方解】内中风。其病机为肝肾阴虚，肝阳化风所致。肝为风木之脏，体阴而用阳，肝肾阴虚，肝阳偏亢，阳亢化风，风阳上扰，故见头目眩晕、目胀耳鸣、脑部热痛、面红如醉；肾水不能上济心火，心肝火盛，则心中烦热；肝阳偏亢，气血随之逆乱，遂致卒中。轻则风中经络，肢体渐觉不利，口眼渐形㖞斜；重则风中脏腑，眩晕颠仆，不知人事等，即《素问·调经论》所谓"血之与气，并走于上，则为大厥，厥则暴死。气复反则生，不反则死。"本证以肝肾阴虚为本，肝阳上亢，气血逆乱为标，但以标实为主。治以镇肝息风为主，疏散肝风为辅，佐以滋养肝肾。

阴阳分药分时镇肝熄风汤阳药包含川芎、荆芥、白芷、羌活、细辛、防风、薄荷、白术、生甘草。川芎辛，温，入肝经，功效为活血行气，祛风止痛，为君药。白芷味辛、微苦，性温，气芳香，功效为祛风湿、活血排脓、生肌止痛。羌活味辛、苦，性温，归膀胱、肾经，功效为解表散寒、祛风除湿、止痛。细辛味辛，归肺、肾经，功效为散寒祛风、温肺化饮、止痛、通窍。防风味辛、甘，性微温，归肝、脾、膀胱经，功效为解表祛风、胜湿、止痉。这四味辛温祛湿散寒，都为臣药。荆芥味辛、微苦，性微寒，归肺、肝经，功效为祛风、解表、透疹、止血。薄荷味辛，性凉，归肺、肝经，功效为散风热、清头目、利咽喉、透疹、解郁。这二味药祛风散热，为佐药。白术健脾祛湿。甘草味甘，性平，归心、肺、脾、胃经，功效为补益心脾、润肺止咳、和中益气、补虚解毒、缓和药性、缓急止痛。白术和生甘草为使药。阴阳分药分时镇肝熄风汤阳药的综合功效为祛风散寒、祛湿散热、温肺透疹、活血行气、祛风止痛、健脾养胃。

阴阳分药分时镇肝熄风汤阴药包含牛膝、生赭石、生龙骨、生牡蛎、生龟甲、白芍、玄参、天冬、川楝子、生麦芽、茵陈、柴胡、生甘草。生赭石苦，寒，入肝、心包经，功效为平肝潜阳、重镇降逆、凉血止血，主治头痛眩晕、呃逆呕吐、气逆喘息、吐血、衄血、崩漏。生龙骨甘、涩，平，归心、肝、肾经，功效为镇静安神、平肝潜阳、收敛固涩，主治神志不安、心悸失眠、烦躁易怒、头晕目眩、虚汗、遗精、带下、崩漏。生牡蛎咸，微寒，归肝、肾经，功效为平肝潜阳、软坚散结、收敛固涩，主治头晕目眩、肝风抽搐、瘰疬、痰核、自汗、盗汗、遗精、崩漏、带下。这三味药重镇安神，平肝潜阳，为君药。牛膝味苦、酸，性平，归肝、肾经，功效为疏利下行、能补能泄、活血祛瘀、补肝肾、强筋骨、引血下行、利尿通淋。白芍苦、酸，微寒，归肝、脾经，功效为养血敛阴、柔肝止痛、平抑肝阳。川楝子苦，寒，有小毒，归肝、胃、小肠、膀胱经，功效为行气止痛、杀虫。茵陈苦、辛，微寒，归脾、胃、肝、胆经，功效为清利湿热、利胆退黄。生麦芽甘，平，归脾、胃经，功效为行气消食、健脾开胃、退乳消胀。这五味药引经下行、行气止痛、消食化积、疏肝解郁，为臣药。生龟甲甘、咸，寒，归肝、肾、心经，功效为滋阴潜阳、益肾健骨、养血补心。玄参苦、甘、咸，寒，归肺、胃、肾经，清热凉血、解毒散结、滋阴生津。天冬甘、苦，大寒，归肺、肾经，功效为清肺降火、滋阴润燥。这三味药滋阴潜阳、滋阴生血、滋阴生津、清热解毒、滋阴润燥，为佐药。柴胡辛、苦，微寒，归肝、胆、肺经，功效为疏散退热、疏肝解郁、升举阴气，为诸药之引经药。生甘草甘，平，归心、肺、脾、胃经，功效为补脾益气、清热解毒、祛痰止咳、缓急止痛、调和诸药，为诸药之使药。柴胡和生甘草为诸药之使药。阴阳分药分时镇肝熄风汤阴药的综合功效是重镇安神、平肝潜阳、行气止痛、滋阴生血、滋阴生津、清热解毒、滋阴润燥。

【运用】本方是治疗肝肾阴虚，肝阳上亢化风所致之类中风的代表方。临床应用，无论是中风之前，还是中风之时，抑或中风之后，皆可运用。患者表现为头目眩晕，脑部热痛，面色如醉，脉弦长有力为辨证要点。原方的金石壳类药物有妨碍脾胃的弊端，脾胃虚弱者慎服；但本方有阳药保护脾胃，所以可以安心使用。

如果患者有痰热，胸闷有痰，在阳药中加天南星、半夏，在阴药中加贝母、百合等化痰；如果肝热上冲，头痛脑热重者，在阴药中加石膏、夏枯草、菊花、蝉蜕；如果胃热严重，心中热甚者，在阴药中加石膏；如果患者肾水亏虚严重，尺脉重按虚者，在阴药中加熟地黄、山茱萸。

本方常用于高血压、脑血栓形成、脑出血、血管神经性头痛等属于肝肾阴虚，肝阳上亢者。

## 阴阳分药分时天麻钩藤汤

### 天麻钩藤汤原方（《杂病证治新义》）

【组成】天麻9克，钩藤（后下）、川牛膝各12克，石决明（先煎）18克，栀子、黄芩、杜仲、益母草、桑寄生、夜交藤、朱茯神各9克。

【用法】汤剂：水煎服。

【功用】平肝息风，清热活血，补益肝肾。

【主治】肝阳偏亢，肝风上扰证。症见头痛，眩晕，失眠，震颤，或口苦面红，舌红苔黄，脉弦或数。

### 阴阳分药分时天麻钩藤汤阳药

【组成】当归15～30克，川芎12～24克，荆芥12～24克，白芷12～18克，羌活12～18克，细辛6～12克，防风9～12克，薄荷9～15克，白术9～15克，生甘草9～15克。

【用法】去中医院抓阳药中药配方颗粒制剂，一服药二格。每天早上或午饭前口服一格。根据病情的轻重，确定口服阳药一格或是二格。

### 阴阳分药分时天麻钩藤汤阴药

【组成】天麻9～18克，钩藤12～24克，石决明18～36克，栀子9～18克，黄芩9～18克，牛膝12～24克，杜仲9～18克，益母草9～18克，桑寄生9～18

克，首乌藤 9～18 克，茯神 9～18 克。

【用法】去中医院抓中药配方颗粒制剂，6～12 服，一服药二格。在晚饭前或者睡觉前服用一格阴药，以此类推。

## 阴阳分药分时天麻钩藤汤

【功用】阳药补血调经，祛风散寒，祛湿散热，温肺透疹，活血行气，祛风止痛，健脾养胃；阴药息风止痉，平肝潜阳，清热泻火，补益肝肾，健脾利湿，安心宁神。

【主治】肝阳偏亢，肝风上扰证。症见头痛，眩晕，失眠，震颤，或口苦面红，舌红苔黄，脉弦或数。

【方解】本方证为肝阳上亢，风阳上扰，以致头部疼痛，眩晕；肝阳偏亢，影响神志，故夜寐多梦，甚至失眠。治宜平肝息风为主，配合清热活血，补益肝肾。

阴阳分药分时天麻钩藤汤阳药包含当归、川芎、荆芥、白芷、羌活、细辛、防风、薄荷、白术、生甘草。当归味偏甘，性辛、微温，归肝、心、脾经，具有补血活血、调经止痛、润肠通便的作用。川芎味辛，性温，入肝经，具有活血行气，祛风止痛。当归和川芎共为君药。白芷味辛、微苦，性温，气芳香，祛风湿、活血排脓、生肌止痛。羌活味辛、苦，性温，归膀胱、肾经，解表散寒、祛风除湿、止痛。细辛味辛，归肺、肾经，散寒祛风、温肺化饮、止痛、通窍。防风性微温，味辛、甘，归肝、脾、膀胱经，功效为解表祛风、胜湿、止痉。这四味辛温祛湿散寒，都为臣药。荆芥味辛，微苦，性微寒，归肺、肝经，功效为祛风、解表、透疹、止血。薄荷味辛，性凉，归肺、肝经，功效为散风热、清头目、利咽喉、透疹、解郁。这二味药祛风散热，为佐药。白术健脾祛湿。甘草味甘，性平，归心、肺、脾、胃经，功效为补益心脾、润肺止咳、和中益气、补虚解毒、缓和药性、缓急止痛。白术和生甘草为使药。阴阳分药分时天麻钩藤汤阳药的综合功效为补血调经、祛风散寒、祛湿散热、温肺透疹、活血行气、祛风止痛、健脾养胃。

阴阳分药分时天麻钩藤汤阴药包含天麻、钩藤、石决明、栀子、黄芩、牛膝、杜仲、益母草、桑寄生、首乌藤、茯神。天麻甘，平，归肝经，功效为息风止痉、平抑肝阳，主治惊风抽搐、头痛眩晕、风湿痹痛、肢体麻木、半身不遂。钩藤甘，微寒，归肝、心包经，功效为息风止痉、清热平肝，主治惊风抽搐、头痛眩晕。天麻和钩藤息风止痉、清热平肝、滋阴润肝，二者为君药。石决明咸，寒，归肝经，功效为平肝潜阳、清肝明目，主治头晕目眩、目赤翳障、视物昏糊。栀子苦，寒，归心、肺、三焦经，功效为泻火除烦、清热利湿、凉血解毒；外用消肿止痛，主治热病心烦、湿热黄疸、淋证涩痛、血热吐衄、目赤肿痛、火毒疮疡；外治扭挫伤痛。黄芩苦，寒，归肺、胆、胃、大肠经，功效为清热燥湿、泻火解毒、止血、安胎，主治湿温、黄疸、泻痢、热淋、高热烦渴、肺热咳嗽、血热吐衄、痈肿疮毒、胎热不安。益母草辛、苦，微寒，归心、肝、膀胱经，功效为活血化瘀、利水消肿，主治月经不调、产后瘀阻、跌打损伤、水肿、小便不利、疮痈肿毒、皮肤痒疹。茯神甘，淡平，归心、脾经，功效为渗湿、健脾、宁心等功能，适用于心虚惊悸、健忘、失眠等，有镇静、抗肿瘤、养心安神、补虚治劳等功效。石决明平肝潜阳，栀子和黄芩清热泻火，益母草活血化瘀、利水消肿，茯神利湿健脾、安心宁神，这五味药为臣药。桑寄生苦、甘、平，归肝、肾经，功效为祛风湿、补肝肾、强筋骨、安胎，主治风湿痹痛、腰膝酸痛、胎漏下血、胎动不安。首乌藤甘，平，归心、肝经，功效为养血安神、祛风通络，主治失眠多梦、血虚身痛、风湿痹痛、皮肤瘙痒。杜仲甘，温，归肝、肾经，功效为补肝肾、强筋骨、安胎，主治腰膝酸痛、筋骨无力、胎动不安、头晕目眩。桑寄生、首乌藤和杜仲三味药补益肝肾、安心宁神，为佐药。牛膝苦、酸，平，归肝，肾经，功效为活血祛瘀、补肝肾、强筋骨、利水通淋、引血下行，主治月经不调、痛经、闭经、产后瘀阻、跌打伤痛、腰膝酸痛、下肢乏力、小便不利、淋沥涩痛、吐血、衄血、齿痛、口疮、头痛眩晕。牛膝引经下行，引药入肝，补益肝肾，为使药。阴阳分药分时天麻钩藤汤阴药的综合功效息风止痉、平肝潜阳、清热泻火、补益肝肾、健脾利湿、安心宁神。

【运用】本方为主治肝阳偏亢、肝风上扰的代表方剂。患者表现为头痛、眩晕、失眠、舌红苔黄、脉弦病症。肝经实火或湿热所致的头痛，原方不可以使用，本方调整方剂可以使用。

如果肝阳上亢而头晕头痛严重的患者，可以在阴药中添加珍珠母、白芍；如果兼有胃肠燥热而大便干结者，可以在阴药中加大黄。

本方适用于治疗高血压、脑血栓形成、脑出血、脑梗死、面神经痉挛、围绝经期综合征、高脂血症、脊椎病等病症属于肝阳偏亢，肝风上扰者。

# 阴阳分药分时大定风珠汤

## 大定风珠汤原方（《温病条辩》）

【组成】生白芍、生地黄、麦冬（连心）各六钱，阿胶三钱，生龟甲、生牡蛎、炙甘草、鳖甲生各四钱，麻仁、五味子各二钱，生鸡子黄二枚。

【用法】上以水八杯，煮取三杯，去滓，入阿胶烊化，再入鸡子黄，搅令相得，分三次服。现代用法：水煎服，去渣．入阿胶烊化，再入鸡子黄，搅匀，分三次温服。

【功用】滋阴息风。

【主治】真阴大亏、虚风内动证。见于温病后期，手足瘛疭，形消神倦，脉气虚弱，舌绛苔少，时时欲脱者。

### 阴阳分药分时大定风珠汤阳药

【组成】当归 15～30 克，阿胶 9～18 克，川芎 12～24 克，荆芥 12～24 克，红参 12～18 克，白术 12～18 克，黄芪 9～12 克，砂仁 9～15 克，神曲 9～15 克，炙甘草 9～15 克。

【用法】去中医院抓阳药中药配方颗粒制剂，一服药二格。每天早上和午饭前口服一格。根据病情的轻重确定服用阳药一格或者二格的剂量。

### 阴阳分药分时大定风珠汤阴药

【组成】生鸡子黄二枚，生地黄 15～30 克，生龟甲 9～18 克，生鳖甲 9～18 克，火麻仁 6～12 克，麦冬 15～30 克，五味子 9～15 克，白芍 15～30 克，生牡蛎 9～15 克。

【用法】去中医院抓阴药中药配方颗粒制剂，一服药二格。每天晚饭前或者睡觉前服用一格阴药。根据病情的轻重确定服用阴药一格或者二格的剂量。

### 阴阳分药分时大定风珠汤

【功用】阳药大补气血，消食调中，健脾和胃，疏风散热；阴药滋阴生津，滋阴生血，滋阴润肠，滋养肺肾，养血补心。

【主治】真阴大亏、虚风内动证。患者表现在温病后期，手足瘈疭，形消神倦，脉气虚弱，舌绛苔少，时时欲脱者。

【方解】本方证由于温病迁延日久，邪热灼伤真阴，或因误汗、妄攻重伤真阴所致。真阴大亏，水不涵木，虚风内动，故手足瘈疭；真阴欲竭，故形消神倦，脉气虚弱，舌绛苔少，甚至光而干剥，或有时时欲脱之势。此时邪热已去八九，真阴仅存一二。治宜重用味厚滋补药以滋阴养液，填补欲竭之真阴，平息内动之虚风。

阴阳分药分时大定风珠汤阳药包含阿胶、当归、川芎、荆芥、红参、白术、黄芪、砂仁、神曲、炙甘草。阿胶甘、平，归肺、肝、肾经，功效为补血滋阴、润燥、止血，主治血虚萎黄、眩晕心悸、肌痿无力、心烦不眠、虚风内动、肺燥咳嗽、劳嗽咯血、吐血尿血、便血崩漏、妊娠胎漏。红参味甘、微苦，性温，入脾、肺、心经，功效为大补元气、复脉固脱、益气摄血，主治体虚欲脱、肢冷脉微、气不摄血、崩漏下血、心力衰竭、心源性休克。阿胶和红参大补气血，为君药。当归补血活血、调经止痛、润肠通便，白术补气健脾、燥湿利水，川芎活血行气、祛风止痛，砂仁化湿、行气、温中，这四者补血活血、补气健脾，为臣药。荆芥祛风、解表、透疹、止血，为佐药。神曲消食调中、健脾和胃，炙甘草补脾和胃、益气复脉、调和诸药，这二者为使药。阴阳分药分时大定风珠汤阳药的综合功效是大补气血、消食调中、健脾和胃、疏风散热。

阴阳分药分时大定风珠汤阴药包含生鸡子黄、生地黄、生龟甲、生鳖甲、火麻仁、麦冬、五味子、白芍、生牡蛎。鸡子黄味甘，入脾经，上通心气，下达肾气，滋阴润燥，养血息风，气味俱厚，故能补形，为君药。生地黄清热凉血、养阴生津、龟甲滋阴潜阳、益肾健骨、养血补心，生鳖甲滋阴潜阳、软坚散结。生地黄、生龟甲和生鳖甲综合功效为滋阴潜阳、养阴生血、养阴生津，为臣药。火麻仁润燥通便、补虚，麦冬养阴生津、润肺清心，五味子敛肺滋肾、生津敛汗、涩精止泻、宁心安神，三者润肠通便、养阴生津、滋养肠肺肾，为佐药。白芍柔肝止痛、养血调经、敛阴止汗，生牡蛎平肝潜阳、软坚散结、收敛固涩，这二味药滋阴潜阳、收敛保肝，为使药。阴阳分药分时大定风珠汤阴药的综合功效是滋阴生津、滋阴生血、滋阴润肠、滋养肺肾、养血补心、滋阴息风。

本方的原方系由加减复脉汤（炙甘草、生地黄、生白芍、麦冬、阿胶和火麻仁）加味而成。由于温病时久，邪热灼伤真阴，虚风内动，故又增加鸡子黄、五味子、龟甲、鳖甲、牡蛎等大量滋阴潜阳之品，从而由滋阴润燥之方衍化而成滋阴息风之剂。

【运用】本方为治阴虚风动的代表方。患者表现为精神疲倦，懒言少语，舌绛苔少，脉虚弱等特征。本方对于阴液虽亏而邪热犹盛未风动者，非其所宜，即"壮火尚盛者，不得用定风珠、复脉汤"（《温病条辩》）之意。

气喘者，阳药中加人参；自汗者阳药中加人参，阴药中加龙骨和小麦；心悸者阳药加人参，阴药中茯神和小麦。因为气喘、自汗和心悸，三者均是气虚证，所以用人参补气生津，加龙骨、小麦以收涩止汗，茯神以宁心定悸。

本方常用于治疗乙脑后遗症、中风后遗症、甲状腺功能亢进、帕金森病、神经性震颤属阴虚风动者。

# 第十九章　阴阳分药分时治燥剂

凡是以轻宣辛散或者甘凉滋润的药物为主组成，具有轻宣外燥或滋润内燥等作用，以治疗燥证的阴阳分药方剂，统称为阴阳分药治燥剂。

根据燥源，燥证有外燥和内燥之分。外燥是感受外界干燥的气候或空气所致。一般秋季五行属金，其性收敛，阴气下沉，空气干燥，形成秋燥。现代人们夏天或冬天使用空调或暖气，也会形成气燥的环境。这些燥气环境称为气燥。外感之燥温热不同，又可以分为温燥和凉燥。燥邪与温热相结合，变成温燥，多见夏末初秋；如今，冬天北方暖气多，家里容易形成温燥。燥邪与寒凉相结合，变成凉燥，多见秋末冬初；如今，夏天经常开空调，家里或办公室容易形成凉燥。"秋深初凉，西风肃杀，感之者多病风燥，此属燥凉，较严冬风寒为轻；若久晴无雨，秋阳以曝，感之者多病温燥，此属燥热，较暮春风温为重"（《通俗伤寒论》）。燥热为六淫之一，五行属火，火克金，所以燥热首犯肺和肌肤。凉燥多见恶寒微热、无汗头痛、咳嗽咽干等症；温燥则见发热头痛、咽痛口渴、干咳无痰等症。

内燥多为内脏津液亏虚，或者气血瘀滞所致。内燥的病因有很多，其中的病因有嗜食辛辣，或因房劳过度，或因热病之后，或因吐立伤津，或因过服热药等有关。由于内燥发病部位不同，内燥又可初步分为上燥，中燥和下燥。上燥发于肺，症见干咳、少痰、咽燥；中燥责于胃，症见呕逆食少，肌肉消瘦；下病在肾，症见消渴或肠燥便秘。

传统的治疗原则是外燥宜轻宣，内燥宜滋润，故本类方剂分为轻宣外燥和滋阴润燥两类。但是，根据阴阳分药分时用药理论，轻宣外燥和滋润内燥相结合，内外结合，标本兼治。

## 第一节　阴阳分药分时轻宣外燥剂

轻宣外燥剂，适用于外感温燥或凉燥之证。凉燥犯肺，肺气不宣，卫气不利，症见头痛恶寒，咳嗽痰稀，鼻塞咽干等，治宜轻宣温润，常用杏仁、紫苏叶、桔梗、前胡等温润药物为主方，代表方剂有阴阳分药分时杏仁紫苏汤等，方剂从杏苏散衍生而来。

主治温燥伤肺，肺失清肃。症见头痛身热，干咳少痰，或气逆而喘，口渴鼻燥，舌边光红。治宜清宣凉润，常用桑叶、杏仁、沙参、麦冬等辛凉甘润药为主组方，代表方剂有阴阳分药分时清燥救肺汤等，这些方剂从杏苏散、桑杏汤和清燥救肺汤等化裁、衍生而来。

# 阴阳分药分时杏仁紫苏汤

## 杏苏散原方（《温病条辩》）

【组成】紫苏叶、杏仁、半夏、茯苓、前胡各9克，陈皮、桔梗、枳壳各6克，甘草3克，生姜3片，大枣3枚。（原书标未注用量）

【用法】汤剂：水煎服。

【功用】轻宣凉燥，理肺化痰。

【主治】外感凉燥证。恶寒无汗，头微痛，咳嗽痰稀，鼻塞咽干，舌苔薄白，脉浮弦。

【原方之弊】本方以化痰燥湿药为主，附带滋阴生津之药。本方早上和中午服用为好。如果是应急服用，则耗津液，生虚火而易进寒气，所以此方还需配服滋阴生津的方剂以巩固疗效。

### 阴阳分药分时杏仁紫苏汤阳药

【组成】杏仁9～15克，紫苏叶9～15克，半夏9～15克，白术15～30克，陈皮6～12克，桔梗9～12克，干姜9～15克，炙甘草9～15克。

【用法】去中医院抓阳药中药配方颗粒制剂，一服药二格。每天早上或午饭前口服阳药一次。根据病情的轻重，确定服用阳药一格或者二格。

### 阴阳分药分时杏仁紫苏汤阴药

【组成】茯苓9～15克，枳壳30～60克，前胡9～15克，白芍15～30克，五味子15～30克，山茱萸9～15克，熟地黄15～30克。

【用法】去中医院抓阴药中药配方颗粒制剂，一服药二格。每天晚上饭前或睡觉前一个小时服用阴药一次。根据病情的轻重，确定服用阴药一格或者二格。

### 阴阳分药分时杏仁紫苏汤

【功用】阳药温肺化饮，燥湿化痰，止咳平喘，健脾和胃；阴药收敛固涩，益气生津，补肾宁心，破气化痰，行气止痛。

【主治】外感凉燥证。恶寒无汗，头微痛，咳嗽痰稀，鼻塞咽干，舌苔薄白，脉浮弦。

【方解】此证为外感风寒，邪袭肺卫证候。肺主气，外合皮毛，主表；亦主输布津液，通调水道。风寒外袭，表卫闭郁，故见头痛、恶寒、无汗；内郁于肺，肺气宣降异常，肺津凝结不布，气郁津凝，遂呈咳嗽痰稀；鼻为肺窍，嗌属肺系，津气不利，壅阻窍隧，遂呈鼻塞嗌塞；苔白与痰稀并见，病性属寒；痰稀与脉弦并见，自是停饮。

综合上述，此证的病机变化是：风寒外袭→表卫闭郁→内传肺系→气郁津凝→咳嗽痰稀。风寒束表，肺气不宣，气郁津凝，变生痰嗽，治宜疏散风寒，消除致病原因，宣肺化痰，行其津气壅滞。

阴阳分药分时杏仁紫苏汤阳药包含杏仁、紫苏叶、半夏、白术、陈皮、桔梗、干姜、炙甘草。杏仁苦，微温，有小毒，归肺、大肠经，功效为止咳平喘、润肠通便，主治咳嗽气喘、肠燥便秘。紫苏辛，温，归肺、脾经，功效为发汗解表、行气宽中，主治风寒表证、脾胃气滞、胸闷、呕吐、妊娠呕吐。紫苏叶发汗解表，杏仁止咳平喘、补益肺部津液，二者为君药。半夏辛，温，有毒，归脾、胃、肺经，功效为燥湿化痰、降逆止呕、消痞散结。白术味甘、苦，性温，归脾、胃经，功效为健脾益气、燥湿利水、止汗、安胎。陈皮味辛、苦，性温，归脾、胃、肺经，功效为理气和中、燥湿化痰、利水通便。桔梗苦、辛，平，归肺经，功效为宣肺、利咽、祛痰、排脓。半夏、白术、陈皮和桔梗合药为燥湿化痰，宣肺平喘，理气和中，为臣药。干姜味辛，性热，入脾、胃、心、肺经，功效为温中散寒、回阳通脉、温肺化饮。炙甘草味甘，性平，入心、肺、胃经，功效为补脾和胃、益气复脉。二者温中散寒、健脾和胃，为佐使药。阴阳分药分时杏仁紫苏汤阳药的综合功效是温肺化饮、燥湿化痰、止咳平喘、健脾和胃。

阴阳分药分时杏仁紫苏汤阴药包含茯苓、枳壳、前胡、白芍、五味子、山茱萸、熟地黄。熟地黄甘，微温，归肝、肾经，功效为养血滋阴、补精益髓，为君药。五味子酸、甘，温，归肺、心、肾经，功效为收敛固涩、益气生津、补肾宁心，主治久咳虚喘、梦遗滑精、遗尿尿频、久泻不止、自汗盗汗、津伤口渴、内热消渴、心悸失眠。山茱萸酸，微温，归肝、肾经，功效为补益肝肾、收敛固涩，主治头晕目眩、腰膝酸软、崩漏、带下、月经过多、遗精、遗尿、大汗不止、体虚欲脱。白芍苦、酸，微寒，归肝、脾经，功效为养血敛阴、柔肝止痛、平抑肝阳，主治月经不调、崩漏、虚汗、脘腹急痛、胁肋疼痛、四肢挛痛、头痛眩晕。五味子、山茱萸、白芍都是酸甘化阴，为臣药。茯苓味甘、淡，性平，有利水渗湿、益脾和胃、宁心安神之功用，为佐药。前胡苦、辛，微寒，归肺经，功效为降气祛痰、宣散风热，主治痰热咳嗽、风热咳嗽。枳壳味苦、辛，性凉，入肺、脾、大肠经，功效为破气、行痰、消积，主治胸膈痰滞、胸痞、胁胀、食积、嗳气、呕逆、下痢后重、脱肛、子宫脱垂。前胡和枳壳都是破气祛痰，行气止痛，为使药。阴阳分药分时杏仁紫苏汤阴药的综合功效是收敛固涩、益气生津、补肾宁心、破气化痰、行气止痛。

【运用】本方是主治凉燥的代表方剂。患者表现为微恶风寒、无汗、头微痛、咳嗽痰稀、咽干、舌苔薄白、脉浮弦等症状。对于外感温燥之证，原方不宜使用；本方调整方剂后，也可以使用。

如果患者风寒闭表，无汗，脉弦甚或紧，在阳药中可以加羌活、麻黄等以加强解表发汗宣闭之力；汗后咳嗽不止，可以去紫苏叶，在阳药中可以加紫苏梗、款冬花、紫菀，以加强止咳化痰；兼泄腹满者，在阳药中加苍术、厚朴以化湿除满；头痛严重者，可以在阳药中加防风、川芎以祛风止痛。

本方常用于治疗流行性感冒、慢性支气管炎、肺气肿等属外感凉燥者，或外感轻症，痰湿内阻者。

# 阴阳分药分时桑叶杏仁汤

> ## 桑杏汤原方（《温病条辨》）
>
> 【组成】桑叶一钱，杏仁一钱五分，沙参二钱，象贝一钱，香豆豉一钱，栀皮一钱，梨皮一钱。
>
> 【用法】水二杯，煮取一杯，顿服之，重者再作服。
>
> 【功用】轻宣温燥，润肺止咳。
>
> 【主治】外感温燥证。症见发热头痛，咽干口渴，干咳无痰，或痰少而黏，舌红，苔薄白而燥，脉浮数。

## 阴阳分药分时桑叶杏仁汤阳药

【组成】杏仁9～15克，薄荷9～15克，荆芥9～15克，党参6～12克，黄芪9～12克，大枣9～15克，生甘草9～15克。

【用法】去中医院抓阳药中药配方颗粒制剂，一服药二格。每天早上或午饭前口服阳药一次。根据病情的轻重，确定服用阳药一格或者二格。

## 阴阳分药分时桑叶杏仁汤阴药

【组成】桑叶9～15克，沙参10～20克，象贝母（浙贝母）6～9克，香豆豉6～9克，桑白皮15～30克，五味子9～15克，麦冬15～30克。

【用法】去中医院抓阴药中药配方颗粒制剂，一服药二格。每天晚上饭前或睡觉前一个小时服用阴药一次。根据病情的轻重，确定服用阴药一格或者二格。

## 阴阳分药分时桑叶杏仁汤

【功用】阳药补土伏火，补中益气，补益津液，辛凉散热，健脾和胃；阴药疏散风热，止咳化痰，润肺生津，补肾益肺。

【主治】外感温燥证。发热头痛，咽干口渴，干咳无痰，或痰少而黏，舌红，苔薄白而燥，脉浮数。

【方解】本方证为温燥外袭，肺津受灼所致。秋感温燥之气，卫气不利，故发热头痛；燥气伤肺，耗津灼液，故咽干口渴。燥伤肺阴，肺失清肃，故干咳无痰，或痰少而黏；舌红，苔薄白而燥，脉浮数为温燥灼伤肺阴之象。治宜轻宣燥热，凉润肺金。

　　阴阳分药分时桑叶杏仁汤阳药包含杏仁、薄荷、荆芥、党参、黄芪、大枣、生甘草。杏仁苦，微温，有小毒，归肺、大肠经，功效为止咳平喘、润肠通便、补益肺部津液，为君药。党参功效为补中益气、生津养血，主治中气不足、食少便溏、咳喘气短、津伤口渴、血虚萎黄、心悸头晕。黄芪甘，微温，归脾、肺经，功效为益卫固表、补气升阳、托毒生肌、利水消肿，主治气虚乏力、食少便溏、中气下陷、久泻脱肛、自汗盗汗、血虚萎黄、阴疽漫肿、气虚水肿、内热消渴。大枣甘，温，归脾、胃经，功效为补中益气、养血安神、缓和药性，主治脾胃虚弱、食少便溏、血虚萎黄、妇女脏躁。党参、黄芪和大枣三者补气益中、补益津液、补土伏火，为臣药。薄荷辛，凉，归肺，肝经，功效为发散风热、清利头目、利咽、透疹，主治风热表证、头痛目赤、咽喉肿痛、麻疹不透、风疹瘙痒。荆芥，辛，微温，归肺、肝经，功效为祛风解表、透疹、止血，主治外感表证、风疹瘙痒、麻疹不畅、疮疡肿瘤、出血证。薄荷和荆芥辛凉散热，为佐药。生甘草甘，平，归心、肺、脾、胃经，功效为补脾益气、清热解毒、祛痰止咳、缓急止痛、保水解毒、调和诸药，用于脾胃虚弱、倦怠乏力、心悸气短、咳嗽痰多、脘腹、四肢挛急疼痛、痈肿疮毒、药物毒性或烈性，为使药。阴阳分药分时桑叶杏仁汤阳药的综合功效是补土伏火、补中益气、补益津液、辛凉散热、健脾和胃。

　　阴阳分药分时桑叶杏仁汤阴药包含桑叶、沙参、象贝母、香豆豉、桑白皮、五味子、麦冬。桑叶苦、甘、寒，归肺、肝经，功效为疏散风热、清肝明目，主治风热表证、温病初起、燥热咳嗽、目赤肿痛、目暗昏花等，为君药。桑白皮甘，寒，归肺经，功效为泻肺平喘、利水消肿，主治肺热咳喘、水肿胀满。桑白皮补桑叶之不足，泻肺平喘，利水消肿，为臣药。沙参甘，微寒，归脾、肺经，功效为清肺养阴、益胃生津，主治肺热燥咳、阴虚劳嗽、津伤口渴。浙贝母苦，寒，归肺、心经，功效为化痰止咳、清热散结，主治肺热咳嗽、阴虚燥咳、痈肿、瘰疬。香豆豉辛，微温，归肺、胃经，功效为解表、除烦，主治风寒表证、心烦不眠。麦冬甘、微苦、微寒，归肺、心、胃经，功效为养阴润肺、益胃生津、清心除烦，主治燥咳痰稠、劳嗽咯血、口渴咽干、心烦失眠。沙参、麦冬、香豆豉养阴润肺，益胃生津，浙贝母化痰止咳，清热散结，这四味为佐药。五味子酸，温，归肺、肾、心经，功效为敛肺滋肾、生津敛汗、涩精止泻、宁心安神，主治久咳虚喘、津伤口渴、自汗盗汗、肾虚遗精、脾肾虚泻、心悸失眠。五味子调和诸药，补养五脏，为使药。阴阳分药分时桑叶杏仁汤阴药的综合功效是疏散风热、止咳化痰、润肺生津、补肾益肺。

　　【运用】本方为治疗温燥外袭，肺燥咳嗽轻证的代表方，以身微热，干咳无痰，或痰少而黏，脉浮数为辨证要点。

　　如果咽喉干痛明显者，可在阴药中加牛蒡子、薄荷以清利咽喉；燥伤肺中血络，咳嗽见血者，在阴药中加白茅根和白及凉血止血，在阳药中加三七活血补血止血。

本方适用于治疗上呼吸道感染、慢性支气管炎、支气管扩张咯血、百日咳等属外感温燥，灼伤肺津者。

# 阴阳分药分时清燥救肺汤

## 清燥救肺汤原方（《医门法律》）

【组成】桑叶三钱，石膏二钱五分，甘草一钱，人参七分，胡麻仁一钱，阿胶八分，杏仁七分，麦冬一钱，杏仁七分，枇杷叶一钱。

【用法】汤剂：水煎，冷凉后温服。

【功用】清燥润肺，益气养阴。

【主治】主治外感温燥伤肺，气阴两伤证。患者表现为头痛身热，气逆而喘，咽喉干燥，鼻燥，胸满胁痛，心烦口渴，舌干无苔，脉虚大而数。

### 阴阳分药分时清燥救肺汤阳药

【组成】杏仁9～15克，薄荷9～15克，荆芥9～15克，白术15～30克，人参6～12克，黄芪9～12克，大枣9～15克，阿胶6～9克，生甘草9～15克。

【用法】去中医院抓阳药中药配方颗粒制剂，一服药二格。每天早上或午饭前口服阳药一次。根据病情的轻重，确定服用阳药一格或者二格。

### 阴阳分药分时清燥救肺汤阴药

【组成】桑叶9～15克，沙参9～15克，浙贝母9～15克，胡麻仁15～30克，五味子9～15克，生石膏15～30克，天冬9～15克，麦冬9～15克。

【用法】去中医院抓阴药中药配方颗粒制剂，一服药二格。每天晚上饭前或睡觉前一个小时服用阴药一次。根据病情的轻重，确定服用阴药一格或者二格。

### 阴阳分药分时清燥救肺汤

【功用】阳药大补气血，滋阴润肺，补中益气，健脾和胃；阴药清热泻火，止咳化痰，养阴润肺，益胃生津，通便排毒，安心宁神。

【主治】主治外感温燥伤肺，气阴两伤证。患者表现为头痛身热，气逆而喘，咽喉干燥，鼻燥，胸满胁痛，心烦口渴，舌干无苔，脉虚大而数。

【方解】本方所治的是温燥伤肺的证候。燥的含义有两种。一种含义是指自然界的气候。例如，秋季气候干燥，失去水分的滋润，称为秋燥。但初秋尚热，久晴无雨，燥与热合，称为温燥；深秋已凉，燥与凉合，称为凉燥。秋季干燥本是正常现象，但若燥气太过，便成为一种致病因素，叫作燥邪。另一种含义是指由于机体的津液不足，人体的组织器官和孔窍失于濡润，从而出现的干燥枯涩的病理状态。燥邪致病有两个特点，即易伤津液，易损肺脏。燥伤津液就会出现各种干燥、涩滞的症状，如口鼻干燥、咽干口渴、皮肤干涩，以及小便短少、大便干结等。所以《内经》说："燥胜则干"。易损肺脏是因为肺主呼吸，直接与自然之气相通，燥邪从口鼻而入，所以最容易损伤肺津。至于温燥伤肺，则是既有燥，又有热，所以不仅损伤肺津，还会消耗肺气。

清燥救肺汤所针对的是燥热伤肺的重症，症状表现为头痛身热、干咳无痰、气逆而喘、口鼻干燥、心烦口渴、胸膈满闷、舌干少苔、脉虚数等。古人称"肺为娇脏"，喜清润而恶燥热，且外合皮毛，开窍于鼻。燥热伤肺，耗气伤津，影响了肺气的宣降功能，从而出现干咳少痰，或痰黏难咯、气逆而喘、口鼻干燥，咽干口渴、身热头痛等症状，胸膈满闷也是由于肺气不降之故。《内经》说："诸气膹郁，皆属于肺。"意思是，凡是气急喘息，胸部闷塞等气分的病证，都属于肺的宣降失常。至于身热头痛，并非表证的发热恶寒现象，而是燥热伤阴之故，所以热度不会很高。对于这种证候的治疗，既要清燥热，又要养气阴，以达到清金保肺的目的。

阴阳分药分时清燥救肺汤阳药包含杏仁、薄荷、荆芥、白术、人参、黄芪、大枣、阿胶、生甘草。阿胶甘，平，归肺、肝、肾经，功效为补血止血、滋阴润肺，主治血虚萎黄、眩晕心悸、吐血衄血、便血崩漏、心烦失眠、燥咳少痰。人参甘、微苦，平，归脾、肺、心经，功效为大补元气、复脉固脱、补脾益肺、生津、安神，主治体虚欲脱、肢冷脉微、脾虚食少便溏、气短乏力、肺虚喘咳、津伤口渴、内热消渴、久病虚赢、惊悸失眠、阳痿宫冷、心力衰竭、心源性休克。阿胶补血，人参大补元气，二者为君药。杏仁苦，微温，有小毒，归肺、大肠经，功效为止咳平喘、润肠通便、补益肺部津液。黄芪甘，微温，归脾、肺经，功效为益卫固表、补气升阳、托毒生肌、利水消肿，主治气虚乏力、食少便溏、中气下陷、久泻脱肛、自汗盗汗、血虚萎黄、阴疽漫肿、气虚水肿、内热消渴。大枣甘，温，归脾、胃经，功效为补中益气、养血安神、缓和药性，主治脾胃虚弱、食少便溏、血虚萎黄、妇女脏躁。杏仁止咳平喘、滋阴润肺，黄芪和大枣补中益气，三者均为臣药。白术苦、甘，温，归脾、胃经，功效为补气健脾、燥湿利水、止汗、安胎，主治脾气虚弱、食少便溏、痰饮水肿、表虚自汗、胎动不安。薄荷辛，凉，归肺、肝经，功效为发散风热、清利头目、利咽、透疹，主治风热表证、头痛目赤、咽喉肿痛、麻疹不透、风疹瘙痒。荆芥，辛，微温，归肺、肝经，功效为祛风解表、透疹、止血，主治外感表证、风疹瘙痒、麻疹不畅、疮疡肿瘤、出血证。薄荷和荆芥辛凉散热，白术健脾祛湿，同为佐药。生甘草甘，平，归心、肺、脾、胃经，功效为补脾益气、清热解毒、祛痰止咳、缓急止痛、调和诸药，主治脾胃虚弱、倦怠乏力、心悸气短、咳嗽痰多、脘腹或四肢挛急疼痛、痈肿疮毒、缓解药物毒性、烈性。生甘草保水解毒，调和诸药，为使药。阴阳分药分时清燥救肺汤阳药的综合功效是大补气血、滋阴润肺、补中益气、健脾和胃。

阴阳分药分时清燥救肺汤阴药包括桑叶、沙参、浙贝母、胡麻仁、五味子、生石膏、天冬、麦冬。桑叶苦、甘，寒，归肺、肝经，功效为疏散风热、清肝明目，主治风热表证、温病初起、燥热咳嗽、目赤肿痛、目暗昏花等，为君药。石膏辛、甘，大寒，归肺、胃经，功效为清热泻火，除烦止渴，主治高热烦渴、肺热咳喘、胃火头痛、牙龈肿痛、疮疡久溃、湿疹、烫伤。桑叶疏散风热，石膏清泄热火，这二者为君药。浙贝母苦，寒，归肺、心经，功效为化痰止咳、清热散结，主治肺热咳嗽、阴虚燥咳、痈肿、瘰疬。天冬甘、苦，大寒，归肺、肾经，功效为清肺降火、滋阴润燥，主治燥咳痰粘、劳嗽咯血、津伤口渴、肠燥便秘。麦冬甘、微苦，微寒，归肺、心、胃经，功效为养阴润肺、益胃生津、清心除烦，主治燥咳痰稠、劳嗽咯血、口渴咽干、心烦失眠。沙参甘、微寒，归脾、肺经，功效为清肺养阴、益胃生津，主治肺热燥咳、阴虚劳嗽、津伤口渴。沙参、麦冬、天冬和浙贝母，养阴润肺、益胃生津、化痰止咳、清热散结，这四味为臣药。五味子酸，温，归肺、肾、心经，功效为敛肺滋肾、生津敛汗、涩精止泻、宁心安神，主治久咳虚喘、津伤口渴、自汗盗汗、肾虚遗精、脾肾虚泻、心悸失眠。胡麻仁甘，平，归脾、胃、大肠经，功效为润肠通便，主治肠燥便秘、习惯性便秘。五味子调和诸药，补养五脏。胡麻仁和五味子为佐使药。阴阳分药分时清燥救肺汤阴药的综合功效是清热泻火、止咳化痰、养阴润肺、益胃生津、通便排毒、安心宁神。

【运用】本方是主治疗温燥伤肺重证的代表方剂。患者表现的症状为身热，干咳无痰，气逆而喘，舌红少苔，脉虚大而数。

如果患者发高热，可以在阴药中加羚羊角、水牛角以清热凉血；如果患者痰多，可以在阴药中加川贝母、瓜蒌以润燥化痰；如果患者咳血严重，可以在阴药中加藕节、白茅根、生侧柏、仙鹤草以凉血止血；如果患者发热身疼，则去阳药中阿胶，阴药中的胡麻仁，这些药滋腻，以防滞邪，再在阳药中加桔梗，在阴药中加前胡以宣肺祛痰。

本方可用于治疗急、慢性支气管炎、支气管哮喘、肺炎、肺气肿、肺结核、肺癌等病，证属燥热壅肺，气阴两伤者。

## 第二节　阴阳分药分时滋阴润燥剂

阴阳分药分时滋阴润燥剂，适用于脏腑津液不足之内燥证。发病原因多为患者嗜食辛辣，久病、房劳过度，吐下太过，热病伤津等诸病因所致。燥在上焦者，可见干咳咽痛、鼻干唇燥或咳血等肺燥伤阴证，治宜润肺生津，多用沙参、麦冬、天冬、玄参、天花粉等滋阴生津之药治疗；燥在中焦者，每见口中燥渴、干呕气逆、反胃等胃燥伤津证，治疗宜益胃生津，多用石斛、沙参、麦冬等滋阴润胃肠之药治疗；燥在下焦者，可见消渴咽干、皮肤干燥、肠燥便秘等肾燥津伤之症，治当滋肾填精，多用生地黄和熟地黄、玉竹和黄精等药治疗。本方的代表方剂阴阳分药分时麦冬半夏人参汤、阴阳分药分时养阴清肺汤、阴阳分药分时增液玉液汤等，这些方剂从麦冬汤、养阴清肺汤、增液汤、玉液汤等化裁和衍生而来。

# 阴阳分药分时麦冬半夏人参汤

## 麦冬汤原方（《金匮要略》）

**【组成】**麦冬七升，半夏一升，人参三两，甘草二两，粳米三合，大枣十二枚。

**【用法】**上六味，以水一斗二升，煮取六升，温服一升，日三夜一服。

**【功用】**润肺益胃，降逆下气。

**【主治】**虚热肺痿。症见咳唾涎沫，短气喘促，咽喉干燥，舌红少苔，脉虚数。胃阴不足症。气逆呕吐，口渴咽干，舌红少苔，脉虚数。

**【原方之弊】**本方是治疗肺痿的阴阳合药，照顾到升阳，健脾胃，补土生金，本方药性偏温；但是，为了照顾滋阴润肺，又加入大量滋阴生津之药，整个方剂看似面面俱到。然而，扶阳之药偏弱，不足以补土生金，大健脾胃。本方滋阴之药包含扶阳之药，滋阴润肺，又显不足。所以，以此方为基础，阴阳分药，方见效快，疗效好。

## 阴阳分药分时麦冬半夏人参汤阳药

**【组成】**杏仁 9～15 克，人参 9～15 克，半夏 9～15 克，白术 15～30 克，陈皮 6～12 克，大枣 9～12 克，干姜 9～15 克，生甘草 9～15 克。

**【用法】**去中医院抓阳药中药配方颗粒制剂，一服药二格。每天早上或午饭前口服阳药一次。根据病情的轻重，确定服用阳药一格或者二格。

## 阴阳分药分时麦冬半夏人参汤阴药

**【组成】**麦冬 15～30 克，枳壳 9～15 克，前胡 9～15 克，白芍 15～30 克，五味子 15～30 克，山茱萸 9～15 克，生地黄 9～15 克。

**【用法】**去中医院抓阴药中药配方颗粒制剂，一服药二格。每天晚上饭前或睡觉前一个小时服用阴药一次。根据病情的轻重，确定服用阴药一格或者二格。

## 阴阳分药分时麦冬半夏人参汤

**【功用】**阳药补益津液，燥湿化痰，补气健脾；阴药滋阴生津，酸甘化阴，理气宽中，降气祛痰，宣散风热。

【主治】虚热肺痿。咳唾涎沫，短气喘促，咽喉干燥，舌红少苔，脉虚数。胃阴不足症。气逆呕吐，口渴咽干，舌红少苔，脉虚数。

【方解】本方所治之肺痿，是由肺胃阴虚，虚火上炎，气逆不降所致。其病在肺，其源在胃，因其土为金之母，为气血生化之源，津液之主。津液亏虚，可由发汗过度、呕吐、消渴，或者过利小便，泻下过重等引起。胃部津液亏虚致胃火上灼，胃火铄金，肺失土养，肺叶枯萎，形成肺萎。肺不布津，聚液成痰，故干咳出痰。肺气不足，肺失润养，故气喘无力。胃阴不足，气不降而升，故气逆呕吐；胃阴不足，津不上承，故口渴咽干；舌红少苔，脉虚数是阴虚内热的表现。《医门法律·肺痿肺痈门》曰"总由胃中津液不输于肺，肺失所养，转枯转燥"。胃津不足，不能上输养肺，肺伤津液不布，而聚生浊唾涎沫，并随肺气上逆而咳出，故咳唾涎沫；燥胜则干，故咽喉干燥；舌红少苔，脉虚数均为肺胃阴虚有热，热灼津枯之象。治宜润肺益胃，降逆下气。

阴阳分药分时麦冬半夏人参汤阳药包含杏仁、人参、半夏、白术、陈皮、大枣、干姜、生甘草。杏仁苦，微温，有小毒，归肺、大肠经，功效为止咳平喘、润肠通便，主治咳嗽气喘、肠燥便秘。人参甘、微苦，平，归脾、肺、心经，功效为大补元气、复脉固脱、补脾益肺、生津、安神，主治体虚欲脱、肢冷脉微、脾虚食少便溏、气短乏力、肺虚喘咳、津伤口渴、内热消渴、久病虚羸、惊悸失眠、阳痿宫冷、心力衰竭、心源性休克。杏仁补益肺部津液、止咳平喘，人参大补元气，二者皆为君药。半夏辛，温，有毒，归脾、胃、肺经，功效为燥湿化痰、降逆止呕、消痞散结，主治湿痰咳嗽、风痰眩晕、痰厥头痛、呕吐反胃、胸脘痞闷、梅核气、瘿瘤痰核、痈疽肿毒。干姜辛，热，归脾、胃、心、肺经，功效为温中散寒、回阳通脉、温肺化饮，主治脘腹冷痛、呕吐泄泻、亡阳虚脱、肢冷脉微、痰饮咳喘。大枣甘，温，归脾、胃经，功效为补中益气、养血安神、缓和药性，主治脾胃虚弱、食少便溏、血虚萎黄、妇女脏躁。半夏辛热化阴，干姜温中，大枣补中益气、养血安神，这三味药为臣药。白术苦、甘，温，归脾、胃经，功效为补气健脾、燥湿利水、止汗、安胎，主治脾气虚弱、食少便溏、痰饮水肿、表虚自汗、胎动不安。陈皮味辛、苦，性温，归脾、胃、肺经，功效为理气和中、燥湿化痰、利水通便，主治脾胃不和、脘腹胀痛、不思饮食、呕吐哕逆、痰湿阻肺、咳嗽痰多、胸膈满闷、头目眩晕、水肿、小便不利、大便秘结、乳痈疮癣、中鱼蟹毒、酒毒。白术补气健脾、燥湿利水，陈皮理气和中，二者皆为佐药。生甘草甘，平，归心、脾、肺、胃经，功效为补脾益气、润肺止咳、清热解毒、缓解止痛、缓和药性，主治脾胃虚弱、气短乏力、心悸怔忡、咳嗽痰少、热毒疮疡、药食中毒、脘腹急痛、四肢挛痛。甘草补脾益气、润肺止咳、保水和药，为使药。阴阳分药分时麦冬半夏人参汤阳药的综合功效是补益津液、燥湿化痰、补气健脾。

阴阳分药分时麦冬半夏人参汤阴药包含麦冬、枳壳、前胡、白芍、五味子、山茱萸、生地黄。麦冬甘、微苦，微寒，归肺、心、胃经，功效为养阴润肺、益胃生津、清心除烦，主治燥咳痰稠、劳嗽咯血、口渴咽干、心烦失眠。麦冬养阴润肺，益胃生津，为君药。生地黄甘、苦，寒，归心、肝、肾经，功效为清热凉血、养阴生津，主治热病心烦、舌绛、血热吐衄、斑疹紫黑、热病伤阴、消渴多饮。五味子酸，温，归肺、肾、心经，功效为敛肺滋肾、生津敛汗、涩精止泻、宁心安神，主治久咳虚喘、津伤口渴、自汗盗汗、肾虚遗精、脾肾虚泻、心悸失眠。山茱萸酸，微温，归肝、肾经，功效为补益肝肾、收敛固涩，主治头晕目眩、腰膝酸软、崩漏、带下、月经过多、遗精、遗尿、大汗不止、体虚欲脱。白芍苦、酸，微寒，归肝、脾经，功效为养血敛阴、柔肝止痛、平抑肝阳，主治月经不调、崩漏、虚汗、脘腹急痛、胁肋疼痛、四肢挛痛、头痛眩晕。生地黄清热凉血、养阴生津，五味子、山茱萸和白芍敛肺滋肾酸甘化阴，这四味药为臣药。枳壳苦、辛，微寒，归胃、脾、大肠经，功效为理气宽中、行滞消胀，主治脾胃气滞、脘腹胀满（本品辛能行散，能行滞消胀）、气滞胸闷。前胡苦、辛，微寒，归肺经，功效为降气祛痰、宣散风热，主治痰热咳嗽、风热咳嗽。这二味药理气宽中、行气消胀、降气祛痰、宣散风热，为佐使药。阴阳分药分时麦冬半夏人参汤阴药的综合功效是滋阴生津、酸甘化阴、理气宽中、降气祛痰、宣散风热。

【运用】本方是主治肺胃津液亏虚，火逆上气的代表方剂。患者表现是咳唾涎沫、短气喘促，舌红少苔，脉虚数。

如果患者肺萎阴虚严重，可以在阴药中加北沙参、玉竹、黄精、百合等加强补养肺胃阴液的功效；如果患者胃脘灼热疼痛，可以在阴药中加白芍、醋延胡索、大黄等调和肝胃而止痛。

本方适用于治疗慢性支气管炎、支气管扩张、慢性咽喉炎、硅沉着病（硅肺）、肺结核等属肺胃阴虚，气火上逆者；亦可以用于胃及十二指肠溃疡、慢性萎缩性胃炎症等属胃阴亏虚，胃气上逆者。

# 阴阳分药分时养阴清肺汤

## 养阴清肺汤原方（《重楼玉钥》）

【组成】生地黄二钱，麦冬一钱二分，玄参一钱半，生甘草五分，贝母八分，牡丹皮八分，薄荷五分，炒白芍八分。

【用法】水煎服。

【功用】养阴清肺，解毒利咽。

【主治】阴虚肺燥之白喉。喉间起白如腐，不易拭去，咽喉肿痛，初起或发热或不发热，鼻干唇燥，或咳或不咳，呼吸有声，似喘非喘，脉数无力或细数。

### 阴阳分药分时养阴清肺汤阳药

【组成】杏仁9～15克，薄荷9～15克，荆芥9～15克，党参6～12克，黄芪9～12克，大枣9～15克，生甘草9～15克。

【用法】去中医院抓阳药中药配方颗粒制剂，一服药二格。每天早上或午饭前口服阳药一次。根据病情的轻重，确定服用阳药一格或者二格。

### 阴阳分药分时养阴清肺汤阴药

【组成】生地黄15～30克，麦冬10～15克，玄参10～15克，浙贝母6～9克，牡丹皮6～9克，白芍6～9克，生甘草6～9克。

【用法】去中医院抓阴药中药配方颗粒制剂，一服药二格，每天晚上饭前或睡觉前一个小时服用阴药一次。根据病情的轻重，确定服用阴药一格或者二格。

### 阴阳分药分时养阴清肺汤

【功用】阳药补益肺津，止咳化痰，补中益气，疏风散热；阴药滋阴润肺，益胃生津，清热凉血，酸甘化阴，补脾益气，润肺止咳，清热解毒。

【主治】阴虚肺燥之白喉。喉间起白如腐，不易拭去，咽喉肿痛，初起或发热或不发热，鼻干唇燥，或咳或不咳，呼吸有声，似喘非喘，脉数无力或细数。

【方解】养阴清肺汤出自新安名医郑梅涧之手，是治疗白喉的常用方。白喉多由素体阴虚蕴热，复感疫毒所致，治疗宜用养阴清肺为主，兼散疫毒。

阴阳分药分时养阴清肺汤阳药包含杏仁、薄荷、荆芥、党参、黄芪、大枣、生甘草。杏仁苦，微温，有小毒，归肺、大肠经，功效为止咳平喘、润肠通便，主治咳嗽气喘，肠燥便秘。杏仁补益肺津液，又止咳化痰，所以为君药。党参甘，平，归脾、肺经，功效为补中益气、生津养血，主治中气不足、食少便溏、咳喘气短、津伤口渴、血虚萎黄、心悸头晕。黄芪甘，微温，归脾、肺经，功效为益卫固表、补气升阳、托毒生肌、利水消肿，主治气虚乏力、食少便溏、中气下陷、久泻脱肛、自汗盗汗、血虚萎黄、阴疽漫肿、气虚水肿、内热消渴。大枣甘，温，归脾、胃经，功效为补中益气、养血安神、缓和药性，主治脾胃虚弱、食少便溏、血虚萎黄、妇女脏躁。党参、黄芪、大枣为臣药。薄荷辛，凉，归肺、肝经，功效为发散风热、清利头目、利咽、透疹，主治风热表证、头痛目赤、咽喉肿痛、麻疹不透、风疹瘙痒。荆芥辛，微温，归肺、肝经，功效为祛风解表、透疹、止血，主治外感表证、风疹瘙痒、麻疹不畅、疮疡肿瘤、出血证。薄荷发散风热，荆芥祛风解表，二者为佐药。生甘草味甘，性平，入心、脾、肺、胃经，功效为补脾益气、润肺止咳、清热解毒、缓解止痛、缓和药性，主治脾胃虚弱、气短乏力、心悸怔忡、咳嗽痰少、热毒疮疡、药食中毒、脘腹急痛、四肢挛痛，调和诸药，为使药。阴阳分药分时养阴清肺汤阳药的综合功效是补益肺津、止咳化痰、补中益气、疏风散热。

阴阳分药分时养阴清肺汤阴药包含生地黄、麦冬、玄参、浙贝母、牡丹皮、白芍、生甘草。生地黄甘、苦，寒，归心、肝、肾经，功效为清热凉血、养阴生津，主治热病心烦、舌绛、血热吐衄、斑疹紫黑、热病伤阴、消渴多饮。生地黄清热凉血，养阴生津，为君药。麦冬甘、微苦，微寒，归肺、心、胃经，功效为养阴润肺、益胃生津、清心除烦，主治燥咳痰稠、劳嗽咯血、口渴咽干、心烦失眠。玄参苦、甘、咸、寒，归肺、胃、肾经，功效为清热凉血、解毒散结、滋阴生津，主治热入营分、身热夜甚、血热发斑、咽喉肿痛、痈肿疮毒、肠燥便秘。浙贝母苦，寒，归肺、心经，功效为化痰止咳、清热散结，主治肺热咳嗽、阴虚燥咳、痈肿、瘰疬。玄参和麦冬滋阴润肺、益胃生津，浙贝母化痰止咳、清热散结，三者为臣药。牡丹皮苦、辛，微寒，归心、肝、胃经，功效为清热凉血、活血散瘀、退蒸，主治血热吐衄、发斑、阴虚内热、无汗骨蒸、经闭痛经、跌打损伤、疮疡肿痛、肠痈腹痛。白芍苦、酸，微寒，归肝、脾经，功效为养血敛阴、柔肝止痛、平抑肝阳，主治月经不调、崩漏、虚汗、脘腹急痛、胁肋疼痛、四肢挛痛、头痛眩晕。牡丹皮清热凉血、活血散瘀，白芍养血敛阴、柔肝止痛，二者合药清热凉血、柔肝止痛，为佐药。生甘草甘，平，归心、脾、肺、胃经，功效为补脾益气、润肺止咳、清热解毒、缓解止痛、调和诸药、缓和药性，主治脾胃虚弱、气短乏力、心悸怔忡、咳嗽痰少、热毒疮疡、药食中毒、脘腹急痛、四肢挛痛，为使药。阴阳分药分时养阴清肺汤阴药的综合功效是滋阴润肺、益胃生津、清热凉血、酸甘化阴、补脾益气、润肺止咳、清热解毒。

【运用】本方是治疗阴虚白喉的常用方。临床应用以喉间起白如腐，不易拭去，咽喉肿痛，鼻干唇燥，脉数无力为辨证要点。白喉忌表，尤忌辛温发汗，据原方后记载："如有内热及发热，不必投表药，照方服去，其热自除。"

如果患者阴虚严重，在阳药中加熟地黄滋阴补肾；如果患者热毒严重，可以在阴药中加金银花、连翘以清热解毒；如果患者燥热异常，可以在阴药中加天冬、鲜石斛以养阴润燥。

可配合应用《重楼玉钥》之吹药方：青果炭 6 克，黄柏、川贝母、儿茶、薄荷各 3 克，冰片、凤凰衣各 1.5 克。各研细末，再入乳钵内和匀，加冰片研细，瓶装备用。使用时，将药粉加入喷瓶或吹管，直接喷雾药粉到咽喉部位治疗。

本方适用于治疗白喉、急性扁桃体炎、急性咽喉炎、鼻咽癌等属阴虚燥热者。

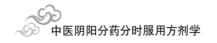

# 阴阳分药分时增液玉液汤

## 增液汤原方（《温病条辩》）

【组成】玄参一两，麦冬、生地黄各八钱。

【用法】用水2500毫升，煮取900毫升，口干则与饮令尽，不便再作服。

【功用】滋阴清热，润肠通便。

【主治】热病伤阴，或阴虚不足，津少口渴，大便秘结，舌干红，脉细稍数或沉而无力。

## 玉液汤原方（《医学衷中参西录》）

【组成】生山药一两，生黄芪五钱，知母六钱，生鸡内金（捣细）二钱，葛根一钱半，五味子、天花粉各三钱。

【用法】汤剂：水煎，冷凉后服。

【功用】益气滋阴，生津止渴。

【主治】口渴引饮，小便频数，困倦气短，脉虚细无力。

### 阴阳分药分时增液玉液汤阳药

【组成】山药15～30克，黄芪15～30克，五味子9～15克，白术9～15克，人参6～12克，鸡内金6～12克，葛根9～15克，生甘草9～15克。

【用法】去中医院抓阳药中药配方颗粒制剂，一服药二格。每天早上或午饭前口服阳药一次。根据病情的轻重，确定服用阳药一格或者二格。

### 阴阳分药分时增液玉液汤阴药

【组成】玄参15～30克，麦冬12～24克，生地黄12～24克，知母9～18克，天花粉9～18克。

【用法】去中医院抓阴药中药配方颗粒制剂，一服药二格。每天晚上饭前或睡觉前一个小时服用阴药一次。根据病情的轻重，确定服用阴药一格或者二格。

### 阴阳分药分时增液玉液汤

【功用】阳药大补元气，润肺益胃，滋阴生津，消食化积，健脾益气；阴药滋阴润肺，滋阴生津，益胃生津，解毒散结。

【主治】口渴引饮，小便频数，困倦气短，脉虚细无力，或者热病伤阴，或阴虚不足，津少口渴，大便秘结，舌干红，脉细稍数或沉而无力。

**【方解】**本方是主治消渴证的代表方剂。消渴证有虚实燥热之别，每以口渴引饮，多食形瘦，小便次数多为主要临床特征。本方所治之消渴，乃脾肾两虚，津亏胃燥所致。脾气虚而清气不升，津液不布，加之胃燥津亏，故见口渴引饮，饮水不解；脾虚而不能摄津，肾虚而不能固精，而见小便频数多；困倦短气，脉虚细无力，皆脾肾气虚之故。所以，消渴症治疗宜补脾气以升清布津，养胃阴以润燥止渴，固肾气以涩精缩尿。

阴阳分药分时增液玉液汤阳药包含山药、黄芪、五味子、白术、人参、鸡内金、葛根、生甘草。人参甘、微苦，平，归脾、肺、心经，功效为大补元气、复脉固脱、补脾益肺、生津、安神，主治体虚欲脱、肢冷脉微、脾虚食少便溏、气短乏力、肺虚喘咳、津伤口渴、内热消渴、久病虚羸、惊悸失眠、阳痿宫冷、心力衰竭、心源性休克。五味子酸，温，归肺、肾、心经，功效为敛肺滋肾、生津敛汗、涩精止泻、宁心安神，主治久咳虚喘、津伤口渴、自汗盗汗、肾虚遗精、脾肾虚泻、心悸失眠。人参大补元气、生津提神，五味子敛肺滋肾、生津敛汗，二者为君药。黄芪甘，微温，归脾、肺经，功效为益卫固表、补气升阳、托毒生肌、利水消肿，主治气虚乏力、食少便溏、中气下陷、久泻脱肛、自汗盗汗、血虚萎黄、阴疽漫肿、气虚水肿、内热消渴。山药甘，平，归脾、肺、肾经，功效为益气养阴、补益脾肺、补肾固精，主治脾虚食少、大便溏泄、肺虚咳喘、遗精尿频、阴虚消渴。葛根甘、辛，凉，归肺、胃经，功效为发表解肌、透疹、升阳止泻、生津止渴，主治外感发热、项背强痛、麻疹不透、湿热泻痢、脾虚泄泻、热病烦渴、消渴证。黄芪益气固表，补气升阳；山药益气养阴，补益脾肺，补肾固精；葛根发表解肌，升阳止泻，生津止渴；这四味药补中益气补益脾肺，生津止咳，为臣药。白术苦、甘，温，归脾、胃经，功效为补气健脾、燥湿利水、止汗、安胎，主治脾气虚弱、食少便溏、痰饮水肿、表虚自汗、胎动不安。鸡内金甘，平，归脾、胃、小肠、膀胱经，功效为健胃消食、固精止遗，主治食积不化、小儿疳积、遗尿遗精、石淋。白术补气健脾、燥湿利水，鸡内金健胃消食、固精止遗，二者为佐药。生甘草甘，平，归心、肺、脾、胃经，功效为补脾益气、清热解毒、祛痰止咳、缓急止痛、调和诸药，主治脾胃虚弱、倦怠乏力、心悸气短、咳嗽痰多、脘腹、四肢挛急疼痛、痈肿疮毒、缓解药物毒性和烈性，为使药。阴阳分药分时增液玉液汤阳药的综合功效是大补元气、润肺益胃、滋阴生津、消食化积、健脾益气。

阴阳分药分时清燥救肺汤阴药包含玄参、麦冬、生地黄、知母、天花粉。玄参苦、甘、咸，寒，归肺、胃、肾经，功效为清热凉血、解毒散结、滋阴生津，主治热入营分、身热夜甚、血热发斑、咽喉肿痛、痈肿疮毒、肠燥便秘。玄参清热凉血、解毒散结、滋阴生津，既能润肺，又能清肺，为君药。麦冬甘、微苦，微寒，归肺、心、胃经，功效为养阴润肺、益胃生津、清心除烦，主治燥咳痰稠、劳嗽咯血、口渴咽干、心烦失眠。生地黄甘、苦，寒，归心、肝、肾经，功效为清热凉血、养阴生津，主治热病心烦、舌绛、血热吐衄、斑疹紫黑、热病伤阴、消渴多饮。知母苦、甘，寒，归肺、胃、肾经，功效为清热泻火、滋阴润燥，主治温热病壮热烦渴、肺热咳嗽、阴虚干咳、骨蒸潮热、内热消渴。天花粉甘、微苦，微寒，归肺、胃经，功效为清热泻火、生津止渴、消肿排脓，主治热病烦渴、肺热燥咳、内热消渴、疮疡肿毒。麦冬、生地黄、知母和天花粉都能养阴润肺、清热生津，尤其是天花粉消肿排脓，这四味药皆为臣药。阴阳分药分时清燥救肺汤阴药的综合功效是滋阴润肺、滋阴生津、益胃生津、解毒散结。

【运用】本方为治疗消渴日久反复，肾虚胃燥，气阴两虚之常用方。患者的表现症状为口渴尿多，困倦气短，脉虚细无力。消渴初起，以燥热为主，或消渴后期，食欲俱减者，本方慎用。消渴证要注意饮食禁忌，禁忌吃生冷高糖食物。

如果患者气虚严重，脉虚细，体倦明显者，可以在阳药中加大人参用量；如果小便频数者，在阳药中加附子、肉桂温阳化气。

本方适用于治疗糖尿病及其所致周围神经病变、肾病、骨代谢紊乱等并发症，也可用于治疗甲状腺功能亢进、干燥综合征、慢性咽炎等属气阴两虚者。本方还可以用于治疗肠胃燥热便秘等。

# 第二十章　阴阳分药分时祛湿剂

凡是以祛湿药为主组成，具有化湿利水、通淋泄浊等作用，以治疗水湿为病的阴阳分药分时方剂，统称为阴阳分药分时祛湿剂。

本类方剂是以《素问·至真要大论》"湿淫于内，治以苦热，佐以酸淡，以苦燥之，以淡泄之"及《本草纲目·十剂》"燥可祛湿，通可去滞，滑可去着"的理论为立方依据，属于"八法"中的消法范畴。

湿邪为病，有外湿与内湿之分。外湿多因居处湿地，阴雨湿蒸，冒雾涉水，正不胜邪所致。外湿之邪多侵犯人体的肌表、经络和肌肉、关节等，发病多见恶寒发热，头痛身重，关节酸痛，或面目浮肿等症。常见外湿之证有：（1）湿邪客于肌表（表证）：头胀重痛，肢体沉重，恶寒发热，脉濡；（2）风湿痹证：关节疼痛，肿胀，屈伸不利；（3）湿温初起证。

内湿之邪多由饮食不节，暴饮暴食，爱食生冷，服用或注射寒凉药物引起的心火不旺，脾胃虚寒，肝气瘀滞等症。患者表现为腹部胀满、呕吐恶心、容易腹泻拉稀、黄疸、淋浊、浮肿等。常见的内湿之证有：（1）湿困脾胃证：脘腹胀满、食少呕吐、泄泻；（2）湿热郁结证：黄疸、泄泻、湿热淋浊；（3）寒湿内阻证：痰饮、水肿、痹证、脚气；（4）水湿内停证：蓄水、水肿、癃闭、淋浊、泄泻等。外湿之证，如果不及时妥治，会逐渐由表及里，变成里湿之证；内湿之证，如果不及时治疗，也会由里及表，变成外湿之证。所以，外湿和内湿之症可以交替或伴生出现。

由于湿邪常常与风、寒、暑、热等邪气相兼为病，其所犯部位又有上下表里之别，病情也有寒化、热化的差异，加之人的体质虚弱的不同，所以水湿症较为复杂，使得治疗水湿症的方法和组方之药也不尽相同。因此，根据功用，阴阳分药分时祛湿剂可分为化湿和胃、清热祛湿、利水渗湿、温化水湿、祛风胜湿五类。

湿与水异名同类，湿为水之渐，水为湿之积。人体的水热代谢"其本在肾，其标在心和肺，火化金为水，其制在脾土"。肾主水，肾虚则火弱，火弱则水泛滥。脾制水，火生土，火弱则土少，所以脾虚则生湿。肺调水，肺失宣降则水津不布。因此，外湿和内湿病证，均与心脾和肺肾四脏功能的关系极为密切。另外，三焦、膀胱也与水湿的产生有关，所以在治疗上也需要关注到这些脏腑。湿邪在表在上者，以芳化宣上配伍祛风散发之品，使湿从外出；湿在内生，以苦燥运中药与淡渗利湿药，配伍健脾助运之品，使湿从中消；配伍温肾助阳之品，使湿从下出。久病的患者，往往外湿夹杂内湿，采用阴阳分药分时，阳药芳化宣上配伍祛风散发之品，使湿从外出；阴药采用苦燥运中药与淡渗利湿药，配伍健脾助运之品，使湿从中消，既避免两类药一起中和药性，又使得药性发挥良好，与环境波动和人体气血运转相耦合，药半功倍。

祛湿剂多由芳香温燥或甘淡渗利之药组成，易于消耗津液，所以对津液亏虚、身体虚弱的患者要特别小心，对孕妇要特别慎重。由于湿邪属阴邪，其性重浊黏腻，易于阻遏气机，导致湿阻气滞，故在祛湿的方剂中多配伍理气药，以求气行则湿化水行之效。

# 第一节　阴阳分药分时化湿和胃剂

阴阳分药化湿和胃剂，适用于湿浊痰阻于中焦所致的腹部胀满，恶心呕吐，大便拉稀不成形，吃东西少，容易身体疲倦或困顿。阴阳分药分时化湿和胃剂常常以芳香化湿、苦温燥湿、健脾理气药物如藿香、佩兰、苍术、厚朴、砂仁、陈皮等为主药组成方剂。本证的代表方剂有阴阳分药分时苍术平胃汤、阴阳分药分时藿香正气汤等，这些方剂从平胃散和藿香正气散等化裁、融合、衍生而来。

## 阴阳分药分时苍术平胃汤

### 平胃散原方（《太平惠民和剂局方》）

【组成】苍术5斤，姜制厚朴、陈皮各三斤，炒甘草三十两。

【用法】汤剂：共为细末，每服二钱，以水一盏，入生姜二片、干枣二枚，同煎至七分，去姜、枣，带热服。

【功用】燥湿健脾，行气和胃。

【主治】湿滞脾胃证。脘腹胀满，不思饮食，口淡无味，恶心呕吐，嗳气吞酸，肢体沉重，倦怠嗜卧，经常拉稀，大便不容易成形，舌苔白腻而厚，脉缓。

【原方之弊】本方是以温热燥湿药为主的阳药方剂，宜早上和中午服用为宜。如果晚上服用，则容易生虚火和便秘。所以，此方最好晚上配服滋阴生津的阴药制剂。

### 阴阳分药分时苍术平胃汤阳药

【组成】苍术9～15克，厚朴9～15克，干姜9～15克，陈皮6～12克，炙甘草9～15克。

【用法】去中医院抓阳药中药配方颗粒制剂，一服药二格。每天早上或午饭前口服阳药一次。根据病情的轻重，确定服用阳药一格或者二格。

### 阴阳分药分时苍术平胃汤阴药

【组成】茯苓9～15克，白芍6～12克，丹参6～12克，麦冬6～12克，五味子6～12克，柴胡6～9克。

【用法】去中医院抓阴药中药配方颗粒制剂，一服药二格。每天晚上饭前或睡觉前一个小时服用阴药一次。根据病情的轻重，确定服用阴药一格或者二格。

### 阴阳分药分时苍术平胃汤

【功用】阳药健胃祛湿，理气和中；阴药健脾祛湿，疏肝解郁，敛血养肝，益胃生津。

【主治】湿滞脾胃证。脘腹胀满，不思饮食，口淡无味，恶心呕吐，嗳气吞酸，肢体沉重，倦怠嗜卧，经常拉稀，大便不容易成形，舌苔白腻而厚，脉缓。

【方解】本方为治疗湿滞脾胃的基础方。脾为太阴湿土，居中州而主运化，其性喜燥恶湿，湿邪滞于中焦，则脾运不健，且气机受阻，故见脘腹胀满、食少无味；胃失和降，上逆而为呕吐恶心、嗳气吞酸；湿为阴邪，其性重着黏腻，故为肢体沉重、怠惰嗜卧。湿邪中阻，下注肠道，则为泄泻。治当燥湿运脾为主，兼以行气和胃，使气行则湿化。

阴阳分药分时苍术平胃汤阳药包含苍术、厚朴、干姜、陈皮、炙甘草。苍术辛、苦，温，归脾、胃经，功效为燥湿健脾、辟秽、祛风湿，主治湿浊中阻、腹胀呕恶、风寒湿痹、足膝肿痛、风寒感冒、雀目夜盲，为君药。厚朴苦、辛，温，归脾、胃、肺、大肠经，功效为燥湿、行气、消积、平喘，主治湿阴气滞、脘腹胀满、咳嗽气喘。干姜辛，热，归脾、胃、心、肺经，功效为温中散寒、回阳通脉、温肺化饮，主治脘腹冷痛、呕吐泄泻、亡阳虚脱、肢冷脉微、痰饮咳喘。厚朴、干姜皆为臣药。陈皮味辛、苦，性温，归脾、胃、肺经，功效为理气和中、燥湿化痰、利水通便，主治脾胃不和、脘腹胀痛、不思饮食、呕吐哕逆、痰湿阻肺、咳嗽痰多、胸膈满闷、头目眩晕、水肿、小便不利、大便秘结、乳痈疮癣、中鱼蟹毒、酒毒，为佐药。炙甘草味甘，性平，归心、肺、胃、脾经，功效为补脾和胃、益气复脉，调和诸药，为使药。阴阳分药分时苍术平胃汤阳药的综合功效是健胃祛湿、理气和中。

阴阳分药分时苍术平胃汤阴药包含茯苓、白芍、丹参、麦冬、五味子、柴胡。茯苓甘、淡，平，归心、肺、脾、肾经，功效为利水渗湿、健脾、化痰、宁心安神。茯苓祛湿健脾，为君药。柴胡苦、辛，微寒，归心包络、肝、胆、三焦经，功效为疏散退热、疏肝解郁、升举阳气，主治感冒发热、寒热往来、胁肋胀痛、月经不调、脱肛、子宫脱垂，为臣药。白芍苦、酸，微寒，归肝、脾经，功效为养血敛阴、柔肝止痛、平抑肝阳，主治月经不调、崩漏、虚汗、脘腹急痛、胁肋疼痛、四肢挛痛、头痛眩晕。

丹参苦，微寒，归心、心包、肝经，功效为活血祛瘀、凉血消痈、养血安神，主治月经不调、心腹疼痛、癥瘕积聚、风湿热痹、疮疡肿痛、烦躁不寐、心悸、失眠。五味子酸，温，归肺、肾、心经，功效为敛肺滋肾、生津敛汗、涩精止泻、宁心安神，主治久咳虚喘、津伤口渴、自汗盗汗、肾虚遗精、脾肾虚泻、心悸失眠。麦冬甘，微苦，微寒，归肺、心、胃经，功效为养阴润肺、益胃生津、清心除烦，主治燥咳痰稠、劳嗽咯血、口渴咽干、心烦失眠。白芍、丹参、五味子、麦冬敛血养肝、益胃生津，为佐使药。阴阳分药分时苍术平胃汤阴药的综合功效是健脾祛湿、疏肝解郁、敛血养肝、益胃生津。

【运用】本方是主治湿滞脾胃证的代表方剂。患者的临床表现是脘腹胀满，舌苔厚腻。

如果证属湿热者，在阴药中加黄连、黄芩以清热燥湿；寒湿者，在阳药中加干姜、草豆蔻以温化寒湿；湿盛泄泻者，在阴药中加茯苓、泽泻以利湿止泻；如果有食积，在阳药中加神曲，在阴药中加麦芽。

本方适用于治疗急性胃肠炎、慢性胃肠炎、胃及十二指肠溃疡、胃下垂、消化不良和胃神经症等病症属湿滞脾胃者。原方因辛苦温燥、阴虚气滞，脾胃虚弱者，不宜使用；本方阴阳分药分时，滋阴生津，可以使用。

# 阴阳分药分时藿香正气汤

## 藿香正气散原方（《太平惠民和剂局方》）

【组成】大腹皮、白芷、紫苏、茯苓（去皮）各一两，半夏曲、白术、陈皮（去白）、厚朴（去粗皮、姜汁炙）、苦桔梗各二两，藿香（去土）三两，炙甘草二两半。

【用法】共为细末，每服二钱，水一盏，姜三片，枣一枚，同煎至七分，热服；如欲出汗，衣被盖，再煎并服。现代用法：共为细末，每服6克，姜、枣煎汤送服。或作汤剂，水煎服，用量按原方比例酌定。

【功用】解表化湿，理气和中。

【主治】外感风寒，内伤湿滞证。恶寒发热，头痛，脘闷食少，腹胀腹痛，恶心呕吐，肠鸣泄泻，舌苔白腻，脉浮或濡缓。

### 阴阳分药分时藿香正气汤阳药

【组成】藿香9～15克，紫苏叶6～12克，白芷6～12克，大腹皮9～15克，厚朴9～15克，干姜9～15克，半夏曲9～15克，陈皮6～12克，桔梗9～15克，白术9～15克，炙甘草9～15克。

【用法】去中医院抓阳药中药配方颗粒制剂，一服药二格。每天早上或午饭前口服阳药一次。根据病情的轻重，确定服用阳药一格或者二格。

### 阴阳分药分时藿香正气汤阴药

【组成】柴胡9～15克，黄芩6～12克，茯苓9～15克，白芍6～12克，丹参6～12克，五味子6～12克。

【用法】去中医院抓阴药中药配方颗粒制剂，一服药二格。每天晚上饭前或睡觉前一个小时服用阴药一次。根据病情的轻重，确定服用阴药一格或者二格。

### 阴阳分药分时藿香正气汤

【功用】阳药祛湿化痰，温中散寒，健脾和胃；阴药清热化痰，滋阴生津，安心柔肝。

【主治】外感风寒，内伤湿滞证。恶寒发热，头痛，脘闷食少，腹胀腹痛，恶心呕吐，肠鸣泄泻，舌苔白腻，脉浮或濡缓。

【方解】本方主治之外感风寒，内伤湿滞证，为夏月常见病证。风寒外束，卫阳郁遏，故见恶寒发热等表证；内伤湿滞，湿浊中阻，脾胃不和，升降失常，则为上吐下泻；湿阻气滞，则胸膈满闷、脘腹疼痛。治宜外散风寒，内化湿浊，兼以理气和中之法。

阴阳分药分时藿香正气汤阳药包含藿香、紫苏叶、白芷、厚朴、白术、干姜、陈皮、半夏曲、桔梗、大腹皮、炙甘草。藿香辛，微温，归脾、胃、肺经，功效为化湿、解暑、止呕，主治湿阻中焦、脘腹胀闷、呕恶纳呆、暑湿、湿温、胃逆呕吐。紫苏叶辛，温，归肺、脾经，功效为发汗解表、行气宽中，主治风寒表证、脾胃气滞、胸闷、呕吐、妊娠呕吐。藿香化湿、解暑、止呕，紫苏叶发汗解表、行气宽中，二者为君药。白芷味辛，性温，入肺、脾、胃经，功效为祛风湿、活血排脓、生肌止痛，主治头痛、牙痛、鼻渊、肠风痔漏、赤白带下、痈疽疮疡、皮肤瘙痒。厚朴苦、辛，温，归脾、胃、肺、大肠经，功效为燥湿、行气、消积、平喘，主治湿阴气滞、脘腹胀满、咳嗽气喘。白术苦、甘，温，归脾、胃经，功效为补气健脾、燥湿利水、止汗、安胎，主治脾气虚弱、食少便溏、痰饮水肿、表虚自汗、胎动不安。干姜辛，热，归脾、胃、心、肺经，功效为温中散寒、回阳通脉、温肺化饮，主治脘腹冷痛、呕吐泄泻、亡阳虚脱、肢冷脉微、痰饮咳喘。白芷、厚朴、白术和干姜温中祛湿、健脾和胃，为臣药。大腹皮辛，微温，归脾、胃、大肠、小肠经，功效为行气宽中、行水消肿，主治湿阻气滞、脘腹胀闷、大便不爽、水肿胀满、脚气浮肿、小便不利。陈皮味辛、苦，性温，归脾、胃、肺经，功效为理气和中、燥湿化痰、利水通便，主治脾胃不和、脘腹胀痛、不思饮食、呕吐哕逆、痰湿阻肺、咳嗽痰多、胸膈满闷、头目眩晕、水肿、小便不利、大便秘结、乳痈疮癣、中鱼蟹毒、酒毒。半夏曲味辛、苦，性平，归肺、脾、大肠经，功效为化痰止咳、消食积、治泄泻。桔梗苦、辛，平，归肺经，功效为宣肺、利咽、祛痰、排脓，主治咳嗽痰多、咽痛、失音、肺痈吐脓。大腹皮、半夏曲、陈皮和桔梗祛湿化痰，健脾和胃，为佐药。炙甘草味甘，性平，归心、肺、胃、脾经，功效为补脾和胃、益气复脉、调和诸药，为使药。阴阳分药分时藿香正气汤阳药的综合功效是祛湿化痰、温中散寒、健脾和胃。

阴阳分药分时藿香正气汤阴药包含柴胡、黄芩、茯苓、白芍、丹参、五味子。柴胡苦、辛、微寒，归心包络、肝、胆、三焦经，功效为疏散退热、疏肝解郁、升举阴气，主治感冒发热、寒热往来、胁肋胀痛、月经不调、脱肛、子宫脱垂，为君药。黄芩苦、寒，归肺、胆、脾、大肠、小肠经，功效为清热燥湿、泻火解毒、止血、安胎，主治湿温、暑湿、胸闷呕吐、湿热痞满、泻痢、黄疸、肺热咳嗽、高热烦渴、血热吐衄、痈肿疮毒、胎动不安。茯苓甘、淡，平，归心、肺、脾、肾经，功效为利水渗湿、健脾、化痰、宁心安神。黄芩清热燥湿，茯苓利水渗湿化痰，半夏曲化痰止咳、消食积，三者为臣药。五味子酸，温，归肺、肾、心经，功效为敛肺滋肾、生津敛汗、涩精止泻、宁心安神，主治久咳虚喘、津伤口渴、自汗盗汗、肾虚遗精、脾肾虚泻、心悸失眠，为佐药。丹参苦、微寒，归心、心包、肝经，功效为活血祛瘀、凉血消痈、养血安神，主治月经不调、心腹疼痛、癥瘕积聚、风湿热痹、疮疡肿痛、烦躁不寐、心悸、失眠。白芍苦、酸，微寒，归肝、脾经，功效为养血敛阴、柔肝止痛、平抑肝阳，主治月经不调、崩漏、虚汗、脘腹急痛、胁肋疼痛、四肢挛痛、头痛眩晕。丹参滋阴心阴，白芍敛血养肝，二者为使药。阴阳分药分时藿香正气汤阴药的综合功效是清热化痰、滋阴生津、安心柔肝。

【运用】本方是主治外感风寒，内伤湿滞证。患者的临床表现是恶寒发热，上吐下泻，舌苔白腻。

若表邪偏重，寒热无汗者，可以在阳药中加香薷、荆芥、防风、麻黄等以助解表；兼气滞脘腹胀痛者，可在阳药中加木香、延胡索以行气止痛；食少纳呆明显者，在阳药中加神曲，可在阴药中加麦芽；内湿化热，舌苔黄腻者，可在阴药中加黄连、栀子。

本方适用于治疗夏秋季节性感冒、胃肠性感冒、急性胃肠炎属湿滞脾胃，外感风寒者。本方重在化湿和胃，解表散寒之力较弱，故服后宜温敷以助解表。湿热霍乱之吐泻，则非本方所宜。

## 第二节　阴阳分药分时清热祛湿剂

阴阳分药分时清热祛湿剂，适用于湿热外感，湿热内盛，及湿热下注所致的湿温、黄疸、热淋和下肢痿痹。常用清热利湿、清热燥湿药如茵陈、青蒿、滑石、薏苡仁、栀子、黄芩、黄连、黄柏等为主组成方剂。代表方剂有阴阳分药分时茵陈蒿汤、阴阳分药分时八正汤、阴阳分药分时三仁汤、阴阳分药分时甘露消毒汤等，这些方剂从茵陈蒿汤、八正散、三仁汤、甘露消毒丹等化裁、融合、衍生而来。

# 阴阳分药分时茵陈蒿汤

## 茵陈蒿汤原方（《伤寒论》）

【组成】茵陈蒿六两，栀子十四枚，大黄二两，水煎服。

【用法】汤剂：水煎服，每日2次。

【功用】清热，利湿，退黄疸。

【主治】湿热黄疸证。阳黄身热，面目、周身黄如桔色，小便黄赤短涩，大便不畅（或秘），腹微满，口渴胸闷，烦躁不安，或有头汗出，别处无汗，苔黄腻，脉滑数。

【原方之弊】清热祛湿有两种方法，一种是下法，清热祛湿，但是这些寒凉的药物容易伤寒脾胃和心肝之阳；另一种是升法，温心肝，健脾胃，祛湿气，同时让心热回归脾胃，避免过多心火进入肝胆或者肺，造成邪火入肝、入肺。茵陈蒿汤只用下法或者泻法，适用于湿热并重的阳黄，但是往往许多患者都是阴黄。对于阳黄患者，如果服用茵陈蒿汤清热祛湿，一旦心肝和脾胃之阳不能恢复，阳黄患者就会变成阴黄患者。而且，黄疸患者绝大部分都是阴黄患者，因为大部分阳黄患者一旦不能及时治愈，就会转成阴黄。所以，以下法或者泻法为主的茵陈蒿汤以及类似方剂，流弊很多。

### 阴阳分药分时茵陈蒿汤阳药

【组成】白术9～15克，干姜9～15克，砂仁6～12克，陈皮6～12克，党参9～15克，黄芪6～9克，炙甘草9～15克。

【用法】去中医院抓阳药中药配方颗粒制剂，一服药二格。每天早上或午饭前口服阳药一次。根据病情的轻重，确定服用阳药一格或者二格。

### 阴阳分药分时茵陈蒿汤阴药

【组成】茵陈18～36克，栀子9～15克，大黄9～18克，黄芩6～12克，茯苓9～15克，山茱萸6～12克，丹参6～12克，柴胡9～15克。

【用法】去中医院抓阴药中药配方颗粒制剂，一服药二格。每天晚上饭前或睡觉前一个小时服用阴药一次。根据病情的轻重，确定服用阴药一格或者二格。

### 阴阳分药分时茵陈蒿汤

【**功用**】阳药补中益气，温中散寒，健脾和胃；阴药祛肝胆之火和湿气，滋养心肝肾，补益津液。

【**主治**】湿热黄疸证。阳黄身热，面目、周身黄如桔色，小便黄赤短涩，大便不畅（或便秘），腹微满，口渴胸闷，烦躁不安，或有头汗出，别处无汗，苔黄腻，脉滑数。

【**方解**】本方为治疗湿热黄疸之常用方，《伤寒论》用其治疗瘀热发黄，《金匮要略》以其治疗谷疸。病因皆缘于邪热入里，与脾湿相和，湿热壅滞中焦所致。湿热壅结，气机受阻，故腹微满、恶心呕吐、大便不爽甚或秘结；无汗而热不得外越，小便不利则湿不得下泄，以致湿热熏蒸肝胆，胆汁外溢，浸渍肌肤，则一身面目俱黄、黄色鲜明；湿热内郁，津液不化，则口中渴。舌苔黄腻，脉沉数为湿热内蕴之征。治宜清热，利湿，退黄。

阴阳分药分时茵陈蒿汤阳药包含白术、干姜、砂仁、陈皮、党参、黄芪、炙甘草。党参甘，平，归脾、肺经，功效为补中益气、生津养血，主治中气不足、食少便溏、咳喘气短、津伤口渴、血虚萎黄、心悸头晕，为君药。白术甘、苦，温，入脾、胃经，功效为补脾益气、燥湿利水、固表止汗、益气安胎。干姜辛，热，归脾、胃、心、肺经，功效为温中散寒、回阳通脉、温肺化饮，主治脘腹冷痛、呕吐泄泻、亡阳虚脱、肢冷脉微、痰饮咳喘。砂仁辛，温，归脾、胃经，功效为化湿、行气、温中、安胎，主治湿阻气滞、脘腹胀痛、食欲不振、寒湿泄泻、妊娠恶阻、胎动不安。陈皮味辛、苦，性温，归脾、胃、肺经，功效为理气和中、燥湿化痰、利水通便，主治脾胃不和、脘腹胀痛、不思饮食、呕吐哕逆、痰湿阻肺、咳嗽痰多、胸膈满闷、头目眩晕、水肿、小便不利、大便秘结、乳痈疮癣、中鱼蟹毒或酒毒。白术、砂仁、干姜、陈皮，健脾和胃、温中散寒，为臣药。黄芪甘，微温，归脾、肺经，功效为益卫固表、补气升阳、托毒生肌、利水消肿，主治气虚乏力、食少便溏、中气下陷、久泻脱肛、自汗盗汗、血虚萎黄、阴疽漫肿、气虚水肿、内热消渴，为佐药。炙甘草味甘，性平，归心、肺、胃、脾经，功效为补脾和胃、益气复脉、调和诸药，为使药。阴阳分药分时茵陈蒿汤阳药的综合功效是补中益气、温中散寒、健脾和胃。

阴阳分药分时茵陈蒿汤阴药包含茵陈、栀子、大黄、黄芩、茯苓、山茱萸、丹参、柴胡。茵陈苦，微寒，归脾、胃、肝、胆经，功效为清利湿热、退黄疸，主治湿热黄疸，为君药。栀子苦，寒，归心、肺、胃、三焦经，功效为清热泻火、凉血、解毒、利湿，主治心烦失眠、躁扰不宁、湿热黄疸、血热吐衄。大黄苦，寒，归脾、胃、大肠、肝、心包经，功效为泻下攻积、清热泻火、凉血解毒、活血祛瘀，主治肠道积滞、大便秘结、血热吐衄、目赤、咽痛、牙龈肿痛、热毒疮疡、水火烫伤、血瘀经闭、跌打损伤、湿热黄疸、热淋。黄芩苦，寒，归肺、胆、胃、大肠经，功效为清热燥湿、泻火解毒、止血、安胎，主治湿温、黄疸、泻痢、热淋、高热烦渴、肺热咳嗽、血热吐衄、痈肿疮毒、胎热不安。茯苓甘、淡、平，归心、肺、脾、肾经，功效为利水渗湿、健脾、化痰、宁心安神。栀子、大黄、黄芩和茯苓去心肝脾胃肺之火和湿气，为臣药。山茱萸酸，微温，肝、肾经，功效为补益肝肾、收敛固涩，主治头晕目眩、腰膝酸软、崩漏、带下、月经过多、遗精、遗尿、大汗不止、体虚欲脱。丹参苦，微寒，归心、心包、肝经，功效为活血祛瘀、凉血消痈、养血安神，主治月经不调、心腹疼痛、癥瘕积聚、风湿热痹、疮疡肿痛、烦躁不寐、心悸、失眠。山茱萸和丹参补益肝肾和心阴，为佐药。柴胡苦、辛，微寒，归心包络、肝、胆、三焦经，功效为疏散退热、疏肝解郁、升举阳气，主治感冒发热、寒热往来、胁肋胀痛、月经不调、脱肛、子宫脱垂，为使药。阴阳分药分时茵陈蒿汤阴药的综合功效是祛肝胆之火和湿气、滋养心肝肾、补益津液。

【运用】本方是治疗湿热黄疸证的代表方剂。患者的临床表现是一身面目俱黄，黄色鲜明，舌苔黄腻，脉沉数或滑数有力。

湿重于热者，可在阴药中可加茯苓、泽泻、猪苓以利水渗湿；热重于湿者，可在阴药中可加黄柏、龙胆草以清热祛湿；胁痛明显者，可在阴药中可加柴胡、川楝子以疏肝理气。

本方适用于治疗急性黄疸型传染性肝炎、胆囊炎、胆石症、钩端螺旋体病等所引起的黄疸，证属湿热内蕴者。

# 阴阳分药分时八正汤

## 八正散原方（《伤寒论》）

【组成】车前子、瞿麦、萹蓄、滑石、山栀子仁、甘草（炙）、木通、大黄（面裹煨，去面，切，焙）各一斤。

【用法】上为散，每服二钱，水一盏，入灯心，煎至七分，去滓，温服，食后临卧。小儿量力少少与之。现代用法：共为散剂，每服6～10克，加灯心草煎汤送服；或加灯心草作汤剂，水煎服，用量酌定。

【功用】清热泻火，利水通淋。

【主治】湿热淋证。尿频尿急，溺时涩痛，淋沥不畅，甚则癃闭不通，小腹胀急，口燥咽干，舌苔黄腻，脉滑数。

### 阴阳分药分时八正汤阳药

【组成】白术9～15克，干姜9～15克，砂仁6～12克，桂枝6～12克，陈皮6～12克，党参6～12克，黄芪9～15克，炙甘草9～15克。

【用法】去中医院抓阳药中药配方颗粒制剂，一服药二格。每天早上或午饭前口服阳药一次。根据病情的轻重，确定服用阳药一格或者二格。

## 阴阳分药分时八正汤阴药

【组成】车前子9～15克，瞿麦6～12克，萹蓄9～15克，滑石9～15克，山栀子6～12克，木通6～12克，大黄6～12克。

【用法】去中医院抓阴药中药配方颗粒制剂，一服药二格。每天晚上饭前或睡觉前一个小时服用阴药一次。根据病情的轻重，确定服用阴药一格或者二格。

## 阴阳分药分时八正汤

【功用】阳药补中益气，温中散寒，祛湿化痰，健脾和胃；阴药清热泻火，祛湿杀虫，通淋排毒。

【主治】湿热淋证。尿频尿急，溺时涩痛，淋沥不畅，甚则癃闭不通，小腹胀急，口燥咽干，舌苔黄腻，脉滑数。

【方解】本方所治为膀胱湿热下注证，其病机属湿热滞于膀胱。湿热下注，留瘀膀胱，气机郁结，水道不利，故见尿频涩痛，淋沥不畅，小便浑赤，甚或癃闭不通，少腹急满；热盛津伤，故口燥咽干；热迫血妄行，故尿血；苔黄腻，脉滑数是湿热蕴结之象。治宜清热泻火，化水通淋。

阴阳分药分时八正汤阳药包含白术、干姜、砂仁、桂枝、陈皮、党参、黄芪、炙甘草。党参甘，平，归脾、肺经，功效为补中益气、生津养血，主治中气不足、食少便溏、咳喘气短、津伤口渴、血虚萎黄、心悸头晕，为君药。砂仁辛，温，归脾、胃经，功效为化湿、行气、温中、安胎，主治湿阻气滞、脘腹胀痛、食欲不振、寒湿泄泻、妊娠恶阻、胎动不安。白术甘、苦，温，入脾、胃经，功效为补脾益气、燥湿利水、固表止汗、益气安胎。干姜辛，热，归脾、胃、心、肺经，功效为温中散寒、回阳通脉、温肺化饮，主治脘腹冷痛、呕吐泄泻、亡阳虚脱、肢冷脉微、痰饮咳喘。桂枝辛、甘，温，归心、肺、膀胱经，功效为发汗解表、温经通阳，主治风寒表证、风寒湿痹、关节疼痛、水肿、痰饮、胸痹、心悸、瘀滞经闭、痛经、癥瘕、脘腹疼痛。白术祛湿健脾，干姜温中散寒，桂枝发汗解表、温经通阳，砂仁化湿、行气、温中，这四味药为臣药。黄芪甘，微温，归脾、肺经，功效为益卫固表、补气升阳、托毒生肌、利水消肿，主治气虚乏力、食少便溏、中气下陷、久泻脱肛、自汗盗汗、血虚萎黄、阴疽漫肿、气虚水肿、内热消渴。陈皮味辛、苦，性温，归脾、胃、肺经，功效为理气和中、燥湿化痰、利水通便，主治脾胃不和、脘腹胀痛、不思饮食、呕吐哕逆、痰湿阻肺、咳嗽痰多、胸膈满闷、头目眩晕、水肿、小便不利、大便秘结、乳痈疮癣、中鱼蟹毒、酒毒。黄芪、陈皮为佐药。炙甘草味甘，性平，归心、肺、胃、脾经，功效为补脾和胃、益气复脉，为使药。阴阳分药分时八正汤阳药的综合功效是补中益气、温中散寒、祛湿化痰、健脾和胃。

阴阳分药分时八正汤阴药包含车前子、瞿麦、萹蓄、滑石、山栀子、木通、大黄。大黄苦，寒，归脾、胃、大肠、肝、心包经，功效为泻下攻积、清热泻火、凉血解毒、活血祛瘀，主治肠道积滞、大便秘结、血热吐衄、目赤、咽痛、牙龈肿痛、热毒疮疡、水火烫伤、血瘀经闭、跌打损伤、湿热黄疸、热淋，为君药。山栀子苦，寒，归心、肺、胃、三焦经，功效为清热泻火、凉血、解毒、利湿，主治心烦失眠、躁扰不宁、湿热黄疸、血热吐衄。车前子甘，寒，归肾、肝、肺经，功效为利水通淋、利湿止泻、清肝明目、清肺化痰，主治小便不利、水肿、淋证、暑湿泄泻、肝热目赤、肺热咳嗽。瞿麦味苦，性寒，入心、小肠、膀胱经，功效为利水通淋，主治热淋、血淋、小便不利。萹蓄苦，微寒，归膀胱经，功效为利尿通淋、杀虫、止痒，主治热淋涩痛、小便短赤、虫积腹痛、皮肤湿疹、阴痒带下。滑石甘、淡，寒，归胃、膀胱经，功效为利水通淋、清解暑热，主治小便不利、淋沥涩痛、暑热烦渴、湿温胸闷、湿热泄泻、湿疹、痱子。山栀子、车前子、滑石、瞿麦、萹蓄，这五味药清热泻火、祛湿杀虫、通淋排毒，为臣药。木通苦，寒，归心、小肠、膀胱经，功效为利水通淋、泄热下乳，主治小便不利、淋沥涩痛、口舌生疮、乳汁不多、湿热痹证，为佐使药。阴阳分药分时八正汤阴药的综合功效是清热泻火、祛湿杀虫、通淋排毒。

【运用】本方是主治热性淋病的代表方剂。患者的表现是小便淋沥涩痛、小腹胀满，尿道灼热，口燥咽干，舌苔黄腻为辨证要点。

如身热脉数便秘，制大黄应改为生大黄，并在阴药中加蒲公英、金银花。如出现血尿，在阴药中加旱莲草、小蓟、白茅根。如小腹胀急，在阳药中加乌药，加阴药川楝子。如有结石，在阴药中加金钱草、石韦、海金沙、鸡内金。

本方适用于治疗尿道炎、膀胱炎、泌尿系结石、急性肾盂肾炎或肾炎等属于湿热证型者。本方为苦寒通利之剂。对淋证长久、体质虚弱者，以及孕妇，原方皆不宜使用；而本方阳药大补元气，可用。

# 阴阳分药分时三仁汤

## 三仁汤原方（《温病条辨》）

【组成】杏仁五钱，飞滑石、生薏苡仁六钱，白通草、白蔻仁、竹叶、厚朴各二钱，半夏五钱。

【用法】甘澜水八碗，煮取三碗，每服一碗，日三服。现代用法：水煎服。

【功用】宣畅气机，清利湿热。

【主治】湿重于热之湿温病。头痛恶寒，身重疼痛，面色淡黄，胸闷不饥，午后身热，舌白不渴，脉弦细而濡等。

### 阴阳分药分时三仁汤阳药

【组成】苍术9～15克，厚朴9～15克，干姜9～15克，白豆蔻6～12克，半夏6～12克，党参6～12克，黄芪9～15克，炙甘草9～15克。

【用法】去中医院抓阳药中药配方颗粒制剂，一服药二格。每天早上或午饭前口服阳药一次。根据病情的轻重，确定服用阳药一格或者二格。

### 阴阳分药分时三仁汤阴药

【组成】柴胡15～30克，黄芩6～12克，淡竹叶6～12克，滑石9～15克，薏苡仁6～12克，杏仁9～15克，通草6～12克。

【用法】去中医院抓阴药中药配方颗粒制剂，一服药二格。每天晚上饭前或睡觉前一个小时服用阴药一次。根据病情的轻重，确定服用阴药一格或者二格。

### 阴阳分药分时三仁汤

【功用】阳药祛湿化痰，补中益气，健脾和胃；阴药疏肝散热，清热祛湿，利水通淋，滋阴生津。

【主治】湿重于热之湿温病。头痛恶寒，身重疼痛，面色淡黄，胸闷不饥，午后身热，舌白不渴，脉弦细而濡等。

【方解】本方为湿温初起，邪在气分，湿重于热之证而设。湿邪阻遏，卫阳不达，故头痛恶寒，身重疼痛；湿为阴邪，湿遏热伏，则午后身热；湿阻气机，脾胃受困，故胸闷不饥；舌白不渴，面色淡黄，脉弦细而濡皆因湿邪为患。本证病机为湿热合邪，邪阻气机，涉及上中下三焦，湿遏热伏，湿重热轻，其中三焦气机受阻为病机之关键。治宜宣畅通利三焦。

阴阳分药分时三仁汤阳药包含苍术、厚朴、干姜、白豆蔻、半夏、党参、黄芪、炙甘草。苍术辛、苦，温，归脾、胃经，功效为燥湿健脾、辟秽、祛风湿，主治湿浊中阻、腹胀呕恶、风寒湿痹、足膝肿痛、风寒感冒、雀目夜盲，为君药。半夏辛，温，有毒，归脾、胃、肺经，功效为燥湿化痰、降逆止呕、消痞散结，主治湿痰咳嗽、风痰眩晕、痰厥头痛、呕吐反胃、胸脘痞闷、梅核气、瘿瘤痰核、痈疽肿毒。厚朴苦、辛，温，归脾、胃、肺、大肠经，功效为燥湿、行气、消积、平喘，主治湿阴气滞、脘腹胀满、咳嗽气喘。白豆蔻辛，温，归肺、脾、胃经，功效为化湿、行气、温中、止呕，主治脘腹胀满、湿温胸闷、胃逆呕吐。干姜辛，热，归脾、胃、心、肺经，功效为温中散寒、回阳通脉、温肺化饮，主治脘腹冷痛、呕吐泄泻、亡阳虚脱、肢冷脉微、痰饮咳喘。半夏、干姜、白豆蔻、厚朴，这四味药祛湿化痰、理气和中、健脾和胃、为臣药。党参甘，平，归脾、肺经，功效为补中益气、生津养血，主治中气不足、食少便溏、咳喘气短、津伤口渴、血虚萎黄、心悸头晕。黄芪甘，微温，归脾、肺经，功效为益卫固表、补气升阳、托毒生肌、利水消肿，主治气虚乏力、食少便溏、中气下陷、久泻脱肛、自汗盗汗、血虚萎黄、阴疽漫肿、气虚水肿、内热消渴。党参、黄芪为佐药。炙甘草味甘，性平，归心、肺、胃、脾经，功效为补脾和胃、益气复脉、调和诸药，为使药。阴阳分药分时三仁汤阳药的综合功效是祛湿化痰、补中益气、健脾和胃。

　　阴阳分药分时三仁汤阴药包含柴胡、黄芩、淡竹叶、滑石、薏苡仁、杏仁、通草。柴胡苦、辛，微寒，归心包络、肝、胆、三焦经，功效为疏散退热、疏肝解郁，升举阳气，主治感冒发热、寒热往来、胁肋胀痛、月经不调、脱肛、子宫脱垂，为君药。黄芩苦，寒，归肺、胆、脾、大肠、小肠经，功效为清热燥湿、泻火解毒、止血、安胎，主治湿温、暑湿、胸闷呕恶、湿热痞满、泻痢、黄疸、肺热咳嗽、高热烦渴、血热吐衄、痈肿疮毒、胎动不安。淡竹叶味甘、淡，性寒，归心、胃、小肠经，功效为清热除烦、利尿，主治热病烦渴、小便赤涩淋痛、口舌生疮。滑石甘、淡，寒，归胃、膀胱经，功效为利水通淋、清解暑热，主治小便不利、淋沥涩痛、暑热烦渴、湿温胸闷、湿热泄泻、湿疹、痱子。薏苡仁甘、淡，微寒，归脾、胃、肺经，功效为利水渗湿、健脾止泻、祛湿除痹、清热排脓，主治小便不利、水肿、脚气、脾虚泄泻、风湿痹痛、筋脉挛急、肺痈、肠痈。黄芩、淡竹叶、滑石、薏苡仁，这四味药清热祛湿、利水通淋，为臣药。杏仁苦，微温，有小毒，归肺、大肠经，功效为止咳平喘、润肠通便，主治咳嗽气喘、肠燥便秘，为佐药。通草甘、淡，微寒，归肺、胃经，功效为清热利水、通乳，主治小便不利、淋沥涩痛、产后缺乳，为使药。阴阳分药分时三仁汤阴药的综合功效是疏肝散热、清热祛湿、利水通淋、滋阴生津。

　　【运用】本方是主治属湿温初起，湿重于热之证。患者的临床表现是头痛恶寒、身重疼痛、午后身热、苔白不渴。

　　若湿温初起，卫分症状较明显者，可在阳药中加藿香、香薷以解表化湿；若寒热往来者，可在阴药中加青蒿，在阳药中加草果以和解化湿；如果热重于湿，身热汗出，小便黄赤，可在阴药中加黄芩、栀子、茵陈等以清热祛湿。

　　本方适用于治疗肠伤寒、胃肠炎、肾炎、布氏杆菌以及关节炎等病属湿重于热者。舌苔黄腻，热重于湿者，则原方不宜使用，但本方可以使用。

# 阴阳分药分时甘露消毒汤

**甘露消毒丹原方（《续名医类案》）**

【组成】飞滑石十五两，淡黄芩十两，绵茵陈十一两，石菖蒲六两，川贝母、木通各五两，藿香、连翘、白豆蔻、薄荷、射干各四两。

【用法】上药生晒研末，每服三钱，开水调下，或神曲糊丸，如弹子大，开水化服亦可。临床应用可改为汤剂，水煎服，每日 2 次，各药剂量按比例酌减至汤剂常用量。

【功用】清热解毒，利湿化浊。

【主治】湿温时疫致湿热并重证。湿温时疫，邪在气分，症见发热困倦，胸闷腹胀，肢酸，咽肿，颐肿口渴，身黄，小便短赤，淋浊，吐泻，舌苔淡白或腻或干黄者。

## 阴阳分药分时甘露消毒汤阳药

【组成】藿香 15～30 克，苍术 9～15 克，干姜 9～15 克，白豆蔻 6～12 克，石菖蒲 6～12 克，薄荷 9～15 克，党参 6～12 克，炙甘草 9～15 克。

【用法】去中医院抓阳药中药配方颗粒制剂，一服药二格。每天早上或午饭前口服阳药一次。根据病情的轻重，确定服用阳药一格或者二格。

## 阴阳分药分时甘露消毒汤阴药

【组成】滑石 15～30 克，柴胡 9～15 克，黄芩 6～12 克，茵陈 9～15 克，连翘 6～12 克，射干 6～12 克，川贝母 6～12 克，木通 6～12 克。

【用法】去中医院抓阴药中药配方颗粒制剂，一服药二格。每天晚上饭前或睡觉前一个小时服用阴药一次。根据病情的轻重，确定服用阴药一格或者二格。

## 阴阳分药分时甘露消毒汤

【功用】阳药祛湿化痰，补中益气，行气散热，健脾和胃；阴药祛湿化痰，疏肝散热，泻热通淋。

【主治】湿温时疫致湿热并重证。湿温时疫，邪在气分。症见发热困倦、胸闷腹胀、肢酸、咽肿、颐肿口渴、身黄、小便短赤、淋浊、吐泻、舌苔淡白或腻或干黄者。

【方解】本方主治湿温、时疫，邪留气分，湿热并重之证。湿热交蒸，则发热、肢酸、倦怠；湿邪中阻，则胸闷腹胀；湿热熏蒸肝胆，则身目发黄；热毒上壅，故口渴、咽颐肿痛；湿热下注，则小便短赤，甚或泄泻、淋浊；舌苔白或厚腻或干黄为湿热稽留气分之征。治宜利湿化浊、清热解毒。

阴阳分药分时甘露消毒汤阳药包含藿香、苍术、干姜、白豆蔻、石菖蒲、党参、薄荷、炙甘草。藿香辛，微温，归脾、胃、肺经，功效为化湿、解暑、止呕，主治湿阻中焦、脘腹胀闷、呕恶纳呆、暑湿、湿温、胃逆呕吐，为君药。苍术辛、苦，温，归脾、胃经，功效为燥湿健脾、辟秽、祛风湿，主治湿浊中阻、腹胀呕恶、风寒湿痹、足膝肿痛、风寒感冒、雀目夜盲。干姜辛，热，归脾、胃、心、肺经，功效为温中散寒、回阳通脉、温肺化饮，主治脘腹冷痛、呕吐泄泻、亡阳虚脱、肢冷脉微、痰饮咳喘。白豆蔻辛，温，归肺、脾、胃经，功效为化湿、行气、温中、止呕，主治脘腹胀满、湿温胸闷、胃逆呕吐。石菖蒲辛，温，归心、胃经，功效为祛痰开窍、化湿开胃、宁神益智，主治神志昏迷、惊悸、失眠、痴呆、健忘、胸腹胀痛、风寒湿痹、疥癣。苍术、干姜、石菖蒲、白豆蔻，这四味药祛湿化痰、行气开胃，为臣药。党参甘，平，归脾、肺经，功效为补中益气、生津养血，主治中气不足、食少便溏、咳喘气短、津伤口渴、血虚萎黄、心悸头晕，为佐药。薄荷辛，凉，归肺、肝经，功效为发散风热、清利头目、利咽、透疹，主治风热表证、头痛目赤、咽喉肿痛、麻疹不透、风疹瘙痒。炙甘草味甘，性平，归心、肺、胃、脾经，功效为补脾和胃、益气复脉。薄荷发散风热、清利头目、利咽、透疹，炙甘草调和诸药，二者为使药。阴阳分药分时甘露消毒汤阳药的综合功效是祛湿化痰、补中益气、行气散热、健脾和胃。

阴阳分药分时甘露消毒汤阴药包含滑石、柴胡、黄芩、茵陈、连翘、射干、川贝母、木通。滑石甘、淡，寒，归胃、膀胱经，功效为利水通淋、清解暑热，主治小便不利、淋沥涩痛、暑热烦渴、湿温胸闷、湿热泄泻、湿疹、痱子，为君药。柴胡苦、辛，微寒，归心包络、肝、胆、三焦经，功效为疏散退热、疏肝解郁、升举阴气，主治感冒发热、寒热往来、胁肋胀痛、月经不调、脱肛、子宫脱垂。黄芩苦，寒，入肺、大肠、小肠、胆经，功效为清热燥湿、止血安胎，苦能燥湿、寒能清热、善清肺与大小肠、胆经之湿热，主治肺热痰咳、热毒下痢。茵陈苦，微寒，归脾、胃、肝、胆经，功效为清利湿热、退黄疸，主治湿热黄疸。连翘苦，微寒，归肺、心、胆经，功效为清热解毒、消痈散结，主治外感风热、温病发热，疮疡肿痛，瘰疬。射干苦，寒，归肺经，功效为清热解毒、利咽、祛痰，主治热毒咽痛、痰热咳喘。柴胡、黄芩、茵陈、连翘、射干，这五味药退热祛湿、解毒散结、清热泻下，为臣药。川贝母苦、甘，微寒，功效为化痰止咳、清热散结、滋阴生津，主治肺热咳嗽、阴虚燥咳、痈肿、瘰疬，为佐药。木通苦，寒，归心、小肠、膀胱经，功效为利水通淋、泄热下乳，主治小便不利、淋沥涩痛、口舌生疮、乳汁不多、湿热痹证，为使药。阴阳分药分时甘露消毒汤阴药的综合功效是祛湿化痰、疏肝散热、泻热通淋。

【运用】本方是主治湿温时疫，湿热并重之证，为夏令暑湿季节常用方，故王士雄誉之为"治湿温时疫之主方"。患者的表现是身热肢酸，口渴尿赤，或咽痛身黄，舌苔白腻或微黄。

若黄疸明显者，在阴药中宜加栀子、大黄清泄湿热；咽颐肿甚者，可在阴药中加山豆根、板蓝根等以解毒消肿利咽。

本方适用于治疗慢性乙型肝炎、传染性黄疸型肝炎、高胆红素血症、急性化脓性扁桃体炎、传染性单核细胞增多症、慢性湿疹等。若湿热入营、谵语舌绛者，则非本方所宜。

# 第三节　阴阳分药分时利水渗湿剂

阴阳分药分时利水渗湿剂，适用于水湿壅盛所致的蓄水、癃闭、淋浊、水肿、泄泻等症。根据"治湿不利小便，非其治也"的原则，利水渗湿剂多具有通利小便，使水湿从小便排出的作用。常以甘淡利水药如茯苓、泽泻、猪苓等为主组成方剂，代表方剂有阴阳分药分时五苓汤、阴阳分药分时猪苓汤、阴阳分药分时五皮散，这些方剂从五苓散、猪苓汤、五皮散衍生而来。

## 阴阳分药分时五苓汤

### 五苓散原方（《伤寒论》）

【组成】猪苓、茯苓、白术（炒）各十八铢，泽泻一两六铢，桂枝半两。

【用法】捣为散，以白饮和服方寸匕，日三服，多饮暖水，汗出愈，如法将息。现代用法：散剂，每服6～10克；汤剂，水煎服，多饮热水，取微汗，用量按原方比例酌定。

【功用】利水渗湿，温阳化气。

【主治】膀胱气化不利之蓄水证。小便不利，头痛微热，烦渴欲饮，甚则水入即吐；或脐下动悸，吐涎沫而头目眩晕；或短气而咳；或水肿、泄泻。舌苔白，脉浮或浮数。

【原方之弊】本方利水渗湿，温阳化气的阴阳合药代表方剂。方剂中的药物以利水渗湿药为主，温药也有白术和桂枝，这两类药性相反，彼此干扰，所以整个方剂药性比较平和，但药效不太明显。祛水的方法一般有两种，一种是温阳化气，另一种是利水渗湿。温阳化气宜早上或中午服用，利水渗湿宜下午或者晚上服用。所以，此药最好阴阳分药分时服用，效果才更好更快。

### 阴阳分药分时五苓汤阳药

【组成】白术9～15克，厚朴6～9克，干姜6～9克，桂枝6～12克，陈皮6～12克。

【用法】去中医院抓阳药中药配方颗粒制剂，一服药二格。每天早上或午饭前口服阳药一次。根据病情的轻重，确定服用阳药一格或者二格。

### 阴阳分药分时五苓汤阴药

【组成】泽泻15～30克，茯苓9～15克，猪苓6～12克，黄芩6～12克，柴胡9～15克。

【用法】去中医院抓阴药中药配方颗粒制剂，一服药二格。每天晚上饭前或睡觉前一个小时服用阴药一次。根据病情的轻重，确定服用阴药一格或者二格。

### 阴阳分药分时五苓汤

【功用】阳药祛湿化痰，温经散寒，健脾和胃；阴药利水渗湿，疏肝散热。

【主治】膀胱气化不利之蓄水证。小便不利，头痛微热，烦渴欲饮，甚则水入即吐；或脐下动悸，吐涎沫而头目眩晕；或短气而咳；或水肿、泄泻。舌苔白，脉浮或浮数。

【方解】本方主治病证虽多，但其病机均为水湿内盛，膀胱气化不利所致。在《伤寒论》中原治蓄水证，乃由太阳表邪不解，循经传腑，导致膀胱气化不利，而成太阳经腑同病。太阳表邪未解，故头痛微热；膀胱气化失司，故小便不利；水蓄不化，郁遏阳气，气不化津，津液不得上承于口，故渴欲饮水；其人本有水蓄下焦，饮入之水不得输布而上逆，致水入即吐，故此又称"水逆证"；水湿内盛，泛溢肌肤，则为水肿；水湿之邪，下注大肠，则为泄泻；水湿稽留肠胃，升降失常，清浊相干，则为霍乱吐泻；水饮停于下焦，水气内动，则脐下动悸；水饮上犯，阻遏清阳，则吐涎沫而头眩；水饮凌肺，肺气不利，则短气而咳。治宜利水渗湿为主，兼以温阳化气之法。

阴阳分药分时五苓汤阳药包含白术、厚朴、干姜、桂枝、陈皮。白术苦、甘，温，归脾、胃经，功效为补气健脾、燥湿利水、止汗、安胎，主治脾气虚弱、食少便溏、痰饮水肿、表虚自汗、胎动不安，为君药。厚朴苦、辛，温，归脾、胃、肺、大肠经，功效为燥湿、行气、消积、平喘，主治湿阴气滞、脘腹胀满、咳嗽气喘。干姜辛，热，归脾、胃、心、肺经，功效为温中散寒、回阳通脉、温肺化饮，主治脘腹冷痛、呕吐泄泻、亡阳虚脱、肢冷脉微、痰饮咳喘。桂枝辛、甘，温，归心、肺、膀胱经，功效为发汗解表、温经通阳，主治风寒表证、风寒湿痹、关节疼痛、水肿、痰饮、胸痹、心悸、瘀滞经闭、痛经、癥瘕、脘腹疼痛。厚朴、干姜、桂枝这三味药燥湿行气，温经散寒，发汗解表，为臣药。陈皮味辛、苦，性温，归脾、胃、肺经，功效为理气和中、燥湿化痰、利水通便，主治脾胃不和、脘腹胀痛、不思饮食、呕吐哕逆、痰湿阻肺、咳嗽痰多、胸膈满闷、头目眩晕、水肿、小便不利、大便秘结、乳痈疮癣、中鱼蟹毒或酒毒，为佐使药。阴阳分药分时五苓汤阳药的综合功效是祛湿化痰、温经散寒、健脾和胃。

阴阳分药分时五苓汤阴药包含泽泻、茯苓、猪苓、黄芩、柴胡。泽泻甘、淡、寒，归肾、膀胱经，功效为利水渗湿、泄热，主治小便不利、水肿、泄泻、淋浊、带下，为君药。茯苓甘、淡、平，归心、肺、脾、肾经，功效为利水渗湿、健脾、化痰、宁心安神。猪苓甘、淡、平，归肾、膀胱经，功效为利水渗湿，主治小便不利、水肿、泄泻、淋浊、带下。黄芩苦、寒，归肺、胆、脾、大肠、小肠经，功效为清热燥湿、泻火解毒、止血、安胎，主治湿温、暑湿、胸闷呕恶、湿热痞满、泻痢、黄疸、肺热咳嗽、高热烦渴、血热吐衄、痈肿疮毒、胎动不安。茯苓、猪苓、黄芩，这三味药利水渗湿、清热解毒，为臣药。柴胡苦、辛、微寒，归心包络、肝、胆、三焦经，功效为疏散退热、疏肝解郁、升举阴气，主治感冒发热、寒热往来、胁肋胀痛、月经不调、脱肛、子宫脱垂，为佐使药。阴阳分药分时五苓汤阴药的综合功效是利水渗湿、疏肝散热。

【运用】本方是主治水肿的利水之剂。患者的临床表现是小便不利，舌苔白，脉浮或缓。

若水肿兼有表证者，可与越婢汤合用；水湿壅盛者，可与五皮散合用；泄泻偏于热者，须去桂枝，加车前子、木通以利水清热。

本方适用于肾炎、肝硬化所引起的水肿，以及急性肠炎、尿潴留、脑积水等，属水湿内盛者。

# 阴阳分药分时猪苓汤

## 猪苓汤原方（《伤寒论》）

【组成】猪苓（去皮）、茯苓、泽泻、阿胶、滑石碎各一两。

【用法】上五味，以水四升，先煮四味，取二升，去滓，纳阿胶烊消，温服七合，日三服。

【功用】利水渗湿，清热养阴。

【主治】水热互结证。症见脉浮发热，渴欲饮水，小便不利，或下利，咳而呕，心烦不眠者。血淋，或者热淋。

### 阴阳分药分时猪苓汤阳药

【组成】苍术9～15克，砂仁9～15克，干姜9～15克，桂枝6～12克，陈皮6～12克，党参6～12克，炙甘草9～15克。

【用法】去中医院抓阳药中药配方颗粒制剂，一服药二格。每天早上或午饭前口服阳药一次。根据病情的轻重，确定服用阳药一格或者二格。

### 阴阳分药分时猪苓汤阴药

【组成】滑石 9 ～ 18 克，泽泻 9 ～ 18 克，茯苓 9 ～ 18 克，猪苓 9 ～ 18 克，阿胶 9 ～ 18 克。

【用法】去中医院抓阴药中药配方颗粒制剂，一服药二格。每天晚上饭前或睡觉前一个小时服用阴药一次。根据病情的轻重，确定服用阴药一格或者二格。

### 阴阳分药分时猪苓汤

【功用】阳药燥湿化痰，补中益气，健脾和胃；阴药利水渗湿，清热养阴。

【主治】水热互结证。症见脉浮发热，渴欲饮水，小便不利，或下利，咳而呕，心烦不眠者。血淋，或者热淋。

【方解】本方治证，原系伤寒之邪传入阳明或少阴，化而为热，与水相搏，遂成水热互结，小便不利。水热内结，津液不得四布，故小便不利，口渴身热；热邪伤阴，阴虚热扰，故心烦不寐。若水气上逆于肺，则为咳逆；中攻于胃，则为呕恶；下渗于大肠，则为下利。总括病机，乃为水热互结，热伤阴津之象，故治宜利水清热养阴。

阴阳分药分时猪苓汤阳药包含苍术、砂仁、干姜、桂枝、陈皮、党参、炙甘草。苍术辛、苦，温，归脾、胃经，功效为燥湿健脾、辟秽、祛风湿，主治湿浊中阻、腹胀呕恶、风寒湿痹、足膝肿痛、风寒感冒、雀目夜盲、燥湿健脾、辟秽、祛风湿，为君药。砂仁辛，温，归脾、胃经，功效为化湿、行气、温中、安胎，主治湿阻气滞、脘腹胀痛、食欲不振、寒湿泄泻、妊娠恶阻、胎动不安。干姜辛，热，归脾、胃、心、肺经，功效为温中散寒、回阳通脉、温肺化饮，主治脘腹冷痛、呕吐泄泻、亡阳虚脱、肢冷脉微、痰饮咳喘。桂枝辛、甘，温，归心、肺、膀胱经，功效为发汗解表、温经通阳，主治风寒表证、风寒湿痹、关节疼痛、水肿、痰饮、胸痹、心悸、瘀滞经闭、痛经、癥瘕、脘腹疼痛。陈皮味辛、苦，性温，归脾、胃、肺经，功效为理气和中、燥湿化痰、利水通便，主治脾胃不和、脘腹胀痛、不思饮食、呕吐哕逆、痰湿阻肺、咳嗽痰多、胸膈满闷、头目眩晕、水肿、小便不利、大便秘结、乳痈疮癣、中鱼蟹毒、酒毒。砂仁、干姜、桂枝、陈皮，这四味药燥湿化痰、健脾和胃，为臣药。党参甘，平，归脾、肺经，功效为补中益气、生津养血，主治中气不足、食少便溏、咳喘气短、津伤口渴、血虚萎黄、心悸头晕，为佐药。炙甘草味甘，性平，归心、肺、胃、脾经，功效为补脾和胃、益气复脉，为使药。阴阳分药分时猪苓汤阳药的综合功效是燥湿化痰、补中益气、健脾和胃。

阴阳分药分时猪苓汤阴药包含泽泻、茯苓、猪苓、阿胶、滑石。滑石甘、淡，寒，归胃、膀胱经，功效为利水通淋、清解暑热、软坚化结，主治小便不利、淋沥涩痛、暑热烦渴、湿温胸闷、湿热泄泻、湿疹、痱子，为君药。泽泻甘、淡、寒，归肾、膀胱经，功效为利水渗湿、泄热，主治小便不利、水肿、泄泻、淋浊、带下。茯苓甘、淡、平，归心、肺、脾、肾经，功效为利水渗湿、健脾、化痰、宁心安神。猪苓甘、淡、平，归肾、膀胱经，功效为利水渗湿，主治小便不利、水肿、泄泻、淋浊、带下。泽泻、茯苓、猪苓，这三味药的功效是利水渗湿、泻热通淋，为臣药。阿胶甘、平，归肺、肝、肾经，功效为补血止血、滋阴润肺，主治血虚萎黄、眩晕心悸、吐血衄血、便血崩漏、心烦失眠、燥咳少痰，佐制滑石等物伤害尿道，为佐使药。阴阳分药分时猪苓汤阴药的综合功效是利水渗湿、清热养阴。

【运用】本方以利水为主，兼以养阴清热，主治水热互结而兼阴虚之证。患者的临床表现是小便不利、口渴、身热、舌红、脉细数。

本方可用于热淋、血淋、尿血之属于水热互结而兼阴虚者。用于治热淋，可在阴药中加栀子、车前子，以清热利水通淋；用于治血淋、尿血，可在阴药中加白茅根、大蓟、小蓟以凉血止血。

本方适用于治疗复发性尿路感染、肾病综合征、乙肝肝硬化腹水、颅脑损伤等病证。因本方为渗利之剂，若内热盛，汗出多而渴者忌用。

# 阴阳分药分时防己黄芪汤

## 防己黄芪汤原方（《伤寒论》）

【组成】防己一两，黄芪（去芦）一两一分，甘草（炒）半两，白术七钱半。

【用法】上锉麻豆大，每抄五钱匕，生姜四片，大枣一枚，水盏半，煎八分，去滓温服，良久再服。服后当如虫行皮中，以腰下如冰，后坐被上，又以一被绕腰以下，温令微汗，瘥。现代用法：加生姜4片，大枣1枚，水煎服，服后取微汗。

【功用】益气祛风，健脾利水。

【主治】气虚之风水或风湿证。汗出恶风，身重，小便不利，舌淡苔白，脉浮。

## 阴阳分药分时防己黄芪汤阳药

【组成】白术9～15克，厚朴6～9克，干姜6～9克，桂枝6～9克，陈皮6～9克，党参6～12克，黄芪9～15克，炙甘草6～9克。

【用法】去中医院抓阳药中药配方颗粒制剂，一服药二格。每天早上或午饭前口服阳药一次。根据病情的轻重，确定服用阳药一格或者二格。

### 阴阳分药分时防己黄芪汤阴药

【组成】防己 12 ～ 24 克，茯苓 9 ～ 15 克，泽泻 9 ～ 15 克，白芍 6 ～ 12 克，柴胡 6 ～ 12 克。

【用法】去中医院抓阴药中药配方颗粒制剂，一服药二格。每天晚上饭前或睡觉前一个小时服用阴药一次。根据病情的轻重，确定服用阴药一格或者二格。

### 阴阳分药分时防己黄芪汤

【功用】阳药祛湿化痰，温经散寒，发汗解表，健脾和胃；阴药利水渗湿，泻热排毒，疏肝解郁。

【主治】气虚之风水或风湿证。汗出恶风，身重，小便不利，舌淡苔白，脉浮。

【方解】本方证为表虚不固，外受风邪，水湿郁于肌表经络所致。表虚不固，则汗出恶风；水湿停滞肌腠，则肢体重着，小便不利；苔白脉浮为风邪在表之象。故治宜益气固表与祛风行水并用。

阴阳分药分时防己黄芪汤阳药包含白术、厚朴、干姜、桂枝、陈皮、党参、黄芪、炙甘草。白术苦、甘，温，归脾、胃经，功效为补气健脾、燥湿利水、止汗、安胎，主治脾气虚弱、食少便溏、痰饮水肿、表虚自汗、胎动不安，为君药。厚朴苦、辛，温，归脾、胃、肺、大肠经，功效为燥湿、行气、消积、平喘，主治湿阴气滞、脘腹胀满、咳嗽气喘。干姜辛，热，归脾、胃、心、肺经，功效为温中散寒、回阳通脉、温肺化饮，主治脘腹冷痛、呕吐泄泻、亡阳虚脱、肢冷脉微、痰饮咳喘。桂枝辛、甘，温，归心、肺、膀胱经，功效为发汗解表、温经通阳，主治风寒表证、风寒湿痹、关节疼痛、水肿、痰饮、胸痹、心悸、瘀滞经闭、痛经、癥瘕、脘腹疼痛。陈皮味辛、苦，性温，归脾、胃、肺经，功效为理气和中、燥湿化痰、利水通便，主治脾胃不和、脘腹胀痛、不思饮食、呕吐哕逆、痰湿阻肺、咳嗽痰多、胸膈满闷、头目眩晕、水肿、小便不利、大便秘结、乳痈疮癣、中鱼蟹毒或酒毒。厚朴、干姜、桂枝、陈皮，这四味药祛湿化痰、温经散寒、发汗解表、健脾和胃，为臣药。党参甘，平，归脾、肺经，功效为补中益气、生津养血，主治中气不足、食少便溏、咳喘气短、津伤口渴、血虚萎黄、心悸头晕。黄芪甘，微温，归脾、肺经，功效为益卫固表、补气升阳、托毒生肌、利水消肿，主治气虚乏力、食少便溏、中气下陷、久泻脱肛、自汗盗汗、血虚萎黄、阴疽漫肿、气虚水肿、内热消渴。党参、黄芪为佐药。炙甘草味甘，性平，归心、肺、胃、脾经，功效为补脾和胃、益气复脉，调和诸药，为使药。阴阳分药分时防己黄芪汤阳药的综合功效是祛湿化痰、温经散寒、发汗解表、健脾和胃。

阴阳分药分时防己黄芪汤阴药包含防己、茯苓、泽泻、白芍、柴胡。防己苦、辛，寒，归膀胱、肾、脾经，功效为祛风湿、止痛、利水，主治风湿痹痛、水肿胀满、脚气浮肿，为君药。茯苓甘、淡，平，归心、肺、脾、肾经，功效为利水渗湿、健脾、化痰、宁心安神。泽泻甘、淡，寒，归肾、膀胱经，功效为利水渗湿、泄热，主治小便不利、水肿、泄泻、淋浊、带下。茯苓、泽泻利水渗湿、泻热排毒，为臣药。白芍苦、酸，微寒，归肝、脾经，功效为养血敛阴、柔肝止痛、平抑肝阳，主治月经不调、崩漏、虚汗、脘腹急痛、胁肋疼痛、四肢挛痛、头痛眩晕，佐制茯苓、泽泻泄泻太过，为佐药。柴胡苦、辛，微寒，归心包络、肝、胆、三焦经，功效为疏散退热、疏肝解郁、升举阳气，主治感冒发热、寒热往来、胁肋胀痛、月经不调、脱肛、子宫脱垂，为使药。阴阳分药分时防己黄芪汤阴药的综合功效是利水渗湿、泻热排毒、疏肝解郁。

【运用】本方是主治风水、风湿属表虚证的代表方剂。患者的临床表现是汗出恶风，小便不利，苔白脉浮。

若兼喘者，可在阳药中加麻黄以宣肺平喘；腹痛肝脾不和者，可在阴药中加芍药以柔肝理脾；冲气上逆者，可在阳药中加桂枝以平冲降逆；水湿偏盛，腰膝肿者，在阴药中加茯苓、泽泻以利水退肿。

本方适用于治疗慢性肾小球肾炎、心源性水肿、风湿性关节炎等属表虚湿盛者。若水湿壅盛肿甚者，非本方所宜。

# 阴阳分药分时五皮汤

### 五皮散原方（《华氏中藏经》）

【组成】生姜皮、桑白皮、陈橘皮、大腹皮、茯苓皮各等分。

【用法】上药等分，共研粗末，每用9克，水煎，不拘时温服。亦可改用饮片水煎服，各药用量按常规剂量酌定。

【功用】利水消肿，行气健脾。

【主治】主治皮水。症见一身悉肿，肢体沉重，胸腹胀满，上气喘促，小便不利，舌苔白腻，脉沉缓。

## 阴阳分药分时五皮汤阳药

【组成】苍术9～15克，厚朴9～15克，生姜皮9～15克，大腹皮6～12克，陈皮6～12克，肉桂6～9克。

【用法】去中医院抓阳药中药配方颗粒制剂，一服药二格。每天早上或午饭前口服阳药一次。根据病情的轻重，确定服用阳药一格或者二格。

## 阴阳分药分时五皮汤阴药

【组成】桑白皮9～15克，茯苓皮6～12克，牡丹皮6～12克，杜仲6～12克，生姜皮 6 ～ 12 克。

【用法】去中医院抓阴药中药配方颗粒制剂，一服药二格。每天晚上饭前或睡觉前一个小时服用阴药一次。根据病情的轻重，确定服用阴药一格或者二格。

### 阴阳分药分时五皮汤

【功用】阳药祛湿利水，健脾消食；阴药活血化瘀，利水消肿，补肝肾，强筋骨。

【主治】主治皮水，一身悉肿，肢体沉重，胸腹胀满，上气喘促，小便不利，舌苔白腻，脉沉缓。

【方解】本方所治之皮水证，系由脾湿壅盛，泛溢肌肤而致。水湿泛溢，故一身悉肿；湿性重浊，则肢体沉重；湿邪最易阻碍气机，气机壅滞则心腹胀满；肺气不降，则上气喘急。治宜利水消肿，理气健脾。

阴阳分药分时五皮汤阳药包含苍术、厚朴、生姜皮、大腹皮、陈皮、肉桂。苍术辛、苦，温，归脾、胃经，功效为燥湿健脾、辟秽、祛风湿，主治湿浊中阻、腹胀呕恶、风寒湿痹、足膝肿痛、风寒感冒、雀目夜盲，为君药。厚朴苦、辛，温，归脾、胃、肺、大肠经，功效为燥湿、行气、消积、平喘，主治湿阴气滞、脘腹胀满、咳嗽气喘。大腹皮辛，温，归脾、胃、大肠、小肠经，功效为行气止痛、利水消肿。陈皮味辛、苦，性温，归脾、胃、肺经，功效为理气和中、燥湿化痰、利水通便，主治脾胃不和、脘腹胀痛、不思饮食、呕吐哕逆、痰湿阻肺、咳嗽痰多、胸膈满闷、头目眩晕、水肿、小便不利、大便秘结、乳痈疮癣、中鱼蟹毒或酒毒。肉桂辛、甘，热，归肾、脾、心、肝经，功效为补火助阳、散寒止痛、温通经脉，主治肾阳不足、阳痿宫冷、脘腹冷腹、寒痹腰痛、寒疝腹痛、寒凝血瘀、经闭痛经、胸痹心痛。厚朴、大腹皮、陈皮、肉桂，这四个都是皮药，药性辛温，祛湿利水、健脾消食，为臣药。阴阳分药分时五皮汤阳药的综合功效是祛湿利水、健脾消食。

阴阳分药分时五皮汤阴药包含桑白皮、茯苓皮、牡丹皮、杜仲、生姜皮。桑白皮甘，寒，归肺经，功效为泻肺平喘、利水消肿，主治肺热咳喘、水肿胀满，为君药。茯苓皮甘、淡，平，归肾、膀胱经，功效为利水消肿，主治水湿肿满、小便不利。牡丹皮苦、辛，微寒，归心、肝、胃经，功效为清热凉血、活血散瘀、退蒸，主治血热吐衄、发斑、阴虚内热、无汗骨蒸、经闭痛经、跌打损伤、疮疡肿痛、肠痈腹痛。生姜皮性凉，味辛，归脾、肺经，功效为行水消肿，主治头面虚浮、四肢肿满、心腹膨胀、上气促急、腹胁如鼓、绕脐胀闷、上攻下注、来去不定、举动喘乏。茯苓皮、牡丹皮、生姜皮，这三味药活血化瘀、利水消肿，为臣药。杜仲甘，温，归肝、肾经，功效为补肝肾、强筋骨、安胎，主治腰膝酸痛、筋骨无力、胎动不安、头晕目眩，为佐使药。阴阳分药分时五皮汤阴药的综合功效是活血化瘀、利水消肿、补肝肾、强筋骨。

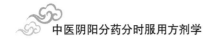

【运用】本方是主治水肿的轻剂，主治皮水证。患者的临床表现是一身悉肿，心腹胀满，小便不利。

便寒者，可在阳药中加附子、干姜等温阳利水；偏热者，可在阴药中加滑石、木通等清利湿热；妊娠水肿，可在阳药中加白术等健脾利湿而安胎。

本方适用于治疗特发性水肿、肝硬化难治性腹水、骨折术后肢体肿胀、肾病综合征、急性感染性腹泻等病证。

## 第四节　阴阳分药分时温化水湿剂

阴阳分药分时温化水湿剂，适用于脾肾阳虚、气不化水所致的阴水、痰饮、尿浊等症。治宜温阳利水。常以温里助阳、补气健脾、祛湿利水、行气药如干姜、桂枝、附子、茯苓、白术、陈皮、厚朴等为主组成方剂。阴阳分药分时温化水湿剂中的代表方如阴阳分药分时苓桂术甘汤、阴阳分药分时真武汤、阴阳分药分时实脾汤、阴阳分药分时萆薢分清饮等，这些方剂从苓桂术甘汤、真武汤、实脾散、萆薢分清饮等衍生过来。

## 阴阳分药分时苓桂术甘汤

### 苓桂术甘汤原方（《金匮要略》）

【组成】茯苓四两，桂枝（去皮）三两，白术、甘草（炙）各二两。

【用法】上四味，以水六升，煮取三升，去滓，分温三服，小便则利。现代用法：水煎服。

【功用】温阳化饮，健脾利湿。

【主治】中阳不足之痰饮病。症见胸胁支满，目眩心悸；或短气而咳，舌苔白滑，脉弦滑。

【原方之弊】本方是温阳化气、健脾利湿的阴阳合药代表方剂。方剂中以温阳祛湿的药物为主，同时也包含利水渗湿药如茯苓，这两类药性相反，彼此干扰，所以整个方剂药性比较平和，但药效不太明显。本药总体药性偏温，宜早上和中午服用。祛水的方法一般有两种，一种是温阳化气，另一种是利水渗湿。温阳化气宜早上或中午服用，利水渗湿宜下午或者晚上服用。所以，此药最好阴阳分药分时服用，效果才更好更快。

### 阴阳分药分时苓桂术甘汤阳药

【组成】桂枝 9～18 克，白术 6～12 克，干姜 6～9 克，陈皮 6～12 克，党参 6～12 克，黄芪 6～9 克，炙甘草 6～12 克。

【用法】去中医院抓阳药中药配方颗粒制剂，一服药二格。每天早上或午饭前口服阳药一次。根据病情的轻重，确定服用阳药一格或者二格。

### 阴阳分药分时苓桂术甘汤阴药

【组成】茯苓12～24克，泽泻6～12克，柴胡6～9克，黄芩6～9克，白芍6～12克，丹参6～12克，五味子6～12克。

【用法】去中医院抓阴药中药配方颗粒制剂，一服药二格。每天晚上饭前或睡觉前一个小时服用阴药一次。根据病情的轻重，确定服用阴药一格或者二格。

### 阴阳分药分时苓桂术甘汤

【功用】阳药祛湿化痰，补中益气，生津养血；阴药利水渗湿，疏散风热，滋阴生津，敛血养肝。

【主治】中阳不足之痰饮病。症见胸胁支满，目眩心悸；或短气而咳，舌苔白滑，脉弦滑。

【方解】本方证为中焦阳虚，脾失健运，痰饮内生所致。中阳不足，气化不利，脾不运湿，聚湿生痰成饮。水饮停于胸胁，则胸胁胀满；痰饮阻遏上升之清阳，则头目眩晕；水饮上凌心肺，则心悸，短气而喘；舌苔白滑，脉弦滑，均为水饮内停之证。治宜温阳健脾化饮。

阴阳分药分时苓桂术甘汤阳药包含桂枝、白术、干姜、陈皮、党参、黄芪、炙甘草。桂枝辛、甘，温，归心、肺、膀胱经，功效为发汗解表、温经通阳，主治风寒表证、风寒湿痹、关节疼痛、水肿、痰饮、胸痹、心悸、瘀滞经闭、痛经、癥瘕、脘腹疼痛，为君药。白术苦、甘，温，归脾、胃经，功效为补气健脾、燥湿利水、止汗、安胎，主治脾气虚弱、食少便溏、痰饮水肿、表虚自汗、胎动不安。干姜辛，热，归脾、胃、心、肺经，功效为温中散寒、回阳通脉、温肺化饮，主治脘腹冷痛、呕吐泄泻、亡阳虚脱、肢冷脉微、痰饮咳喘。陈皮味辛、苦，性温，归脾、胃、肺经，功效为理气和中、燥湿化痰、利水通便，主治脾胃不和、脘腹胀痛、不思饮食、呕吐哕逆、痰湿阻肺、咳嗽痰多、胸膈满闷、头目眩晕、水肿、小便不利、大便秘结、乳痈疮癣、中鱼蟹毒或酒毒。白术、干姜、陈皮，这三味药祛湿健脾、温中散寒，为臣药。党参甘，平，归脾、肺经，功效为补中益气、生津养血，主治中气不足、食少便溏、咳喘气短、津伤口渴、血虚萎黄、心悸头晕。黄芪甘，微温，归脾、肺经，功效为益卫固表、补气升阳、托毒生肌、利水消肿，主治气虚乏力、食少便溏、中气下陷、久泻脱肛、自汗盗汗、血虚萎黄、阴疽漫肿、气虚水肿、内热消渴。党参和黄芪补中益气，生津养血，为佐药。炙甘草味甘，性平，归心、肺、胃、脾经，功效为补脾和胃、益气复脉、调和诸药，为使药。阴阳分药分时苓桂术甘汤阳药的综合功效是祛湿化痰、补中益气、生津养血。

　　阴阳分药分时苓桂术甘汤阴药包含茯苓、泽泻、柴胡、黄芩、白芍、丹参、五味子。茯苓甘、淡，平，归心、肺、脾、肾经，功效为利水渗湿、健脾、化痰、宁心安神，为君药。泽泻甘、淡，寒，归肾、膀胱经，功效为利水渗湿、泄热，主治小便不利、水肿、泄泻、淋浊、带下。柴胡苦、辛，微寒，归心包络、肝、胆、三焦经，功效为疏散退热、疏肝解郁、升举阴气，主治感冒发热、寒热往来、胁肋胀痛、月经不调、脱肛、子宫脱垂。黄芩苦，寒，归肺、胆、胃、大肠经，功效为清热燥湿、泻火解毒、止血、安胎，主治湿温、黄疸、泻痢、热淋、高热烦渴、肺热咳嗽、血热吐衄、痈肿疮毒、胎热不安。泽泻、柴胡、黄芩，这三味药利水渗湿、疏热解郁，为臣药。白芍苦、酸，微寒，归肝、脾经，功效为养血敛阴、柔肝止痛、平抑肝阳，主治月经不调、崩漏、虚汗、脘腹急痛、胁肋疼痛、四肢挛痛、头痛眩晕。丹参苦，微寒，归心、心包、肝经，功效为活血祛瘀、凉血消痈、养血安神，主治月经不调、心腹疼痛、癥瘕积聚、风湿热痹、疮疡肿痛、烦躁不寐、心悸、失眠。五味子酸，温，归肺、肾、心经，功效为敛肺滋肾、生津敛汗、涩精止泻、宁心安神，主治久咳虚喘、津伤口渴、自汗盗汗、肾虚遗精、脾肾虚泻、心悸失眠。白芍、丹参、五味子，这三味药滋阴生津、敛血养肝，为佐使药。阴阳分药分时苓桂术甘汤阴药的综合功效是利水渗湿、疏散风热、滋阴生津、敛血养肝。

　　【运用】本方是主治中阳不足痰饮病的代表方剂。患者的临床表现是胸胁支满，目眩心悸，舌苔白滑。

　　咳嗽痰多者，在阳药中加半夏、陈皮以燥湿化痰；心下痞或腹中有水声者，可在阴药中可加枳实，在阳药中加生姜以消痰散水。

　　本方适用于治疗慢性支气管炎、支气管哮喘、心源性或慢性肾小球肾炎所致的水肿属脾阳虚者。若饮邪化热，咳痰黏稠者，非本方所宜。

# 阴阳分药分时真武汤

### 真武汤原方（《伤寒论》）

　　【组成】茯苓、白芍、生姜各三两，白术二两，炮附子（去皮，破八片）一枚。

　　【用法】以水八升，煮取三升，去滓，温服七合，日三服。现代用法：水煎温服。

　　【功用】温阳利水。

　　【主治】脾肾阳虚水肿。全身浮肿，四肢沉重，小便不利，恶寒肢冷，腹痛下利，舌质淡胖，舌苔白滑，脉沉细。

### 阴阳分药分时真武汤阳药

【组成】炮附子9～18克，白术6～12克，干姜6～12克，桂枝6～12克，陈皮6～12克，党参6～12克，炙甘草9～15克。

【用法】去中医院抓阳药中药配方颗粒制剂，一服药二格。每天早上或午饭前口服阳药一次。根据病情的轻重，确定服用阳药一格或者二格。

### 阴阳分药分时真武汤阴药

【组成】茯苓9～15克，泽泻9～15克，柴胡9～15克，黄芩6～12克，白芍9～18克，麦冬6～12克，丹参6～12克，五味子6～12克。

【用法】去中医院抓阴药中药配方颗粒制剂，一服药二格。每天晚上饭前或睡觉前一个小时服用阴药一次。根据病情的轻重，确定服用阴药一格或者二格。

### 阴阳分药分时真武汤

【功用】阳药扶阳治水，温经散寒，补中益气，健脾和胃；阴药利水渗湿，疏肝解热，滋阴生津，敛血养肝。

【主治】脾肾阳虚水肿。全身浮肿，四肢沉重，小便不利，恶寒肢冷，腹痛下利，舌质淡胖，舌苔白滑，脉沉细。

【方解】本方证为心脾肾阳虚，气化不行，水湿内停所致。心脾肾阳虚，水气不化，下无出路，则小便不利；水湿泛滥肌肤，轻者四肢沉重，重者则全身浮肿，阳虚不能温煦，故恶寒肢冷；脾虚湿盛，阴寒凝结，故腹痛下利；舌质淡胖，舌苔白滑，脉沉细，均为阳虚水湿内停之征。治宜温扶养救心，补火生土，补脾肾阳气，利水消肿。

阴阳分药分时真武汤阳药包含炮附子、白术、干姜、桂枝、陈皮、党参、炙甘草。炮附子味辛、甘，性大热，有小毒，入心、肾、脾经，功效为回阳救逆、补火助阳、散寒止痛，主治亡阳厥逆、肢冷脉微、阳痿宫冷、脘腹冷痛、阴寒水肿、风寒湿痹。桂枝辛、甘，温，归心、肺、膀胱经，功效为发汗解表、温经通阳，主治风寒表证、风寒湿痹、关节疼痛、水肿、痰饮、胸痹、心悸、瘀滞经闭、痛经、癥瘕、脘腹疼痛，炮附子、桂枝为君药。白术苦、甘，温，归脾、胃经，功效为补气健脾、燥湿利水、止汗、安胎，主治脾气虚弱、食少便溏、痰饮水肿、表虚自汗、胎动不安。干姜辛，热，归脾、胃、心、肺经，功效为温中散寒、回阳通脉、温肺化饮，主治脘腹冷痛、呕吐泄泻、亡阳虚脱、肢冷脉微、痰饮咳喘。陈皮味辛、苦，性温，归脾、胃、肺经，功效为理气和中、燥湿化痰、利水通便，主治脾胃不和、脘腹胀痛、不思饮食、呕吐哕逆、痰湿阻肺、咳嗽痰多、胸膈满闷、头目眩晕、水肿、小便不利、大便秘结、乳痈疮癣、中鱼蟹毒或酒毒。白术、干姜、陈皮，这三味药祛湿健脾、温中散寒、发汗解表，为臣药。党参甘，平，归脾、肺经，功效为补中益气、生津养血，主治中气不足、食少便溏、咳喘气短、津伤口渴、血虚萎黄、心悸头晕，为佐药。炙甘草味甘，性平，归心、肺、胃、脾经，功效为补脾和胃、益气复脉、调和诸药，佐制炮附子的功效和毒性，为使药。阴阳分药分时真武汤阳药的综合功效是扶阳治水、温经散寒、补中益气、健脾和胃。

阴阳分药分时真武汤阴药包含茯苓、泽泻、柴胡、黄芩、白芍、麦冬、丹参、五味子。茯苓甘、淡，平，归心、肺、脾、肾经，功效为利水渗湿、健脾、化痰、宁心安神，为君药。泽泻甘、淡，寒，归肾、膀胱经，功效为利水渗湿、泄热，主治小便不利、水肿、泄泻、淋浊、带下。柴胡苦、辛，微寒，归心包络、肝、胆、三焦经，功效为疏散退热、疏肝解郁、升举阴气，主治感冒发热、寒热往来、胁肋胀痛、月经不调、脱肛、子宫脱垂。黄芩苦，寒，归肺、胆、胃、大肠经，功效为清热燥湿、泻火解毒、止血、安胎，主治湿温、黄疸、泻痢、热淋、高热烦渴、肺热咳嗽、血热吐衄、痈肿疮毒、胎热不安。泽泻、柴胡、黄芩，这三味药利水渗湿、疏热解郁，为臣药。白芍苦、酸，微寒，归肝、脾经，功效为养血敛阴、柔肝止痛、平抑肝阳，主治月经不调、崩漏、虚汗、脘腹急痛、胁肋疼痛、四肢挛痛、头痛眩晕。麦冬甘、微苦，微寒，归肺、心、胃经，功效为养阴润肺、益胃生津、清心除烦，主治燥咳痰稠、劳嗽咯血、口渴咽干、心烦失眠。丹参苦，微寒，归心、心包、肝经，功效为活血祛瘀、凉血消痈、养血安神，主治月经不调、心腹疼痛、癥瘕积聚、风湿热痹、疮疡肿痛、烦躁不寐、心悸、失眠。五味子酸，温，归肺、肾、心经，功效为敛肺滋肾、生津敛汗、涩精止泻、宁心安神，主治久咳虚喘、津伤口渴、自汗盗汗、肾虚遗精、脾肾虚泻、心悸失眠。白芍、麦冬、丹参、五味子，这四味药滋阴生津、敛血养肝，为佐使药。阴阳分药分时真武汤阴药的综合功效是利水渗湿、疏肝解热、滋阴生津、敛血养肝。

【运用】本方是主治心肾阳衰而积水证的代表方剂。患者的临床表现是小便不利、肢体沉重或浮肿，舌质淡胖，苔白脉沉。

若水寒射肺而咳者，在阳药中加干姜、细辛、麻黄等温肺化饮，五味子敛肺止咳；阴盛阳衰而下利甚者，去芍药之阴柔，在阳药中加干姜以助温里散寒；水寒犯胃而呕者，在阳药中加重生姜用量以和胃降逆，可加吴茱萸以助温胃止呕。

本方适用于治疗慢性肾小球肾炎、心源性水肿、甲状腺功能减退、慢性支气管炎、慢性肠炎、梅尼埃病等属脾肾阳虚，水湿内盛者。

# 阴阳分药分时实脾汤

**实脾散原方（《重订严氏济生方》）**

【组成】炮附子、白术、白茯苓、干姜、厚朴、木瓜、木香、草果仁、大腹子二钱，甘草一钱，生姜三片，大枣三枚。

【用法】上药为粗末，每用12克，水煎服。亦可改用饮片水煎服。

【功用】温阳健脾，行气利水。

【主治】主治阳虚水肿证。症见身半以下肿甚，胸腹胀满，或腹大身重，体倦食少，手足不温，口中不渴，大便溏薄，小便短少，苔腻，脉沉迟或沉细。

## 阴阳分药分时实脾汤阳药

【组成】炮附子9～18克，白术6～12克，干姜6～12克，厚朴6～12克，木瓜6～12克，木香6～12克，草果仁6～12克，大腹皮6～12克，大枣6～9克，炙甘草9～18克。

【用法】去中医院抓阳药中药配方颗粒制剂，一服药二格。每天早上或午饭前口服阳药一次。根据病情的轻重，确定服用阳药一格或者二格。

## 阴阳分药分时实脾汤阴药

【组成】茯苓9～18克，泽泻6～9克，柴胡6～9克，黄芩6～9克，白芍6～12克，麦冬6～9克，丹参6～9克，五味子6～9克。

【用法】去中医院抓阴药中药配方颗粒制剂，一服药二格。每天晚上饭前或睡觉前一个小时服用阴药一次。根据病情的轻重，确定服用阴药一格或者二格。

## 阴阳分药分时实脾汤

【功用】阳药扶阳治水，温经散寒，补中益气，健脾和胃；阴药利水渗湿，疏肝解热，滋阴生津，敛血养肝。

【主治】主治阳虚水肿证。症见身半以下肿甚，胸腹胀满，或腹大身重，体倦食少，手足不温，口中不渴，大便溏薄，小便短少，苔腻，脉沉迟或沉细。

【方解】本方所治之水肿，亦谓阴水，乃由脾肾阳虚，阳不化水，水气内停所致。水湿内盛，泛溢肌肤，则肢体浮肿；水为阴邪，其性下趋，故身半以下肿甚；脾肾阳虚，失于温煦，则手足不温；水气内阻，气机不畅，则胸腹胀满；脾阳不足，腐熟无权则便溏；口中不渴，舌苔白腻，脉沉弦而迟为阳虚水停之征。治以温阳健脾，行气利水。

阴阳分药分时实脾汤阳药包含炮附子、白术、干姜、厚朴、木香、草果仁、大腹皮、木瓜、大枣、炙甘草。炮附子味辛、甘，性大热，有小毒，入心、肾、脾经，功效为回阳救逆、补火助阳、散寒止痛、用于亡阳厥逆、肢冷脉微、阳痿宫冷、脘腹冷痛、阴寒水肿、风寒湿痹，为君药。白术苦、甘，温，归脾、胃经，功效为补气健脾、燥湿利水、止汗、安胎，主治脾气虚弱、食少便溏、痰饮水肿、表虚自汗、胎动不安。干姜辛，热，归脾、胃、心、肺经，功效为温中散寒、回阳通脉、温肺化饮，主治脘腹冷痛、呕吐泄泻、亡阳虚脱、肢冷脉微、痰饮咳喘。厚朴苦、辛，温，归脾、胃、肺、大肠经，功效为燥湿、行气、消积、平喘，主治湿阴气滞、脘腹胀满、咳嗽气喘。木香辛、苦，温，归脾、胃、大肠、胆经，功效为行气止痛、调中宣滞，主治脘腹胀痛、泻痢后重、脾虚食少、胁痛、黄疸。草果辛，温，归脾、胃经，功效为燥湿、温中、截疟，主治脘腹胀痛、呕吐泄泻、疟疾。大腹皮辛，微温，归脾、胃、大肠、小肠经，功效为行气宽中、利水消肿。白术、干姜、厚朴、木香、草果仁、大腹皮，这六味药祛湿化痰、行气止痛、化食消积，为臣药。大枣甘，温，归脾、胃经，功效为补中益气、养血安神、缓和药性，主治脾胃虚弱、食少便溏、血虚萎黄、妇女脏躁。木瓜酸，温，归肝、脾经，功效为舒筋活络、化湿和胃，主治风湿痹痛、筋脉拘挛、脚气肿痛、吐泻转筋。大枣、木瓜二味药酸甘化阴生津益胃，佐制阳药之燥热，为佐药。炙甘草味甘，性平，归心、肺、胃、脾经，功效为补脾和胃、益气复脉，调和诸药，佐治炮附子毒性和药性，为使药。阴阳分药分时实脾汤阳药的综合功效是扶阳治水、温经散寒、补中益气、健脾和胃。

阴阳分药分时实脾汤阴药包含茯苓、泽泻、柴胡、黄芩、白芍、麦冬、丹参、五味子。茯苓甘、淡，平，归心、肺、脾、肾经，功效为利水渗湿、健脾、化痰、宁心安神，为君药。泽泻甘、淡，寒，归肾、膀胱经，功效为利水渗湿、泄热，主治小便不利、水肿、泄泻、淋浊、带下。柴胡苦、辛，微寒，归心包络、肝、胆、三焦经，功效为疏散退热、疏肝解郁、升举阴气，主治感冒发热、寒热往来、胁肋胀痛、月经不调、脱肛、子宫脱垂。黄芩苦，寒，归肺、胆、胃、大肠经，功效为清热燥湿、泻火解毒、止血、安胎，主治黄疸、泻痢、热淋、高热烦渴、肺热咳嗽、血热吐衄、痈肿疮毒、胎热不安。泽泻、柴胡、黄芩，这三味药利水渗湿，疏热解郁，为臣药。白芍苦、酸，微寒，归肝、脾经，功效为养血敛阴、柔肝止痛、平抑肝阳，主治月经不调、崩漏、虚汗、脘腹急痛、胁肋疼痛、四肢挛痛、头痛眩晕。麦冬甘、微苦，微寒，归肺、心、胃经，功效为养阴润肺、益胃生津、清心除烦，主治燥咳痰稠、劳嗽咯血、口渴咽干、心烦失眠。丹参苦，微寒，入心、心包、肝经，功效为活血祛瘀、凉血消痈、养血安神，主治月经不调、心腹疼痛、癥瘕积聚、风湿热痹、疮疡肿痛、烦躁不寐、心悸、失眠。五味子酸，温，归肺、肾、心经，功效为敛肺滋肾、生津敛汗、涩精止泻、宁心安神，主治久咳虚喘、津伤口渴、自汗盗汗、肾虚遗精、脾肾虚泻、心悸失眠。白芍、麦冬、丹参、五味子，这四味药滋阴生津、敛血养肝，为佐使药。阴阳分药分时实脾汤阴药的综合功效是利水渗湿、疏肝解热、滋阴生津、敛血养肝。

【运用】本方是主治心肾阳虚水肿证的代表方剂。患者的临床表现是身半以下肿甚，胸腹胀满，舌淡苔腻，脉沉迟。

若气短乏力，倦惰懒言者，可在阳药中加黄芪补气以助行水；小便不利，水肿甚者，可在阴药中加猪苓、泽泻以增利水消肿之功；大便秘结者，可在阴药中加牵牛子、大黄以通利二便。

本方适用于治疗肺心病顽固性水肿、老年慢性支气管炎、慢性心衰、顽固性腹水等病症。若属阳水者，非本方所宜。

# 阴阳分药分时萆薢分清饮

### 萆薢分清饮原方（《丹溪心法》）

【组成】益智仁、川萆薢、石菖蒲、乌药各等分。

【用法】上锉，每服 15 克，水煎，入盐 0.5 克，食前服。亦可作汤剂水煎服。

【功用】温肾利湿，分清化浊。

【主治】下焦虚寒之淋证，如膏淋。症见湿浊下注，膏淋白浊。小便频数，混浊不清，白如米泔，稠如膏糊，舌淡苔白，脉沉。

### 阴阳分药分时萆薢分清饮阳药

【组成】乌药 9 ～ 15 克，益智仁 9 ～ 15 克，石菖蒲 9 ～ 15 克，沉香 3 ～ 6 克，牛膝 6 ～ 12 克。

【用法】去中医院抓阳药中药配方颗粒制剂，一服药二格。每天早上或午饭前口服阳药一次。根据病情的轻重，确定服用阳药一格或者二格。

### 阴阳分药分时萆薢分清饮阴药

【组成】萆薢 9 ～ 18 克，柴胡 6 ～ 9 克，黄芩 6 ～ 9 克，茯苓 6 ～ 9 克，白芍 6 ～ 12 克，麦冬 6 ～ 12 克，丹参 6 ～ 12 克，五味子 6 ～ 12 克。

【用法】去中医院抓阴药中药配方颗粒制剂，一服药二格。每天晚上饭前或睡觉前一个小时服用阴药一次。根据病情的轻重，确定服用阴药一格或者二格。

### 阴阳分药分时萆薢分清饮

【功用】阳药行气止痛，温肾散寒，健脾开窍；阴药利水渗湿，疏肝解热，滋阴生津，敛血养肝。

【主治】下焦虚寒之淋证，如膏淋。症见湿浊下注，膏淋白浊。小便频数，混浊不清，白如米泔，稠如膏糊，舌淡苔白，脉沉。

【方解】本方证为肾气不足，下焦虚寒，湿浊下注，肾失固摄所致。由于肾虚失封藏，膀胱失约，则小便频数，肾阳不足，气化无权，清浊不分，则小便混浊，白如米泔，或稠如膏糊。治宜温肾利湿化浊。

阴阳分药分时萆薢分清饮阳药包含乌药、益智仁、石菖蒲、沉香、牛膝。乌药辛，温，归肺、脾、肾、膀胱经，功效为行气止痛、温肾散寒，主治胸腹胀痛、寒疝腹痛、经行腹痛、遗尿尿频、小儿疳积，为君药。益智仁辛，温，归脾、肾经，功效为温脾止泻、暖肾固精缩尿，主治腹痛吐泻、食少多唾、遗精遗尿。石菖蒲辛，温，归心、胃经，功效为祛痰开窍、化湿开胃、宁神益智，主治神志昏迷、惊悸、失眠、痴呆、健忘、胸腹胀痛、风寒湿痹、疥癣。益智仁、石菖蒲为臣药。沉香辛、苦，微温，归脾、胃、肾经，功效为行气止痛、温中止呕、温肾纳气，主治胸腹胀痛、呕吐呃逆、肾虚喘促。怀牛膝味苦、酸，性平，归肝、肾经，功效为疏利下行、能补能泄、活血祛瘀、补肝肾、强筋骨、引血下行、利尿通淋，主治血滞经闭、痛经、产后血瘀腹痛、胞衣不下、癥瘕、跌打损伤、腰膝酸痛、筋骨痿弱、脚气肿胀、吐血、衄血、头痛、牙痛、咽喉肿痛、热淋、血淋、石淋、痈肿恶疮。沉香与怀牛膝引药入经、行气止痛、活血祛瘀，为佐使药。阴阳分药分时萆薢分清饮阳药的综合功效是行气止痛、温肾散寒、健脾开窍。

阴阳分药分时萆薢分清饮阴药包含萆薢、柴胡、黄芩、茯苓、白芍、麦冬、丹参、五味子。萆薢苦，平，归肝、胃、膀胱经，功效为利湿浊，祛风湿，主治膏淋、白浊、带下、风湿痹痛、腰痛，为君药。柴胡苦、辛，微寒，归心包络、肝、胆、三焦经，功效为疏散退热、疏肝解郁、升举阳气，主治感冒发热、寒热往来、胁肋胀痛、月经不调、脱肛、子宫脱垂。黄芩苦，寒，归肺、胆、胃、大肠经，功效为清热燥湿、泻火解毒、止血、安胎，主治湿温、黄疸、泻痢、热淋、高热烦渴、肺热咳嗽、血热吐衄、痈肿疮毒、胎热不安。茯苓甘、淡，平，归心、肺、脾、肾经，功效为利水渗湿、健脾、化痰、宁心安神。茯苓、柴胡、黄芩，这三味药利水渗湿、疏热解郁，为臣药。白芍苦、酸，微寒，归肝、脾经，功效为养血敛阴、柔肝止痛、平抑肝阳，主治月经不调、崩漏、虚汗、脘腹急痛、胁肋疼痛、四肢挛痛、头痛眩晕。麦冬甘、微苦，微寒，归肺、心、胃经，功效为养阴润肺、益胃生津、清心除烦，主治燥咳痰稠、劳嗽咯血、口渴咽干、心烦失眠。丹参苦，微寒，归心、心包、肝经，功效为活血祛瘀、凉血消痈、养血安神，主治月经不调、心腹疼痛、癥瘕积聚、风湿热痹、疮疡肿痛、烦躁不寐、心悸、失眠。五味子酸，温，归肺、肾、心经，功效为敛肺滋肾、生津敛汗、涩精止泻、宁心安神，主治久咳虚喘、津伤口渴、自汗盗汗、肾虚遗精、脾肾虚泻、心悸失眠。白芍、麦冬、丹参、五味子，这四味药滋阴生津、敛血养肝，为佐使药。阴阳分药分时草薢分清饮阴药的综合功效是利水渗湿、疏肝解热、滋阴生津、敛血养肝。

【运用】本方是主治下焦虚寒淋浊症的代表方剂。患者的临床表现是小便浑浊频数，舌淡苔白，脉沉。

若兼虚寒腹痛者，可在阳药中加肉桂、盐茴以温中祛寒；久病气虚者，可在阳药中加黄芪、白术以益气祛湿。

本方适用于乳糜尿、慢性前列腺炎、慢性肾盂肾炎、慢性肾炎、慢性盆腔炎等下焦虚寒，湿浊下注者。湿热白浊则非本方所宜。

# 第五节　阴阳分药分时祛风胜湿剂

阴阳分药分时祛风胜湿剂，适用于风湿袭表或风湿侵犯筋骨经络而致头痛身重、腰膝关节疼痛、活动不利等症。治宜祛风除湿，宣痹止痛。常以祛风湿、补肝肾、益气血、活血止痛药如羌活、独活、防风、杜仲、白术、当归、川芎等为主组成方剂。阴阳分药分时祛风胜湿剂的代表方剂有阴阳分药分时羌活胜湿汤、阴阳分药分时独活寄生汤等，这些方剂从羌活胜湿汤、独活寄生汤等衍生过来。

## 阴阳分药分时羌活胜湿汤

### 羌活胜湿汤原方（《内外伤辨或论》）

【组成】羌活、独活各一钱，藁本、防风、炙甘草、川芎各五分，蔓荆子三分。

【用法】上㕮咀，都作一服，水二盏，煎至一盏，去滓，温服，空心食前。现代用法：水煎，食前温服。

【功用】发汗祛风，除湿止痛。

【主治】风湿在表证。头痛身重，肩背疼痛不可回顾，或腰脊疼痛，难以转侧，苔白脉浮。

【原方之弊】本方发汗祛风，除湿止痛的阴阳合药制剂，整体药性偏温燥，所以祛风燥湿止痛。本药宜早上和中午服用，不宜晚上服用。如果是应急用药，易耗津液。所以，此方需配服滋阴生血之药，防复发，祛病根，筑根基。

### 阴阳分药分时羌活胜湿汤阳药

【组成】羌活9～18克，独活9～18克，藁本6～9克，防风6～9克，川芎6～12克，党参9～18克，炙甘草6～9克。

【用法】去中医院抓阳药中药配方颗粒制剂，一服药二格。每天早上或午饭前口服阳药一次。根据病情的轻重，确定服用阳药一格或者二格。

## 阴阳分药分时羌活胜湿汤阴药

【组成】茯苓12～24克，泽泻6～12克，柴胡6～9克。蔓荆子6～9克，白芍6～12克，生地黄6～12克，五味子6～12克。

【用法】去中医院抓阴药中药配方颗粒制剂，一服药二格。每天晚上饭前或睡觉前一个小时服用阴药一次。根据病情的轻重，确定服用阴药一格或者二格。

## 阴阳分药分时羌活胜湿汤

【功用】阳药祛湿祛风，行气止痛，补中益气，生津养血；阴药祛风祛湿，疏风散热，滋阴生津，行气止痛。

【主治】风湿在表证。头痛身重，肩背疼痛不可回顾，或腰脊疼痛，难以转侧，苔白脉浮。

【方解】本方主治为风湿在表，其证多由汗出当风，或久居湿地，风湿之邪侵袭肌表所致。风湿之邪客于太阳经脉，经气不畅，致头痛身重或腰脊疼痛、难以转侧。风湿在表，宜从汗解，故以祛风胜湿为法。

阴阳分药分时羌活胜湿汤阳药包含羌活、独活、藁本、防风、川芎、党参、炙甘草。羌活辛、苦，温，归膀胱、肝、肾经，功效为祛风散寒、祛湿止痛，主治外感风寒、头身疼痛、内湿痹痛。独活辛、苦，温，归肝、肾、膀胱经，功效为祛风湿、止痛、发表，主治风湿痹痛、风寒表证、少阴头痛。羌活和独活祛风湿、行气止痛，二者为君药。藁本辛，温，归膀胱经，功效为祛风散寒、胜湿止痛，主治风寒头痛、巅顶头痛、风寒湿痹、关节疼痛。防风辛、甘，微温，归膀胱、肝、脾经，功效为祛风解表、胜湿止痛、解痉，主治外感表证、风疹瘙痒、风湿痹痛、破伤风。川芎辛，温，归肝、胆、心包经，功效为活血行气、祛风止痛，主治月经不调、胁痛、胸痹、疮疡肿痛、跌打损伤、头痛、风湿痹痛。藁本、防风、川芎，这三味药行气止痛、祛风散寒、解表解痉，为臣药。党参甘，平，归脾、肺经，功效为补中益气、生津养血，主治中气不足、食少便溏、咳喘气短、津伤口渴、血虚萎黄、心悸头晕，为佐药。炙甘草味甘，性平，归心、肺、胃、脾经，功效为补脾和胃、益气复脉，调和诸药，为使药。阴阳分药分时羌活胜湿汤阳药的综合功效是祛湿祛风、行气止痛、补中益气、生津养血。

阴阳分药分时羌活胜湿汤阴药包含茯苓、泽泻、柴胡、蔓荆子、白芍、生地黄、五味子。茯苓味甘、淡，性平，归心、肺、脾、肾经，功效为利水渗湿、健脾、宁心，主治水肿尿少、痰饮眩悸、脾虚食少、便溏泄泻、心神不安、惊悸失眠，为君药。泽泻甘、淡，寒，归肾、膀胱经，功效为利水渗湿、泄热。柴胡苦、辛，微寒，归心包络、肝、胆、三焦经，功效为疏散退热、疏肝解郁、升举阴气，主治感冒发热、寒热往来、胁肋胀痛、月经不调、脱肛、子宫脱垂。蔓荆子辛，苦，微寒，归膀胱、肝、胃经，功效为疏散风热、清利头目、止痛，主治头痛、头昏、目赤肿痛、风湿痹痛。泽泻、柴胡、蔓荆子，这三味药疏风散热、行气止痛，为臣药。白芍苦、酸，微寒，归肝、脾经，功效为养血敛阴、柔肝止痛、平抑肝阳，主治月经不调、崩漏、虚汗、脘腹急痛、胁肋疼痛、四肢挛痛、头痛眩晕。生地黄甘、苦，寒，归心、肝、肾经，功效为清热凉血、养阴生津，主治热病心烦、舌绛、血热吐衄、斑疹紫黑、热病伤阴、消渴多饮。白芍与生地黄滋阴生津、凉血养阴，为佐药。五味子酸，温，归肺、肾、心经，功效为敛肺滋肾、生津敛汗、涩精止泻、宁心安神，主治久咳虚喘、津伤口渴、自汗盗汗、肾虚遗精、脾肾虚泻、心悸失眠，为使药。阴阳分药分时羌活胜湿汤阴药的综合功效是祛风祛湿、疏风散热、滋阴生津、行气止痛。

【运用】本方是主治风湿在表之头身重痛而表证不明显者的代表方剂。患者的临床表现是头身重痛或腰脊疼痛，苔白脉浮。

若湿邪较重，肢体酸楚甚者，可在阳药中加苍术、细辛以助祛湿通络；郁久化热者，宜在阴药中加黄芩、黄柏、知母等以清里热。

本方适用于治疗风寒阻络型颈椎病、颈肩综合征、膝关节软骨损伤、面神经麻痹、偏头痛、过敏性紫癜、耳聋、功能性水肿等病症。

# 阴阳分药分时独活寄生汤

> ## 独活寄生汤原方（《备急千金要方》）
>
> 【组成】独活三两，桑寄生、杜仲、牛膝、细辛、秦艽、茯苓、桂心、防风、川芎、人参、甘草、当归、芍药、干地黄各二两。
>
> 【用法】汤剂：水煎服，每日二次。
>
> 【功用】祛风湿，止痹痛，益肝肾，补气血。
>
> 【主治】主肝肾两亏，气血不足之痹证。症见风寒湿邪外侵，腰膝冷痛，酸重无力，屈伸不利，或麻木偏枯，冷痹日久不愈。现用于慢性关节炎，坐骨神经痛等属肝肾不足，气血两亏者。

### 阴阳分药分时独活寄生汤阳药

【组成】独活9～18克，细辛6～12克，桂枝6～12克，防风6～12克，川芎6～12克，人参6～12克，当归6～12克，炙甘草6～12克。

【用法】去中医院抓阳药中药配方颗粒制剂，一服药二格。每天早上或午饭前口服阳药一次。根据病情的轻重，确定服用阳药一格或者二格。

## 阴阳分药分时独活寄生汤阴药

【组成】桑寄生6～12克，杜仲6～12克，牛膝6～12克，生地黄6～12克，秦艽6～12克，茯苓6～12克，赤芍6～12克。

【用法】去中医院抓阴药中药配方颗粒制剂，一服药二格。每天晚上饭前或睡觉前一个小时服用阴药一次。根据病情的轻重，确定服用阴药一格或者二格。

## 阴阳分药分时独活寄生汤

【功用】阳药祛风祛湿，行气止痛，大补气血，生津安神；阴药祛风湿，补肝肾，活血化瘀，行气止痛。

【主治】主肝肾两亏，气血不足之痹证。症见风寒湿邪外侵，腰膝冷痛，酸重无力，屈伸不利，或麻木偏枯，冷痹日久不愈。现用于慢性关节炎，坐骨神经痛等属肝肾不足，气血两亏者。

【方解】本方为治疗久痹而肝肾两虚，气血不足之常用方。其证乃因感受风寒湿邪而患痹证，日久不愈，累及肝肾，耗伤气血所致。风寒湿邪客于肢体关节，气血运行不畅，故见腰膝疼痛，久则肢节屈伸不利，或麻木不仁，正如《素问·痹论》所言："痹在于骨则重，在于脉则不仁。"肾主骨，肝主筋，邪客筋骨，日久必致损伤肝肾，耗伤气血。又腰为肾之府，膝为筋之府，肝肾不足，则见腰膝痿软；气血耗伤，故心悸气短。《素问·逆调论》云："营气虚则不仁，卫气虚则不用，营卫俱虚则不仁且不用。"其证属正虚邪实，治宜扶正与祛邪兼顾，既应祛散风寒湿邪，又当补益肝肾气血。

阴阳分药分时独活寄生汤阳药包含独活、细辛、桂枝、防风、川芎、人参、当归、炙甘草。独活辛、苦，温，归肝、肾、膀胱经，功效为祛风湿、止痛、发表，主治风湿痹痛、风寒表证、少阴头痛，为君药。细辛辛，温，归肺、肾经，功效为祛风止痛、散寒解表、温肺化饮、宣通鼻窍，主治风寒头痛、牙痛、痹痛、风寒感冒、寒饮咳喘、鼻塞鼻渊。桂枝辛、甘，温，归心、肺、膀胱经，功效为发汗解表、温经通阳，主治风寒表证、风寒湿痹、关节疼痛、水肿、痰饮、胸痹、心悸、瘀滞经闭、痛经、癥瘕、脘腹疼痛。防风辛、甘，微温，归膀胱、肝、脾经，功效为祛风解表、胜湿止痛、解痉，主治外感表证、风疹瘙痒、风湿痹痛、破伤风。川芎辛，温，归肝、胆、心包经，功效为活血行气、祛风止痛，主治月经不调、胁痛、胸痹、疮疡肿痛、跌打损伤、头痛、风湿痹痛。细辛、桂枝、防风、川芎，这四味药活血化瘀、行气止痛、祛风祛湿，为臣药。人参甘、微苦，平，归脾、肺、心经，功效为大补元气、复脉固脱、补脾益肺、生津、安神，主治体虚欲脱、肢冷脉微、脾虚食少便溏、气短乏力、肺虚喘咳、津伤口渴、内热消渴、久病虚羸、惊悸失眠、阳痿宫冷，心力衰竭、心源性休克。当归甘、辛，温，归肝、心、脾经，功效为活血止痛、补血调经、润肠通便，主治血虚眩晕、月经不调、经闭、痛经、面色萎黄、虚寒腹痛、跌打损伤、风湿痹痛、痈疽疮疡、肠燥便秘。人参与当归大补气血、生津安神，为佐药。炙甘草甘，平，归心、肺、胃、脾经，功效为补脾和胃、益气复脉、调和诸药，为使药。阴阳分药分时独活寄生汤阳药的综合功效是祛风祛湿、行气止痛、大补气血、生津安神。

阴阳分药分时独活寄生汤阴药包含桑寄生、杜仲、牛膝、秦艽、茯苓、赤芍、生地黄。桑寄生苦、甘，平，归肝，肾经，功效为祛风湿、补肝肾、强筋骨、安胎，主治风湿痹痛、腰膝酸痛、胎漏下血、胎动不安，为君药。杜仲甘，温，归肝、肾经，功效为补肝肾、强筋骨、安胎，主治腰膝酸痛、筋骨无力、胎动不安、头晕目眩。怀牛膝味苦、酸，性平，归肝、肾经，功效为疏利下行、能补能泄、活血祛瘀、补肝肾、强筋骨、引血下行、利尿通淋，主治血滞经闭、痛经、产后血瘀腹痛、胞衣不下、癥瘕、跌打损伤、腰膝酸痛、筋骨痿弱、脚气肿胀、吐血、衄血、头痛、牙痛、咽喉肿痛、热淋、血淋、石淋、痈肿恶疮。生地黄甘、苦，寒，归心、肝、肾经，功效为清热凉血、养阴生津，主治热病心烦、舌绛、血热吐衄、斑疹紫黑、热病伤阴、消渴多饮。杜仲、怀牛膝、生地黄，这三味药活血化瘀、补肝肾，为臣药。秦艽苦、辛，微寒，归胃、肝、胆经，功效为祛风湿、舒筋通络、清虚热，主治风湿痹痛、关节拘挛、手足不遂、骨蒸潮热、湿热黄疸。茯苓甘、淡，平，归心、肺、脾、肾经，功效为利水渗湿、健脾、化痰、宁心安神。茯苓和秦艽祛风湿、舒筋通络、清虚热，为佐药。赤芍苦，微寒，归肝经，功效为清热凉血、活血化瘀、止痛，主治血热妄行、吐衄发斑、瘀血经闭、跌打损伤、热毒疮疡、肝火目赤，为使药。阴阳分药分时独活寄生汤阴药的综合功效是祛风湿、补肝肾、活血化瘀、行气止痛。

【运用】本方是主治久痹而致肝肾两虚，气血不足的代表方剂。患者的临床表现是腰膝冷痛，肢节屈伸不利，心悸气短，脉细弱。

痹证疼痛较剧者，可在阳药中加制川乌、制草乌、白花蛇舌草等以助搜风通络，活血止痛；寒邪偏盛者，可在阳药中加附子、干姜以温阳散寒；湿邪偏盛者，在阴药中减去生地黄，酌加防己、薏苡仁、苍术以祛湿消肿；正虚不甚者，可减地黄、人参。

本方适用于治疗慢性风湿性关节炎、慢性腰腿痛、骨质增生症、坐骨神经痛等病症属于风寒湿痹证而兼有肝肾两虚，气血不足者。痹证之属湿热实证者忌用。

# 第二十一章　阴阳分药分时祛痰剂

凡是以祛痰药为主组成，具有祛除痰饮的作用，同时，配伍温健脾胃之药治疗各种痰病的方剂，统称阴阳分药分时祛痰剂。本类方剂是根据"坚者削之"（《素问·至真要大论》）的理论，以"消法"立法治疗，属于"八法"中的消法。痰本津液所化，行则为液，聚则为痰；流则为津，止则为涎。

痰是人体的津液在不正常的生理条件下因为炎症而积聚之物，是人体的非正常代谢产物。根据痰在不同的产生部位或者存在部位，可以分为五脏和经络之痰、肺痰、心痰、脾胃之痰以及肝肾之痰，经络和筋骨之痰等。肺痰阻肺，肺则咳嗽、气喘，在体表则为湿疹、风疹等表疾；心痰阻心，则胸痛、心悸，痰蒙心窍则中风、痰厥、癫狂、惊痫；肝胆生痰，则生产肝胆结石，肝硬化和肝纤维化等恶疾；肾痰阻肾津液流通，则生成肾结石以及尿毒症等恶疾。痰在表为皮肤体表之疾；在经络和肌肉则生痰核、瘰病和阴实等恶疾。

根据痰疾的形成规律以及性质，可分为五气所形成之痰：湿痰、热痰、燥痰、寒痰、风痰。寒痰清，湿痰白，火痰黑，热痰黄，老痰胶。

湿痰多因脾失健运，聚湿成痰，治宜燥湿健脾化痰；热痰多因火热内盛，实火焦灼炼津为痰，治宜清热化痰；燥痰多因肺燥津亏，虚火炼液为痰，治宜润燥化痰；寒痰多因脾肾阳虚，寒饮内停，或肺寒留饮，治宜温化寒痰；风痰多由痰浊内生，肝风内动，夹痰上扰所致，治宜治风化痰。故本剂分为燥湿化痰、清热化痰、润燥化痰、温化寒痰、治风化痰。

由于痰饮多由湿聚而成，而湿的产生主要源于脾，故有"肺为贮痰之器，脾为生痰之源"之说。治疗痰病，不仅要消除已生之痰，而且要着眼于杜绝生痰之本。所以，治疗脾胃，补中益气是祛痰、杜绝生痰的根本。《景岳全书》云："五脏之病，虽能生痰，然无不由乎脾肾。盖脾主湿，湿动则为痰，肾主水，水泛亦为痰，故痰之化，无不在脾，而痰之本，无不在肾。"因此，治痰剂中每多配伍健脾祛湿药，有时酌配益肾之品以图标本同治，张介宾曾说："善治痰者，惟能使之不生，方是补天之手。"

祛痰剂中又常配伍理气药，因痰随气而升降，气滞则痰聚，气顺则痰消，诚如庞安常所说："善治痰者，不治痰而治气，气顺则一身之津液亦随气而顺矣。"（《证治准绳》）至于痰流经络、肌腠而为瘰病、痰核者，又常结合软坚散结之法，随其虚实寒热而调之，方可奏效。传统的祛痰药多属燥热苦寒之药，多服易伤正气，不宜久服。所以，许多痰病，多由不当治疗而得。不当治疗，久治出新病，增大治疗难度。采用阴阳分药分时治疗，及时配伍温健脾胃之药，所以有利于治疗慢性痰瘀之病。

应用阴阳分药分时祛痰剂时，首先应辨别痰病的性质，分清寒热燥湿的不同；同时应注意病情，辨清标本缓急。有咳血倾向者，不宜使用燥热之剂，以免引起大量出血；表邪未解或痰多者，慎用滋润之品，以防壅滞留邪，病久不愈。总之，使用祛痰剂时要分清寒热虚实，辨明标本缓急，方能药到病除。

# 第一节　阴阳分药分时燥湿化痰剂

阴阳分药分时燥湿化痰剂，适用于湿痰证。症见咳嗽痰多、色白易咳、胸腹痞闷、呕吐恶心、眩晕、肢体困倦、舌苔白腻或滑等。常用燥湿化痰药以半夏、胆南星等为主，配伍健脾祛湿及理气药如白术、茯苓、陈皮等组成方剂。本证的代表方剂有阴阳分药分时二陈温胆汤等，这两个方剂从二陈汤、温胆汤等化裁、融合、衍生而来。

## 阴阳分药分时二陈温胆汤

### 二陈汤原方（《太平惠民和剂局方》）

【组成】半夏（汤洗七次）、橘红各五两，白茯苓三两，甘草（炙）一两半。

【用法】用水一盏，生姜七片，乌梅一个，同煎六分，去滓，热服，不拘时候。现代用法：加生姜7片，乌梅1个，水煎温服。

【功用】燥湿化痰，理气和中。

【主治】湿痰证。咳嗽痰多，色白易咯，恶心呕吐，胸膈痞闷，肢体困重，或头眩心悸，舌苔白滑或腻，脉滑。

【原方之弊】本方是燥湿化痰、泻下化痰的阴阳合药方剂，以温热燥湿化痰药为主，故名燥湿化痰剂。化痰药有二大类药剂，一类是温热燥湿化痰之温热药，如橘红、半夏、炙甘草；另一类是茯苓等苦寒泻下化痰药。这两类药性相反，药效相同，同用彼此干扰，往往药倍功半。所以，若能阴阳分药分时，则药半功倍。

### 温胆汤原方（《三因极一病证方论》）

【组成】半夏（汤洗七次）、竹茹、枳实（麸炒，去瓤）各二两，陈皮三两，白茯苓一两半，甘草一两。

【用法】汤剂：加生姜5片，大枣1个，水煎，食前服。

【功用】理气化痰，清胆和胃。

【主治】湿痰证。咳嗽痰多，色白易咯，恶心呕吐，胸膈痞闷，肢体困重，或头眩心悸，舌苔白滑或腻，脉滑。

### 阴阳分药分时二陈温胆汤阳药

【组成】半夏 15～30 克，干姜 9～15 克，党参 9～15 克，桂枝 15～30 克，白术 6～12 克，橘红 9～15 克，炙甘草 9～15 克。

【用法】去中医院抓阳药中药配方颗粒制剂，一服药二格。每天早上或午饭前口服阳药一次。根据病情的轻重，确定服用阳药一格或者二格。

### 阴阳分药分时二陈温胆汤阴药

【组成】茯苓 9～15 克，泽泻 15～30 克，竹茹 5～10 克，枳实 9～15 克，白芍 9～15 克，丹参 6～12 克，山茱萸 6～12 克。

【用法】去中医院抓阴药中药配方颗粒制剂，一服药二格。每天晚上饭前或睡觉前一个小时服用阴药一次。根据病情的轻重，确定服用阴药一格或者二格。

### 阴阳分药分时二陈温胆汤

【功用】阳药燥湿化痰，温阳通脉，补中益气，祛湿健脾；阴药活血化瘀，活血补血，补益肝肾，收敛固涩，理气化痰。

【主治】湿痰证。咳嗽痰多，色白易咯，恶心呕吐，胸膈痞闷，肢体困重，或头眩心悸，舌苔白滑或腻，脉滑。

【方解】本方所治之证为脾失健运，湿聚生痰所致。脾为生痰之源，肺为贮痰之器，脾失健运，聚湿生痰，湿痰犯肺，肺失宣降，则咳嗽痰多，痰色为白，容易咳嗽出来；湿痰阻胃，脾胃虚寒，恶心呕吐，消化不良；湿痰入心，则心悸，头晕，阳气不升；湿痰困脾，则脾气不升，肌肉无力，四肢困倦，不欲饮食；舌苔白腻，脉滑等为湿痰证的特征。湿痰之根在体寒，脾胃虚寒，所以治法为燥湿化痰，理气和中。

阴阳分药分时二陈温胆汤阳药包含半夏、干姜、党参、桂枝、白术、橘红、炙甘草。半夏燥湿化痰、降逆止呕、消痞散结，为君药。橘红散寒燥湿、理气化痰，为臣药。干姜温中散寒、燥湿消痰、温肺化饮、抑制半夏的毒性，为臣药。桂枝温阳通经络，白术祛湿，为佐药。党参补气健脾、补肺生精、生津止咳，为佐药。炙甘草止咳化痰、调和诸药，为使药。阴阳分药分时二陈温胆汤阳药的综合功效为燥湿化痰、温阳通脉、补中益气、祛湿健脾。

阴阳分药分时二陈温胆汤阴药包含茯苓、泽泻、枳实、白芍、丹参、山茱萸、竹茹。茯苓利水渗湿化痰、益脾和胃、宁心安神，为君药。泽泻清热祛湿祛痰、利小便、化浊降脂，为臣药。丹参滋养心阴、活血祛瘀、养血安神、凉血消肿，白芍平肝止痛、敛阴止汗，山茱萸补益肝肾、收敛固涩，为佐药。竹茹清热化痰、除烦止呕，枳实破气消积、化痰散痞，二者皆为使药。阴阳分药分时二陈温胆汤阴药的功效为祛湿化痰、活血化瘀、活血补血、补益肝肾、收敛固涩、理气化痰。

　　本方阴阳分药分时方剂，既燥湿理气祛已生之痰，又健脾渗湿杜生痰之源，标本兼顾。

　　【运用】本方是主治痰湿的代表方剂，也是治痰的基础方。患者的表现是咳嗽痰多，色白易咳，舌苔白腻，脉滑。因为原方中半夏、橘红药性偏燥，故对阴虚肺燥及咳血者忌用。但是，本方采用阴阳分药分时，及时补益津液，在阴药中可加生地黄，玄参和麦冬等滋阴生血药，所以对于这些患者，本方也可以使用。

　　本方的阴阳分药分时可以随症加减，可广泛用于多种痰证。如果是风痰，可在阳药中加白僵蚕，在阴药中加天麻；热痰，可在阴药中加黄芩、瓜蒌，在阳药中加胆南星；寒痰，可在阳药中加干姜、细辛；食痰，可以在阳药中加白术和鸡内金，可以在阴药中加莱菔子、麦芽、神曲；气痰，可以在阳药中加厚朴，在阴药中加枳实；痰流经络之瘰疬、痰核，可在阴药中加海藻、昆布和牡蛎等。

# 第二节　阴阳分药分时清热化痰剂

　　阴阳分药分时清热化痰剂，适用于热痰证，症见咳嗽痰黄、黏稠难咳、舌红苔黄腻、脉滑数，以及由痰热所致的胸痛、眩晕、惊痫等。常用清热化痰药如瓜蒌、贝母、胆南星等为主，配伍清热泻火、理气之药如黄芩、陈皮、枳实、郁金等组成方剂。本证的代表方剂有阴阳分药分时清气化痰汤、阴阳分药分时礞石滚痰汤、阴阳分药分时贝母消瘰汤等，这三个方剂从清气化痰丸、礞石滚痰丸、消瘰丸等化裁、融合、衍生而来。

## 阴阳分药分时清气化痰汤

### 清气化痰丸原方（《医方考》）

　　【组成】陈皮（去白）、杏仁（去皮尖）、枳实（麸炒）、黄芩（酒炒）、瓜蒌仁（去油）、茯苓各一两，胆南星、制半夏各一两半。

　　【用法】丸剂：上药共为细末，姜汁为丸，每次6克，每日2～3次，温开水送服。

　　【功用】清热化痰，理气止咳。

　　【主治】热痰证。痰热咳嗽，咳嗽气喘，咯痰黄稠，胸膈痞闷，甚则气急呕恶，烦躁不宁，舌质红，苔黄腻，脉滑数。

　　【原方之弊】本方是温热化痰、泻下化痰的阴阳合药方剂，以苦寒泻下化痰剂为主，故名清热化痰剂。化痰药有二大类药剂，一类是温热燥湿化痰之温热药，如陈皮、制半夏；另一类是苦寒泻下化痰药，如枳实、黄芩、瓜蒌仁、茯苓。这两类药性相反，药效相同，同用彼此干扰，往往药倍功半。所以，此方最好能阴阳分药分时，则药半功倍。

### 阴阳分药分时清气化痰汤阳药

【组成】姜半夏15～30克，胆南星9～15克，党参9～15克，白术6～12克，陈皮9～15克，炙甘草9～15克。

【用法】去中医院抓阳药中药配方颗粒制剂，一服药二格。每天早上或午饭前口服阳药一次。根据病情的轻重，确定服用阳药一格或者二格。

### 阴阳分药分时清气化痰汤阴药

【组成】茯苓9～15克，泽泻15～30克，枳实9～15克，黄芩9～15克，丹参15～30克，瓜蒌15～30克，黄连6～9克。

【用法】去中医院抓阴药中药配方颗粒制剂，一服药二格。每天晚上饭前或睡觉前一个小时服用阴药一次。根据病情的轻重，确定服用阴药一格或者二格。

### 阴阳分药分时清气化痰汤

【功用】阳药燥湿、清热化痰，温阳通脉，补中益气，祛湿健脾；阴药清热祛湿化痰，活血化瘀，理气化痰。

【主治】热痰证。痰热咳嗽，咳嗽气喘，咯痰黄稠，胸膈痞闷，甚则气急呕恶，烦躁不宁，舌质红，苔黄腻，脉滑数。

【方解】本方证因痰阻气滞，气郁化火，痰热互结所致。痰热为患，壅肺则肺失清肃，故见咳嗽气喘、咯痰黄稠；阻碍气机，则胸膈痞闷，甚则气逆于上，发为气急呕恶；痰热扰乱心神，可见烦躁不宁。治宜清热化痰，理气止咳。

阴阳分药分时清气化痰汤阳药包含姜半夏、胆南星、党参、白术、陈皮、炙甘草。姜半夏燥湿化痰、降逆止呕、消痞散结，为君药。胆南星清热化痰、息风镇惊，陈皮散寒燥湿、理气化痰，为臣药。白术祛湿，党参补气健脾、补肺生精、生津止咳，为佐药。炙甘草清热解毒、止咳化痰、调和诸药，为使药。阴阳分药分时清气化痰汤阳药的综合功效是燥湿、清热化痰、温阳通脉、补中益气、祛湿健脾。

阴阳分药分时清气化痰汤阴药包含茯苓、泽泻、枳实、丹参、黄芩、瓜蒌、黄连。茯苓利水渗湿化痰、益脾和胃、宁心安神，为君药。泽泻清热祛湿祛痰、利小便、化浊降脂，为臣药。丹参滋阴心阴、活血祛瘀、养血安神、凉血消肿，为佐药。枳实破气消积、化痰散痞，为使药。阴阳分药分时清气化痰汤阴药的综合功效为祛湿化痰、活血化瘀、活血补血、补益肝肾、收敛固涩、理气化痰。

【运用】本方为主治热痰咳嗽的代表方剂。患者的表现为口气热，咳嗽痰多，色黄难咳，痰核黏稠，舌苔黄腻，脉滑数。

本方的阴阳分药分时可以随症加减，广泛用于多种热痰咳嗽痰证。如果发热严重，尤其严重肺炎，身热口渴者，可在阴药中加生石膏、知母以清泻肺热；如果是痰多、气急者，可以在阴药中加鱼腥草、桑白皮等以清肺降气平喘。

本方适用于治疗肺炎、急慢性支气管炎等病属热痰患者。

# 阴阳分药分时礞石滚痰汤

## 礞石滚痰丸（王隐君方，录自《丹溪心法附余》）

【组成】大黄（酒蒸）、黄芩（酒洗净）各八两，礞石一两，沉香半两。礞石捶碎，用芒硝一两，投入小砂罐内盖之，铁线练定，盐泥固济，晒干，火煅红，候冷取出。

【用法】丸剂：上药共为细末，水泛为丸，每服 8～10 克，每日 1～2 次，温开水送下。

【功用】泻火逐痰。

【主治】实热老痰证。癫狂惊悸，或怔忡昏迷，或咳喘痰稠，或胸脘痞闷，或眩晕耳鸣，或绕项结核，或口眼蠕动，或不寐，或梦寐奇怪之状，或骨节卒痛难以名状，或嗳息烦闷，大便秘结，舌苔黄腻，脉滑数有力。

### 阴阳分药分时礞石滚痰汤阳药

【组成】姜半夏 15～30 克，胆南星 9～15 克，党参 9～15 克，白术 6～12 克，陈皮 9～15 克，炙甘草 9～15 克。

【用法】去中医院抓阳药中药配方颗粒制剂，一服药二格。每天早上或午饭前口服阳药一次。根据病情的轻重，确定服用阳药一格或者二格。

### 阴阳分药分时礞石滚痰汤阴药

【组成】大黄 9～15 克，黄芩 15～30 克，礞石 9～15 克，芒硝 6～12 克，丹参 15～30 克，瓜蒌 15～30 克，黄连 6～9 克，沉香 6～9 克。

【用法】去中医院抓阴药中药配方颗粒制剂，一服药二格。每天晚上饭前或睡觉前一个小时服用阴药一次。根据病情的轻重，确定服用阴药一格或者二格。

## 阴阳分药分时礞石滚痰汤

【功用】阳药祛湿化痰，健脾理气；阴药泻热化痰，通便排毒。

【主治】实热老痰证。癫狂惊悸，或怔忡昏迷，或咳喘痰稠，或胸脘痞闷，或眩晕耳鸣，或绕项结核，或口眼蠕动，或不寐，或梦寐奇怪之状，或骨节卒痛难以名状，或嗳息烦闷，大便秘结，舌苔黄腻，脉滑数有力。

【方解】本方专治实热老痰为患者。临证凡是癫狂惊悸，或咳嗽痰稠等证，见大便干燥，舌苔白厚欠津或黄腻者，即可使用本方降火逐痰。

阴阳分药分时礞石滚痰汤阳药包含姜半夏、胆南星、党参、白术、陈皮、炙甘草。姜半夏辛，温，有毒，归脾、胃、肺经，功效为燥湿化痰、降逆止呕、消痞散结，主治湿痰咳嗽、风痰眩晕、痰厥头痛、呕吐反胃、胸脘痞闷、梅核气、瘿瘤痰核、痈疽肿毒。胆南星味苦、微辛，性凉，入肺、肝、脾经，功效为清热化痰、息风定惊，主治痰热咳嗽、咯痰黄稠、中风痰迷、癫狂惊痫。姜半夏和胆南星祛湿化痰，为君药。党参甘，平，归脾、肺经，功效为补中益气、生津养血，主治中气不足、食少便溏、咳喘气短、津伤口渴、血虚萎黄、心悸头晕。白术苦、甘，温，归脾、胃经，功效为补气健脾、燥湿利水、止汗、安胎，主治脾气虚弱、食少便溏、痰饮水肿、表虚自汗、胎动不安。党参和白术补中益气、理气健脾，为臣药。陈皮味辛、苦，性温，归脾、胃、肺经，功效为理气和中、燥湿化痰、利水通便，主治脾胃不和、脘腹胀痛、不思饮食、呕吐哕逆、痰湿阻肺、咳嗽痰多、胸膈满闷、头目眩晕、水肿、小便不利、大便秘结、乳痈疮癣、中鱼蟹毒或酒毒，为佐药。炙甘草甘，平，归心、脾、肺、胃经，功效为补脾和胃、益气复脉，主治脾胃虚弱、倦怠乏力、心动悸、脉结代，为使药。阴阳分药分时礞石滚痰汤阳药的综合功效是祛湿化痰、健脾理气。

阴阳分药分时礞石滚痰汤阴药包含大黄、黄芩、礞石、芒硝、丹参、瓜蒌、黄连、沉香。礞石味甘、咸，性平，归肺、心、肝经，功效为坠痰下气、平肝镇惊，主治顽痰胶结、咳逆喘急、癫狂惊痫等，为君药。此外，能消食攻积导滞，用于食积诸证。大黄苦，寒，归脾、胃、大肠、肝、心包经，功效为泻下攻积、清热泻火、凉血解毒、活血祛瘀，主治肠道积滞、大便秘结、血热吐衄、目赤、咽痛、牙龈肿痛、热毒疮疡、水火烫伤、血瘀经闭、跌打损伤、湿热黄疸、热淋。黄芩苦，寒，归肺、胆、胃、大肠经，功效为清热燥湿、泻火解毒、止血、安胎，主治湿温、黄疸、泻痢、热淋、高热烦渴、肺热咳嗽、血热吐衄、痈肿疮毒、胎热不安。黄连苦，寒，归心、胃、肝、大肠经，功效为清热燥湿、泻火解毒，主治胃肠湿热、呕吐、泻痢、高热神昏、心烦不寐、血热吐衄、疮疡肿毒、脓耳、湿疮、胃火牙痛。芒硝咸、苦，寒，归胃、大肠经，功效为泻下通便、润燥软坚、清火消肿，主治实热积滞、腹满胀痛、大便燥结、肠痈肿痛，外治乳痈、痔疮肿痛。丹参苦，微寒，归心、肝经，功效为活血祛瘀、通经止痛、清心除烦、凉血消痈，主治胸痹心痛、脘腹胁痛、癥瘕积聚、热痹疼痛、心烦不眠、月经不调、痛经经闭、疮疡肿痛。瓜蒌甘、微苦，寒，归肺、胃、大肠经，功效为清热涤痰、宽胸散结、润燥滑肠，主治肺热咳嗽、痰浊黄稠、胸痹心痛、结胸痞满、乳痈、肺痈、肠痈、大便秘结。大黄和黄芩、黄连、丹参、瓜蒌，泻热消积、通便排毒、活血化痰，都为臣药。沉香辛、苦，微温，归脾、胃、肾经，功效为行气止痛、温中止呕、温肾纳气，主治胸腹胀痛、呕吐呃逆、肾虚喘促，为佐使药。阴阳分药分时礞石滚痰汤阴药的综合功效是泻热化痰、通便排毒。

【运用】本方为主治实热老痰而致的各种病症的代表方剂。患者的表现是癫狂、惊悸昏迷、多梦不寐、眩晕耳鸣、咳喘痰稠等。凡此种种病证必以舌苔白厚或黄腻而厚，大便不畅，脉滑有力为使用依据。

本方适用于治疗精神分裂症、癫痫、小儿急惊、喘息、胸痹、瘰疬、膨胀等病属于实热痰火者。因本方药力较峻，凡是中气不足、脾肾阳虚、孕妇等患者，皆应慎用。

# 阴阳分药分时贝母消瘰汤

## 消瘰丸原方（《医学心悟》）

【组成】元参（蒸）、牡蛎（煅、醋、研）、贝母（去心蒸）各120克。

【用法】丸剂：上药共为细末，水泛为丸，如梧桐子大。

【功用】清热化痰，软坚散结。

【主治】痰火凝结之瘰疬、痰核。临床主要用于治疗乳腺增生病、初发毒性弥漫性甲状腺肿、甲状腺结节、舌下腺囊肿等病症。

### 阴阳分药分时贝母消瘰汤阳药

【组成】姜半夏15～30克，胆南星9～15克，党参9～15克，白术6～12克，陈皮9～15克，炙甘草9～15克。

【用法】去中医院抓阳药中药配方颗粒制剂，一服药二格。每天早上或午饭前口服阳药一次。根据病情的轻重，确定服用阳药一格或者二格。

### 阴阳分药分时贝母消瘰汤阴药

【组成】玄参12～24克，牡蛎（煅、醋、研）15～30克，浙贝母15～30克。

【用法】去中医院抓阴药中药配方颗粒制剂，一服药二格。每天晚上饭前或睡觉前一个小时服用阴药一次。根据病情的轻重，确定服用阴药一格或者二格。

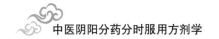

## 阴阳分药分时贝母消瘰汤

【功用】阳药燥湿，清热化痰，温阳通脉，补中益气，祛湿健脾；阴药清热祛湿化痰，活血化瘀。

【主治】痰火凝结之瘰疬、痰核。临床主要用于治疗乳腺增生病、初发毒性弥漫性甲状腺肿、甲状腺结节、舌下腺囊肿等病症。

【方解】本方所治瘰疬，由于肝肾阴亏，肝火郁结，灼津为痰，痰火凝聚而成。

阴阳分药分时贝母消瘰汤阳药包含姜半夏、胆南星、党参、白术、陈皮、炙甘草。姜半夏辛，温，有毒，归脾、胃、肺经，功效为燥湿化痰、降逆止呕、消痞散结，主治湿痰咳嗽、风痰眩晕、痰厥头痛、呕吐反胃、胸脘痞闷、梅核气、瘿瘤痰核、痈疽肿毒。胆南星味苦、微辛，性凉，入肺、肝、脾经，功效为清热化痰、息风定惊，主治痰热咳嗽、咯痰黄稠、中风痰迷、癫狂惊痫。姜半夏和胆南星祛湿化痰，为君药。党参甘，平，归脾、肺经，功效为补中益气、生津养血，主治中气不足、食少便溏、咳喘气短、津伤口渴、血虚萎黄、心悸头晕。白术苦、甘，温，归脾、胃经，功效为补气健脾、燥湿利水、止汗、安胎，主治脾气虚弱、食少便溏、痰饮水肿、表虚自汗、胎动不安。党参和白术补中益气、理气健脾，为臣药。陈皮味辛、苦，性温，归脾、胃、肺经，功效为理气和中、燥湿化痰、利水通便，主治脾胃不和、脘腹胀痛、不思饮食、呕吐哕逆、痰湿阻肺、咳嗽痰多、胸膈满闷、头目眩晕、水肿、小便不利、大便秘结、乳痈疮癣、中鱼蟹毒或酒毒，为佐药。炙甘草甘，平，归心、脾、肺、胃经，功效为补脾和胃、益气复脉，主治脾胃虚弱、倦怠乏力、心动悸、脉结代、调和诸药，为使药。阴阳分药分时贝母消瘰汤阳药的综合功效是祛湿化痰、健脾理气。

阴阳分药分时贝母消瘰汤阴药包含玄参、牡蛎、浙贝母。浙贝母苦，寒，归肺、心经，功效为化痰止咳，清热散结，主治肺热咳嗽、阴虚燥咳、痈肿、瘰疬，为君药。玄参苦、甘、咸，寒，归肺、胃、肾经，功效为清热凉血、解毒散结、滋阴生津，主治热入营分、身热夜甚、血热发斑、咽喉肿痛、痈肿疮毒、肠燥便秘，为臣药。牡蛎咸，微寒，归肝、肾经，功效为平肝潜阳、软坚散结、收敛固涩，主治头晕目眩、肝风抽搐、瘰疬、痰核、自汗、盗汗、遗精、崩漏、带下，为佐使药。阴阳分药分时贝母消瘰汤阴药的综合功效是清热化痰、软坚散结。

【运用】本方为主治瘰疬、痰核的代表方剂。患者的表现是瘰疬、痰核伴咽干日燥、舌红、脉弦滑。

若肿块大而坚硬者，重用牡蛎，可在阴药中加昆布、海藻、夏枯草；痰火盛者，可在阴药中重用贝母，加瓜蒌、蛤粉；阴虚火旺者，在阴药中重用玄参，加知母、牡丹皮；兼肝郁气滞者，可在阴药中加柴胡、青皮，在阳药中加香附。

本方适用于治疗颈淋巴结结核、甲状腺功能亢进、甲状腺炎、急性淋巴结炎等属肝肾阴亏，痰火郁结者。

# 第三节　阴阳分药分时润燥化痰剂

阴阳分药分时润燥化痰剂，适用于燥痰证。患者表现为咳嗽甚至呛咳，痰稠而黏，难以咳出，咽喉干燥，声音嘶哑等。常用阴药为润肺化痰药如贝母、瓜蒌等为主组成方剂，常用阳药为桔梗、橘红、陈皮等组成方剂。本证的代表方剂有阴阳分药分时贝母瓜蒌汤，这个方剂从贝母瓜蒌散等化裁、融合、衍生而来。

## 阴阳分药分时贝母瓜蒌汤

### 贝母瓜蒌散原方（《医学心悟》）

【组成】贝母一钱五分，瓜蒌一钱，天花粉、茯苓、橘红、桔梗各八分。

【用法】汤剂：水煎服。

【功用】润肺清热，理气化痰。

【主治】燥痰咳嗽。症见咳嗽痰稠，咳痰不利，咽喉干痛，舌红少苔而干，脉数。

【原方之弊】本方是苦寒泻下药为主，温热化痰药为辅的阴阳合药方剂。本方整体的药性寒凉，下午或者晚上服用为宜，早上服用易伤脾阳。久服寒凉伤脾，脾寒湿化成痰。所以，此药久服药效欠佳。

### 阴阳分药分时贝母瓜蒌汤阳药

【组成】橘红 9～15 克，桔梗 9～15 克，党参 9～15 克，白术 6～12 克，当归 9～15 克，炙甘草 9～15 克。

【用法】去中医院抓阳药中药配方颗粒制剂，一服药二格。每天早上或午饭前口服阳药一次。根据病情的轻重，确定服用阳药一格或者二格。

### 阴阳分药分时贝母瓜蒌汤阴药

【组成】贝母 9～15 克，瓜蒌 15～30 克，天花粉 9～15 克，茯苓 9～15 克，丹参 15～30 克，天冬 15～30 克。

【用法】去中医院抓阴药中药配方颗粒制剂，一服药二格。每天晚上饭前或睡觉前一个小时服用阴药一次。根据病情的轻重，确定服用阴药一格或者二格。

### 阴阳分药分时贝母瓜蒌汤

【功用】阴阳理气宽中，燥湿化痰止咳，补气补血健脾；阴药止咳化痰，润肺生津，利水渗湿化痰、益脾和胃、宁心安神。

【主治】燥痰咳嗽。症见咳嗽痰稠，咳痰不利，咽喉干痛，舌红少苔而干，脉数。

【方解】本方证因燥热伤津液，灼热伤津液，津液热化成燥痰，燥痰浓稠，难以咳出。所以，治法理应润肺生津，止咳化痰，治标；补益气血，滋阴润肺、治本。

阴阳分药分时贝母瓜蒌汤阳药包含橘红、桔梗、党参、白术、当归、炙甘草。橘红理气宽中、燥湿化痰，为君药。桔梗宣肺、利咽、祛痰、排脓，白术祛湿健脾，皆为臣药。党参补气健脾、补肺生精、生津止咳，当归补血活血、调经止痛、润肠通便，为佐药。炙甘草补脾和胃、益气复脉，为使药。阴阳分药分时贝母瓜蒌汤阳药的综合功效是理气宽中、燥湿化痰止咳、补气补血健脾。

阴阳分药分时贝母瓜蒌汤阴药包含贝母、瓜蒌、天花粉、茯苓、丹参、天冬。贝母润肺止咳、降火化痰，为君药。瓜蒌清热化痰、宽胸散结、润燥滑肠、消肿排脓，天花粉清热生津、消肿排脓，天冬养阴润燥，清肺生津，为臣药。茯苓利水渗湿化痰、益脾和胃、宁心安神，为佐药。丹参滋养心阴、活血祛瘀、养血安神、凉血消肿，为使药。阴阳分药分时贝母瓜蒌汤阴药的综合功效是止咳化痰、润肺生津、利水渗湿化痰、益脾和胃、宁心安神。

【运用】本方为治疗燥痰证的代表方剂。患者表现为咽喉干燥，痰液黏稠，难以咳出，苔白而干。对于肺肾阴虚，虚火行炎咳嗽，原方是不宜使用的，本方采用阴阳分药分时，所以也可以治疗这类疾病，不过需要调整方子。

本方的阴阳分药可以随症加减。咽喉干燥厉害的患者，可以在阴药中加麦冬、玄参、生地黄等；声音嘶哑、痰中带血者，可去橘红，在阴药中加南沙参、白及，在阳药中加阿胶。

本方适用于治疗肺结核、肺炎、支气管炎等病属于燥痰证者。

# 第四节　阴阳分药分时温化寒痰剂

阴阳分药分时温化寒痰剂，适用于寒痰证。患者表现为咳嗽，痰液清稀，色白，舌苔白滑，脉沉迟等。常用温肺化痰药如干姜、细辛、麻黄等为主组成方剂。本证的代表方剂有阴阳分药分时苓甘六六姜辛汤，这个方剂从苓甘五味姜辛汤等化裁、融合、衍生而来，因为阴药和阳药处方各包含六味药，故名阴阳分药分时苓甘六六姜辛汤。

## 阴阳分药分时苓甘六六姜辛汤

### 苓甘五味姜辛汤原方（《金匮要略》）

【组成】茯苓四两，甘草、干姜三两，细辛三两，五味子半升。

【用法】上五味，以水八升，煮取三升，去滓，温服半升，日三服。现代用法：

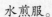

水煎服。

【功用】温肺化痰。

【主治】寒痰或者寒饮内停证。咳嗽吐痰，量多色白清稀，喜唾涎沫，胸满喘逆，舌苔白滑，脉沉迟等。

【原方之弊】本方是以温肺化痰药为主的阴阳合药方剂，适合早上和中午服用，晚上服用则易生虚热，燥热伤金，反而对肺不利。肺为娇脏，怕热喜阴，所以本药还需配服滋阴生津之方药服用。

### 阴阳分药分时苓甘六六姜辛汤阳药

【组成】干姜9～15克，细辛6～9克，党参9～15克，白术6～12克，当归9～15克，炙甘草9～15克。

【用法】去中医院抓阳药中药配方颗粒制剂，一服药二格。每天早上或午饭前口服阳药一次。根据病情的轻重，确定服用阳药一格或者二格。

### 阴阳分药分时苓甘六六姜辛汤阴药

【组成】茯苓9～15克，泽泻15～30克，麦冬9～15克，白芍9～15克，丹参15～30克，五味子15～30克。

【用法】去中医院抓阴药中药配方颗粒制剂，一服药二格。每天晚上饭前或睡觉前一个小时服用阴药一次。根据病情的轻重，确定服用阴药一格或者二格。

### 阴阳分药分时苓甘六六姜辛汤

【功用】阳药温肺止咳化痰，补气补血健脾；阴药利水渗湿，止咳化痰，润肺生津，补益肝肾，宁心安神。

【主治】燥痰咳嗽。症见咳嗽痰稠，咳痰不利，咽喉干痛，舌红少苔而干，脉数。

【方解】本方证是由于脾胃阳虚，运化失职，湿聚成饮，寒饮犯肺所致。寒饮犯肺，肺失宣降，故咳嗽吐痰，量多色白质稀；脾虚寒饮不化，则喜唾涎沫；痰聚气壅，则胸满气喘；舌苔白滑，脉沉迟，为寒痰之征。《金匮要略》云："病痰饮者，当以温药和之"，故治宜温肺化饮。所以，治法理应温肺止咳化痰，利水渗湿，润肺生津，补益肝肾，宁心安神。

阴阳分药分时苓甘六六姜辛汤阳药包含干姜、细辛、党参、白术、当归、炙甘草。干姜辛、热，入脾、肺经，既温肺散寒以化饮，又温运脾阳以化湿，为君药。细辛温肺化饮、白术祛湿健脾，皆为臣药。党参补气健脾、补肺生精、生津止咳，当归补血活血、调经止痛、润肠通便，为佐药。炙甘草补脾和胃、益气复脉，调和诸药，为使

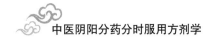

药。阴阳分药分时苓甘六六姜辛汤阳药的综合功效为温肺止咳化痰、补气补血健脾。

阴阳分药分时苓甘五味姜辛汤阴药包含茯苓、泽泻、麦冬、白芍、丹参、五味子。茯苓利水渗湿化痰、益脾和胃、宁心安神，为君药。泽泻利水消肿、利小便实大便、解热、清热渗湿，为臣药。白芍养血敛阴、柔肝止痛，五味子养阴固精、止咳平喘、生津敛汗、宁心安神，同为佐药、丹参滋养心阴、活血祛瘀、养血安神、凉血消肿，为使药。阴阳分药分时苓甘六六姜辛汤阴药的综合功效为利水渗湿、止咳化痰、润肺生津、补益肝肾、宁心安神。

【运用】本方为治疗寒痰证的代表方剂。患者表现为咳嗽，痰多，痰液稀白，舌苔白滑。

本方的阴阳分药分时可以随证加减。如果痰多欲呕吐者，阳药中加半夏以化痰降逆止呕；如果兼有冲气上逆者，阳药中加桂枝以温中降冲；如果咳嗽厉害，颜面浮肿的患者，在阳药中加麻黄以宣利肺气而止咳。

本方适用于慢性支气管炎、肺气肿等病证属寒饮而咳嗽痰多，痰液清稀者。

## 第五节　阴阳分药分时治风化痰剂

阴阳分药分时治风化痰剂，适用于内风夹痰证。患者表现为头晕头痛，或者发癫痫，甚至昏厥，不省人事等，常用化痰药和平息肝风药如半夏、天南星、贝母、天竺黄、天麻、钩藤等配伍组方。本证的代表方剂有阴阳分药分时半夏白术天麻汤、阴阳分药分时定痫汤，这些方剂从半夏白术天麻汤和定痫丸等化裁、融合、衍生而来。

## 阴阳分药分时半夏白术天麻汤

### 半夏白术天麻汤原方（《医学心悟》）

【组成】半夏一钱五分，天麻、茯苓、橘红各一钱，白术三钱，甘草五分。

【用法】汤剂：加生姜一片，大枣二枚，水煎服。

【功用】燥湿化痰，平息肝风。

【主治】风痰上扰证。症见眩晕，头痛，胸闷呕吐，舌苔白腻，脉弦滑。

【原方之弊】本方是主治寒热夹杂的痰瘀之证的代表方剂。本方包含燥湿化痰和苦寒泻下和滋阴生津的化痰药。这两类药药性相反，药效相同，阴阳合药使用，药倍功半。

### 阴阳分药分时半夏白术天麻汤阳药

【组成】半夏9～15克，干姜6～9克，橘红9～15克，白术9～15克，当归

9 ～ 15 克，川芎 6 ～ 9 克，炙甘草 9 ～ 15 克。

【用法】去中医院抓阳药中药配方颗粒制剂，一服药二格。每天早上或午饭前口服阳药一次。根据病情的轻重，确定服用阳药一格或者二格。

### 阴阳分药分时半夏白术天麻汤阴药

【组成】天麻 9 ～ 15 克，茯苓 15 ～ 30 克，泽泻 9 ～ 15 克，白芍 9 ～ 15 克，丹参 15 ～ 30 克，五味子 15 ～ 30 克。

【用法】去中医院抓阴药中药配方颗粒制剂，一服药二格。每天晚上饭前或睡觉前一个小时服用阴药一次。根据病情的轻重，确定服用阴药一格或者二格。

### 阴阳分药分时半夏白术天麻汤

【功用】阳药燥湿化痰，行气活血，祛风止痛，祛湿健脾；阴药息风止痉，利水渗湿，生津敛汗，养血安神。

【主治】风痰上扰证。症见眩晕，头痛，胸闷呕吐，舌苔白腻，脉弦滑。

【方解】本方证源于脾湿生痰，湿痰阻遏中焦脾胃，肝郁气滞，引动肝风，风痰上扰头部和胸部。风痰上扰，蒙蔽头部清阳，故眩晕、头痛；痰阻气滞，升降失司，故胸膈痞闷、恶心呕吐；内有痰浊，则舌苔白腻；脉来弦滑，主风主痰。治当化痰息风，健脾祛湿。

阴阳分药分时半夏白术天麻汤阳药包含半夏、干姜、橘红、白术、当归、川芎、炙甘草。半夏燥湿化痰，降逆止呕，消痞散结，为君药。干姜辛，热，入脾、肺经，既温肺散寒以化饮，又温运脾阳以化湿，解半夏的毒，由引半夏入经络；橘红化痰止咳、理气健脾；白术祛湿健脾，三者皆为臣药。当归补血活血、调经止痛、润肠通便，川芎活血行气、祛风止痛，为佐药。炙甘草补脾和胃、益气复脉，为使药。阴阳分药分时半夏白术天麻汤阳药的综合功效为燥湿化痰、行气活血、祛风止痛、祛湿健脾。

阴阳分药分时半夏白术天麻汤阴药包含天麻、茯苓、泽泻、白芍、丹参、五味子。李东垣在《脾胃论》中说："足太阴痰厥头痛，非半夏不能疗；眼黑头眩，风虚内作，非天麻不能除。"天麻息风止痉、平抑肝阳、祛风通络，为君药。茯苓利水渗湿化痰、益脾和胃、宁心安神，泽泻利水消肿、利小便实大便、解热、清热渗湿，为臣药。白芍养血敛阴、柔肝止痛，五味子养阴固精、止咳平喘、生津敛汗、宁心安神，同为佐药。丹参滋养心阴、活血祛瘀、养血安神、凉血消肿，为使药。阴阳分药分时半夏白术天麻汤阴药的综合功效为息风止痉、利水渗湿、生津敛汗、养血安神。

【运用】本方为治疗风痰证的代表方剂。患者表现为头痛头晕，恶心，呕吐，舌苔白腻。对于阴虚阳亢，气血不足所致之眩晕，原方不宜使用，本方阴阳分药分时，可以使用治疗。

本方的阴阳分药分时可以随症加减。如果眩晕比较严重者，可以在阳药中加白僵蚕和胆南星；如果头痛较重者，可以在阴药中加蔓荆子和菊花；湿痰偏盛，舌苔白滑者，在阳药中加桂枝，可以在阴药中加泽泻以利湿化饮；如果肝经郁热严重者，目赤口苦，在阴药中可以加菊花、夏枯草等。

本方适用于治疗耳源性眩晕、神经性眩晕、高血压等病证属风痰上扰者。

# 阴阳分药分时定痫汤

## 定痫丸原方（《医学心悟》）

【组成】明天麻、川贝母、半夏（姜汁炒）、茯苓（蒸）、茯神（去木，蒸）各一两，胆南星（九制）、石菖蒲（石杵碎，取粉）、全蝎（去尾，甘草水洗）、白僵蚕（甘草水洗，去嘴，炒）、真琥珀（腐煮，灯草研）五钱，陈皮（洗，去白）、远志（去心，甘草水泡）各七钱，丹参（酒蒸）、麦冬（去心）各二两，辰砂（细研，水飞）三钱。

【用法】丸剂：共为细末，用甘草120克煮膏，加竹沥100毫升，生姜汁50毫升，和匀调药为丸，每次服6克，早晚各一次，温开水送下。

【功用】豁痰开窍，息风止痉。

【主治】风痰蕴热之痫证，男、妇、小儿痫症或癫狂。症见忽然发作，眩仆倒地，目斜口㖞，口吐白沫，叫喊作声，甚至手舞足蹈，舌苔白腻微黄，或脉滑数，亦可用于癫狂。

## 阴阳分药分时定痫汤阳药

【组成】全蝎9～15克，白僵蚕6～9克，姜半夏6～9克，胆南星6～12克，石菖蒲9～15克，陈皮9～15克，远志6～9克，红参6～9克，黄芪6～9克，白术6～9克。

【用法】去中医院抓阳药中药配方颗粒制剂，一服药二格。每天早上或午饭前口服阳药一次。根据病情的轻重，确定服用阳药一格或者二格。

## 阴阳分药分时定痫汤阴药

【组成】天麻15～30克，川贝母9～15克，朱砂0.5～1.5克，茯神9～15克，琥珀6～9克，茯苓15～30克，竹茹15～30克，丹参15～30克，麦冬15～30克，甘草9～15克。

【用法】去中医院抓阴药中药配方颗粒制剂，一服药二格。每天晚上饭前或睡觉前一个小时服用阴药一次。根据病情的轻重，确定服用阴药一格或者二格。

## 阴阳分药分时定痫汤

【功用】阳药息风止痉，攻毒散结，清热化痰，大补元气，健脾安神。阴药息风止痉，安心宁神，清热化痰，利水渗湿，活血化瘀，滋阴生津。

【主治】风痰蕴热之痫证，男、妇、小儿痫证或癫狂。症见忽然发作，眩仆倒地，目斜口喎，口吐白沫，叫喊作声，甚至手舞足蹈，舌苔白腻微黄，或脉滑数，亦可用于癫狂。

【方解】本方为治疗癫痫的代表方剂。痫证的发作，每因情志失调，惊恐恚怒，郁结生痰，或因饮食不节，劳力过度，脾湿生痰，一俟肝气失和，肝风挟痰随气上逆，壅闭经络，阻塞清窍，以致突然发痫。治宜祛痰息风。

阴阳分药分时定痫汤阳药包含全蝎、白僵蚕、姜半夏、胆南星、石菖蒲、陈皮、远志、红参、白术、黄芪。全蝎息风镇痉、通络止痛、攻毒散结，白僵蚕息风止痉、祛风止痛、化痰散结，二者为君药。姜半夏燥湿化痰、降逆止呕、消痞散结，胆南星止咳、清热化痰、息风定惊，二者为臣药。石菖蒲开窍豁痰、醒神益智、化湿和胃，陈皮理气健脾、燥湿化痰、安神益智、交通心肾、祛痰开窍、消散痈肿，二者为佐药。红参补气滋阴、益血生津、强心健胃、镇静安神，白术祛湿健脾，黄芪补气血固表、有利排尿托毒、放脓、敛疮拔毒，三者为使药，大补元气，保养脾胃，去生痰之根。阴阳分药分时定痫汤阳药的综合功效为息风止痉、攻毒散结、清热化痰、大补元气、健脾安神。

阴阳分药分时定痫汤阴药包含天麻、川贝母、朱砂、茯神、琥珀、茯苓、竹茹、丹参、麦冬、甘草。天麻息风止痉、平抑肝阳、祛风通络，川贝母清热润肺、化痰止咳、散结消痈，二者为君药。朱砂清心镇惊、安神明目、解毒，琥珀镇惊安神、活血散瘀、利尿通淋，茯神渗湿、健脾、宁心安神，三者为臣药。茯苓利水渗湿、健脾、宁心安神，竹茹清热化痰、清胃止呕，二者清泄脾胃、排毒祛湿，为佐药。丹参活血祛瘀、通经止痛、清心除烦、凉血消痈，麦冬养阴润肺、益胃生津、清心除烦，甘草补益心脾、润肺止咳、和中益气、补虚解毒、缓和药性、缓急止痛、调和诸药，三者为使药。阴阳分药分时定痫汤阴药的综合功效为息风止痉、安心宁神、清热化痰、利水渗湿、活血化瘀、滋阴生津。

癫痫开始发作的时候一般比较轻，随着时间的推移，风痰郁结越来越严重，这导致正气虚，邪气盛。这时候应补泄结合，标本兼治。急症时期，一般应着重涤痰息风，先治其标；治疗后期，则宜健脾养心，补益肝肾，调补气血，缓治其本。

【运用】本方为治疗风痰瘀热癫痫证的代表方剂。患者表现为突然扑倒，抽搐吐涎，目斜口歪，脉弦滑。对于脾胃虚弱，阴虚阳亢的癫痫患者，原方不宜使用，本方阴阳分药分时，攻邪和补益相结合，所以，对于这类患者，本方也可以使用。

如果患者经常大便便秘，在阴药中可以加大黄、芒硝以泄热通便；抽搐不止者，可以在阴药中加钩藤、羚羊角以清热息风。如果患者康复，可以服用河车丸保养，河车丸：紫河车一具，茯苓、茯神、远志各一两，人参五钱，丹参七钱，炼蜜为丸，每早开水下三钱。

本方适用于治疗原发性癫痫、继发性癫痫、重度白主神经功能紊乱等属风痰蕴热者。

# 第二十二章　阴阳分药分时消食剂

凡是以消食药为主组成，具有消食健脾、消痞化积作用，用于治疗食积证的方剂，统称阴阳分药分时消食剂。本章方剂的治疗方法属于"八法"中的"消法"。

食积证的原因可以分为两个方面：一方面是先天不足，脾虚虚弱，消化吸收能力弱而导致食积；另一方面，暴饮暴食，饮食不节导致食积。在食积证患者身上，可以是上述单一方面的原因，也许有二者兼有。所以，根据病因的不同，对于后天暴饮暴食类的食积症患者，采用消食化滞的治疗方法；对于先天脾胃虚弱的患者，采用健脾消食的治疗方法。

消食剂与泻下剂都可以消除肠胃有形之实邪，但泻下剂多属攻逐之剂，作用峻猛，适用于病势急、病程较短者，而消食剂多属渐缓散之剂，作用和缓，适用于病势较缓、病程较长者。但消食剂毕竟属于攻伐之剂，不宜久服，对于纯虚无实者更应禁用。

## 第一节　阴阳分药分时消食化滞剂

阴阳分药分时消食化滞剂，适用于暴饮暴食、脾胃运化不仅所导致的食积证。食积证表现为脘腹痞满、嗳腐吞酸、厌食呕逆、腹痛泄泻等。本方常以消食药如神曲、山楂、麦芽、莱菔子等为主组成方剂，由于食积易阻滞气机，又容易生湿化热，故常配伍理气、化湿、清热之药。本节代表方剂有阴阳分药分时保和汤和阴阳分药分时木香槟榔汤，这些方剂从保和丸和木香槟榔丸衍生而来。

### 阴阳分药分时保和汤

#### 保和丸原方（《丹溪心法》）

【组成】山楂六两，半夏、茯苓各三两，神曲二两，陈皮、连翘、莱菔子各一两。

【用法】上为末，炊饼丸如梧桐子大，每服七八十丸，食远白汤下。现代用法：共为末，水泛为丸，每服6～9克，温开水送服。

【功用】消食和胃，清热化湿。

【主治】食积内停证。症见胸脘痞满胀痛，嗳腐吞酸，厌食呕吐，或大便稀溏，苔黄厚腻，脉滑。

【原方之弊】本方消食和胃，清热化湿的阴阳合药。本方药性偏凉，下午或者晚上服用为宜。健胃消食药可分为两大类，一类是扶阳健脾药，如附子、人参、白术、干姜、砂仁、陈皮、神曲等；另一类是酸、凉或者苦寒泻下药，如山楂、茯苓、连翘、莱菔子、大黄等。这两类药的药性相差很大，甚至相反，所以一起服用的治疗效果不是特别快和好。如果能阴阳分药，分时服用，则药半功倍。

### 阴阳分药分时保和汤阳药

【组成】党参9～15克，陈皮9～15克，半夏9～15克，黄芪15～30克，白术6～12克，甘草9～15克。

【用法】去中医院抓阳药中药配方颗粒制剂，一服药二格。每天早上或午饭前口服阳药一次。根据病情的轻重，确定服用阳药一格或者二格。

### 阴阳分药分时保和汤阴药

【组成】神曲6～12克，莱菔子5～15克，茯苓9～15克，山楂15～30克，连翘5～15克。

【用法】去中医院抓阴药中药配方颗粒制剂，一服药二格。每天晚上饭前或睡觉前一个小时服用阴药一次。根据病情的轻重，确定服用阴药一格或者二格。

### 阴阳分药分时保和汤

【功用】阳药补气生津，健脾消食；阴药消食化积，清热排毒。

【主治】食积内停证。症见胸脘痞满胀痛，嗳腐吞酸，厌食呕吐，或大便稀溏，苔黄厚腻，脉滑。

【方解】本证系由饮食不节，暴饮暴食所致。饮食太过，脾运不及，食积内停，气机受阻，故胸脘痞闷或胀痛；食积中阻，升降功能失常，浊阴不降，则嗳腐吞酸，厌食呕吐，清阳不升，则大便稀溏；苔黄厚腻，脉滑，为有形实邪内停，生湿化热之征。总之，病机为饮食停滞，气机受阻，胃气不和。治宜消食和胃。

阴阳分药分时保和汤阳药包含党参、黄芪、陈皮、半夏、白术、甘草。黄芪味甘，性微温，入脾、肺经，功效为补气升阳、益卫固表、托毒生肌、利水消肿，主治气虚乏力、食少便溏、中气下陷、久泻脱肛、自汗盗汗、血虚萎黄、阴疽漫肿、气虚水肿、内热消渴，为君药。陈皮味辛、苦，性温，归脾、胃、肺经，功效为理气和中、燥湿化痰、利水通便，主治脾胃不和、脘腹胀痛、不思饮食、呕吐哕逆、痰湿阻肺、咳嗽痰多、胸膈满闷、头目眩晕、水肿、小便不利、大便秘结、乳痈疮癣、中鱼蟹毒或酒毒。半夏辛，温，有毒，归脾、胃、肺经，功效为燥湿化痰、降逆止呕、消痞散结，主治湿痰咳嗽、风痰眩晕、痰厥头痛、呕吐反胃、胸脘痞闷、梅核气、瘿瘤痰核、痈疮肿毒。白术苦、甘，温，归脾、胃经，功效为补气健脾、燥湿利水、止汗、安胎，主治脾气虚弱、食少便溏、痰饮水肿、表虚自汗、胎动不安。白术、陈皮和半夏，燥湿化痰、健脾和胃，为臣药。党参甘、平，归脾、肺经，功效为补中益气、生津养血，主治中气不足、食少便溏、咳喘气短、津伤口渴、血虚萎黄、心悸头晕，为佐药。甘草甘、平，归心、肺、脾、胃经，功效为补脾益气、清热解毒、祛痰止咳、缓急止痛、调和诸药，主治脾胃虚弱、倦怠乏力、心悸气短、咳嗽痰多、脘腹、四肢挛急疼痛、痈肿疮毒、缓解药物毒性与烈性，为使药。阴阳分药分时保和汤阳药的综合功效是补气生津、健脾消食。

阴阳分药分时保和汤阴药包含神曲、莱菔子、山楂、茯苓、连翘。神曲甘、辛，温，归脾、胃经，消食和胃、止泻解表，主治宿食不化、脘腹胀满及因感冒引起的胃肠道症状，为君药。山楂酸、甘，微温，归脾、胃、肝经，功效为消食化积、活血散瘀，主治肉食积滞、腹痛泄泻、产后瘀阻、疝气疼痛。莱菔子辛、甘，平，归脾、胃、肺经，功效为消食除胀、降气化痰，主治食积腹胀、泻痢后重、痰壅咳喘。山楂和莱菔子消食化积，二者皆为臣药。茯苓味甘、淡，性平，入心、脾、肾经，功效为利水渗湿、健脾、安神，主治水肿、泄泻、小便不利、痰饮、心悸、失眠。连翘苦，微寒，归肺、心、胆经，功效为清热解毒、消痈散结，主治外感风热、温病发热、疮疡肿痛、瘰疬。茯苓利水渗湿，连翘清热解毒，二者为使药。阴阳分药分时保和汤阴药的综合功效是消食化积、清热排毒。

【运用】本方是主治食积的代表方剂。患者的表现是脘腹胀满，恶食嗳腐，苔厚腻，脉滑。本方虽然药性平和，但是仍属攻伐之剂，故不宜久服。

如果食积比较严重者，阳药中加槟榔，阴药中加枳实消食导滞；脾虚便溏者，阳药中加白术健脾燥湿止泻；苔黄脉数者，阴药中加黄连、黄芩以清热；大便秘结者，阴药中加大黄通便导滞。

本方适用于治疗消化不良、婴幼儿腹泻、急性胃炎、急慢性肠炎等属于食积内停者。

# 阴阳分药分时木香槟榔汤

## 木香槟榔丸原方（《儒门事亲》）

【组成】木香、槟榔、青皮、陈皮、莪术、烧枳壳、黄连、黄柏各一两，大黄半两，炒香附子、牵牛末各二两。

【用法】上为细末，水丸，如梧子大，每服五六十丸，煎水下，量虚实与之。

现代用法：为细末，水泛小丸，每服3～6克，温开水下，每日2次。

【功用】行气导滞，攻积泄热。

【主治】积滞内停，湿蕴生热。症见脘腹痞满胀痛，赤白痢疾，里急后重，或大便秘结，舌苔黄腻，脉沉实者。

### 阴阳分药分时木香槟榔汤阳药

【组成】香附子10～30克，木香3～9克，陈皮3～9克，青皮3～9克，槟榔5～15克，莪术3～9克。

【用法】去中医院抓阳药中药配方颗粒制剂，一服药二格。每天早上或午饭前口服阳药一次。根据病情的轻重，确定服用阳药一格或者二格。

### 阴阳分药分时木香槟榔汤阴药

【组成】牵牛子6～12克，黄连3～9克，黄柏3～9克，枳壳3～9克，大黄3～9克。

【用法】去中医院抓阴药中药配方颗粒制剂，一服药二格。每天晚上饭前或睡觉前一个小时服用阴药一次。根据病情的轻重，确定服用阴药一格或者二格。

### 阴阳分药分时木香槟榔汤

【功用】阳药行气止痛，消食化积；阴药清热燥湿，消积泻下，通便排毒。

【主治】积滞内停，湿蕴生热。症见脘腹痞满胀痛，赤白痢疾，里急后重，或大便秘结，舌苔黄腻，脉沉实者。

【方解】本方主治湿热食积证。其病机核心为食积停滞，壅塞气机，生湿蕴热，治宜行气导滞、攻积泄热。

阴阳分药分时木香槟榔汤阳药包含香附子、木香、陈皮、青皮、槟榔、莪术。香附辛、微苦、微甘，平，归肝、三焦经，功效为疏肝理气、调经止痛，主治胁肋疼痛、脘腹胀痛、疝气疼痛、月经不调、乳房胀痛，为君药。木香辛、苦，温，归脾、胃、大肠、胆经，功效为行气止痛、调中宣滞，主治脘腹胀痛、泻痢后重、脾虚食少、胁痛、黄疸。陈皮味辛、苦，性温，归脾、胃、肺经，功效为理气和中、燥湿化痰、利水通便，主治脾胃不和、脘腹胀痛、不思饮食、呕吐哕逆、痰湿阻肺、咳嗽痰多、胸膈满闷、头目眩晕、水肿、小便不利、大便秘结、乳痈疮癣、中鱼蟹毒或酒毒。青皮苦、辛，温，归肝、胆、胃经，功效为疏肝破气、散结消滞，主治胸胁胀痛、乳房结块、疝气疼痛、食积不化、脘腹胀痛、癥瘕积聚、久疟痞块。木香、陈皮和青皮行气止痛，健脾和胃，为臣药。槟榔苦、辛，温，归胃、大肠经，功效为杀虫、破结、下气行水，主治虫积、食滞、脘腹胀痛、泻痢后重、水肿、疟疾、痰癖。莪术辛、苦，温，归肝、脾经，功效为破血祛瘀、行气止痛，主治经闭腹痛、癥瘕积聚、食积腹痛。

槟榔和莪术消食化积，泻下通便，为佐使药。阴阳分药分时木香槟榔汤阳药的综合功效是行气止痛、消食化积。

阴阳分药分时木香槟榔汤阴药包含牵牛子、黄连、黄柏、枳壳、大黄。牵牛子苦，寒，有毒，归肺、肾、大肠经，功效为泻下逐水、消痰涤饮、杀虫攻积，主治水肿胀满、二便不利、痰饮咳喘、虫积腹痛，为君药。黄连苦，寒，归心、胃、肝、大肠经，功效为清热燥湿、泻火解毒，主治胃肠湿热、呕吐、泻痢、高热神昏、心烦不寐、血热吐衄、疮疡肿毒、脓耳、湿疮、胃火牙痛。黄柏苦，寒，归肾、膀胱、大肠经，功效为清热燥湿、泻火解毒、退虚热，主治湿热泻痢、黄疸、带下、热毒疮疡、湿疹、阴虚发热。大黄苦，寒，归脾、胃、大肠、肝、心包经，功效为泻下攻积、清热泻火、凉血解毒、活血祛瘀，主治肠道积滞、大便秘结、血热吐衄、目赤、咽痛、牙龈肿痛、热毒疮疡、水火烫伤、血瘀经闭、跌打损伤、湿热黄疸、热淋。黄连、黄柏和大黄，清热燥湿、消积泻下、通便排毒，为臣药。枳壳宽肠下气，为佐使药。阴阳分药分时木香槟榔汤阴药的综合功效是清热燥湿、消积泻下、通便排毒。

【运用】本方为主治湿热积滞之重证的代表方剂。患者的临床表现是脘腹胀痛，便秘或下痢里急后重，苔黄腻，脉沉实。

若积滞重，大便秘结为主者，阴药中加枳壳、芒硝以导滞通便；若治湿热痢疾者，去陈皮、牵牛子、莪术，加秦皮、白头翁以清热解毒止痢。《医方集解》所载木香槟榔丸有三棱、枳壳，并以芒硝水为丸，其攻积导滞力更强。如果腹痛，在阴药中加赤芍、白芍以活血止痛。

本方用于治疗急性胃肠炎、急性胆囊炎、细菌性痢疾等属湿热食积者。本方破气攻积之力较强，宜于积滞较重而行气俱实者，老人、体弱者慎用，孕妇禁用。

## 第二节　阴阳分药分时健脾消食剂

阴阳分药分时健脾消食剂，适用于脾胃虚弱，运化无力所致的食积证。症见脘腹痞满，不思饮食，面黄肌瘦，倦怠乏力，大便拉稀等。常选用消食药如山楂、神曲、麦芽等，配伍益气健脾药如人参、白术、山药等组成方剂。代表方剂有阴阳分药分时健脾汤、阴阳分药分时枳实消痞汤等，这些方剂从健脾丸、枳实消痞丸衍生而来。

### 阴阳分药分时健脾汤

#### 健脾丸原方（《证治准绳》）

【组成】白术（白者，炒）二两半，木香（另研）七钱半，黄连（酒炒）七钱半，甘草七钱半，白茯苓（去皮）二两，人参一两五钱，神曲（炒）一两，陈皮一两，砂仁一两，麦芽（炒，取面）一两，山楂（取肉）一两，山药一两，肉豆蔻（面裹煨熟，纸包捶去油）一两。

【用法】上为细末，蒸饼为丸，如绿豆大。每服 6～9 克，温开水送下，每日二次。亦可水煎服，用量按原方比例酌定。

【功用】健脾和胃，消食止泻。

【主治】脾虚食积证。症见脘腹痞闷胀满，食少难消，倦怠乏力，经常拉稀，舌苔白腻或微黄，脉虚弱。

【原方之弊】本方是健胃消食的阴阳合药大方剂。方剂中各种健脾消食药，有温热药如白术、木香、砂仁、人参等，也有泻下消积药如黄连、茯苓。本方整体药性偏温，适宜于早上和中午服用，晚上服用则易生虚热，影响睡眠。且药物多而杂，如果肝胆脾胃功能弱的患者，这些寒热错杂的药物多少会影响这些肝胆脾胃功能低下的患者服用。对于这类患者，服用此药往往药效欠佳。

## 阴阳分药分时健脾汤阳药

【组成】白术 9～15 克，木香 3～9 克，甘草 3～9 克，人参 5～15 克，陈皮 3～9 克，砂仁 3～9 克，山药 10～30 克，豆蔻 3～9 克。

【用法】去中医院抓阳药中药配方颗粒制剂，一服药二格。每天早上或午饭前口服阳药一次。根据病情的轻重，确定服用阳药一格或者二格。

## 阴阳分药分时健脾汤阴药

【组成】神曲 6～12 克，麦芽 5～15 克，山楂 3～9 克，茯苓 9～15 克，黄连 3～9 克。

【用法】去中医院抓阴药中药配方颗粒制剂，一服药二格。每天晚上饭前或睡觉前一个小时服用阴药一次。根据病情的轻重，确定服用阴药一格或者二格。

## 阴阳分药分时健脾汤

【功用】阳药大补元气，健脾和胃，消食化积；阴药健胃消食，清热解毒。

【主治】脾虚食积证。症见脘腹痞闷胀满，食少难消，倦怠乏力，经常拉稀，舌苔白腻或微黄，脉虚弱。

【方解】本方证为脾胃虚弱，食积内停，生湿化热所致。脾胃虚弱，故食少难消，脉象虚弱；脾虚生湿，清阳不升则大便溏薄；脾虚食停，气机不畅，则脘腹痞闷；食停生湿蕴热，则苔腻微黄。脾虚宜补，食滞宜消，治宜健脾消食，兼以清热祛湿。

阴阳分药分时健脾汤阳药包含白术、木香、甘草、人参、陈皮、砂仁、山药、豆蔻。人参味甘、微苦，性微温，归脾、肺、心、肾经，功效为甘温补益、补力雄厚、峻补肾中元气、助精养神、元气大补，为补气药之最强者（补肺、脾、心、肾气虚证），为治虚劳内伤第一要药，一切气、血、阴虚、津液不足之证，皆可应用，更善急救气脱者。生晒参宜气阴两虚者。红参偏温，宜气弱阳虚者。人参大补元气，为君药。砂仁辛，温，归脾、胃经，功效为化湿、行气、温中、安胎，主治湿阻气滞、脘腹胀痛、食欲不振、寒湿泄泻、妊娠恶阻、胎动不安。豆蔻辛，温，归脾、胃经，功效为燥湿行气、温中止呕，主治寒湿中阻、脘腹胀痛、食少腹泻。白术苦、甘，温，归脾、胃经，功效为补气健脾、燥湿利水、止汗、安胎，主治脾气虚弱、食少便溏、痰饮水肿、表虚自汗、胎动不安。木香辛、苦，温，归脾、胃、大肠、胆经，功效为行气止痛、调中宣滞，主治脘腹胀痛、泻痢后重、脾虚食少、胁痛、黄疸。砂仁、豆蔻、白术和木香行气消积食，健脾和胃，为臣药。陈皮味辛、苦，性温，归脾、胃、肺经，功效为理气和中、燥湿化痰、利水通便，主治脾胃不和、脘腹胀痛、不思饮食、呕吐哕逆、痰湿阻肺、咳嗽痰多、胸膈满闷、头目眩晕、水肿、小便不利、大便秘结、乳痈疮癣、中鱼蟹毒或酒毒。山药甘，平，归脾、肺、肾经，功效为益气养阴、补益脾肺、补肾固精，主治脾虚食少、大便溏泄、肺虚咳喘、遗精尿频、阴虚消渴。陈皮和山药理气和中，益气养阴，为佐药。甘草甘，平，归心、脾、肺、胃经，功效为补脾益气、润肺止咳、清热解毒、缓解止痛、缓和药性，主治脾胃虚弱、气短乏力、心悸怔忡、咳嗽痰少、热毒疮疡、药食中毒、脘腹急痛、四肢挛痛，调和诸药，为使药。阴阳分药分时健脾汤阳药的综合功效是大补元气、健脾和胃、消食化积。

　　阴阳分药分时健脾汤阴药包含神曲、麦芽、山楂、茯苓、黄连。神曲甘、辛，温，归脾、胃经，功效为消食和胃、止泻解表，主治宿食不化、脘腹胀满及因感冒引起的胃肠道症状，为君药。麦芽甘，平，归脾、胃、肝经，功效为消食健胃、回乳消胀，主治食积不消、脘腹胀闷、乳汁郁积、乳房肿痛。山楂酸、甘，微温，归脾、胃、肝经，功效为消食化积、活血散瘀，主治肉食积滞、腹痛泄泻、产后瘀阻、疝气疼痛。麦芽和山楂健胃消食，为臣药。茯苓味甘、淡，性平，入心、脾、肾经，功效为利水渗湿、健脾、安神，主治水肿、泄泻、小便不利、痰饮、心悸、失眠，为佐药。黄连苦，寒，归心、胃、肝、大肠经，功效为清热燥湿、泻火解毒，主治胃肠湿热、呕吐、泻痢、高热神昏、心烦不寐、血热吐衄、疮疡肿毒、脓耳、湿疮、胃火牙痛，为使药。阴阳分药分时健脾汤阴药的综合功效是健胃消食、清热解毒。

　　【运用】本方是主治脾虚食积的代表方剂。患者的表现是脘腹痞闷胀满，食少难消，倦怠乏力，经常拉稀，舌苔白腻或微黄，脉虚弱。

　　如果无热兼寒者，可去苦寒之黄连，阳药中加干姜以温中祛寒；如果湿气比较严重，阴药中加泽泻、车前子，阳药中加苍术以祛湿健脾。

　　本方适用于治疗小儿厌食、消化不良、慢性胃肠炎等属脾虚食滞者。对于食积不消者，脾胃不虚者，本方不宜使用。

# 阴阳分药分时枳实消痞汤

## 枳实消痞丸原方（《兰室秘藏》）

【组成】干姜一钱，炙甘草、麦芽曲、白茯苓、白术各二钱，半夏曲、人参各三钱，厚朴（炙）四钱，枳实、黄连各五钱。

【用法】为细末，汤浸蒸饼为丸，梧桐子大，每服五七十丸，白汤下；亦可以水煎服，用量按原方比例酌定。

【功用】消痞除满，健脾和胃。

【主治】脾虚气滞，寒热互结证。心下痞满，不欲饮食，倦怠乏力，大便不畅，苔腻而微黄，脉弦。

## 阴阳分药分时枳实消痞汤阳药

【组成】干姜3～9克，炙甘草6～12克，白术6～12克，人参9～15克，厚朴12～24克，半夏曲9～15克，麦芽6～12克，枳实3～9克。

【用法】去中医院抓阳药中药配方颗粒制剂，一服药二格，每天早上或午饭前口服阳药一次。根据病情的轻重，确定服用阳药一格或者二格。

## 阴阳分药分时枳实消痞汤阴药

【组成】半夏曲6～12克，麦芽3～9克，枳实3～9克，茯苓3～9克，黄连3～9克。

【用法】去中医院抓阴药中药配方颗粒制剂，一服药二格，每天晚上饭前或睡觉前一个小时服用阴药一次。根据病情的轻重，确定服用阴药一格或者二格。

## 阴阳分药分时枳实消痞汤

【功用】阳药破气消积，宽肠行气，健脾和胃；阴药消食化积，清热解毒。

【主治】脾虚气滞，寒热互结证。心下痞满，不欲饮食，倦怠乏力，大便不畅，苔腻而微黄，脉弦。

【方解】心下痞满，不欲饮食或食后腹胀，大便不调，为本方主证。体弱倦怠为兼虚之证。脾胃素虚，升降失司，寒热互结，气壅湿聚，故痞满而不欲饮食；脾失健运，食滞内停，大肠传导失常，故大便不畅；脾虚湿困，后天失养，故体弱倦怠。此属虚实相兼，寒热错杂，热重于寒，实多于虚之证。

阴阳分药分时枳实消痞汤阳药包含枳实、厚朴、白术、干姜、人参、半夏曲、麦芽、炙甘草。枳实苦、辛，微寒，归脾、胃、大肠经，功效为破气消积、化痰除痞，主治食积停滞、腹痛便秘、泻痢后重、痰阻胸痞、胸痹结胸、子宫脱垂、胃下垂、脱肛，为君药。厚朴苦、辛，温，归脾、胃、肺、大肠经，功效为燥湿、行气、消积、平喘，主治湿阴气滞、脘腹胀满、咳嗽气喘。白术苦、甘，温，归脾、胃经，功效为补气健脾、燥湿利水、止汗、安胎，主治脾气虚弱、食少便溏、痰饮水肿、表虚自汗、胎动不安。干姜辛，热，归脾、胃、心、肺经，功效为温中散寒、回阳通脉、温肺化饮，主治脘腹冷痛、呕吐泄泻、亡阳虚脱、肢冷脉微、痰饮咳喘。厚朴、白术、干姜，补气健脾、行气消积，为臣药。人参味甘、微苦，性微温，归脾、肺、心、肾经，功效为甘温补益、补力雄厚、峻补肾中元气、助精养神、元气大补，为补气药之最强者为治虚劳内伤第一要药，一切气、血、阴虚、津液不足之证，皆可应用，更善急救气脱者，为佐药。半夏曲辛、苦，平，功效为止咳化痰、平喘降逆、和胃止呕、消痞散结，主治风寒咳嗽、喘息气急、胸脘满闷、久咳不愈、顽疾不化的良药。麦芽甘，平，归脾、胃、肝经，功效为消食健胃、回乳消胀，主治食积不消、脘腹胀闷、乳汁郁积、乳房肿痛。炙甘草甘，温，归心、脾、肺、胃经，功效为补脾和胃、益气复脉，主治脾胃虚弱、倦怠乏力、心动悸、脉结代。半夏曲和麦芽消食化积，炙甘草调和诸药，三者为使药。阴阳分药分时枳实消痞汤阳药的综合功效是破气消积、宽肠行气、健脾和胃。

　　阴阳分药分时枳实消痞汤阴药包含半夏曲、麦芽、枳实、茯苓、黄连。半夏曲味辛、甘，性温，功效为止咳化痰、平喘降逆、和胃止呕、消痞散结，主治风寒咳嗽、喘息气急、胸脘满闷、久咳不愈、顽疾不化，为君药。麦芽平，归脾、胃、肝经，功效为消食健胃、回乳消胀，主治食积不消、脘腹胀闷、乳汁郁积、乳房肿痛，为臣药。枳实苦、辛，微寒，归脾、胃、大肠经，功效为破气消积、化痰除痞，主治食积停滞、腹痛便秘、泻痢后重、痰阻胸痞、胸痹结胸、子宫脱垂、胃下垂、脱肛。茯苓味甘、淡，性平，入心、肺、脾经，功效为渗湿利水、健脾和胃、宁心安神，主治小便不利、水肿胀满、痰饮咳逆、呕逆、恶阻、泄泻、遗精、淋浊、惊悸、健忘等。枳实破气消积、化痰除痞，茯苓利水渗湿，二者皆为佐药。黄连苦，寒，归心、胃、肝、大肠经，功效为清热燥湿、泻火解毒，主治胃肠湿热、呕吐、泻痢、高热神昏、心烦不寐、血热吐衄、疮疡肿毒、脓耳、湿疮、胃火牙痛，为使药。阴阳分药分时枳实消痞汤阴药的综合功效是消食化积、清热解毒。

　　【运用】本方是主治脾虚气滞、寒热互结之心下痞满证的代表方剂。患者的表现是心下痞满，食少倦怠，苔腻微黄。

　　如果脾虚严重，重用人参、白术以增益气健脾之功；偏寒者，减黄连，加重干姜用量，可再加高良姜、肉桂等以助中散寒之力；胀满重者，阳药可加陈皮、木香等以加强行气消胀之效。

　　本方适用于治疗慢性胃炎、慢性支气管炎、胃肠神经症等属脾虚气滞、寒热互结者。

# 第二十三章　阴阳分药分时驱虫剂

　　凡是以安蛔、驱虫药为主，补元气，健脾胃药为辅的阴阳分药分时方剂，统称为阴阳分药分时驱虫剂。驱虫药一般有小毒，不可长期服用，所以组方时依据病因不同，而常配伍泻下、清热、温里、消导、补益之品。在运用安蛔驱虫剂时，还应根据人体寒热虚实的不同，适当配伍清热药如黄连、黄柏，温里药如干姜、附子，消导药如神曲、麦芽，补益药如人参、当归等。驱虫药大多有小毒，因此，对年老、体弱、孕妇宜慎用。同时，还要注意用量，剂量过大或连续服用则易伤正或中毒，剂量不足则难以达到驱虫目标。利用阴阳分药分时驱虫剂治疗寄生虫疾病，可以更好避免上述问题的存在，不仅避免了传统的阴阳合药与人体的经络运行的错频问题，而且很好地解决了驱虫和保健的矛盾性，既逐渐驱虫排卵，又逐渐增强人体的体质，最终达到标本兼治。

　　人体肠胃感染寄生虫，内因是体内寒湿，气血瘀滞，形成有利于寄生虫感染、繁殖的微环境；外因多由饮食不洁，接触或感染到寄生虫卵或成虫所引起。患者一般表现为脐腹疼痛，时发时止，面色萎黄，或面白唇红，或面生干癣样的白色虫斑，或睡眠中磨牙，或经常反胃吐酸、呕吐清水，舌苔剥落，脉象时大时小等症状。如果患者延误治疗，日久则形体消瘦、不思饮食、精神萎靡、毛发枯槁、肚腹胀大、青筋暴露，成为疳积之证。此外，患者也可表现为耳朵鼻子做痒，嗜食异物，下唇内侧有红白斑点，白晴上有青灰色斑块，也可是蛔虫的见证。如果蛔虫窜入胆道，则会出现右上腹钻顶样疼痛，时发时止，手足厥冷，甚至呕吐蛔虫等蛔厥症状。

　　用驱虫止痛剂治肠道寄生虫病时应忌食油腻，并以空腹服药为宜。驱虫剂多具有毒性，不可过量或长时间服用，以免损伤正气或导致药物中毒，年老体弱者及孕妇等尤当慎用或禁用。若服驱虫止痛剂后出现脾胃虚弱症状者，可适当内服调补脾胃之剂，以善其后。凡有肠道寄生虫病症状的患者，除已见排出成虫、节片者外，应先作粪便检查，发现虫卵确诊之后，再选用相应的驱虫剂加以治疗。

　　本章的代表方剂有阴阳分药分时乌梅汤、阴阳分药分时肥儿汤、阴阳分药分时化虫汤、阴阳分药分时健胃驱绦汤等，这些方剂从乌梅丸、肥儿丸、化虫丸、驱绦汤等化裁、融合、衍生而来。

# 阴阳分药分时乌梅汤

## 乌梅丸原方（《伤寒论》）

【组成】乌梅三百枚，细辛六两，干姜十两，黄连十六两，当归四两，附子（去皮，炮）六两，蜀椒四两，桂枝（去皮）、人参、黄柏各六两。

【用法】上十味，各捣筛，混合和匀；以苦酒渍乌梅一宿，去核，蒸于米饭下，饭熟捣成泥，和药令相得，纳臼中，与蜜杵二千下，丸如梧桐子大。空腹时饮服10丸，每日3次，稍加至20丸。

【功用】温脏安蛔。

【主治】治蛔厥。脘腹阵痛，烦闷呕吐，时发时止，得食则吐，甚至吐蛔，手足厥冷，或久痢不止，反胃呕吐，脉沉细或弦紧。现用于治疗胆道蛔虫病，久痢，久泻。

【原方之弊】本方是大阳之药附子、细辛、蜀椒等和大阴之药黄连、黄柏，大酸之药乌梅等组成的驱蛔大剂。本方的整体药性偏温，适合早上和中午服用，但是却不适宜晚上服用驱蛔。柯琴提出治疗蛔虫的原则，蛔虫得辛则伏，白天阳气升发的时候，口服辛辣之药，蛔虫就好潜伏不动。蛔虫得酸得静，得苦则下。乌梅酸制蛔虫，使它安静，乌梅为君药。黄连，黄柏和大黄苦寒杀虫，杀灭和驱逐蛔虫，排出体外。所以，本方阴阳合药，药性太杂，如能阴阳分药，分时服用，则能药半功倍。

## 阴阳分药分时乌梅汤阳药

【组成】制附子9～15克，桂枝6～18克，细辛3～9克，蜀椒5～15克，干姜9～18克，人参6～12克，当归6～12克，炙甘草9～15克。

【用法】去中医院抓阳药中药配方颗粒制剂，一服药二格。每天早上或午饭前口服阳药一次。根据病情的轻重，确定服用阳药一格或者二格。

## 阴阳分药分时乌梅汤阴药

【组成】乌梅30～60克，黄连6～12克，黄柏6～12克，大黄6～12克。

【用法】去中医院抓阴药中药配方颗粒制剂，一服药二格。每天晚上饭前或睡觉前一个小时服用阴药一次。根据病情的轻重，确定服用阴药一格或者二格。

## 阴阳分药分时乌梅汤

【功用】阳药温中散寒，辛辣伏蛔；阴药酸制蛔虫，苦寒杀虫，苦寒泄蛔。

【主治】治蛔厥。脘腹阵痛，烦闷呕吐，时发时止，得食则吐，甚至吐蛔，手足厥冷，或久痢不止，反胃呕吐，脉沉细或弦紧。现用于治疗胆道蛔虫病、久痢、久泻。

【方解】本方主治胃热肠寒之蛔厥证，后来推广到上热下寒的诸多病证，如消渴、痢疾等。人长期吃寒凉的食物，或者脾胃虚寒，这时候人才容易感染蛔虫。当胃中温热的食物往下蠕动的时候，这时候蛔虫往往因为碰到温热的食物而躁动，上吐下泻，排出蛔虫，导致人体的疼痛而气机紊乱，形成蛔厥。所以，治疗蛔虫的方法，一是温中散寒，提高小肠的温度，铲除蛔虫孵化和繁殖的条件；二是伏虫麻醉虫，杀虫，排虫。

阴阳分药分时乌梅汤阳药包含制附子、桂枝、细辛、蜀椒、干姜、人参、当归、炙甘草。附子味辛甘，性大热，有毒，归心、脾、肾经，功效为补火助阳、驱寒除湿，主治阴盛格阳、大汗亡阳、吐痢厥逆、心腹冷痛、脾泄冷痢、脚气水肿、小儿慢风、风寒湿痹、阳痿、宫冷、阴疽疮漏及一切沉寒痼冷之疾。本证胃热肠寒。小肠与心互为表里，小肠寒凉，就是心火弱。所以，附子是温心阳的首选药物，为君药。桂枝辛、甘，温，归心、肺、膀胱经，功效为发汗解表、温经通阳，主治风寒表证、风寒湿痹、关节疼痛、水肿、痰饮、胸痹、心悸、瘀滞经闭、痛经、癥瘕、脘腹疼痛。细辛辛、温，归心、肺、肾经，功效为解表散寒、祛风止痛、通窍、温肺化饮，主治风寒感冒、头痛、牙痛、鼻塞流涕、鼻衄、鼻渊、风湿痹痛、痰饮喘咳。蜀椒辛，热，有小毒，归脾、胃、肾经，功效为温中止痛、燥湿杀虫，主治脘腹冷痛、寒湿泄泻、虫积腹痛、湿疹瘙痒。干姜味辛，性热，入脾、胃、心、肺经，功效为温中散寒、回阳通脉、温肺化饮，主治脘腹冷痛、呕吐泄泻、亡阳虚脱、肢冷脉微、痰饮咳喘。桂枝、细辛、蜀椒、干姜，此四药共为温中散寒、祛风杀虫，为臣药。红参是人参的熟制品，药性更温，除具有补元气、补脾肺、生津安神的作用外，具有火大、劲足、功效强的特点。当归甘、辛，温，归肝、心、脾经，功效为活血止痛、补血调经、润肠通便，主治血虚眩晕、月经不调、经闭、痛经、面色萎黄、虚寒腹痛、跌打损伤、风湿痹痛、痈疽疮疡、肠燥便秘。红参和当归佐治附子、桂枝等药阳气升发太过，补土生津，共为佐药。炙甘草味甘，性平，归心、肺、胃、脾经，功效为补脾和胃、益气复脉，佐治附子的毒性，为使药。柯琴提出治疗蛔虫的原则，蛔虫得辛则伏，白天阳气升发的时候，口服辛辣之药，蛔虫就好潜伏不动。阴阳分药分时乌梅汤阳药的综合功效是温中散寒、辛辣伏蛔。

阴阳分药分时乌梅汤阴药包含乌梅、黄连、黄柏、大黄。乌梅酸、平，归肝、脾、肺、大肠经，功效为敛肺、涩肠、生津、安蛔，主治肺虚久咳、久泻久痢、虚热消渴、蛔厥腹痛、崩漏下血。黄连苦，寒，归心、胃、肝、大肠经，功效为清热燥湿、泻火解毒，主治胃肠湿热、呕吐、泻痢、高热神昏、心烦不寐、血热吐衄、疮疡肿毒、脓耳、湿疮、胃火牙痛。黄柏味苦，性寒，入肾、膀胱、大肠经，功效为清热燥湿、泻火解毒、退虚热，主治湿热泻痢、黄疸、带下、热毒疮疡、湿疹、阴虚发热。大黄苦，寒，归脾、胃、大肠、肝、心包经，功效为泻下攻积、清热泻火、凉血解毒、活血祛瘀，主治肠道积滞、大便秘结、血热吐衄、目赤、咽痛、牙龈肿痛、热毒疮疡、水火烫伤、血瘀经闭、跌打损伤、湿热黄疸、热淋。乌梅酸制蛔虫，使它安静，乌梅为君药。黄连、黄柏和大黄，苦寒杀虫，杀灭和驱逐蛔虫，排出体外，所以这三味药为臣药。阴阳分药分时乌梅汤阴药的综合功效是酸制蛔虫、苦寒杀虫、苦寒泄蛔。

【运用】本方为治疗寒热错杂，蛔虫内扰之蛔厥症的代表方剂。患者的表现为经常性腹痛，烦闷呕吐，经常性吐蛔虫，手足冰凉。

为了提高杀虫驱虫能力，可以酌情在阴药中添加苦楝根皮，在阳药中添加使君子、槟榔等以提高杀虫驱虫能力；腹痛时，可以在阴药中加川楝子，阳药中加木香以行气止痛；呕吐严重的时候，可在阳药中加生姜、半夏以降逆止呕；下寒不重时，可减干姜、附子用量；上热不重时，可以减阴药中黄连、黄柏用量；正气不虚者，可以去阳药中的人参、当归。

本方适用于治疗肠蛔虫病、胆道蛔虫病、慢性肠炎、慢性细菌性痢疾、肠道应激性综合征等属寒热错杂、正气不足的患者。本方也可用于寒热错杂，正气亏虚之久痢、久泻。对于蛔虫病属于湿热者，本方禁用。

# 阴阳分药分时肥儿汤

## 肥儿丸原方（《太平惠民和剂局方》）

【组成】神曲（炒）十两，黄连（去须）十两，肉豆蔻（面裹，煨）五两，使君子（去皮）五两，麦芽（炒）五两，槟榔二十个，木香二两。

【用法】上为细末，猪胆汁为丸，如粟米大。每服三十九，量岁数加减，热水下，空腹服。现代用法：照调整量比例放大若干倍，碾细筛净。取鲜猪胆和为小丸，每丸约重30克。开水调化，空腹时服一丸。一岁以下小儿服量酌减。

【功用】杀虫消积，健脾清热。

【主治】小儿疳积。症见消化不良，面黄体瘦，肚腹胀满，发热口臭，大便溏薄，以及虫积腹痛。

### 阴阳分药分时肥儿汤阳药

【组成】神曲15～30克，麦芽15～30克，使君子6～15克，槟榔6～12克，木香6～12克，豆蔻6～15克。

【用法】去中医院抓阳药中药配方颗粒制剂，一服药二格。每天早上或午饭前口服阳药一次。根据病情的轻重，确定服用阳药一格或者二格。

### 阴阳分药分时肥儿汤阴药

【组成】麦芽 15 ～ 30 克，鸡内金 6 ～ 12 克，黄连 6 ～ 12 克，黄柏 6 ～ 12 克。

【用法】去中医院抓阴药中药配方颗粒制剂，一服药二格。每天晚上饭前或睡觉前一个小时服用阴药一次。根据病情的轻重，确定服用阴药一格或者二格。

### 阴阳分药分时肥儿汤

【功用】阳药消食化积，杀虫破结，祛湿行气，健脾和胃；阴药化食消积，杀虫泻下，清热解毒。

【主治】虫积脾虚内热证。症见消化不良，面黄体瘦，肚腹胀满，发热口臭，大便溏薄，以及虫积腹痛。

【方解】本方主治虫积成疳，脾胃虚弱，运化无力，积滞化热所致。虫积日久，气血生化不足，故面黄体瘦；虫积食滞，气机郁阻，故见腹胀；积久化热，谷气腐坏，而见发热口臭；脾虚湿运不健而大便稀溏泻下。治宜杀虫消积，健脾清热。原方原治小儿虫积成疳，待药后虫去而体渐增肥，故名"肥儿丸"。

阴阳分药分时肥儿汤阳药包含神曲、麦芽、使君子、槟榔、木香、豆蔻。神曲甘、辛，温，归脾、胃经，功效为消食和胃、止泻解表，主治宿食不化、脘腹胀满及因感冒引起的胃肠道症状。麦芽甘，平，归脾、胃、肝经，功效为消食健胃、回乳消胀，主治食积不消、脘腹胀闷、乳汁郁积、乳房肿痛。神曲、麦芽消食化积，二者合为君药。使君子味甘，性温，有小毒，归脾、胃经，功效为杀虫消积，主治蛔虫病、蛲虫病、虫积腹痛、小儿疳积等。槟榔苦、辛，温，归胃、大肠经，功效为杀虫、破结、下气行水，主治虫积、食滞、脘腹胀痛、泻痢后重、水肿、疟疾、痰癖。使君子和槟榔杀虫破结，为臣药。木香辛、苦，温，归脾、胃、大肠、三焦、胆经，功效为行气止痛、健脾消食，主治胸胁、脘腹胀痛、泻痢后重、食积不消、不思饮食。豆蔻辛，温，归脾、胃经，功效为燥湿行气、温中止呕，主治寒湿中阻、脘腹胀痛、食少腹泻。木香和豆蔻祛湿行气，健脾和胃，为佐使药。阴阳分药分时肥儿汤阳药的综合功效是消食化积、杀虫破结、祛湿行气、健脾和胃。

阴阳分药分时肥儿汤阴药包含麦芽、鸡内金、黄连、黄柏。麦芽甘，平，归脾、胃、肝经，功效为消食健胃、回乳消胀，主治食积不消、脘腹胀闷、乳汁郁积、乳房肿痛。鸡内金甘，平，归脾、胃、小肠、膀胱经，功效为健胃消食、固精止遗，主治食积不化、小儿疳积、遗尿遗精、石淋。麦芽和鸡内金化食消积，为君药。黄连苦，寒，归心、胃、肝、大肠经，功效为清热燥湿、泻火解毒，主治胃肠湿热、呕吐、泻痢、高热神昏、心烦不寐、血热吐衄、疮疡肿毒、脓耳、湿疮、胃火牙痛。黄柏苦，寒，归肾、膀胱、大肠经，功效为清热燥湿、泻火解毒、退虚热，主治湿热泻痢、黄疳、带下、热毒疮疡、湿疹、阴虚发热。黄连和黄柏杀虫泻下、清热解毒，为臣药。阴阳分药分时肥儿汤阴药的综合功效是化食消积、杀虫泻下、清热解毒。

【运用】本方为主治虫积成疳，脾虚内热之证的代表方剂。患者的表现是面黄体瘦，肚腹胀痛，发热口臭。本方杀虫消积力量强，健脾益胃之功稍逊，故要注意驱虫后的调补。

如果患者脾胃气血虚亏较明显，神疲食少者，可以在阳药中加党参、炒白术、山药等以健运脾胃，化血生气；兼积热伤津而烦躁口干者，可以在阴药中加知母、石斛以养阴清热。

本方适用于治疗小儿蛔虫病、小儿慢性消化不良等症属虫积食滞、脾虚内热者。

# 阴阳分药分时化虫汤

## 化虫丸原方（《太平惠民和剂局方》）

【组成】炒胡粉（铅粉）、鹤虱（去土）、槟榔、苦楝根（去浮皮）各五十两，枯白矾十二两。

【用法】共研细末，面糊或水泛为丸。每服 3 ～ 6 克，根据小儿年龄酌定，空腹时开水或米饮送服。

【功用】驱杀肠寄生虫。

【主治】主治肠道各种寄生虫病，如蛔虫、蛲虫、绦虫，腹痛时作，或吐蛔，或肛门瘙痒，或嗜食异物。

### 阴阳分药分时化虫汤阳药

【组成】槟榔 6 ～ 15 克，使君子 3 ～ 9 克，蜀椒 3 ～ 6 克，芜荑 3 ～ 9 克，当归 5 ～ 15 克，白术 5 ～ 15 克，党参 10 ～ 30 克，生甘草 9 ～ 18 克。

【用法】去中医院抓阳药中药配方颗粒制剂，一服药二格。每天早上或午饭前口服阳药一次。根据病情的轻重，确定服用阳药一格或者二格。

### 阴阳分药分时化虫汤阴药

【组成】胡粉 0.9 ～ 1.5 克，鹤虱 6 ～ 9 克，苦楝根 6 ～ 12 克，枯白矾 1 ～ 3 克，大黄 3 ～ 12 克。

【用法】去中医院抓阴药中药配方颗粒制剂，一服药二格。每天晚上饭前或睡觉前一个小时服用阴药一次。根据病情的轻重，确定服用阴药一格或者二格。

## 阴阳分药分时化虫汤

【**功用**】阳药杀虫消积，健脾和胃；阴药杀虫消积，泻下排毒。

【**主治**】主治肠道各种寄生虫病，如蛔虫、蛲虫、绦虫，腹痛时作，或吐蛔，或肛门瘙痒，或嗜食异物。

【**方解**】虫积肠中，治宜驱之杀之，直接消除致病之因。

阴阳分药分时化虫汤阳药包含槟榔、使君子、蜀椒、芜荑、当归、白术、党参、生甘草。槟榔苦、辛，温，归胃、大肠经，功效为杀虫消积、降气、行水、截疟，主治绦虫、蛔虫、姜片虫病，虫积腹痛，积滞泻痢，里急后重，水肿脚气，疟疾。槟榔杀虫消积，泻下，为君药。使君子味甘，性温，有小毒，入脾、胃经，功效为杀虫消积，主治虫积腹痛、小儿疳积、乳食停滞、腹胀、泻痢。蜀椒辛，热，有小毒，归脾、胃、肾经，功效为温中止痛、燥湿杀虫，主治脘腹冷痛、寒湿泄泻、虫积腹痛、湿疹瘙痒。芜荑辛、苦，温，归脾、胃经，功效为杀虫消积，主治虫积腹痛、小儿疳积、疥癣、皮肤瘙痒。使君子、芜荑和蜀椒杀虫消积，合为臣药。当归甘、辛，温，归肝、心、脾经，功效为活血止痛、补血调经、润肠通便，主治血虚眩晕、月经不调、经闭、痛经、面色萎黄、虚寒腹痛、跌打损伤、风湿痹痛、痈疽疮疡、肠燥便秘。白术苦、甘，温，归脾、胃经，功效为补气健脾、燥湿利水、止汗、安胎，主治脾气虚弱、食少便溏、痰饮水肿、表虚自汗、胎动不安。党参甘，平，归脾、肺经，功效为补中益气、生津养血，主治中气不足、食少便溏、咳喘气短、津伤口渴、血虚萎黄、心悸头晕。当归、白术和党参补益气血，健脾和胃，佐制君药毒性，辅助促进杀虫消积，为佐药。生甘草甘，平，归心、脾、肺、胃经，功效为补脾益气、润肺止咳、清热解毒、缓解止痛、缓和药性，主治脾胃虚弱、气短乏力、心悸怔忡、咳嗽痰少、热毒疮疡、药食中毒、脘腹急痛、四肢挛痛，为使药。阴阳分药分时化虫汤阳药的综合功效是杀虫消积、健脾和胃。

阴阳分药分时化虫汤阴药包含胡粉、鹤虱、苦楝根、枯白矾、大黄。胡粉甘、辛，寒，有毒，归肺、肾、脾经，功效为消积、杀虫、解毒、生肌，主治疳积、下痢、虫积腹痛、症瘕、疟疾、疥癣、痈疽、溃疡、口疮、丹毒、烫伤，为君药。鹤虱味辛、苦，性平，归脾、胃经，功效为杀虫消积，属驱虫药，主治蛔虫病、蛲虫病、绦虫病、虫积腹痛、小儿疳积。苦楝根味甘，性寒，归胃、脾、肝经，功效为驱虫、疗癣，主治蛔虫和蛲虫病、虫积腹痛；外治疥癣瘙痒。枯白矾味涩、酸，性寒，有小毒，归肺、脾、肝、大肠经，功效为祛痰燥湿、解毒杀虫、止血止泻、解毒杀虫、燥湿止痒，主治痰饮中风、癫痫、喉痹、疥疮湿疮、痈疽肿毒、水火烫伤、口舌生疮、烂弦风眼、聤耳流脓、鼻中息肉、痔疮、崩漏、衄血、外伤出血、久泻久痢、带下阴痒、脱肛、子宫下垂、便血、湿疹、疥癣。鹤虱、苦楝根、枯白矾杀虫消积，皆为臣药。大黄苦，寒，归脾、胃、大肠、肝、心包经，功效为泻下攻积、清热泻火、凉血解毒、活血祛瘀，主治肠道积滞、大便秘结、血热吐衄、目赤、咽痛、牙龈肿痛、热毒疮疡、水火烫伤、血瘀经闭、跌打损伤、湿热黄疸、热淋，为佐使药。阴阳分药分时化虫汤阴药的综合功效是杀虫消积，泻下排毒。

【运用】本方为主治肠道诸虫的通剂，尤其以治疗蛔虫为佳。患者的表现是经常性腹痛，呕吐或者吐出蛔虫。

本品药品毒性很大，用量要严格把握。不宜久服，多服；对年老体弱要慎用，孕妇忌用。本方使用后要调理脾胃，恢复元气，若虫未尽，可隔一周后再服。如果口服用药后不能排泄出虫，腹痛加剧者，可以加大大黄的用量。

本方适用于治疗肠道蛔虫、蛲虫、绦虫、姜片虫等诸多寄生虫的驱杀。

# 阴阳分药分时健胃驱绦汤

## 驱绦汤原方（引自《方剂学》）

【组成】南瓜子仁，槟榔片。

【用法】先将南瓜子仁嚼碎吞服，隔2小时后再服槟榔煎成的浓汁。

【功用】驱除绦虫。

【主治】肠道绦虫证。症见腹痛，腹泻，食饮不振或食欲亢进，头痛，失眠，或粪便中有节片。

### 阴阳分药分时健胃驱绦汤阳药

【组成】肉桂6～9克，桂枝6～18克，细辛3～9克，南瓜子5～15克，槟榔5～15克，党参6～12克，当归6～12克，白术9～15克。

【用法】去中医院抓阳药中药配方颗粒制剂，一服药二格。每天早上或午饭前口服阳药一次。根据病情的轻重，确定服用阳药一格或者二格。

### 阴阳分药分时健脾驱绦汤阴药

【组成】鸡内金30～60克，麦芽6～12克，神曲6～12克，麦冬6～12克，大黄3～12克。

【用法】去中医院抓阴药中药配方颗粒制剂，一服药二格。每天晚上饭前或睡觉前一个小时服用阴药一次。根据病情的轻重，确定服用阴药一格或者二格。

### 阴阳分药分时健胃驱绦汤

【功用】阳药温中健脾，杀虫化积；阴药健胃消食，益胃生津，清泻排毒。

【主治】肠道绦虫证。症见腹痛，腹泻；食饮不振或食欲亢进，头痛，失眠，或粪便中有节片。

【方解】本方健脾消食，同时治疗绦虫病。绦虫是在人体免疫力低下，或者脾胃虚寒等情况下感染的寄生虫。要彻底清除寄生虫，一方面要健脾胃，修复消化道微生态，另一方面要杀虫化积。

阴阳分药分时健胃驱绦汤阳药包含肉桂、桂枝、细辛、南瓜子、槟榔、党参、当归、白术。肉桂辛、甘，热，归肾、脾、心、肝经，功效为补火助阳、散寒止痛、温通经脉，主治肾阳不足、阳痿宫冷、脘腹冷腹、寒痹腰痛、寒疝腹痛、寒凝血瘀、经闭痛经、胸痹心痛。桂枝辛、甘，温，归心、肺、膀胱经，功效为发汗解表、温经通阳，主治风寒表证、风寒湿痹、关节疼痛、水肿、痰饮、胸痹、心悸、瘀滞经闭、痛经、癥瘕、脘腹疼痛。细辛辛，温，归肺、肾经，功效为祛风止痛、散寒解表、温肺化饮、宣通鼻窍，主治风寒头痛、牙痛、痹痛、风寒感冒、寒饮咳喘、鼻塞鼻渊。肉桂、桂枝和细辛温中散寒，同为君药。南瓜子甘，平，归胃、大肠经，功效为杀虫，主治虫积腹痛、血吸虫病。槟榔苦、辛，温，归胃、大肠经，功效为杀虫、破结、下气行水，主治虫积、食滞、脘腹胀痛、泻痢后重、水肿、疟疾、痰癖。南瓜子和槟榔杀虫化积，为臣药。党参甘，平，归脾、肺经，功效为补中益气、生津养血，主治中气不足、食少便溏、咳喘气短、津伤口渴、血虚萎黄、心悸头晕。当归甘、辛，温，归肝、心、脾经，功效为活血止痛、补血调经、润肠通便，主治血虚眩晕、月经不调、经闭、痛经、面色萎黄、虚寒腹痛、跌打损伤、风湿痹痛、痈疽疮疡、肠燥便秘。白术苦、甘，温，归脾、胃经，功效为补气健脾、燥湿利水、止汗、安胎，主治脾气虚弱、食少便溏、痰饮水肿、表虚自汗、胎动不安。党参、当归和白术补气健脾，为佐使药。阴阳分药分时健胃驱绦汤阳药的综合功效是温中健脾、杀虫化积。

阴阳分药分时健脾驱绦汤阴药包含鸡内金、麦芽、神曲、麦冬、大黄。鸡内金甘，平，归脾、胃、小肠、膀胱经，功效为健胃消食、固精止遗，主治食积不化、小儿疳积、遗尿遗精、石淋。麦芽甘，平，归脾、胃、肝经，功效为消食健胃、回乳消胀，主治食积不消、脘腹胀闷、乳汁郁积、乳房肿痛。神曲甘、辛，温，归脾、胃经，功效为消食和胃、止泻解表，主治宿食不化、脘腹胀满及因感冒引起的胃肠道症状，修复消化道微生态，为君药。鸡内金和麦芽健胃消食，皆为臣药。麦冬甘、微苦，微寒，归肺、心、胃经，功效为养阴润肺、益胃生津、清心除烦，主治燥咳痰稠、劳嗽咯血、口渴咽干、心烦失眠，为佐药。大黄苦，寒，归脾、胃、大肠、肝、心包经，功效为泻下攻积、清热泻火、凉血解毒、活血祛瘀，主治肠道积滞、大便秘结、血热吐衄、目赤、咽痛、牙龈肿痛、热毒疮疡、水火烫伤、血瘀经闭、跌打损伤、湿热黄疸、热淋。大黄清泻排毒，为使药。阴阳分药分时健脾驱绦汤阴药的综合功效是健胃消食、益胃生津、清泻排毒。

【**运用**】本方为主治脾胃虚寒，又主治肠道绦虫病的代表方剂。患者的表现是经常性腹痛，大便带有白色节片。本方既调理脾胃，健胃消食，也驱逐绦虫。

本方主要用于治疗绦虫病。

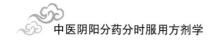

# 第二十四章　阴阳分药分时涌吐剂

凡是阴药处方包含以涌吐药为主，具有涌吐痰涎、宿食、毒物等作用，同时，阳药处方包含补元气，健脾胃之药的方剂，称为阴阳分药分时涌吐剂。本类的阴药方剂是根据《素问·阴阳应象大论》中"其高者，因而越之"的原则而立法，属于"八法"中的"吐法"。

大部分涌吐药都是苦寒之药，所有归类阴阳分药分时涌吐剂中的阴药，服用后导致脾胃逆气，从而使蓄积于咽喉、胸膈、胃脘的痰涎、宿食、毒物从口中吐出，达到祛除病邪的目的。涌吐药常用于治疗中风、癫狂、喉痹之痰涎壅塞，宿食停滞胃脘，毒物尚留胃中，以及干霍乱吐泻不得等属于病情急迫而又急需吐出之证。中风、癫狂、喉痹之痰涎壅盛，阻塞咽喉，呼吸急迫，痰声如锯等，使用本类方剂通关豁痰，令痰涎排出，可使病情趋于好转。宿食停滞胃脘，胸闷脘胀，时时欲吐不能者，可用涌吐剂以除宿食；误食毒物，为时不久，毒物尚留胃中者，用通吐法吐出毒物是一种简便易行的急救方法；对于霍乱吐泻不得乃中焦气机窒塞，上下不通所致，用涌吐剂涌吐，令气机开通，则窒塞可解。

涌吐剂作用迅猛，易伤胃气，应中病即止，年老体弱，孕妇、产后均应慎用。服用阴药后，如果呕出异物，达到涌吐排痰排食或排毒的目的后，立即服用阳药，补元气，健脾胃，扶阳降逆，缓解涌吐剂的毒性或副作用，避免服药涌吐剂阴药后呕吐不止，损害脾胃和肝胆等脏腑。同时要注意调理脾胃，食以稀粥自养，切勿骤进油腻及不易消化之食物，以免重伤脾胃和肝胆。本章的代表方剂有阴阳分药分时瓜蒂汤、阴阳分药分时急救稀涎汤和阴阳分药分时盐汤探吐汤，这些方剂从瓜蒂散、急救稀涎散、盐汤探吐方等化裁、融合、衍生而来。

## 阴阳分药分时瓜蒂汤

### 瓜蒂散原方（《伤寒论》）

【组成】瓜蒂（熬黄）一分，赤小豆一分。

【用法】上二味，分别捣筛，为散已，合治之。取2克，以香豉9克，用热汤七合，煮作稀糜，去滓。取汁合散，温，顿服之。不吐者，少少加，得快吐者乃止。现代用法：将二种药研细末和匀，每服1～3克，用香豉9克煎汤送服。不吐者，少少加量再服；或者用洁净翎毛探喉取吐。

【功用】涌吐痰涎宿食。

【主治】痰涎宿食，壅滞胸脘证。胸中痞硬，懊憹不舒，欲吐不出，气上冲咽喉不得息，寸脉微浮者。

【原方之弊】本方用大苦大咸之药制造呕吐，让脾胃气血逆行，服药后必然伤害脾胃。所以，服用此药后必须配服扶阳健脾之药，以绝后患。

### 阴阳分药分时瓜蒂汤阳药

【组成】桂枝9～15克，肉桂3～6克，红参9～15克，黄芪15～30克，白术6～12克，大枣9～12克，炙甘草9～15克。

【用法】去中医院抓阳药中药配方颗粒制剂，一服药二格。在服用阴药涌吐出来后，服用阳药。在发病的第2～3天，每天早上或者午餐服用阳药一格或者二格。

### 阴阳分药分时瓜蒂汤阴药

【组成】瓜蒂3～6克，赤小豆3～6克，淡豆豉9～18克。

【用法】去中医院抓阴药中药配方颗粒制剂，一服药二格。在发病的当天服用；呕吐出来后，马上服用阳药。

### 阴阳分药分时瓜蒂汤

【功用】阳药大补元气，补益津液，温中健脾；阴药酸苦涌泄，涌吐痰涎宿食。

【主治】痰涎宿食，壅滞胸脘证。胸中痞硬，懊憹不舒，欲吐不出，气上冲咽喉不得息，寸脉微浮者。

【方解】本方所治之证，乃痰涎壅塞胸膈，或宿食停于上脘所致。由于痰食壅塞，气不得通，故见胸中痞硬，懊憹不安，甚则气上冲咽喉而不得息。此有形之邪，结于胸脘，非汗下之法所能治之，治宜因势利导，以酸苦涌泄之品引而越之，使病邪从吐而解。

　　阴阳分药分时瓜蒂汤阴药包含瓜蒂、赤小豆、淡豆豉。瓜蒂苦、寒，有毒，归胃、肝经，功效为涌吐、清热利湿、退黄，主治清泻湿热、退黄疸，可内服，尤其是可鼻腔给药，少量吸入也有效，为君药。赤小豆甘、酸，平，归心经、小肠经，功效为利水消肿、解毒排脓，为臣药。淡豆豉辛，微温，归肺、胃经，功效为解表、除烦，主治风寒表证、心烦不眠，可佐治瓜蒂和赤小豆涌泄太过，为佐药。阴阳分药分时瓜蒂汤阴药的综合功效是酸苦涌泄、涌吐痰涎宿食。

　　阴阳分药分时瓜蒂汤阳药包含桂枝、肉桂、红参、黄芪、白术、大枣、炙甘草。红参是中药的一种，为人参的熟制品，除具有补元气、补脾肺、生津安神的作用外，红参的药性更温，具有火大、劲足、功效强的特点，为君药。桂枝味甘、辛，性温，归心、肺、膀胱经，功效为散寒解表、温通经脉、通阳化气，主治风寒感冒、脘腹冷痛、血寒经闭、关节痹痛、痰饮、水肿、心悸、奔豚等。肉桂性大热，味辛、甘，归脾、肾、心、肝经，功效为补火助阳、引火归原、散寒止痛、活血通经，主治阳痿、宫冷、心腹冷痛、虚寒吐泻、经闭、痛经。黄芪甘，微温，归脾、肺经，功效为益卫固表、补气升阳、托毒生肌、利水消肿。白术味甘、苦，性温，归脾、胃经，功效为健脾、益气、燥湿利水、止汗、安胎。黄芪、白术、肉桂、桂枝皆为臣药，补气，温中健脾。大枣味甘，性温，归脾、胃、心经，功效为补中益气、养血安神，主治脾虚食少、乏力便溏、妇人脏躁。大枣补益津液，佐治肉桂、桂枝、黄芪和白术补气太过。炙甘草性温，味甘，归心、肺、胃、脾经，功效为滋阴养血、益气通阳、复脉定悸、健脾、益气、和中、止咳平喘、清热解毒、止痛、调和诸药，为使药。阴阳分药分时瓜蒂汤阳药的综合功效是大补元气、补益津液、温中健脾。

【运用】本方主治痰涎壅盛，呼吸困难，或饮食过度、脘胀恶心以及误食毒物等症。患者的临床表现是痰涎阻塞影响呼吸、食积脾胃恶心欲吐，以及误食毒物、时间短暂、悬停胃中。方中瓜蒂苦寒有毒，易于伤气败胃，非形气俱实者慎用；如果使用，用量不能过大，应中病即止。若食已离胃入肠，痰涎不在胸膈者，均须禁用。

本方适用于治疗暴饮暴食导致的急性胃炎、口服药物的早期、精神分裂症、精神抑郁等病症属于痰食壅滞胸脘者。

如果是口服有毒物质中毒，服用瓜蒂汤以后，马上服用泻药或者进行灌肠治疗。

# 阴阳分药分时急救稀涎汤

## 急救稀涎散原方（《圣济总录》）

【组成】皂荚（如猪牙肥实不蛀者，削去黑皮）四挺，白矾（通莹者）一两。

【用法】上药共研极细末。每服 1～2 克，温开水调，灌下。

【功用】涌吐痰食，开窍醒神。

【主治】中风闭证。症见痰涎壅盛，痰声漉漉，不省人事，脉滑实有力。

### 阴阳分药分时急救稀涎汤阳药

【组成】桂枝 9～15 克，肉桂 3～6 克，红参 9～15 克，黄芪 15～30 克，白术 6～12 克，大枣 9～12 克，甘草 9～15 克。

【用法】去中医院抓中药配方颗粒制剂，一服药二格。在服用阴药涌吐出来后，服用阳药；在发病的第 2～3 天，每天早餐或者中餐前服用阳药一格或者二格。

### 阴阳分药分时急救稀涎汤阴药

【组成】皂荚 1～3 克，白矾 1～3 克。

【用法】去中医院抓中药配方颗粒制剂，一服药二格。在发病的当天服用；呕吐出来后，马上服用阳药。

### 阴阳分药分时急救稀涎汤

【功用】阳药大补元气，补益津液，温中健脾；阴药稀痰为涎，涌涎开窍。

【主治】主治中风闭证，痰涎壅盛，痰声漉漉，不省人事，脉滑实有力。

【方解】本方为痰壅气闭于上而设中风闭证，痰涎壅盛，或喉痹阻塞气道，病情紧急，当立即疏通咽喉，缓解危急，然后再随证调治。

　　阴阳分药分时急救稀涎汤阳药包含桂枝、肉桂、红参、黄芪、白术、大枣、甘草。红参是人参的熟制品，除具有补元气、补脾肺、生津安神的作用外，红参的药性更温，具有火大、劲足、功效强的特点，为君药。桂枝味甘、辛，性温，归心、肺、膀胱经，功效为散寒解表、温通经脉、通阳化气，主治风寒感冒、脘腹冷痛、血寒经闭、关节痹痛、痰饮、水肿、心悸、奔豚等。肉桂性大热，味辛、甘，归脾、肾、心、肝经，功效为补火助阳、引火归原、散寒止痛、活血通经，主治阳痿、宫冷、心腹冷痛、虚寒吐泻、经闭、痛经。黄芪味甘，性微温，归脾、肺经，功效为益卫固表、补气升阳、托毒生肌、利水消肿。白术味甘、苦，性温，归脾经、胃经，功效为健脾、益气、燥湿利水、止汗、安胎。黄芪、白术、肉桂、桂枝，补气、温中健脾，皆为臣药。大枣味甘，性温，归脾、胃、心经，功效为益气、养血安神，主治脾虚食少、乏力便溏、妇人脏躁。大枣补益津液，佐治肉桂、桂枝、黄芪和白术补气太过。甘草味甘，性平，归心、肺、胃、脾经，功效为滋阴养血、益气通阳、复脉定悸、健脾、益气、和中、止咳平喘、清热解毒、止痛，调和诸药，为使药。阴阳分药分时急救稀涎汤阳药的综合功效是大补元气、补益津液、温中健脾。

　　阴阳分药分时急救稀涎汤阴药包含皂荚、白矾。皂荚味辛，性温，有小毒，入肺、大肠经，功效为祛痰止咳、通窍开闭，主治咳喘胸闷、中风口噤、癫痫、喉痹，为君药。白矾味酸，性寒，入肺、肝、脾、胃、大肠经，功效为解毒杀虫、燥湿止痒、止血止泻、清热消痰，主治疮疡、疥癣、湿疹、泻痢不止、吐衄下血、癫痫发狂。方中白矾酸寒涌泄，能化解顽痰，并有开关催吐之功；皂荚辛温而咸，辛能开窍，温能化痰，咸能散结，善通关去闭，荡涤痰浊，两药合用，有稀涎催吐、开窍通关的功用。阴阳分药分时急救稀涎汤阴药的综合功效是稀痰为涎、涌涎开窍。

　　本方功用侧重于稀涎通窍，涌吐之力较弱。由于本方能够稀痰为涎，便于痰浊涌吐而出，又多用于中风闭症属病情较急者，故名"急救稀涎散"。

【运用】本方主治中风痰闭证初起。患者的表现是痰涎壅盛。痰声漉漉，不省人事，脉滑实有力。用本方通关急救，待痰涎排出，神志清醒之后，便不需加药，然后随症调治。本方阴药服用量不宜过大，以免损伤正气。对于中风脱症，本方禁用。

中风者，可以在阴药中加藜芦以涌吐风痰；喉痹者，可以在阴药中加黄连、巴豆解毒利咽。

本方适用于治疗白喉并发喉痹，以及气厥、痰厥等。应用时但得吐出稀涎少许，即宜中病而止，随进相应方药予以调治。服用量不宜过大，以免损伤正气。

# 阴阳分药分时盐汤探吐汤

## 盐汤探吐方原方（《备急千金要方》）

【组成】盐一升，水三升。

【用法】用极咸盐汤三升，热饮一升，刺口令吐宿食使尽，不吐更服，吐迄复饮，三吐乃住，静止。现代用法：将盐用开水调成饱和盐汤，每服2000毫升，服后探吐，以吐尽突食为度。

【功用】涌吐宿食。

【主治】宿食。饮食停留胃中，脘腹胀满不舒。或干霍乱，欲吐不得吐，欲泻不得泻。

### 阴阳分药分时盐汤探吐汤阳药

【组成】桂枝9～15克，肉桂3～6克，红参9～15克，黄芪15～30克，白术6～12克，大枣9～12克，甘草9～15克。

【用法】去中医院抓阳药中药配方颗粒制剂，一服药二格。在服用阴药涌吐出来后，服用阳药；在发病的第2～3天，每天早餐或者午餐前服用阳药一格或者二格。

### 阴阳分药分时盐汤探吐汤阴药

【组成】盐30克，水600毫升。

【用法】在家自己配制浓盐水。在发病的当天服用；呕吐出来后，马上服用阳药。

### 阴阳分药分时盐汤探吐汤

【功用】阳药大补元气，补益津液，温中健脾；阴药苦咸涌泄，涌吐宿食。

【主治】宿食。饮食停留胃中，脘腹胀满不舒；或干霍乱，欲吐不得吐，欲泻不得泻。

【方解】本方主治因宿食或污秽之气中阻，中焦气机升降窒塞，上下不通，故见脘腹胀痛，欲吐难吐，欲泻不泻。治宜因势利导，涌而吐之。

阴阳分药分时盐汤探吐汤阳药包含桂枝、肉桂、红参、黄芪、白术、大枣、甘草。红参是中药的一种，为人参的熟制品，除具有补元气、补脾肺、生津安神的作用外，红参的药性更温，具有火大、劲足、功效强的特点，为君药。桂枝味甘、辛，性温，归心、肺、膀胱经，功效为散寒解表、温通经脉、通阳化气，主治风寒感冒、脘腹冷痛、血寒经闭、关节痹痛、痰饮、水肿、心悸、奔豚等。肉桂味辛、甘，性大热，归脾、肾、心、肝经，功效为补火助阳、引火归原、散寒止痛、活血通经，主治阳痿、宫冷、心腹冷痛、虚寒吐泻、经闭、痛经。黄芪甘，微温，归脾、肺经，功效为益卫固表、补气升阳、托毒生肌、利水消肿。白术味甘、苦，性温，归脾、胃经，功效为健脾、益气、燥湿利水、止汗、安胎。黄芪、白术、肉桂、桂枝，补气、温中健脾，皆为臣药。大枣味甘，性温，归脾、胃、心经，功效为补中益气、养血安神，主治脾虚食少、乏力便溏、妇人脏躁。大枣补益津液，佐治肉桂、桂枝、黄芪和白术补气太过。甘草味甘，性平，归心经、肺经、胃、脾经，功效为滋阴养血、益气通阳、复脉定悸、健脾、益气、和中、止咳平喘、清热解毒、止痛、调和诸药，为使药。阴阳分药分时盐汤探吐汤阳药的综合功效是大补元气、补益津液、温中健脾。

阴阳分药分时盐汤探吐汤阴药就是浓盐水。本方以盐汤催吐，取其极咸之味，激起呕吐。阴阳分药分时盐汤探吐汤阴药的综合功效是苦咸涌泄，涌吐宿食。"咸味涌泄为阴。""大盐，令人吐。"吐则气通，宿食、毒物随吐而出。《金匮要略》早有盐汤吐法，治贪食，食多不消，胃腹坚满痛，服后吐出食，便瘥。干霍乱由于气机不利，上下不通，腹中大痛，服此汤吐之，则气机可通，腹痛可止。

【运用】本方阴药性平和，使用便利，效果亦佳，为主治涌吐宿食及干霍乱之良方。患者的表现为脘腹胀痛不舒，欲吐不得吐，欲泻不得泻。

饱食填胃所致的食厥，肝气郁极所致的气厥，亦可用本方涌吐，以排出宿食，宣畅气机，使气行不郁，升降复常，则厥逆自除。

因本方涌吐之力较缓，故服后须探喉助吐，故以盐汤探吐命名。

# 参考文献

1. 王义祁. 方剂学 [M]. 4 版. 北京: 人民卫生出版社, 2018.

2. 刘力红. 思考中医 [M]. 4 版. 桂林: 广西师范大学出版社, 2018.

3. 王雪苔. 辅行诀脏腑用药法典校注考证 [M]. 北京: 人民军医出版社, 2008.

4. 国家药典委员会. 中华人民共和国药典: 2015 年版　一部 [M]. 北京: 中国医药科技出版社, 2015.

5. 王义祁. 实用方剂与中成药 [M]. 南京: 江苏教育出版社, 2012.

6. 李冀. 方剂学 [M]. 北京: 中国中医药出版社, 2018.

7. 李可. 李可老中医急危重症疑难病经验专辑 [M]. 太原: 山西科学技术出版社, 2002.

8. 吴谦. 医宗金鉴 [M]. 北京: 人民卫生出版社, 1980.

9. 彭子益. 圆运动的古中医学 [M]. 北京: 中国中医药出版社, 2007.

10. 张介宾. 景岳全书 [M]. 上海: 上海科学技术出版社, 1984.

11. 张锡纯. 医学衷中参西录 [M]. 北京: 人民卫生出版社, 1977.

12. 张仲景. 伤寒论 [M]. 北京: 人民出版社, 2005.